神农本草经译释

主编　张瑞贤　张　卫　刘更生

上海科学技术出版社

图书在版编目(CIP)数据

神农本草经译释 / 张瑞贤,张卫,刘更生主编. —
上海:上海科学技术出版社,2018.1(2024.5重印)
ISBN 978 - 7 - 5478 - 3821 - 1

Ⅰ.①神… Ⅱ.①张… ②张… ③刘… Ⅲ.①《神农
本草经》—注释 Ⅳ.①R281.2

中国版本图书馆 CIP 数据核字(2017)第 282865 号

 中国中医科学院研究生特色教材

神农本草经译释

主编 张瑞贤 张 卫 刘更生

上海世纪出版(集团)有限公司 出版、发行
上海科学技术出版社
(上海市闵行区号景路159弄A座9F-10F)
邮政编码 200235 www.sstp.cn
山东韵杰文化科技有限公司印刷
开本 889×1194 1/32 印张 21.625
字数 550 千字
2018 年 1 月第 1 版 2024 年 5 月第 8 次印刷
ISBN 978 - 7 - 5478 - 3821 - 1/R・1510
定价:58.00 元

内 容 提 要

　　《神农本草经》是现存最早的药物学专著，为我国早期临床用药经验的一次相对全面系统地总结，被誉为中药学经典之著作。本书的编写是在广泛参考历代对《神农本草经》的整理和研究基础上进行的。全书分两大部分，第一部分为注释部分，是从整体上对《神农本草经》的解读。首先是《神农本草经》的原文、注释、译文和按语部分：该部分《神农本草经》原文系重新辑佚而成，以《证类本草》为底本，参照以往多种版本；注释力求简要而不繁琐考证；译文尊重经典，以直译为主；按语在序录部分主要为提纲絜领，在药物部分主要为名实考证。其次分别从药物的历代名医汇讲、现代认识、民俗文化等几个部分对《神农本草经》所记载的 365 种具体药物进行论述，也是首次对《神农本草经》药物进行的一次相对全面的总结和研究。第二部分是对《神农本草经》的研读部分，主要从《神农本草经》其书、《神农本草经》和汉代文化、《神农本草经》奠定了本草学的基础、《神农本草经》的传承、中药药性理论发展概况、本草考证的历史、意义和方法等 7 个方面进行了论述。

　　本书可供中医、西医学习中医工作者，以及中医教学人员阅读参考。

编　委　会

前　言

　　《神农本草经》是现存最早的药物学专著，为我国早期临床用药经验的一次相对全面系统的总结，被誉为中药学经典之著作，与《黄帝内经》《难经》《伤寒杂病论》共同被看作中医四大经典。全书共四卷，第一卷为序例，是全书的总论部分，后三卷为药物的各论。总论部分归纳了若干条药学理论，首次提出了"君、臣、佐、使"的方剂理论；首次提出了药物的"四气"（寒、热、温、凉）和"五味"（酸、苦、甘、辛、咸），并明确了药物的毒性；首次提出了关于药物的配伍理论，即"七情"理论，概括为"单行""相须""相使""相畏""相恶""相反""相杀"七种；首先指出了剂型对药物疗效的影响，丸、散、汤、膏适用于不同的药物或病症，违背了这些，就会影响药物的疗效等。《神农本草经》总论中所提出的这些理论或原则一直为后世药学专著以及临床医家在临床用药时所遵循，可以说，《神农本草经》奠定了中药学理论基础。《神农本草经》各论部分共载药 365 种，其中植物药 256 种，动物药 64 种，矿物药 45 种[1]。对每一味药的产地、性质、采集时间和主治病症都有比较详细的记载，同时对药物相互配合应用、简单制剂也做了概述。长期临床实践和现代研究都证明《神农本草经》中

---

[1]　其中龙骨（动物化石）归类为矿物药；冬灰（草木灰）归类为植物药；乌韭、药实根、别羁不详所指，根据位置归类为植物药。

所载药物的疗效确切,其中许多药物至今仍然在临床广泛应用,主治疾病的种类也非常广泛,至今约有 200 余味仍在应用,包括内、外、妇、儿、五官等科疾病。

由于《神农本草经》的重要学术地位,自南北朝时期陶弘景所编著的《本草经集注》开始,除了主流的本草类文献如《新修本草》《证类本草》《本草纲目》等,类书、方书如《太平御览》《经典释文》《艺文类聚》《医心方》等多种古代文献均对《神农本草经》的内容有着或略或详的引录。因此,虽然该书原书早佚,但其中的内容则通过这些文献保存下来,自南宋以后开始有《神农本草经》的辑佚本,比较有代表性的辑佚本有卢复的《神农本草经》(1616 年)、清代孙星衍等《神农本草经》(1799 年)、日本狩谷望之志《神农本草经》(1824 年)、清代顾观光《神农本草经》(1844 年)、日本森立之《神农本草经》(1854 年)、日本森立之《本草经考注》(1858 年)、清代黄奭《神农本草经》(1865 年)、清代王闿运《神农本草经》(1885 年)、清代姜国伊《神农本草经》(1892 年),进入民国,有刘复的《神农古本草经》(1942 年)等。明代后期自缪希雍《本草经疏》开始,又掀起了对《神农本草经》的研究热潮,代表性的著作如卢之颐的《本草乘雅半偈》,张志聪、高世栻师徒二人合著的《本草崇原》,张璐《本经逢原》、姚球《本草经解要》、徐大椿《神农本草经百种录》、黄元御《长沙药解》《玉楸药解》、陈修园《本草经读》、仲昂庭《本草崇原集说》、黄宫绣《本草求真》、邹澍《本经疏证》、周岩《本草思辨录》、田伯良《神农本草经原文药性增解》等,林林总总。中华人民共和国成立后对《神农本草经》的辑佚和研究继续深入。辑佚方面,出现了尚志钧《神农本草经校点》(1981 年)、曹元宇《本草经辑注》(1987年)、王筠默等《神农本草经校证》(1988年)、尚志钧《神农本草经》(1994年)、马继兴等《神农本草经辑注》(1995年)、尚志钧《神农本草经校注》(2008年)、尚志钧《神农本草经辑校》(2014年);研究方面,出现了王家葵、张瑞贤《〈神农本草经〉研究》,张瑞贤、张卫《带你走进〈神农本草经〉》、朱燕中《〈神农本草经〉觉悟之旅》等。此外,还有大量的《神农本草经》的研究性文章在期刊上发表。

中国中医科学院"神农本草经教研室"成立于2009年,由本草文献研究室研究人员组成,挂靠中药所,由科教处管理,负责中国中医科学院硕士研究生"《神农本草经》研究"课程的教学工作。经历了6年的教学与实践,在教学过程中摸索了一定经验,逐渐探索出必需讲授和学生渴求掌握的内容,越来越感觉到需要编写一部相对固定,以利于研究生课前预习、复习和自学,利于教师交流、教授的试用讲义。在编写了初步的《神农本草经》研究教学大纲与内部教材的基础上,又经过不断的修订与完善,内部讲义逐渐得到了广大师生和同行工作者的认可。鉴于此,今年院所两级管理机构为教研室配套了出版资金,鼓励并资助该教研室完成本书的正式编著与出版。

本次编著《〈神农本草经〉译释》是在广泛参考历代对《神农本草经》的整理和研究基础上进行的。本书分两大部分,第一部分为注释部分,是从整体上对《神农本草经》的解读。首先是《神农本草经》的原文、注释、译文和按语部分:该部分《神农本草经》原文系重新辑佚而成,以《证类本草》为底本,参照以往多种版本;注释力求简要而不繁琐考证;译文尊重经典,以直译为主;按语在序录部分主要为提纲挈领,在药物部分主要为名实考证。其次分别从药物的**历代名医汇讲、民俗文化、现代认识**等几个部分对《神农本草经》所记载的365种具体药物进行论述,也是首次对《神农本草经》药物进行的一次相对全面的总结和研究。第二部分是对《神农本草经》的研读部分。"**《神农本草经》其书**"部分:该部分从"神农""本草"和"经"三个关键词入手,探讨了《神农本草经》是怎样一部著作,以及它的产生时代,并探讨了《神农本草经》产生前后文献中对于药物的认识和使用变革,从而客观地展现了该书产生的历史必然性和学术成就。"**《神农本草经》与汉代文化**"部分:该部分从儒家思想、神仙方士思想、阴阳五行思想和巫术思想四个方面探讨了《神农本草经》是汉代文化温床下孕育的产物,为更好地理解该书的编写框架和生僻内容奠定了基础。"**《神农本草经》奠定了本草学的基础**"部分:该部分主要探讨了该书"序例"中所归纳的若干条药学理论,如"君、臣、佐、使"的方剂理论,药物的"四气"(寒、热、温、凉)和"五味"(酸、苦、甘、辛、咸),药物的毒性;"七情"理论,剂型对药物疗效的影响等。指出这些理论或原则一直为后世药学专著以及临床医家在临床用药时所遵循,《神农本草经》奠定了中药学理论基础。"**《神农本草经》的传承**"部分:该部分立足于文献,探讨了作为中药"元典"著作的《神农本草经》扑朔迷离的流传过程;"**中药药性理论发展概况**"部分:该部分简要地梳理了在医药临床实践与哲学的临床思维相互验证的过程中,中国历史上逐渐形成了中药五味理论,中药四气理论,中药毒性理论,中药升降沉浮理论,中药归经、引经理论,中药运气药性理论及系统性药性理论等,以期读者能够循着药性理论发展的脉络,看出《神农本草经》在药性理论发展中的历史地位,探讨药性理论的创新与发展的思路和方法;**"本草考证的历史、意义和方法"**部分:该部分较为系统地探讨了本草考证的学术发展史,并对本草考证的学术意义和具体药物品种考证的具体方法进行了论述。

　　本书编写分工情况大致如下:第一部分编写工作分工,原文侯如艳、王嘉伦;注释张瑞贤;译文梁飞;按语张瑞贤、赵海亮、王嘉伦;现代认识李健;历代名医汇讲、民俗文化侯如艳、刘更生。山东中医药大学赵翔凤、相光鑫等负责文献的考查。

　　第二部分编写分工,第一章张瑞贤;第二章张卫;第三章张瑞贤;第四章张瑞贤、李健;第五章张卫;第六章张卫。

　　综合以上各篇构成了本书的全部内容。春读书,兴味长;磨其砚,笔花香。可以说该书是我们怀着浓厚的兴趣对《神农本草经》进行学习和研究的成果总结,但由于水平有限,书中错误在所难免。怀着诚惶诚恐的心情我们将其付梓,希冀同道中人能够多提宝贵意见,以求对该书加以改进、完善。

中国中医科学院研究生院
中药研究所神农本草经教研室
2016-10-25

目　录

| 第一部分 |

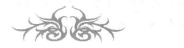

《神农本草经》原文译释

第一部分说明

　　本书的第一部分是对《神农本草经》的注释部分。

　　《神农本草经》原文系重新辑佚而成，底本主要依据人民卫生出版社影印蒙古张存惠晦明轩本《经史证类备急本草》，参考现代多种辑本，尤其是尚志钧辑校、学苑出版社 2014 年版《神农本草经辑校》本。

　　原文采用现今通行简化字，但原书中古今字、通借字一律不改。

　　注释部分：系指字词注释，而不包括医理、药理解读。力求做到简要而不繁琐考证。对原文中难以理解、古今异义的字词句的读音或解释，作出恰当的注解，有时引用相关古籍文献进行说明。对于多义字词仅注释与本书此处相关义项。地名注明相当于现今地名；病名的注释多依据《诸病源候论》等古书。

　　有些字词与现今字面相同而意义不同的尽量做出详尽解释，解释古今词汇意义变化。

　　有些类似迷信的词语尽量解释古人原义，不隐晦，不回避。

　　本书因其教学性质，不作繁琐校勘考证，仅当遇到个别无法解读的文字，只有通过校勘才可理通时才借助校勘。

　　译文部分：尊重经典，以直译为主，个别无法直译的地方辅以意译。

　　按语部分：在序录起提示作用，概括原文大意，阅读要点。在药物部分是对药物名实的解释，以当今通用药名说明古代药名。在现代解释中尽量采用公认的品种，以《中华人民共和国药典》《中药大辞典》《全国中草药汇编》《中华本草》等书为主要依据，参考有关专家学者本草考证。还对某些药物药用部位的演变做了说明。

历代名医汇讲：引用古代相关文献，以加深对《神农本草经》原文的理解，包括药名释名、性味运气、功效主治、产地生境和服食养生等方面内容。

民俗文化：亦引用古书，选取和相应药物有关的传说典故及民间习俗等内容。

医案：即病案。是医生治疗疾病时辨证、立法、处方用药的连续记录。医案常给后人以启迪。本书亦选取部分古代医案，作为理解《神农本草经》之辅助。

现代研究：简要介绍当今相应药物的化学、药理和毒理研究进展。

药 物 目 录

卷　第　一

序　录

　　上药一百二十种为君，主养命以应①天，无毒，多服久服不伤人。欲轻身②益气，不老延年者，本③上经。

　　中药一百二十种为臣，主养性以应人，无毒有毒，斟酌其宜。欲遏④病补虚羸者，本中经。

　　下药一百二十五种为佐使，主治病以应地，多毒，不可久服。欲除寒热邪气，破积聚愈疾者，本下经。

　　三品合三百六十五种，法⑤三百六十五度⑥，一度应一日，以成一岁。

【注释】

①　应：顺合，适合。

②　轻身：使身体轻盈。

③　本：根据，依据。

④　遏：阻止。

⑤　法：仿效。

⑥　度：天体的运行的度数。

【译文】　上等的药物有一百二十种，作为君药，以养护生命为主，符合"天道仁育"之德，而与天相应。无毒，服量较大或长期服用都不会损伤人体。想要使身体轻健、气力充沛，以及避免衰老、延长寿命的人，应该依照《神农本草经》上卷所载来选取上等的药物。

　　中等的药物有一百二十种，作为臣药，以调养性情为主，符合"人怀性情"之德而与人相应。有的无毒有的有毒,应慎重考虑药物的适宜病症而加以选用。想要祛除疾病,或者补虚强体的人,应该依照《神农本草经》中卷所载来选取中等的药物。

下等的药物有一百二十五种,作为佐使之药,以治疗疾病为主,符合"地体收杀"之德而与地相应。多数有毒,不能长期服用。想要祛除身体感染的寒热邪气或破除体内积聚的病理产物,以使疾病痊愈的人,应该依照《神农本草经》下卷所载来选取下等的药物。

三品共三百六十五种,效仿了日月星辰等天体之运行度数,即一度应一日,三百六十五度而成一年。

【按语】 此节论述了三品分类的原则,上、中、下三品药物的特点以及所依据的法度。

药有君臣佐使,以相宣摄①。合和②者宜用一君、二臣、三佐、五使;又可一君、三臣、九佐使也。

【注释】

① 宣摄:收放。宣,疏导发散;摄,收敛控制。

② 合和:调制。

【译文】 药物在配合使用的过程中,需要进行君药(起主要作用的药物,如同一国之君主)、臣药(辅助君药的药物,如同一国之重臣)、佐药(配合君臣药的药物)和使药(起协调作用的药物)的区分,以使药物之间能够相互协同或彼此遏制。药物的调制选配,一般应采用一味君药、二味臣药、三味佐药、五味使药的规格;有时根据实际情况也可以采用一味君药、三味臣药、九味佐使药的规格。

【按语】 本节论述了在处方中药物配伍的方案,它与《素问·至真要大论》君臣佐使配伍是不同的。

药有阴阳配合,子母兄弟①,根叶华实,草石骨肉。

【注释】

① 子母兄弟:据尚志钧《神农本草经校注》,子母指药物衍生关系。如藕生

莲,藕为母,莲为子。丹砂生水银,丹砂为母,水银为子。兄弟指药物亲缘关系,
如苍术、白术,羌活、独活等,为同科属植物,有亲缘关系,喻为兄弟。

　　【译文】　药物的种类繁多,植物药多源于植物的根、叶、花或者
果实等,矿物药包括各种矿石,动物药取自动物的骨、肉等;各类药物
之间遵循阴阳配合的规律,有些药物之间还存在母子一样的衍生关
系,或者具备兄弟一般的亲缘关系。

　　【按语】　此节论述了药物之间有不同的关系,有着内在关联,使
用时需要相互配合。

　　有单行者,有相须者,有相使者,有相畏者,有相恶者,有
相反者,有相杀者。凡此七情,合和当视之。相须相使者良,
勿用相恶相反者。若有毒宜制,可用相畏相杀;不尔,勿合
用也。

　　【译文】　药物在实际使用过程中,存在着单行(单独使用)、相须
(功效类似的药物协同为用)、相使(以辅药来提高主药的功效)、相畏
(一种药物的毒副作用能被另一种药物所抑制)、相恶(一种药物能破
坏另一种药物的功效)、相反(两种药物同用能产生剧烈的毒副作
用)、相杀(一种药物能够消除另一种药物的毒副作用)七种关系类
型,称为七情,在配伍药物时要考虑周全而加以取舍。应使用相须、
相使的药物以增强疗效,避免使用相恶、相反的药物。如果使用的药
物有毒,应该配伍与其相畏、相杀的药物以抑制其毒性,不然就不要
选用这种有毒的药物。

　　【按语】　此节论述药物使用时的“七情”——七种不同的配伍形
式,以及其产生的效果和宜忌。

　　药有酸、咸、甘、苦、辛五味,又有寒、热、温、凉四气,及有
毒、无毒。阴干①、暴②干,采治③时月生熟④,土地所出,真伪
陈新⑤,并各有法。

【注释】

① 阴干：将药物放在透风而日光照不到的地方，使其慢慢风干。

② 暴(pù 瀑)：同"曝"，晒。

③ 采治：❶ 采收。❷ 采收和炮制。

④ 生熟：❶ 指植物的成熟与否，陶弘景《本草经集注》序云："其根物多以二月八月采，谓春初津润始萌，未冲枝叶，势力淳浓故也。至秋枝叶干枯，津润归流于下。春宁宜早、秋宁宜晚。华实茎叶，各随其成熟尔。"❷ 药物的炮制与否，森立之《本草经考注》云："但干地黄、干姜条并云生者尤良，蛇蜕、蜣螂条共云火熬之良，贝子下云烧用之良，是仅似谓生熟可考。"

⑤ 陈新：指药物有宜用陈久者，如陈皮、半夏等，有宜用当年采收者。

【译文】 药物的药性，可概括为五味（酸、咸、甘、苦、辛）、四气（寒、热、温、凉）及有毒无毒。药物的采集、加工有各自的要求，体现为季节、月份及方式上的千差万别；如有些要求阴干，有些要求晒干；有些要选择未成熟的，有些要选择成熟的；有些要选择新鲜的，有些要选择陈年的。还有一些药物，只产自特定的地区，或者以特定地区所产的功效最佳；此外还应注意不同药物之间的鉴别，避免用错。

【按语】 此节论述了药性理论中最重要的五味四气及毒性理论，并提出了采收、炮制、产地、贮藏、品质真伪优劣等思想。

药有宜丸者，宜散者，宜水煮者，宜酒渍者，宜膏煎者，亦有一物兼宜者，亦有不可入汤酒者，并随药性，不得违越①。

【注释】

① 违越：违背逾越。

【译文】 药物的剂型包括丸剂、散剂、汤剂、酒剂、膏剂等多种，有的药物在使用中适合做成各种剂型，而有的药物则有所局限，比如不适合做成汤剂或者酒剂。因此，剂型的确定应该根据药物自身的性质，而非随意选择。

【按语】 本节论述不同药物剂型，有不同的宜忌。只有掌握这些规律，了解药性，而不能违背。

凡欲治病,先察其源,先候病机。五脏未虚,六腑未竭,血脉未乱,精神未散,食药必活。若病已成,可得半愈。病势已过,命将难全。

【译文】 凡要治疗疾病,首先应该诊察疾病产生的根源、了解疾病发展的机制。如果病人五脏和六腑尚未虚竭,血脉和精神尚未散乱,服药一定能痊愈。如果疾病已经发展到较为严重的阶段,身体必然受到严重的损伤,即使疾病得到控制,也难以恢复到健康状态。如果病势发展过甚,则性命不保。

【按语】 本节有两层意义,一是强调病因在治疗中的重要性;二是阐发"治未病"思想。

若毒药治病,先起如黍粟①,病去即止,不去倍之,不去十之,取去为度。

【注释】

① 如黍粟:指药量宜小,如黍米、粟米样大小。

【译文】 如果用毒药来治病,开始时剂量须小,疾病消退应立即停止用药;如果最初的小剂量达不到祛病的效果,则使用加倍的剂量;还不行则使用十倍的剂量。总之,毒药的剂量应视病情而定,能少用绝不多用,以能够愈病为标准,万不可过量。

【按语】 本节论述使用"毒药"治疗的方案措施,即由小至大,直到合适的剂量。

治寒以热药,治热以寒药,饮食不消以吐下药,鬼疰①蛊毒②以毒药,痈肿疮瘤以疮药,风湿以风湿药,各随其所宜。

【注释】

① 鬼疰:一作"鬼注"。中医病名。《诸病源候论·鬼疰候》:"注之言住也,言其连滞停住也。人有先无他病,忽被鬼排击,当时或心腹刺痛,或闷绝倒地,如中恶之类,其得瘥之后,余气不歇,停住积久,有时发动,连滞停住,乃至于死。死后注易傍人,故谓之鬼注。"指一些具有传染性和病程迁延的疾病。

② 蛊毒：原是古代人畜养毒虫、毒蛇所作的毒物名蛊毒。此处泛指多种致病的病原体。像今日的恙虫、血吸虫等。

【译文】 治疗寒病选用温热药，治疗热病选用寒凉药，饮食无法消化选用涌吐药或泻下药，鬼疰蛊毒选用毒药，痈肿疮瘤选用治疮药，风湿病选用祛风湿药。根据病症选用具有相应治疗功效的药物。

【按语】 本节论述对症治疗的原则。对症选药，效如桴鼓。

病在胸膈以上者，先食后服药；病在心腹以下者，先服药后食；病在四肢血脉者，宜空腹而在旦①；病在骨髓者，宜饱满而在夜②。

【注释】

① 旦：早晨。

② 夜：天黑的时间。

【译文】 病位在胸膈以上的患者，宜先吃饭后服药；病位在心腹以下的患者，宜先服药后吃饭；病位在四肢、血脉的患者，宜早晨空腹服药；病位在骨髓的患者，宜在晚上饭饱后服药。

【按语】 本节论述服药时间与疾病的关系。

夫大病之主，有中风、伤寒、寒热、温疟①、中恶、霍乱、大腹水肿、肠澼②、下痢、大小便不通、贲豚③上气、咳逆、呕吐、黄疸、消渴、留饮④、癖食⑤、坚积⑥、癥瘕、惊邪⑦、癫痫、鬼疰、喉痹⑧、齿痛、耳聋、目盲、金创⑨、踒折⑩、痈肿、恶疮⑪、痔瘘、瘿瘤；男子五劳七伤⑫、虚乏羸瘦，女子带下、崩中⑬、血闭⑭、阴蚀⑮；虫蛇蛊毒所伤。此皆大略宗兆⑯，其间变动枝叶⑰，各依端绪⑱以取之。

【注释】

① 温疟：中医病名。疟疾的一种。临床以先热后寒（或无寒但热）为主证。又有风伤卫疟、阳明瘅疟等名称。《素问·六元正纪大论》："火郁之发，民病温疟。"

② 肠澼(pì 屁)：中医病名。❶ 指痢疾。"澼"指垢腻黏滑似涕似脓的液体。自肠排出，故称肠澼。❷ 指便血。《古今医鉴》卷八："夫肠澼者，大便下血也。"

③ 贲豚：中医病名。《难经》列为五积之一，属肾之积。症见有气从少腹上冲胸脘、咽喉，发时痛苦剧烈，或有腹痛，或往来寒热，病延日久，可见咳逆、骨痿、少气等症。

④ 留饮：中医病名。属痰饮之一，为长期滞留不行的水饮。系因中焦脾胃阳虚，失于运化，津液凝滞所致。临床表现为口渴不欲饮，四肢关节酸痛，背部觉寒冷，气短，脉象沉等。

⑤ 癖食：《诸病源候论·癖食不消候》："癖者，冷气也。冷气久乘于脾，使人羸瘦不能食，时泄利，腹内痛，气力乏弱，颜色黧黑是也。"森立之《考异》引《真本千金》作"宿癖"，是消化不良病名。

⑥ 坚积：中医病名。属积聚的一种，为腹内结块明显的病症。

⑦ 惊邪：中医病名。属惊风之类。森立之《本草经考注》："惊，本马骇之字，转注之人病善惊，亦谓之惊。此云惊邪者，后世所谓惊风之类也。急卒得病不知所因，故云邪云风。"

⑧ 喉痹：中医病名。指以咽部红肿疼痛，或干燥、异物感，或咽痒不适、吞咽不利等为主要临床表现的疾病。《素问·阴阳别论》："一阴一阳结，谓之喉痹。"

⑨ 金创：指金属利器对人体所造成的创伤。

⑩ 踒折(wō shé 窝蛇)：下肢骨折。

⑪ 恶疮：中医病名。指严重而顽固的外疡。其临床特点为病程长、病位深、范围大、难敛难愈。

⑫ 五劳七伤：中医病候名。有多种不同解释。《诸病源候论·虚劳候》："五劳者：一曰志劳，二曰思劳，三曰心劳，四曰忧劳，五曰瘦劳。""七伤者：一曰阴寒，二曰阴萎，三曰里急，四曰精连连，五曰精少、阴下湿，六曰精清，七曰小便苦数，临事不卒。"

⑬ 崩中：中医病名。简称崩。指阴道忽然大量流血。《诸病源候论·崩中候》："崩中者，脏腑伤损，冲脉任脉血气俱虚故也。冲任之脉，为经脉之海，血气之行，外循经络，内荣腑脏，若无伤则腑脏平和而气调，适经下以时，若劳动过度，致腑脏俱伤，而冲任之气虚，不能约制其经血，故忽然暴下，谓之崩中。"

⑭ 血闭：中医病名。即闭经。

⑮ 阴蚀：中医病名。亦名阴中生疮、阴疮、阴蜃、蜃、阴蚀疮等。即女科外阴疮蚀。《女科证治准绳》："凡妇人少阴脉数而滑者，阴中必生疮，名曰蜃疮。或痛或痒，如虫行状，淋露脓汁，阴蚀几尽者。"

⑯ 宗兆：主要的、根本的表现。

⑰ 枝叶：细节的表现。

⑱ 端绪：头绪，端倪。

【译文】 总体而言，大病主要有中风、伤寒、寒热、温疟、中恶、霍乱、大腹水肿、肠澼、下痢、大小便不通、贲豚上气、咳逆、呕吐、黄疸、消渴、留饮、癖食、坚积、癥瘕、惊邪、癫痫、鬼疰、喉痹、齿痛、耳聋、目盲、金创、踒折、痈肿、恶疮、痔瘘、瘿瘤，以及男子五劳七伤、虚乏羸瘦，女子带下、崩中、血闭、阴蚀，虫蛇蛊毒所伤等。上述所列都是主要的或是根本的病症，不同的疾病及不同的疾病发展过程还会出现其他次要的、局部的表现。临床上应根据疾病的不同表现来选取具有对应功效的药物。

【按语】 本节列举各种常见主要疾病名称。其"大略宗兆"提示对于其他疾病变化可以依此作为参照。

卷 第 二

上 品 药

玉泉

味甘,平。

主治五脏百病,柔筋强骨,安魂魄①,长肌肉,益气。久服耐②寒暑,不饥渴,不老③神仙④。人临死服五斤,死三年色不变。一名玉札。生蓝田⑤山谷⑥。

【注释】

① 魂魄:《太上老君内观经》曰:"动以营身之谓魂,静以镇形之谓魄。"此处指人的精神。

② 耐:忍受,禁得起。

③ 不老:即长生不老。道教用语,指生命不老不死永生不灭。

④ 神仙:道家指得道而神通变化莫测的人。后泛指神明、仙人。

⑤ 蓝田:在今陕西蓝田县西。

⑥ 山谷:指两山间低凹而狭窄处。

【译文】 玉泉,味甘,性平。主治各种五脏病症,使人筋脉柔顺、骨骼强壮、精神安和、肌肉丰满、气力充沛。长期服用,能使人不惧寒暑、耐饥耐渴、长生不老以至成仙。人临死时服玉泉五斤,则死后三年肉身色泽不变。又名玉札。产于陕西蓝田的山谷中。

【按语】 玉泉,传说美玉化成的浆液。《本草经集注》:"蓝田在长安东南,旧出美玉,此当是玉之精华,白者质色明澈,可消之为水,故名玉泉。"《新修本草》:"玉泉者,玉之泉液也。"王宁经考证认为,玉泉是软玉粉屑的混悬液、溶液及水浸液。软玉是致密块状透闪石和部分阳起石的极细集合体，主要成分是$[Ca_2(Mg,Fe)_5(OH)_5(Si_4O_{11})_2]$[1]。

【历代名医汇讲】

1. 药名释名　《本草发明》：乃玉之泉液，仙室池中者为上，是玉精华，色甚明澈，此最难得。以法消成者亦佳。《仙经》三十六水法中，化玉为玉浆，称为玉泉，服之常年不老，然功劣于自然玉泉也，则当名之玉浆方是。

2. 功效主治　《本草发明》：主五脏百病，柔筋强骨，安魂魄，长肌肉，益气，利血脉，疗妇人带下十二病，除气癃，明目聪耳，久服耐寒暑，延年不老。临死人服一二斤，死尸三年不变。

3. 产地生境　《本草经集注》：生蓝田山谷，采无时（畏款冬花）。蓝田在长安东南，旧出美玉，此当是玉之精华，白者质色明澈，可消之为水，故名玉泉。今人无复的识者，惟通呼为玉尔。

【民俗文化】

《本草纲目》：〔慎微曰〕《天宝遗事》：杨贵妃含玉咽津，以解肺渴。王莽遗孔休玉曰：君面有疵，美玉可以灭瘢。后魏李预得餐玉之法，乃采访蓝田，掘得若环璧杂器形者，大小百余枚，捶作屑，日食之，经年云有效验，而好酒损志。及疾笃，谓妻子曰：服玉当屏居山林，排弃嗜欲，而吾酒色不绝，自致于死，非药之过也。尸体必当有异于人，勿使速殡，令后人知餐服之功。时七月中旬，长安毒热，停尸四日，而体色不变，口无秽气。〔弘景曰〕张华云：服玉用蓝田谷玉白色者，平常服之，则应神仙。有人临死服五斤，死经三年，其色不变。古来发冢见尸如生者，其身腹内外，无不大有金玉。汉制，王公皆用珠襦玉匣，是使不朽故也。炼服之法，水屑随宜。虽曰性平，而服玉者亦多发热，如寒食散状。金玉既天地重宝，不比余石，若未深解节度，勿轻用之。

[1]　王宁.玉泉的本草考证[J].基层中药杂志，1998，12(2)：3-4.

丹沙

味甘，微寒。

主治身体五脏百病，养精神，安魂魄，益气，明目，杀精魅①邪恶鬼②。久服通神明③，不老。能化为汞④。生符陵⑤山谷。

【注释】

① 精魅：又名鬼魅，鬼神之属。古人认为是致病因素之一。《诸病源候论·鬼魅候》云："凡人有为鬼物所魅，则好悲而心自动，或心乱如醉，狂言惊怖，向壁悲啼，梦寐喜魇，或与鬼神交通。病苦乍寒乍热，心腹满、短气，不能饮食，此魅之所持也。"

② 邪恶鬼：又称邪恶鬼毒。指鬼疰传染病的病源。古人认为人得此病必死，死后疰易他人亦死，凶猛异常，故称之邪恶鬼。

③ 通神明：通晓阴阳变化的规律。《素问·生气通天论》："故圣人传精神，服天气而通神明。"

④ 化为汞：加热能变成水银。《抱朴子》曰："丹砂烧之成水银，积变又还成丹砂是也。"

⑤ 符陵：今重庆涪陵。

【译文】 丹沙，味甘，性微寒。主治各种五脏病症，能安养精神、补益元气、增强视力，还能祛除鬼魅所致种种病症。长期服用，能与神明相通而长生不老。加热后能化为水银。产于涪陵的山谷中。

【按语】 丹沙即丹砂、朱砂，一种深红色矿物质，有毒，具有药用价值。古时又被方士作为炼制丹药的原材料之一。

丹沙，现今通用名为朱砂，郑末晶、夏晶等经考证认为，丹沙为硫化物类矿物辰砂族辰砂，主含硫化汞（HgS），与现行《中华人民共和国药典》规定品种一致。采挖后，选取纯净者，用磁铁吸净含铁的杂质，再用水淘去杂石和泥沙。药用丹沙采用天然辰砂，人工合成品银朱、灵砂等不能作为丹沙的基源[1,2]。

［1］ 郑末晶，吴桂芝，于奇燕.朱砂、灵砂、银朱考[J].中药材，1989，12（12）：45－47.

［2］ 夏晶，曹帅，吴赵云，等.药用朱砂的基源考证及实地调研[J].时珍国医国药，2012，23（5）：1269－1272.

【历代名医汇讲】

1. **性味运气** 《本草发明》：气微寒，味甘。无毒。火炼有大毒。恶磁石，畏咸水。

2. **功效主治** 《本草发明》：丹砂色赤，象火主心，故专能镇养心神而除心热，故《本草》所谓益养精神，安魂魄，益气，通血脉，盖精神、魂魄、血脉皆主于心故耳。又谓：明目，除消渴，止烦满，除中恶腹痛、毒气、疥瘘疮疡诸毒者，以其甘寒除心热之功也。《经》又云：主身体五脏百病者，得非皆统于心欤？云杀鬼祟邪魅，久服通神明，不老轻身，此即养精神、定魂魄、通神明之谓耳。若云神仙化为汞，此方术家之言，每每烧炼不绝。

【民俗文化】

《本草纲目》：夏子益《奇疾方》云：凡人自觉本形作两人，并行并卧，不辨真假者，离魂病也。用辰砂、人参、茯苓，浓煎日饮，真者气爽，假者化也。《类编》云：钱丕少卿夜多噩梦，通宵不寐，自虑非吉。遇邓州推官胡用之曰：昔常如此。有道士教戴辰砂如箭镞者，涉旬即验，四五年不复有梦。因解髻中一绛囊遗之。即夕无梦，神魂安静。道书谓丹砂辟恶安魂，观此二事可征矣。

《抱朴》曰：临沅县廖氏家，世世寿考。后徙去，子孙多夭折。他人居其故宅，复多寿考。疑其井水赤，乃掘之，得古人埋丹砂数十斛也。饮此水而得寿，况炼服者乎？

【医案】

《本草纲目》：〔时珍曰〕叶石林《避暑录》载：林彦振、谢任伯皆服伏火丹砂，俱病脑疽死。张杲《医说》载：张悫服食丹砂，病中消数年，发鬓疽而死。皆可为服丹之戒。而周密《野语》载：临川周推官平生孱弱，多服丹砂、乌、附药，晚年发背疽。医悉归罪丹石，服解毒药不效。疡医老祝诊脉曰：此乃极阴证，正当多服伏火丹砂及三建汤。乃用小剂试之，复作大剂，三日后用膏敷贴，半月而疮平，凡服三建汤一百五十服。此又与前诸说异。盖人之脏腑禀受万殊，在智者辨其阴阳脉证，不以先入为主。非妙入精微者，不能企此。

【现代研究】

现代药理研究：朱砂能降低大脑中枢神经的兴奋性，有镇静催眠、抗惊厥、抗心律失常作用，外用有抑制和杀灭细菌、寄生虫作用。毒性研究：朱砂为无机汞化合物，汞与人体蛋白质中巯基有特别的亲和力，高浓度时，可抑制多种酶的活性，使代谢发生障碍，直接损害中枢神经系统。毒性作用：朱砂超量服用、服用方法不当（如加热煎煮、火烧或用朱砂拌其他中药煎煮）或长久服用均可能造成汞中毒。急性中毒可能由于用火直接加热朱砂形成汞蒸汽后经呼吸道吸收或大量朱砂加热煎煮后内服而引起胃肠道吸收大量汞而中毒。急性中毒主要表现为急性胃肠炎和肾脏损害的症状，包括腹痛、恶心、呕吐、腹泻，严重者出现脓血便、少尿、无尿、尿毒症、昏迷、死亡等。长久服用朱砂造成的慢性汞蓄积中毒更为多见。慢性中毒者表现有黏膜损伤（口腔金属味、口腔黏膜溃疡、牙龈炎）、胃肠炎（呕吐血样物、腹痛、腹泻）、神经损害（视物模糊、精神紊乱等）、肾功能损害（少尿、无尿、肾功能衰竭）等。鉴于朱砂的毒性，临床应用时必须控制剂量、中病即止。服药期间，应避免与含甲基结构的药物（如茶碱、盐酸普萘洛尔等）以及含溴、碘的物质（如溴化物、碘化物、巴氏合剂、三溴合剂、海藻、海带等）同服。并避免高脂饮食或饮酒，合理用药，以保证用药安全。朱砂中毒的早期可催吐，并给予解毒剂。严重者，可对症处理。朱砂生用时毒性较小，遇热或火可产生游离汞、氧化汞等，使毒性增大。因此朱砂应入丸散生服，不宜入煎剂、火炼或烹、熏等。

空青

味甘，寒。

主治青盲①、耳聋。明目、利九窍、通血脉、养精神。久服轻身、延年不老。能化铜铁铅锡作金②。生益州③山谷。

【注释】

① 青盲：中医病名。黑睛与瞳神之气色、形态正常，惟视力严重下降，甚至失明的慢性内障眼病。《诸病源候论·目青盲候》："青盲者，谓眼本无异，瞳子

黑白分明，直不见物耳。"相当于西医的眼底退行病变。

② 化铜铁铅锡作金：方士炼丹术语。空青与上述金属在一定的高温条件下形成合金，其颜色似金，但不是金。古人误以为是金。《本草经集注》："空青，又以合丹成，则化铅为金矣。"

③ 益州：古地名，汉武帝十三州（十三刺史部）之一，范围随时代有所变化。其最大时（三国时期）包含今四川（川西部分地区）、重庆、云南、贵州、汉中大部分地区及缅甸北部，湖北、河南小部分，治所在蜀郡的成都。

【译文】 空青，味甘，性寒。主治青盲、耳聋，能增强视力、通利九窍、调畅血脉、安养精神。长期服用，能使身体轻健、寿命长久以至长生不老。能将铜、铁、铅、锡化为合金。产于益州的山谷中。

【按语】 空青，又名萤浆石。为碳酸盐类矿物蓝铜矿的矿石，成球形或中空者，主要成分是碱式碳酸铜 $Cu_3(CO_3)_2(OH)_2$[1]。由于生成条件特殊，极不容易见到，是一种世上罕见的奇特矿石。空青石内部含有液体，视之滴水，在内摇之则上下流动。

《中药大辞典》记载本品为碳酸盐类孔雀石族矿物蓝铜矿 Azurite 呈球形或中空者。选择呈球形或中空的蓝色集合体入药。

【历代名医汇讲】

1. **功效主治** 《本草发明》：空青甘酸益肝，眼科圣药，故《本草》主青盲明目，疗目赤痛，去翳肤止泪，益肝，养精神，通血脉，利九窍，疗耳聋聪耳。又兼利水道，下乳汁，通关节，破坚积，浆水点眼，回明仙药。

2. **产地生境** 《本草崇原》：始出益州山谷及越隽山，今蔚、兰、宣、梓诸州有铜处，铜精熏则生空青，大者如拳如卵，小者如豆粒，或如杨梅。其色青，其中皆空，故曰空青。内有浆汁，为治目神药。不空无浆者，白青也。

【现代研究】

空青在我国主产于广东阳春、湖北大冶和赣西北，而古代则多生

---

[1] 尚志钧.《本草经》矿物药空青等释义[J].皖南医学院学报，1992，11（2）：129-130.

于蔚州、兰州、宣州、梓州,存于铜矿床氧化带,为次生矿物。空青主要含碱式碳酸铜 $Cu_3(CO_3)_2(OH)_2$,其中氧化铜 69.2%,二氧化碳 25.6%,水分 5.2%,尚含铅、锌、铜、钙、镁、钛、铁和铝等元素。

空青自古即稀少,现代更难寻觅。空青有效成分与药理等现代研究的空白,制约其在现代社会中的进一步应用及发展。

曾青

味酸,小寒。

主治目痛,止泪出、风痹[1],利关节,通九窍,破癥坚积聚。久服轻身、不老。能化金铜[2]。生蜀中[3]山谷。

【注释】

① 风痹:中医病名。又名行痹、筋痹等。《素问·痹论》:"风寒湿三气杂至,合而为痹也。其风气胜者为行痹。"

② 化金铜:方士炼丹术语。《本草经集注》:"化金之法事,同空青。"森立之《本草经考注》:"诸青有酸味者,皆铜精之所熏,故能化铜铁铅锡为金色也。"

③ 蜀中:古国名,为秦所灭。在今四川省中部。因泛称蜀地为"蜀中"。

【译文】 曾青,味酸,性小寒。主治目痛、多泪、风痹等病症,能通利关节、九窍,破除体内因气滞血瘀等原因而形成的腹部积块。长期服用,能使身体轻健、长生不老。能化生金铜。产于四川的山谷中。

【按语】 曾青,又叫朴青、层青。天然的硫酸铜。为碳酸盐类矿物蓝铜矿的矿石成层状者。产于内蒙古、吉林、辽宁、青海、西藏、四川、湖北、湖南、广东等地。其他产有孔雀石、蓝铜矿的矿区亦可有此资源。

《中药大辞典》记载本品为碳酸盐类孔雀石族蓝铜矿 Azurite 的具层壳结构的结核状集合体。选择具层壳结构的结核状集合体,除去杂石,主要成分是碱式碳酸铜 $Cu_3(CO_3)_2(OH)_2$。

【历代名医汇讲】

1. **药名释名** 《本经逢原》:曾,音"层",其青层层而生故名。形如蚯蚓屎者真。

2. 产地生境　《本草乘雅半偈》：出蜀中及越巂、蔚州、鄂州诸山谷。其山有铜，曾青生其阳。曾青者，铜之精也。色理颇类空青，累累如黄连相缀，又如蚯蚓屎而方棱，色深如波斯青黛，层层而生，叩之作金声者始真。

【现代研究】

现代研究认为含铜矿药物多归肝经，而肝开窍于目，故能明目。如赤铜屑、扁青、空青、曾青、铜绿、绿盐能够明目。空青、曾青、铜绿药性寒可清泻肝火明目。曾青除此作用外，能入足厥阴肝经祛风定惊。关于曾青的现代研究进展缓慢，基本属于空白。

白青

味甘，平。

主明目，利九窍、耳聋，治心下①邪气，令人吐，杀诸毒、三虫②。久服通神明，轻身、延年不老。生豫章③山谷。

【注释】

① 心下：中医学指膈下胃脘的部位。

② 三虫：即三尸。道教的三尸神。尸者，神主之意。道教认为人体有上中下三个丹田，各有一神，统称"三尸"，也叫三虫、三彭、三尸神、三毒。上尸名踞，好华饰；中尸名踬，好滋味；下尸名跻，好淫欲。早期道教认为斩"三尸"，恬淡无欲，神静性明，积众善，乃成仙。也有指痴、贪，嗔欲望产生的地方。又，《诸病源候论·三虫候》："三虫者，长虫、赤虫、蛲虫。"即蛔虫病、姜片虫病、蛲虫病。

③ 豫章：古代区划名称。初为汉高帝初年江西建制后的第一个名称，即豫章郡（治南昌县）。后在东汉至南朝时期，豫章郡、豫章国相当于今江西省北部（吉安以北）地区。

【译文】　白青，味甘，性平。主要能增强视力、通利九窍，能治疗耳聋、胃脘气滞之呕吐，能驱除各类毒邪及寄生虫。长期服用，能与神明相通，身体轻健，寿命长久以至长生不老。产于江西北部的山谷中。

【按语】　白青，尚志钧据《淮南万毕术》云："白青得铁，即化为铜。"考证出白青是含铜盐的矿物。铜盐中含铜离子,铜离子能置换铁,铜离子本身还原成金属铜,镀在铁的表面,使铁外观上变成铜。南北朝时期已经不见用于医方。《本草经集注》:"此医方不复用,市人亦无卖者,惟《仙经》三十六水方中时有须处。铜剑之法,具在九玄子术中。"

【历代名医汇讲】

1. **性味运气**　《本草经集注》:味甘、酸、咸,平,无毒。

2. **功效主治**　《本草经集注》:主明目,利九窍,耳聋,心下邪气,令人吐,杀诸毒、三虫。

扁青

味甘,平。

主目痛、明目、折跌①痛肿、金创不瘳②,破积聚,解毒气,利精神。久服轻身不老。生朱崖③山谷。

【注释】

① 折跌:跌打损伤概称。

② 瘳(chōu 抽):病愈。

③ 朱崖:即珠崖。今海南省海口市。

【译文】　扁青,味甘,性平。主治目痛、跌打损伤、痈肿、创伤迁延不愈,能增强视力、破除体内积聚的各类病理产物、化解毒气、调畅精神。长期服用,能使身体轻健、长生不老。产于海南海口的山谷中。

【按语】　扁青,为碳酸盐类孔雀石族矿物蓝铜矿的矿石,主要成分为 $Cu_3(CO_3)_2(OH)_2$,单斜晶系。晶体短柱状或板状。通常呈粒状、肾状、散射状、土状等块体或被覆在其他铜矿之表面,呈深蓝色。条痕为浅蓝色。光泽呈玻璃状、金刚石状或土状。半透明至不透明。断口呈贝壳状。

扁青与空青、曾青同属蓝铜矿的矿石,空青为形圆中空者,曾青为呈层状者,扁青为呈短柱或板状者。《本草纲目》引《庚辛玉册》云:"杨梅青(空青)、石青(扁青)皆为一体,而气有精粗。"

《中药大辞典》记载本品为碳酸盐类孔雀石族矿物蓝铜矿 Azurite 的矿石。选择扁平块状、粒状集合体入药。

【历代名医汇讲】

1. 性味运气 《本草经集注》：味甘，平，无毒。

2. 功效主治 《本经逢原》：《发明》石青走肝磨坚积。故《本经》所主皆肝经积聚之病。时珍用吐风痰，研细温水灌下即吐，肝虚易惊多痰者宜之。

【现代研究】

扁青属蓝铜矿的矿石，扁青晶体短柱状或板状。现代研究认为含铜矿药物多归肝经，而肝开窍于目，故能明目。扁青、铜绿、胆矾都有解毒功能。如扁青可以治痈肿。扁青的现代研究进展缓慢，基本属于空白。

云　母

味甘，平。

主治身皮死肌[①]、中风寒热，如在车船上，除邪气，安五脏，益子精[②]，明目。久服轻身延年。一名云珠，一名云华，一名云英，一名云液，一名云砂，一名磷石。生太山[③]山谷。

【注释】

① 死肌：坏死或失去感觉的肌肉。

② 子精：《灵枢·本神》："生之来，谓之精"。子精，即生子之精。

③ 太山：即泰山，在山东泰安。

【译文】 云母，味甘，性平，主治身体肌肉坏死或失去感觉、感受风邪而产生的恶寒发热、眩晕如乘车船等病症，能驱除邪气、安养五脏、充溢肾精、增强视力。长期服用，能使身体轻健、寿命长久。又名云珠、云华、云英、云液、云砂、磷石。产于泰山的山谷中。

【按语】 云母，为硅酸盐类矿物白云母，主要成分为 $KH_2Al_3Si_3O_{12}$，单斜晶系。采得后洗净泥土，除去杂石即可。

《中药大辞典》记载本品为硅酸盐类云母族矿物白云母 Muscovite。

全年均可采,挖出后洗净泥土,除去杂质。

【医案】

《本草纲目》:〔慎微曰〕《明皇杂录》云:开元中,名医纪朋,观人颜色谈笑,知病浅深,不待诊脉。帝召入掖庭,看一宫人,每日昃则笑歌啼号若狂疾,而足不能覆地。朋视之曰:此必因食饱而大促力,顿仆于地而然。乃饮云母汤,熟寐而失所苦。问之,乃言太华公主载诞,某当主讴,惧声不能清长,因吃独蹄羹,饱而歌大曲,唱罢觉胸中甚热,戏于砌台,因坠下,久而方苏,遂病此也。

又《经效方》云:青城山丈人观主康道丰,治百病云母粉方:用云母一斤,拆开揉入大瓶内筑实,上浇水银一两封固,以十斤顶火煅赤取出,却拌香葱、紫连翘草二件,合捣如泥,后以夹绢袋盛,于大水盆内摇取粉,余滓未尽,再添草药重捣取粉。以木盘一面,于灰上印一浅坑,铺纸倾粉在内,候干焙之,以面糊丸梧子大。遇有病者,服之无不效。

【现代研究】

云母类药用矿物主要有云母、金精石、青礞石和金礞石等,它们有很多异名:云母、白云母、酥酥石、精石和千层纸,为硅酸盐类矿物白云母的矿石,主要从变质岩、花岗岩、伟晶岩及云母片岩中采得[1]。化学成分:云母属层状铝硅酸盐矿物。云母临床应用可有效地治疗胃肠炎,促进黏膜修复,是新型胃肠黏膜保护剂。经一般药理学、急性和长期毒性试验表明:云母使用安全、无毒副作用,符合新药评审的"安全、有效和稳定"的用药要求,但其不良反应还有待进一步研究,以便积累资料[2]。

朴消

味苦,寒。

［1］ 杨士明.云母类矿物药鉴别［J］.时珍国医国药,1999,10(8):588-589.
［2］ 马莉,马蕊,李文婧.云母药学研究概况［J］.辽宁中医药大学学报,2012,14(7):117.

主治百病,除寒热邪气,逐六腑积聚、结固留癖①,能化七十二种石②。炼饵③服之,轻身神仙。生益州山谷。

【注释】

① 结固留癖:据森立之《本草经考注》:"仲景治结胸大陷胸汤丸方中,皆用芒消。'阳明篇'亦有固瘕字,大黄下白字有留饮癖食之语,据此则结固留癖者,乃结胸固瘕留饮癖食之约言耳。"

② 七十二种石:森立之《本草经考注》引述多种古典文献,认为这些"盖皆出于七十二候,本是仙家所说。"义胜。又《本经逢原》提出此节为消石文错简:"诸家本草,皆错简在朴消条内,详化七十二种石,岂朴消能之?"

③ 炼饵:方士炼丹术语。炼,用加热等方法使物质溶化并趋于纯净或坚韧。《说文》:"炼,铄治金也。"饵,糕饼。引申为药饵、食物。炼饵即制成药饵或食物。

【译文】 朴消,味苦,性寒。主治各种疾病,能驱散寒热邪气、破除六腑久聚不散而成的各类病理产物,能化散七十二种石。制成药饵或食物服用,能使身体轻健以至成仙。产于益州的山谷中。

【按语】 朴消,为矿物芒硝(天然硫酸钠)经加工而得的粗制结晶,主要成分与芒硝同,为含水硫酸钠。取天然产的芒硝,用热水溶解、过滤,放冷即析出结晶,通称朴硝。也有取天然产的芒硝,经煮炼、过滤,冷却后,取上层的结晶为芒硝,下层的结晶为朴硝。

《中药大辞典》记载本品为硫酸盐类芒硝族矿物芒硝 Mirabilite 或人工制品芒硝的粗制品。

【历代名医汇讲】

1. **性味运气** 《神农本草经读》:张隐庵曰:雪花六出,元精石六棱,六数为阴,乃水之成数也。朴硝、硝石,面上生牙,如圭角,作六棱,乃感地水之气结成,而禀寒水之气化,是以形类相同。

2. **功效主治** 《本草求真》:生于卤地,刮取,初次煎成为朴,由朴再煎为芒。其性最阴,善于消物,故以硝名。其味苦而且辛,凡五金八石,用此俱能消除,况人脏腑积聚乎。然必热邪深固,闭结不解,用以苦咸以为削伐,则药与病符,自不见碍。

3. **产地生境** 《本草经集注》:生益州山谷有咸水之阳,采无时。今出益州北部汶山郡、西川、蚕陵二县界,生山崖上,色多青白,亦杂黑斑。

【现代研究】

古代朴消与芒消两味中药的临床功效有着一定的区别,现代主要用芒消代替朴消,这导致朴消的现代药理、药效、毒理等研究相对空白,也进一步限制其临床应用。

消石

味苦,寒。

主治五脏积热①、胃胀闭②,涤③去蓄结饮食,推陈致新,除邪气。炼之如膏,久服轻身。一名芒硝。生益州山谷。

【注释】

① 五脏积热:指内脏有积热。

② 胃胀闭:即胃内食积胀满,大便不通。《灵枢·胀论》:"胃胀者,腹满胃脘痛,鼻闻焦臭妨于食,大便难。"

③ 涤:本义为洗,引申为荡涤,清除。

【译文】 消石,味苦,性寒。主治五脏内有热邪积聚、胃脘胀闷不通,能清除胃肠内停滞的留饮宿食,将其排出体外以使胃肠能够承纳吸收新鲜的营养物质,还能驱除各类邪气。将其炼成膏剂而长期服用,能使身体轻健。又名芒硝。产于益州的山谷中。

【按语】 消石,为矿物钾硝石经加工炼制而成的结晶。有毒。主要成分为硝酸钾 KNO_3。因产地及提炼方法之不同,含硝酸钾量可以从半量乃至近于纯粹。普通所见的夹杂物,常为氯化钠、水等等。

《中华本草》记载消石为硝酸盐类硝石族矿物钾硝石 Nitrokalite 经加工精制成的结晶体或人工制品。

【历代名医汇讲】

1. 药名释名 《本草发明》:"唐本注:盖以能消化诸石,故曰硝石。"

2. 性味运气 《本经疏证》:味苦、辛。寒、大寒。无毒。火为之使,恶苦参、苦菜,畏女菀。

3. 功效主治 《本草发明》:此与风化硝,老弱人虚者,可下宜用,治疗与芒硝略同,但力缓。伤寒妊娠可下者,用此兼大黄引之,直入大肠,润燥软坚泻热,子母俱安。

《内经》云:有故无殒,殒亦无殒。此之谓欤? 以在下言之,则便溺俱阴;以前后言之,则前气后血;以肾言之,总主大小便难。溺涩秘结,俱为水少。

【现代研究】

陶弘景时代及以前,消石的主要成分为硝酸钾[1]。近现代临床上已经很少将消石作为药用,这导致消石的相关药理、药效、毒理研究的阙如。

矾石

味酸,寒。

主治寒热、泄利、白沃①、阴蚀、恶疮、目痛,坚骨齿。炼饵服之,轻身、不老增年。一名羽涅,生河西②山谷。

【注释】

① 白沃:即白沫。为痢疾症候。《素问·至真要大论》:“热客于胃……少腹痛,下沃赤白。”一说为妇科白带过多症。

② 河西:泛指黄河以西之地,其意在古代有过变化。汉、唐时多指甘肃、青海两省黄河以西的地区。

【译文】

矾石,味酸,性寒,主治恶寒发热、泄泻、痢疾而便有白沫、女子阴中生疮、恶疮、目痛,能坚实骨骼与牙齿。将其炼成膏剂而服用,能使身体轻健、益寿延年以至长生不老。又名羽涅,产于黄河以西地区的山谷中。

【按语】

矾石一味,古今方书多有混淆。王家葵等[2]发现,《神农本草经》与《名医别录》所用之矾石并非一物。《神农本草经》中是皂矾(绿矾),主要成分为硫酸亚铁结晶,而《名医别录》是胆矾,主要

[1]　孟乃昌.汉唐消石名实考辨[J].自然科学史研究,1983,2(2):107.

[2]　王家葵,张瑞贤.《神农本草经研究》[M].北京:科学技术出版社,2001:198.

成分为硫酸铜结晶。

现代临床所用矾石与前者不同，为矿物明矾石经加工提炼而成的结晶，主要化学成分为十二水合硫酸铝钾，多作外用，内服小量入丸、散。

《中药大辞典》记载本品通用名白矾，为硫酸盐类明矾石族矿物明矾石经加工提炼而成的结晶。全年均可采挖，将采得的原矿物打碎，加水溶解，过滤，滤液加热蒸发浓缩，放冷后析出的结晶体即为本品。

【历代名医汇讲】

1. 性味运气　《神农本草经百种录》：味酸，寒。矾石味涩而云酸者，盖五味中无涩，涩即酸之变味，涩味收敛亦与酸同，如五色中之紫，即红之变色也。

2. 功效主治　《本经逢原》：发寒热而言。其治白沃阴蚀恶疮，专取涤垢之用。用以洗之则治目痛，漱之则坚骨齿。弘景曰：《经》云坚骨齿，诚为可疑，以其性专入骨，多用则损齿，少用则坚齿，齿乃骨之余也。为末，去鼻中息肉。其治气分之痰湿痛肿最捷。侯氏黑散用之，使药积腹中，以助悠久之功。故蜡矾丸以之为君，有人遍身生疮如蛇头，服此而愈。甄权生含咽津，治急喉痹，皆取以去秽之功也，若湿热方炽，积滞正多，误用收涩，为害不一。

《长沙药解》：善收湿淫，最化瘀浊，黑疸可消，白带能除。矾石酸涩燥烈，最收湿气，而化瘀腐，善吐下老痰宿饮。缘痰涎凝结，黏滞于上下窍隧之间，牢不可动。矾石搜罗而扫荡之，离根失据，脏腑不容，高者自吐，低者自下，实非吐下之物也。其善治痈疽者，以中气未败，痈疽外发，肉腐脓泄而新肌生长，自无余事。阳衰土湿，中气颓败，痈疽不能外发，内陷而伤腑，是以死也。矾石收脏腑之水湿，土燥而气达，是以愈也。

【医案】

《本草纲目》：蝎螫。烧刀矛头令赤，置白矾于上，汁出热滴之，立瘥。此神验之方也。真元十三年，有两僧流南方，到邓州，俱为蛇啮，令用此法便瘥，更无他苦。刘禹锡《传信方》。

【现代研究】

药理作用：白矾能强力凝固蛋白质，临床用又可以消炎、止血、止汗、止泻和用作硬化剂。可广谱抗菌，对多种革兰阳性球菌和阴性杆菌、某些厌氧菌、皮肤癣菌、白色念珠菌均有不同程度抑菌作用，对铜绿假单胞菌、大肠杆菌、金黄色葡萄球菌抑制明显；在体外有明显抗阴道滴虫作用。白矾经尿道灌注有止血作用；还能促进溃疡愈合。明矾液在体外可使血清立即沉淀，即有强烈凝固蛋白的作用。低浓度有收敛、消炎、防癌作用，高浓度又引起组织腐烂，所以一般只供外用[1]。

临床应用：白矾或经适当配伍治疗脓疱疮、湿疹、黄水疮、手足癣、顽固性口腔溃疡、肠炎、痢疾、消化道出血、癫痫等多种疾病，疗效满意。

滑石

味甘，寒。

主治身热、泄澼、女子乳难①、癃闭②。利小便，荡胃中积聚寒热，益精气。久服轻身、耐饥、长年。生赭阳③山谷。

【注释】

① 乳难：中医病名，难产。《说文》："人及鸟生子曰乳，兽曰产。"

② 癃闭：中医病名。以小便量少，点滴而出，甚则闭塞不通为主症的一种疾患。病情轻者涓滴不利为癃，重者点滴皆无称为闭。

③ 赭阳：当为堵阳。古地名。西汉改阳城县为堵阳县（治所今河南方城县城老城区）。王莽新朝复名叶阳县。东汉复名堵阳县。魏晋因之。南朝宋永初元年（420年）改堵阳县为赭阳县。

【译文】 滑石，味甘，性寒，主治身体发热、腹泻而见脓血、难产、癃闭，能通利小便、荡涤胃内积聚的寒热邪气、充溢精气。长期服用，能使身体轻健、耐饥、寿命长久。产于赭阳的山谷中。

【按语】 《中华人民共和国药典》规定本品为硅酸盐类矿物滑石

[1] 韩进庭.白矾的药理作用及临床应用研究进展[J].现代医药卫生，2006，22（24）：3763 - 3764.

族滑石,主含含水硅酸镁[$Mg_3(Si_4O_{10})(OH)_2$]。采挖后,除去泥沙和杂石。

今用滑石主要有软硬两种,软滑石系天然高岭土,硬滑石为单斜晶系滑石。王家葵等[1]考证,在古代本草中,滑石品种变迁比较复杂,不同历史阶段,或以硬滑石为正品,或以软滑石为正品,或用其他矿物作为滑石入药。汉代以硬滑石为正品。硬滑石含氧化硅、氧化镁。氧化镁有致泻之功。尚志钧据"荡胃中积聚寒热",亦得出在《本经》时代用的滑石是硬滑石的结论。

【历代名医汇讲】

1. **药名释名** 《本草求真》:何以滑名,因其性滑而名之也。

2. **功效主治** 《神农本草经疏》:滑石,石中之得冲气者也。故味甘淡,气寒而无毒。入足太阳膀胱经,亦兼入足阳明,手少阴、太阳、阳明经。用质之药也。滑以利诸窍,通壅滞,下垢腻,甘以和胃气,寒以散积热。甘寒滑利以合其用。是为祛暑散热,利水除湿,消积滞,利下窍之要药。《本经》用以主身热泄澼,女子乳难,荡胃中积聚寒热者,解足阳明胃家之热也。利小便癃闭者,通膀胱,利阴窍也。其曰:益精气,久服轻身,耐饥长年,此则必无是理矣。《别录》:通九窍津液,去留结,止渴,令人利中者,湿热解则胃气和而津液自生,下窍通则诸壅自泄也。丹溪用以燥湿,分水道,实大肠,化食毒,行积滞,逐瘀血,解燥渴,补脾胃,降心火,偏主石淋,皆此意耳。

【现代研究】

药理作用:滑石为一种硅酸盐类的矿物质,主含硅酸镁,另夹杂着氧化铝等杂质,本品煎剂对伤寒杆菌与副伤寒杆菌、金黄色葡萄球菌、脑膜炎球菌有抑制作用,内服能保护肠壁,止泻而不引起鼓胀,外用能制止疮疡过多分泌,保持疮口干燥,使疮口形成一层被膜,防止异物和细菌浸入减少出血和疼痛,并促进干燥结痂[2]。

———————————

[1] 王家葵,张瑞贤.《神农本草经研究》[M].北京:科学技术出版社,2001:194.
[2] 叶青怀,吴先全.片剂辅料滑石粉应用的探讨[J].中成药研究,1983,09:12.

不良反应：滑石在直肠、阴道或创面等处可引起肉芽肿，滑石粉又常用作避孕器具及会阴的撒布剂，常如此应用，其卵巢癌发生率比不用者高约 3 倍[1]。故滑石不宜久服与久用。

紫石英

味甘，温。

主治心腹咳逆①邪气②，补不足，女子风寒在子宫，绝孕十年无子。久服温中，轻身延年。生太山山谷。

【注释】

① 心腹咳逆：中医病症名。《素问·咳论》："心咳之状，咳则心痛。""三焦咳状，咳而腹满。"

② 邪气：中医指伤人致病的因素。森立之《本草经考注》："盖是谓心腹有邪气而为咳逆，与白石英主咳逆、胸膈间久寒稍相似，即心气不足，邪火上盛之证。"

【译文】 紫石英，味甘，性温。主治心腹邪气所致气逆咳嗽、风寒留滞子宫所致女子不孕不育，能补虚损不足。长期服用，能温煦中焦脾胃，使身体轻健、寿命长久。产于泰山的山谷中。

【按语】 紫石英为氟化物类矿物萤石矿石。主要成分是氟化钙，杂有氧化铁。采得后，拣选紫色的入药，去净外附的砂砾及黏土。主产于浙江、辽宁、河北、甘肃等省。全年均可采挖，挑选紫色者入药。捣成小块，生用或煅用。

《中华人民共和国药典》规定紫石英为氟化物类矿物萤石族萤石，主含氟化钙（CaF_2），采挖后，除去杂石。

赵渤年等经过详细考证[2]，考证认为历代本草中记载的紫石英有两种原矿物，泰山、陇州山中产者原矿物为硅酸盐类矿物石英族石英（主含 SiO_2），会稽、诸暨产者原矿物为氟化物类矿物萤石族萤石（主含氟化钙 CaF_2）。《神农本草经》记载紫石英产地为太山山谷，故

[1] 周岚(译)，日本医学介绍，1985，1：17.
[2] 赵渤年，张贞丽，袁敏，等. 中药紫石英原矿物本草考证及确认[J].中成药，2012，34(10)：1994-1998.

应以矿物石英为主。

【历代名医汇讲】

1. 功效主治 《本草求真》：即系石英之紫色者，故而别其名曰紫，性味俱同，而紫则能直入血分，不似白石英因其色白，功专润肺，止就肺部之病而言之也。紫能入血治疗，凡妇人子户，因于风寒内乘绝孕，男子寒热咳嗽惊悸，梦魂不安，服此则能镇魄安神，为心肝经温血要药。但阴虚火旺者切忌。

2. 产地生境 《本经逢原》：出泰山。以五棱明净深紫大块者良，浙产者块小亦可入药。经火则毒生，研极细水飞三次用。时珍云：煅赤，醋淬七次，水飞用，非。

3. 服食养生 《神农本草经读》：久服温中轻身，延年者，夸其补血纳气之力也。

【现代研究】

化学成分：本品主含氟化钙（CaF_2），纯品含钙51.2%，氟48.8%及氧化铁等。紫石英在现代药理研究方面的报道较少，可见紫石英在药理方面的研究尚有很大的空间，而且该矿物药古代至现代都应用较多，值得深入研究。紫石英的药理研究主要是两部分内容：① 促进卵巢分泌功能。现代药理研究报道表明，紫石英用于排卵功能低下的妇女及无排卵性月经的妇女。动物实验及临床证实，此药确有兴奋卵巢功能、提高性欲的作用。另有报道表明 Ca^{2+} 和生殖功能有密切关系，而紫石英的主要化学成分是氟化钙，故考虑其增强生殖功能的作用可能是药物影响钙代谢，不仅直接影响子宫，还可以通过影响卵巢激素而调节子宫发育。② 抑制神经应激能力。研究表明，宏量元素钙能抑制神经应激能力，具有镇静、解痉作用。由此推测，紫石英的镇静安神作用与所含的钙、铁，特别是钙应该有一定的关系[1]。

---

[1] 朱传静,常琳,康琛,等.紫石英研究概况[J].中国实验方剂学杂志,2011,17(14)：309.

不良反应：所含氟化钙服用过多，对牙齿、骨骼、神经系统、肾、心及甲状腺有损害作用。

白石英

味甘，微温。

主治消渴、阴痿①不足、咳逆、胸膈间久寒②，益气，除风湿痹③。久服轻身长年。生华阴④山谷。

【注释】

① 阴痿：又称阳痿，中医病症名。《素问·阴阳应象大论》："年六十，阴痿，气大衰。"

② 胸膈间久寒：森立之《本草经考注》："胸膈间久寒者，乃所谓胃中冷气也。"

③ 风湿痹：中医病名。《诸病源候论·风病诸候》："风寒湿三气杂至合而成痹。其风湿气多而寒气少者，为风湿痹也。"症见皮肤顽厚，或肌肉酸痛，日久不瘥。亦可致身体手足不遂。

④ 华阴：今属陕西。位于关中平原东部，秦晋豫三省结合地带。

【译文】 白石英，味甘，性微温。主治消渴、阳痿不能勃起、咳逆、胃中寒邪久踞，能使气力充沛、风湿痹痛消除。长期服用，能使身体轻健、寿命长久。产于华阴的山谷中。

【按语】 白石英为块状的二氧化硅矿石。市场上白石英主要为石英，但亦有不少地区应用方解石。主要含二氧化硅。

《中药大辞典》记载本品为氧化物类石英族矿物石英 Quartz，主要成分为二氧化硅 SiO_2。采得后，挑选纯白的石英入药。

【历代名医汇讲】

1. **药名释名** 《本草乘雅半偈》：色相莹如华萼，故名石英。

2. **功效主治** 《本经逢原》：《发明》白石英入手太阴、足阳明气分，肺痿溃久，痿痹不起者宜之。《本经》主消渴阴痿不足诸病，功专温肺无疑。

3. **产地生境** 《本草经集注》：生华阴山谷，及太山，大如指，长两三寸，六面如削，白澈有光。其黄端白棱名黄石英，赤端名赤石英，青端名青石英，黑端名黑石英。二月采，亦无时。

五色石脂

味甘，平。

主治黄疸、泄利、肠澼脓血、阴蚀、下血赤白①、邪气痈肿、疽痔②、恶疮、头疡③、疥瘙④。久服补髓，益气，肥健⑤不饥，轻身延年。五石脂各随五色补五脏⑥。生南山⑦之阳山谷中。

【注释】

① 下血赤白：一般泛指妇女带下赤白。

② 疽痔：痈疽痔疮。

③ 头疡：即头疮。

④ 疥瘙：中医病名，一作疥搔。指疥疮瘙痒。《诸病源候论》："疥疮，多生手足指间，染渐生至身体，痒有脓汁。"

⑤ 肥健：肥硕健壮。

⑥ 各随五色补五脏：五种石脂各随其色而归入相应的五脏之中。即如森立之《本草经考注》："青石脂养肝胆气，赤石脂养心气，黄石脂养脾气，白石脂养肺气，黑石脂养肾气。"

⑦ 南山：即终南山，狭义的秦岭。在陕西省西安市南。古名南山、太一山、地肺山、中南山、周南山。南山之阳，指秦岭终南山的阳面。

【译文】 五色石脂，味甘，性平。主治黄疸、泄泻痢疾及便有脓血、女子阴中生疮、女子带下赤白、各类邪气所致肿毒痈疽痔疮及头疡疥瘙。长期服用，能使人骨髓盈满、气力充沛、肌肉壮硕、耐饥、身体轻健、寿命长久。五种石脂根据颜色而有相应的五行归属，能补益具有对应五行归属的内脏。产于终南山阳面的山谷中。

【按语】 王家葵考证认为[1]，五色石脂与道教有一定关联。《吴普本草》云："五色石脂，一名青赤黄白黑符。""符"本来是符节，在道教则指符箓。至于陶弘景在五色石脂条的注释中说："今俗用赤

_____

[1] http://blog.sina.com.cn/s/blog_5b2329d70100bobx.html

石、白石二脂尔。余三色脂有而无正用，黑石脂乃可画用尔。"不言石脂可以画符箓，或是流派不同的缘故。

诸家本草皆强调五色石脂的止泻功效，其原始来源应该与止泻药蒙脱石 montmorillonite 一样，为高岭土黏土矿物。因其层纹状结构及非均匀性电荷分布，对消化道内的病毒、病菌及其产生的毒素、气体有固定和抑制作用，使其失去致病性，并能在胃肠道黏膜表面形成保护层，保护胃肠黏膜不受致病因子的损伤。五色石脂皆是高岭石 kaolinite，主要为水化硅酸铝，一般呈白色，即白石脂；若杂含有氧化亚铁 FeO，呈赤红色，为赤石脂；含有少量氢氧化铁 $Fe(OH)_3$，呈黄色；含有锰、镁、钡等元素，则可出现其他颜色。

【历代名医汇讲】

功效主治 《本草求真》：与禹余、粟壳，皆属收涩固脱之剂。但粟壳体轻微寒，其功止入气分敛肺，此则甘温质重色赤，能入下焦血分固脱，及兼溃疡收口，长肉生肌也。

【现代研究】

石脂为固涩收敛药，主要用于滑脱不禁等症，古《本草》记载了五种石脂，依其颜色而命名为青、黑、黄、白、赤石脂。五种石脂单从止泻、止血等疗效差别不大，但其他功能和主治不同。因青、黑石脂不常用，相关的现代研究文献也更少。

[赤石脂] 来源于硅酸盐类矿物多水高岭石族多水高岭石，主含含水硅酸铝$[Al_4(Si_4O_{10})(OH)_8 4H_2O]$。主产于福建、山东、河南等地。研末水飞或火煅水飞用。药理作用：赤石脂主要为硅酸铝及铁、锰、钙的氧化物，具有吸着作用，内服能吸收消化道内的毒物，可减少异物刺激，可吸着炎性渗出物，使炎症得以缓解。对肠胃出血也有止血作用。临床用赤石脂可做撒布剂、吸着剂，可以保护胃的溃疡面，阻止胃出血，也可用于磷、汞内服中毒时，以防止毒物吸收[1]。

[1] 张连凯，许丽华.赤石脂白石脂黄石脂辨析[J].山东中医药杂志，1990，9 (5)：43.

［黄石脂］ 黄石脂是硅酸盐类水云母族矿物水云母和多水高岭石为主要组分的矿物集合体。因含铁所以呈黄色。现代研究文献较少。

［白石脂］ 白石脂主要由高岭石、伊利石等吸附性和离子交换性较大的黏土矿物组成。李鸿超等人在酸性、碱性及水溶液中进行的白石脂(生)或(锻)的汤剂及散剂溶出成分光谱分析结果证实,溶解出的元素补充了由于久泻、久痢、慢性阿米巴痢疾及慢性肠炎等腹泻症引起的人体必需微量元素的损失,这些微量元素的补充和增加具有增强人的体质及抗病毒的能力,起到治愈慢性疾病的作用[1]。

太一余粮

味甘,平。

主治咳逆上气、癥瘕、血闭、漏下,除邪气。久服耐寒暑,不饥,轻身,飞行①千里,神仙。一名石脑、生太山山谷。

【注释】

① 飞行:不借助工具在空中往来活动。古人认为得道术或成仙之人可以在空中自由活动。

【译文】 太一余粮,味甘,性平。主治咳逆气喘、腹部积块、闭经及月经停止后又见下血淋漓不断,能驱除各类邪气。长期服用,能使人不惧寒暑、耐饥、身体轻健、飞行千里以至成仙。又名石脑,产于泰山的山谷中。

【按语】 太一余粮,即禹余粮之精者。谢肇淛《五杂俎·物部三》:"泰山有太乙余粮,视之,石也。石上有甲,甲中有白,白中有黄。相传太乙者,禹之师也,尝服此而弃其余,故名。"王家葵[2]指出,太

［1］ 李鸿超、李大经、严寿鹤,等.中国矿物药究[M].北京:地质出版社,1988:84－89.

［2］ http://blog.sina.com.cn/s/blog_5b2329d70100bjtm.html

一余粮和今天所用的禹余粮一样，是氢氧化物类矿物褐铁矿 limonite 的结核，主要含碱式氧化铁 $FeO(OH)$。张衡《南都赋》云："太一余粮，中黄毅玉。"《文选》李善注引《神农本草经》曰："太一禹余粮，一名石脑，生山谷。"此物载于《新修本草》，谓其为"禹余粮壳中未成余粮黄浊水也，出余粮处有之。"王嘉荫《本草纲目的矿物史料》认为是褐铁矿结核空隙处的含水物，打破以后，水分挥发，逐渐变成坚硬的石头或石粉。

【历代名医汇讲】

性味运气　《本草乘雅半偈》：气味甘平，无毒。杜仲为之使，畏贝母、菖蒲、铁落。

【民俗文化】

《本草纲目》：〔藏器曰〕太一者，道之宗源。太者大也，一者道也。大道之师，即理化神君，禹之师也。师尝服之，故有太一之名。张司空云：还魂石中黄子，鬼物禽兽守之，不可妄得。会稽有地名蓼，出余粮。土人掘之，以物请买，所请有数，依数必得。此犹有神，岂非太一乎？

禹余粮

味甘，寒。

主治咳逆、寒热烦满[①]、下利赤白、血闭、癥瘕、大热。炼饵服之，不饥，轻身，延年。生东海[②]池泽[③]。

【注释】

① 烦满（mèn 闷）：烦闷。满，通"懑"，烦闷。

② 东海：黄海以南中国东方的海域，东至琉球群岛，都称为东海。

③ 池泽：池沼湖泽。

【译文】　禹余粮，味甘，性寒。主治咳逆，恶寒发热、烦闷、痢疾见赤白脓血、闭经、腹部积块、高热。将其炼成膏剂而服用，使人耐饥、身体轻健、寿命长久。产于东海的池泽中。

【按语】　《中华人民共和国药典》规定本品为氢氧化物类矿物褐

铁矿,主含碱式氧化铁 FeO(OH),采挖后,除去杂石。

禹余粮和太一余粮为同物而有精粗之别,《新修本草》云:"太一余粮及禹余粮,一物而以精粗为名尔。"

【历代名医汇讲】

1. 功效主治　《本草发明》:重可以去怯,禹余粮之重,乃镇固剂也。妊妇患热病,水调涂脐间,能固胎,亦镇固意也。

《长沙药解》:止小便之痛涩,收大肠之滑泄。治血崩闭经之恙,收痔瘘失血,断赤白带下。禹余粮敛肠止泄,功同石脂,长于泄湿,达木郁而通经脉,止少腹骨节之痛。

2. 产地生境　《本草求真》:时珍曰:生于池泽者为禹余粮,生于山谷者为太乙余粮,其中水黄浊者为石中黄水,其凝结如粉者为余粮,凝干如石者为石中黄,性味功用皆同,但入药有精粗之等耳。故服食家以黄水为上,太乙次之,禹余粮又次之,但禹余粮乃石中黄粉。

【现代研究】

化学成分:本品含氧化铁及磷酸盐,尚有铝、钙、镁、钾、钠、PO_4、SiO_4 和黏土杂质。禹余粮的药理作用研究较少。孙静均等[1]认为禹余粮的厚肠胃和涩肠止泻作用可能与其水煎液中富含可溶性 Al^{3+} 以及胶体溶液的吸附效应有关,并指出其所含的稀土元素在生物体内有促进细胞代谢功能的作用。胡魁[2]认为可以从物理性质探讨禹余粮的收敛吸附作用机制。以上药理研究表明,禹余粮的止泻作用是否由抑制肠蠕动引起,是否与黏土矿物和 Al 元素有关尚待进一步研究。禹余粮由于其矿物本身的特性,来源复杂,成分差异较大,有必要开展金属含量检测技术、质量分析、安全性评价等深化研究,建立金属元素或主量元素定性、定量检测方法,建立铅、镉、砷、

[1]　李舜贤,孙静均.中国矿物药研究[M].济南:山东科学技术出版社,1992:85.

[2]　胡魁.禹余粮的医药地质学研究[J].中国矿业,2004,12:5-9.

汞、铜等重金属或有害元素检测方法。综合评价药材品质,建立科学、可行的药材质量标准,以确保临床用药安全、有效,质量可控。

青芝

味酸,平。

主明目,补肝气,安精魂①,仁恕②。久食轻身,不老延年,神仙。一名龙芝。生泰山③。

【现代研究】

青芝为名的文献研究相对较少,现代药理、药效基本属于空白,而六芝来源于同类植物的干燥子实体,化学成分、药物功效可以参见"黑芝"条。

赤芝

味苦,平。

主治胸中结④,益心气,补中,增智慧,不忘。久食轻身,不老延年,神仙。一名丹芝。生霍山⑤。

黄芝

味甘,平。

主治心腹五邪⑥,益脾气,安神,忠信⑦和乐⑧。久食轻身,不老延年,神仙。一名金芝。生嵩山⑨。

白芝

味辛,平。

主治咳逆上气,益肺气,通利口鼻⑩,强志意⑪,勇悍⑫,安魄⑬。久食轻身,不老延年,神仙。一名玉芝。生华山⑭。

黑芝

味咸,平。

主治癃,利水道[15],益肾气,通九窍[16],聪察[17]。久食轻身,不老延年,神仙。一名玄芝。生常山[18]。

【注释】

① 精魂:即灵魂、精神。森立之《本草经考注》:"精魂者,精神魂魄之略。"

② 仁恕:善良宽容。《本草经考注》:"云精则神在内,云魂则魄在中。能镇肝气之慓悍,所以仁恕也。肾主精,肝主魂,能补肝气,所以精魂安也。"

③ 泰山:即今山东泰山。五岳之东岳。又称"太山""岱山"等。汉宣帝神爵元年(公元前61年)封恒山与泰山、华山、衡山、嵩山为五岳。五芝应五行,各在相应五岳中生长。东晋葛洪《枕中书》以太昊氏为青帝,治岱宗山,祝融氏为赤帝,治衡霍山,金天氏为白帝,治华阴山,颛顼氏为黑帝,治太恒山,轩辕氏为黄帝,治嵩山。

④ 结:郁结,气血郁滞。

⑤ 霍山:南岳衡山别称。在湖南衡阳。《风俗通义·山泽》称南岳衡山"一名霍山,霍者,万物盛长,垂枝布叶,霍然而大。"

⑥ 五邪:指五脏的病邪。见《灵枢经·五邪》。

⑦ 忠信:忠诚信实。《礼记·礼器》:"忠信,礼之本也。"

⑧ 和乐:和睦快乐。《诗经·小雅·鹿鸣》:"鼓瑟鼓琴,和乐且湛。"森立之《本草经考注》在"安神,忠信和乐"下注曰:"并是益脾气之功"。

⑨ 嵩山:五岳之一。位于河南省西部,地处登封市西北面。又称"外方""崇高""崇山""岳山"等,以其为中央左岱(泰山)右华(华山),定为中岳。

⑩ 通利口鼻:使动用法。使口鼻通畅爽利。

⑪ 志意:控制和调适精神意识活动中有关能力。《灵枢·本脏》:"志意者,所以御精神,收魂魄,适寒温,和喜怒者也。"

⑫ 勇悍:勇猛强悍。《周书·孝义传·柳桧》:"尝闻柳府君勇悍,其锋不可当。"森立之《本草经考注》在"强志意勇悍"下注曰:"肺主气,此物专益肺气,故其效至于强志意勇悍耳。"

⑬ 安魄:森立之《本草经考注》注曰:"肺主魄。"

⑭ 华山:五岳之西岳,位于陕西渭南华阴市。

⑮ 水道:中医术语。水液的道路。《素问·灵兰秘典论》:"三焦者,决渎之官,水道出焉。"

⑯ 九窍:指人体的两眼、两耳、两鼻孔、口、前阴尿道和后阴肛门而言。《素

问·生气通天论》:"天地之间,六合之内,其气九州、九窍、五脏十二节,皆通乎天气。"

⑰ 聪察:耳聪目察。形容视觉听觉良好。

⑱ 常山:古北岳恒山别称,即河北省阜平县东北的古北岳恒山,今神仙山。

【译文】 青芝,味酸,性平。主要能增强视力、补益肝气、安养精神而使人性情仁爱宽厚。长期服用,能使身体轻健、寿命长久、长生不老以至神仙。又名龙芝,产于东岳泰山。

赤芝,味苦,性平,主治胸中气血瘀滞,能补益心气、调养中焦脾胃、增长智慧和记忆力。长期服用,能使身体轻健、寿命长久、长生不老以至成仙。又名丹芝,产于南岳衡山。

黄芝,味甘,性平。主治五脏病邪,能补益脾气、安养精神,使人性情敦厚和悦。长期服用,能使身体轻健、寿命长久、长生不老以至成仙。又名金芝,产于中岳嵩山。

白芝,味辛,性平。主治咳逆气喘,能补益肺气、通利口鼻、增强意志而使人勇猛强悍、安养精神。长期服用,能使身体轻健、寿命长久、长生不老以至成仙。又名玉芝,产于西岳华山。

黑芝,味咸,性平。主治小便不通或淋沥点滴而出,能畅利水道、补益肾气、通达窍道、增强视力和听力。长期服用,能使身体轻健、寿命长久、长生不老以至成仙。又名玄芝,产于北岳恒山。

【按语】 灵芝药用在我国已有数千年的历史,在《神农本草经》中根据芝的颜色不同,将芝类分成赤芝、黑芝、青芝、白芝、黄芝、紫芝六种。被历代医药家视为滋补强壮、扶正固本的神奇珍品。已知灵芝属(Ganoderma)真菌约100余种。

《中华人民共和国药典》规定的品种为多孔菌科真菌赤芝[*Ganoderma Lucidum*(Leyss. ex Fr.)Karst.]或紫芝(*Ganoderma sinense* Zhao,Xu et Zhang)。而黄芝、白芝、黑芝、青芝,据赵继鼎考证[1]:黄芝可能就是硫黄菌[*Laetiporus sulphureus*(Bull.:Fr.)

---

[1] 赵继鼎.我国古籍中记载六芝的初步考证[J].微生物学通报,1989,16(3):180-181.

Murr.］；白芝是苦白蹄［*Pomitopsis officinalis*（vill.：Fr.）Bond. et Sing.］；黑芝可能是假芝属（*Amauroderma*）的种类。尤以假芝［*Amauroderma rugosum*（Bl. et Nees）Torrend］种最相似。也可能是多孔菌属（*polyporus*）的黑柄多孔菌（*polyporus melanopus* Fr.）。青芝可能是云芝［*Coriolus versicolor*（L.：Fr.）Quel.］。

表 1　五芝五行功效表

药名	五脏	性味	功能主治	养性	服　食	别名	产地
青芝	肝	味酸,平	主明目,补肝气	安精魂,仁恕	久食轻身,不老延年,神仙	龙芝	泰山
赤芝	心	味苦,平	主治胸中结,益心气,补中	增智慧,不忘	久食轻身,不老延年,神仙	丹芝	霍山
黄芝	脾	味甘,平	主治心腹五邪,益脾气	安神,忠信和乐	久食轻身,不老延年,神仙	金芝	嵩山
白芝	肺	味辛,平	主治咳逆上气,益肺气,通利口鼻	强志意,勇悍,安魄	久食轻身,不老延年,神仙	玉芝	华山
黑芝	肾	味咸,平	主治癃,利水道,益肾气,通九窍	聪察	久食轻身,不老延年,神仙	玄芝	常山

从表中可以更加清晰地看到五芝与五行的一一对应关系。

【现代研究】

化学成分：灵芝子实体中含糖类（还原糖和多糖）、三萜类、甾醇类、氨基酸、蛋白质、香豆精苷、核苷类、生物碱、挥发油、树脂、油脂及无机元素等成分。灵芝菌丝体所含成分与子实体相似，但三萜类含量极低。灵芝孢子粉含有饱和脂肪酸和不饱和脂肪酸、多糖类、核苷类、三萜类等成分[1]。

药理作用：① 子实体水提取物及其所含多糖（肽）的药理作用。免疫调节作用、抗肿瘤作用、保护放化疗损伤作用、镇静和镇痛作用、改善学习与记忆障碍、强心与抗心肌缺血作用、抗脑缺氧再复氧损伤作用、降低血压作用、调节血脂作用、降低血糖作用和抑制糖尿病并发的肾损伤、增强 DNA 多聚酶活性、促进核酸和蛋白质合成、提高缺氧耐受力、抗氧化清除自由基作用、抗衰老作用、抗化学性和免疫性肝损伤作用、抗实验性胃溃疡等。② 子实体乙醇提取物及其所含三萜类化合物的药理作用包括以下作用，抗化学性和免疫性肝损伤作用、抗肿瘤、镇痛和抗氧化清除自由基作用、抗肿瘤作用、抑制人类获得性免疫缺陷病毒（HIV）、抑制组胺释放、抑制血管紧张素转化酶活性、抑制胆固醇合成、抑制血小板凝集、抗雄激素活性作用。③ 孢子粉及其提取物的药理作用包括免疫调节作用、抑制大鼠免疫性肌炎、降低血糖和抑制糖尿病并发的睾丸损伤作用、调节血脂作用，以及镇静催眠作用、促进中枢神经及外周神经损伤的修复作用等。从破壁灵芝孢子粉中提取的多糖具有抗肿瘤作用和免疫调节作用。此外，灵芝孢子油具有降血脂作用、抗化学性肝损伤作用、免疫调节作用和抗肿瘤作用[1]。总之，灵芝化学成分及药理作用决定灵芝临床应用甚广，可用于防治慢性支气管炎与反复呼吸道感染、神经衰弱失眠、高脂血症、高血压病、糖尿病、肝炎、更年期综合征、良性前列腺增生、白细胞减少症、辅助治疗肿瘤等，还可用于中老年及亚健康人群的保健。

紫芝

味甘，温。

主治耳聋，利关节，保神，益精气，坚筋骨，好颜色①。久

[1]　林志彬.灵芝研究的历史、现状和问题[J].灵芝产品研究与开发学术研讨会,2013：1-2.

服轻身,不老延年。一名木芝。生高夏^②山谷。

【注释】

① 好颜色:使面容、面色姣好。

② 高夏:据王家葵考证^[1],高夏既不是郡县名,也不是山名,很可能是《神农本草经》作者臆造的地名。乃是因为作者按照五行为五色芝"分配"了五岳产地之后,紫芝找不到更合适的产地,乃根据《淮南子》"膏夏紫芝"之说,向壁虚构了一个"高夏山谷"。

【译文】 紫芝,味甘,性温。主治耳聋,能通利关节、保养精神、补益精气、坚实筋骨、改善面部气色。长期服用,能使身体轻健、寿命长久以至长生不老。又名木芝,产于高夏的山谷中。

【按语】 据赵继鼎考证紫芝为多孔菌科真菌紫芝 *Ganoderma sinense* Zhao, Xu et Zhang 的干燥子实体。已经脱去了古代仙药的外衣,与《神农本草经》记载的紫芝不能完全等同。其子实体及菌丝体含蛋白质、氨基酸、糖类、香豆素、甾体及三萜化合物。子实体并含油脂、蜡、挥发性及升华性物质。应用范围非常广泛,无论心、肺、肝、脾、肾脏虚弱,均可服用。紫芝所治病种涉及呼吸、循环、消化、神经、内分泌及免疫等各个系统;涵盖内、外、妇、儿、五官各科疾病。

赤箭

味辛,温。

主治杀鬼精物^①、蛊毒恶气^②。久服益气力,长阴^③肥健,轻身增年。一名离母,一名鬼督邮^④。生陈仓^⑤川谷^⑥。

【注释】

① 鬼精物:古人迷信传说中魑魅魍魉一类害人患病之物,称为鬼精物。

② 恶气:古人早期对某些原因不明、带有传染性质的急性疾患,都笼统地视为恶气所致。

③ 长阴:即壮阳,与蓬蘽条"长阴令坚"义同。

[1] 王家葵.本草鼻祖:《神农本草经》[J].文史知识,2016,1:58-62.

④ 鬼督邮：《本草纲目》："因其主鬼病，犹司鬼之督邮也。古者设传舍有督邮之官主之。"督邮，西汉中期所置，官名。督邮书掾、督邮曹掾的简称。汉代各郡的重要属吏。

⑤ 陈仓：古地名，在陕西省宝鸡市陈仓区。

⑥ 川谷：山川河谷。

【译文】 赤箭，味辛，性温。主要能驱除鬼魅蛊毒邪恶之气。长期服用，能补益气力、壮阳、充实肌肉，使人身体轻健、寿命长久。又名离母、鬼督邮，产于陕西陈仓的山川河谷中。

【按语】 赤箭为兰科天麻属植物天麻 *Gastrodia elata* Bl.的苗，其根为天麻。赤箭乃以其初生形状命名。

《中药大辞典》名天麻，为兰科天麻属植物天麻 *Gastrodia elata* Bl.的块茎。宜在休眠期进行，冬栽的第二年 10～11 月或第三年 3～4 月采挖。收获时先取菌材，后取天麻，箭麻作药，自麻和米麻作种。收获后要及时加工，趁鲜先除去泥砂，按大小分级水煮：150 g 以上者煮 10～15 min，100～150 g 者煮 7～10 min，100 g 以下者煮 5～8 min，等外的煮 5 min。以能透心为度，煮好后放入熏房，用硫黄熏20～30 min，后用文火烘烤，炕上温度开始以 50～60℃为宜，至七八成干时，取出用手压扁，继续上炕，此时温度应在 70℃左右，待全干后，立即出炕。

【历代名医汇讲】

1. 药名释名 《本草发明》：天麻苗曰赤箭，又名鬼督邮，号定风。

2. 性味运气 《神农本草经读》：张隐庵曰：赤箭气味辛温，其根名天麻者，气味甘平。

3. 功效主治 《本草崇原》：盖赤箭辛温属金，金能制风，而有弧矢之威，故主治杀鬼精物。天麻甘平属土，土能胜湿，而居五运之中，故治蛊毒恶气。天麻形如芋魁，有游子十二枚，周环之，以仿十二辰。十二子在外，应六气之司天，天麻如皇极之居中，得气运之全，故功同五芝，力倍五参，为仙家服食之上品。是以久服，益气力，长阴，肥健。

李时珍曰：补益上药，天麻为第一。世人只用之治风，良可惜也。

4. 服食养生 《神农本草经读》：张隐庵曰：天麻如皇极之居中，得气运之全，故功同五芝，力倍五参，为仙家服食上品，是以久服益气力，长阴肥健。

【现代研究】

1. 化学成分 本品含天麻苷，天麻苷元，β谷甾醇和胡萝卜苷，柠檬酸及其单甲酯，棕榈酸、琥珀酸和蔗糖等；尚含天麻多糖，维生素 A，多种氨基酸，微量生物碱，多种微量元素，如铬、锰、铁、钴、镍、铜、锌等[1]。

2. 药理作用

（1）对中枢神经系统的作用。① 抗惊厥的作用。天麻浸膏具有明显对抗戊四氮阵挛性惊厥的作用。② 镇静、催眠作用。天麻的镇静、催眠作用可能与其降低脑内去甲肾上腺素（NA）的含量有关，而脑内 NA 含量的降低可能与天麻抑制中枢 NA 能神经末梢对 NA 的重摄取和储存有关。③ 镇痛作用。用小鼠作热板法和化学物质刺激法实验，认为乙酰天麻素具有镇痛作用。

（2）促智抗衰老作用。

（3）对心血管系统的作用。① 对心脏的作用。合成天麻素可使大鼠培养心肌细胞搏动频率加快，搏动范围及强度增加而不影响心律，说明天麻增加心输出量作用系天麻使心肌细胞收缩力增强所致。② 对血管血压的影响。天麻水醇提取物可降低家兔后肢和头部的血管阻力，天麻液颈内动脉推注可增加兔脑血流量，离体兔耳灌流还能明显增加灌流量，且对抗肾上腺素引起的流量减少。同样可增加离体豚鼠心脏的冠脉流量。③ 改善微循环的作用。此外，天麻有抗缺血缺氧作用，抗炎、增强机体免疫功能。[2]

---

［1］ 谢笑天,李海燕,王强,等.天麻化学成分研究概况[J].云南师范大学学报,2004,24(3)：22-23.

［2］ 金文姗,田德蕙.天麻的化学与药理研究概况[J].中药研究与信息,2000,2(6)：21-23.

伏苓

味甘,平。

主胸胁逆气①、忧恚②、惊邪恐悸③、心下结痛、寒热、烦满、咳逆,止口焦舌干,利小便。久服安魂魄,养神,不饥,延年。一名伏菟④,生太山山谷。

【注释】

① 胸胁逆气:即胸肺气逆,表现为咳嗽、气喘等。

② 忧恚:忧愁愤恨。

③ 恐悸:桔梗条作"惊恐悸气",义同。

④ 伏菟:森立之《本草经考注》据《淮南子》云:"下有茯苓,上有菟丝。"和《图经》云:"菟丝之草,下有伏菟之根,无此则丝不得上。"指出"伏菟名义,盖取于此。"

【译文】 伏苓,味甘,性平。主治胸肺气逆、心情忧愤郁闷或惊恐悸怖、胃脘气血结滞而疼痛、恶寒发热、烦闷、咳逆,能滋润口舌、通利小便。长期服用,能安养精神、使人耐饥、寿命长久。又名茯菟,产于泰山的山谷中。

【按语】 伏苓即茯苓,"伏"为"茯"的古字。

《中华人民共和国药典》规定茯苓为多孔菌科真菌茯苓 *Poria cocos*(Schw.)Wolf 的干燥菌核。多于 7～9 月采挖,挖出后除去泥沙,堆置"发汗"后,摊开晾至表面干燥,再"发汗",反复数次至现皱纹、内部水分大部散失后,阴干,称为"茯苓个";或将鲜茯苓按不同部位切制,阴干,分别称为"茯苓块"和"茯苓片"。

【历代名医汇讲】

1. 功效主治 《神农本草经百种录》:主胸胁逆气,忧恚,惊邪恐悸,心下结痛,寒热烦满,咳逆,皆脾虚不能化水,痰饮留结诸经之疾。口焦舌干,胸有饮,则水下聚而津液不升。利小便。淡渗利水道。久服,安魂养神,不饥延年。心脾和通之效。茯苓生山谷之中,得松柏之余气,其味极淡,故为调补脾阴之药,义见石斛条下。凡人邪气郁结,津液不行,则为痰为饮。痰浓稠为火之所结,饮清稀为水之所停。

故治痰则咸以降之,治饮则淡以利之。若投以重剂,反拒而不相入,惟茯苓极轻淡,属土,土胜水能疏之涤之,令从膀胱以出,病渐去而不觉也。观仲景猪苓汤等方,五苓散义自见矣。

2. 服食养生　《本草经解》:久服安魂养神。不饥延年。服茯苓。则肺清肃。故肝木和平。而魂神安养也。不饥延年者。脾为后天之本。肺为元气之腑。脾健则不饥。气足则延年也。

【民俗文化】

《本草纲目》:孙真人《枕中记》云:茯苓久服,百日病除,二百日昼夜不眠,二年役使鬼神,四年后玉女来侍。葛洪《抱朴子》云:任子季服茯苓十八年,玉女从之,能隐能彰,不食谷,灸瘢灭,面体玉泽。又黄初起服茯苓五万日,能坐在立亡,日中无影。

【现代研究】

化学成分:主要含β茯苓聚糖,占干重约93%,另含茯苓酸、蛋白质、脂肪、卵磷脂、胆碱、组氨酸、麦角甾醇等。

药理作用:茯苓煎剂、糖浆剂、醇提取物、乙醚提取物,分别具有利尿、镇静、抗肿瘤、降血糖、增加心肌收缩力的作用。茯苓多糖有增强免疫功能的作用。茯苓有护肝作用,能降低胃液分泌,对胃溃疡有抑制作用[1]。

猪苓

味甘,平。

主治痎疟①,解毒,辟②蛊疰③不祥④,利水道。久服轻身,耐老。一名猳⑤猪矢⑥。生衡山⑦川谷。

【注释】

① 痎(jiē 街)疟:疟疾的通称。亦指经年不愈的老疟。

② 辟:古同"避",躲避。

[1]　梁学清,李丹丹,黄忠威.茯苓药理作用研究进展[J].河南科技大学学报(医学版),2012,30(2):154-156.

③ 蛊疰：又名蛊注。中医古病名。因蛊虫侵食府脏致病，并能流注传染他人。《诸病源候论·蛊注候》："注者，住也，言其病连滞停住，死又注易旁人也。蛊是聚蛇虫之类，以器皿盛之，令其自相唼食，余有一个存者，为蛊也，而能变化……人中之者，心闷腹痛，其食五藏尽则死。有缓有急，急者仓猝十数日之间便死，缓者延引岁月，游走腹内，常气力羸惫，骨节沉重，发则心腹烦懊而痛，令人所食之物，亦变化为蛊，渐侵食府藏尽而死，则病流注染着旁人，故谓之蛊注。"

④ 不祥：不吉利。此指突如其来，毫无预兆，难以抵御的急性流行性疾病。

⑤ 豭(jiā 家)：公猪。

⑥ 矢：古同"屎"，粪便。

⑦ 衡山：又名寿岳、南山等，为五岳之南岳，位于中国湖南省中部偏东南部，绵亘于衡阳、湘潭两盆地间，主体部分在衡阳市南岳区和衡山、衡阳县境内。

【译文】 猪苓，味甘，性平。主治疟疾，能解毒、驱除蛊虫及其他不祥之病邪、通利水道。长期服用，能使身体轻健、青春常驻。又名豭猪矢，产于衡山的川谷中。

【按语】 猪苓，根据《中华人民共和国药典》规定为多孔菌科真菌猪苓 *Polyporus umbellatus*(Pers.)Fries 的干燥菌核。春、秋两季采挖，除去泥沙，干燥。

【历代名医汇讲】

1. *药名释名* 《本草求真》：得枫根之余气以成，形如猪屎，故以猪名。

2. *功效主治* 《本经逢原》：《发明》猪苓入肾与膀胱血分，性善疏利经府，世人但知为利水专药，不知其有治疟蛊疰之功。仲景治消渴脉浮，小便不利微热者，猪苓散汗之。病欲饮水而复吐，名曰水逆，五苓散主之。猪苓专司引水之功，久服必损肾气，昏人目，利小便之剂无如此快，故不入补剂，非泽泻之比也。而《本经》又云，久服轻身耐老，是指素多湿热者而言，不可一律而推。

《本草思辨录》：五苓散、猪苓汤，所以治脉浮发热者，以其有猪苓茯苓也。夫以猪苓视茯苓，所同者为太阳阳明药耳，猪苓究何足与茯苓比烈。茯苓结于土中，猪苓亦结于土中；茯苓肉白，猪苓亦肉白；茯苓甘淡，猪苓亦甘淡，而茯苓之白，光洁而纯；猪苓之白，幽暗而犷。

茯苓甘淡,得土味之正;猪苓甘淡,得土味之偏。此茯苓所以主治广,猪苓所以主治狭也。

3.服食养生　《本草经解》:久服轻身耐老。久服则味甘益脾。脾统血。血旺故耐老。气平益肺。肺主气。气和故身轻也。

【现代研究】

化学成分:猪苓化学成分主要有多糖类、甾体类、非甾体类(除多糖类外)、氨基酸类、维生素类及微量无机元素等[1]。猪苓中含有18种氨基酸,其中包括人体必需的8种氨基酸,而且其含量超出了人们最常食用的食品中氨基酸的含量;猪苓中的维生素 B_1、维生素 B_2 和维生素 E 的含量均很高,它们都是人体中自由基的清除剂,对预防或治疗肿瘤及心血管疾病有一定的疗效[2]。

药理作用:利尿作用,其利尿机制可能是抑制肾小管对水及电解质的重吸收所致。猪苓多糖有抗肿瘤、防治肝炎的作用。猪苓水及醇提取物分别有促进免疫及抗菌作用[3]。

松脂

味苦,温。

主治痈疽、恶疮、头疡、白秃①、疥瘙、风气②,安五脏,除热。久服轻身,不老延年。一名松膏,一名松肪③。生太山山谷。

【注释】

①　白秃:即白秃疮。中医病名。《诸病源候论·白秃候》:"头疮有虫,痂白,头发秃落,谓之白秃。"是多发生在头部的一种癣,以脱白屑,久则毛发折断

[1]　江苏新医学院编.中药大辞典[M].上海:上海科学技术出版社,1977:2191-2192.
[2]　赵英永,崔秀明,张文斌,等.猪苓的化学成分与药理作用研究进展[J].中药材,2009,32(11):1786.
[3]　刘洪超,杨小龙,王淑英.猪苓药理作用研究进展[J].河南科技大学学报(医学版),2011,29(2):159-120.

脱落成秃疮为特征的皮肤癣菌感染性疾病。

② 风气：森立之《本草经考注》："风，热也。风气犹云热气。"

③ 松膏、松肪：森立之《本草经考注》："脂、膏、肪，三字同义。"

【译文】 松脂，味苦，性温。主治痈疽、恶疮、头疡、白秃疮、疥瘙、风热邪气，能安养五脏、清除热邪。长期服用，能使身体轻健、寿命长久以至长生不老。又名松膏、松肪，产于泰山的山谷中。

【按语】 松脂又名松香。为松科松属若干种植物中渗出的油树脂，经蒸馏或提取除去挥发油后所余固体树脂。

《中药大辞典》名松香，为松科松属若干种植物中渗出的油树脂，经蒸馏或提取除去挥发油后所余固体树脂。采集树脂有上升式（即 V 形法）、下降式（即 Y 形法）采脂法及化学药剂处理法。我国现以采用下降式采脂法为主。先直径 20～50 cm 的松树，在距地面 2 m 高的树干处开割口。在开割割口前先要刮去粗皮，但不要损伤木质部，刮面长度 50～60 cm，宽 25～40 cm；在刮面中央开割长 35～50 cm，宽 1～1.3 cm，深入木质部 1～1.2 cm 的中沟，中沟基部装一受脂器，再自中沟开割另一对侧沟，可将油树脂不断收集起来。以在 30～35℃采收为宜，即长江以南在 5～10 月，华北及东北在 6～9 月。

【历代名医汇讲】

功效主治 《神农本草经疏》：松脂感天之阳气而得乎地之火土之化者也。故其味苦而兼甘，其气则温，其性无毒。得阳气兼火土，则其性燥，燥则除湿散风寒。苦而燥则能杀虫，甘能除热，胃中伏热散则咽干消渴自止。痹者，风寒湿合而为病也。地之湿气，感则害人皮肉筋脉，此死肌之所由来也。湿热之邪散则血不瘀败，荣气通调而无壅滞，故主疽恶疮。荣和热散，则头疡白秃，疥瘙风气俱愈矣。热消则荣血和。风湿去则卫气安，脾胃健，五脏无病。可知湿去则身轻可必。久服不老延年，固可想见。

《本经逢原》：《发明》松脂得风木坚劲之气，其津液流行皮干之中，积岁结成芳香燥烈，允为方士辟谷延龄之上药。然必蒸炼始堪服食。《本经》所主诸病皆取风燥以祛湿热之患耳。今生肌药中用之者,取其涩以敛之也。

【民俗文化】

《本草纲目》:葛洪《抱朴子》云:上党赵瞿病癞历年,垂死,其家弃之,送置山穴中。瞿怨泣经月,有仙人见而哀之,以一囊药与之。瞿服百余日,其疮都愈,颜色丰悦,肌肤玉泽。仙人再过之,瞿谢活命之恩,乞求其方。仙人曰:此是松脂,山中便多。此物汝炼服之,可以长生不死。瞿乃归家长服,身体转轻,气力百倍,登危涉险,终日不困。年百余岁,齿不坠,发不白。夜卧忽见屋间有光,大如镜,久而一室尽明如昼。又见面上有采女一人,戏于口鼻之间。后入抱犊山成地仙。于时人闻瞿服此脂,皆竞服之,车运驴负,积之盈室。不过一月,未觉大益,皆辄止焉。志之不坚如此。张杲《医说》有服松丹之法。

柏实

味甘,平。

主治惊悸①,安五脏,益气,除风湿痹。久服令人润泽美色,耳目聪明,不饥不老,轻身延年。生太山山谷。

【注释】

① 惊悸:中医病名。是指自觉易惊善恐的心悸。患者无故自惊恐惧而悸动不宁。《诸病源候论·虚劳病诸候》:"虚劳损伤血脉,致令心气不足,因为邪气所乘,则使惊而悸动不定。"

【译文】 柏实,味甘,性平。主治惊悸,能安养五脏、补益气力、消除风湿痹痛。长期服用,能使面色润泽美好、听觉灵敏、视力清晰、耐饥、身体轻健、寿命长久以至长生不老。产于泰山的山谷中。

【按语】 柏实,现今通用名为柏子仁,《中华人民共和国药典》规定品种为柏科植物侧柏 *Platycladus orientalis* (L.) Franco 的干燥成熟种仁。秋、冬两季采收成熟种子,晒干,除去种皮,收集种仁。

【历代名医汇讲】

1. 功效主治 《神农本草经疏》:柏感秋令得金气,其质坚而气极芬芳,故其实味甘平无毒。甄权加辛,亦应有之。入足厥阴、少阴,亦入手少阴经。其主惊悸者,心藏神,肾藏精与志,心肾两虚则病惊悸。入心故养神,入肾故定志,神志得所养而宁定,则其证自除矣。芬芳则脾胃所喜,润泽则肝肾所宜,故能安五脏,五脏皆安则气自益矣。心主五色,耳为肾窍,目为肝窍,加以久服气专,其力自倍,岂不令人润泽美色,耳目聪明,不饥不老轻身延年哉。惟除风湿痹之功,非润药所能,当是叶之能事耳。《别录》疗恍惚,即惊悸之渐也。虚损吸吸,精气微也。历节腰中重痛,肝肾不足也。汗乃心液,心主血,益阴血则诸证悉瘳矣。

《本草发明》:柏子仁,润肾之药也。《药性论》治腰肾中冷,膀胱冷脓宿水,兴阳道,去头风,此见润肾之药与《本草》相合,何也?《本草》有益血二字,又云:腰中重痛,乃是润肾之功也。盖肾苦燥,借此甘辛润之,自能生益精血,则五脏安和而汗自敛。凡虚损等症亦治。目得血而明,耳得血而聪,心神足,惊悸恍惚自定矣。气血益则风湿痹、历节痛、头风、腰痛等症悉除,颜色肌肤亦润泽矣。久服增寿耐老,柏仁润肾之功大矣。

2. 产地生境　《本草崇原》:柏木处处有之,其实先以太山者为良,今以陕州、宜州、乾州为胜。柏有数种,叶扁而侧生者,名侧柏叶,可以入药。其实皆圆柏所生,若侧柏之实,尤为佳妙,但不可多得尔,仁色黄白,其气芬香,最多脂液。

3. 服食养生　《神农本草经百种录》:久服,令人润泽美色,耳目聪明,滋润皮肤及诸窍。不饥不老,轻身延年。

《本草求真》:若云不饥不老,延年轻身,虽出经典,仍当活视,毋为书执。

【现代研究】

近年来研究表明,柏子仁含柏木醇、谷甾醇和双萜类成分。又含脂肪油约14%,并含少量挥发油、皂苷、维生素和蛋白质等。脂肪油的主要成分为不饱和脂肪酸,含量为总脂肪酸的62.39%。孙立靖采用石油醚从柏子仁提取脂肪油、甲酯化后,经GCMS测试其成分主要含有软脂酸(0.18%)、棕榈酸(7.32%)、碳十七酸(0.41%)、亚油酸(29.14%)、亚麻酸(16.6%)、油酸(10.97%)、硬脂酸(8.21%)、碳十九酸(0.25%)、花生四烯酸(21.02%)、二十碳三烯酸,二十碳二烯酸(1.94%)、二十碳烯酸(3.90%)、二十碳酸(0.64%)、二十二烷酸(0.10%)、二十四烷酸(0.13%)[1]。

药理作用研究显示柏子仁在药理和临床的运用与其所含的化学成分是分不开的。柏子仁有多种药理作用,主要有镇静催眠、改善记忆功能、润肤泽、补益亏损等[2]。

箘①桂

味辛,温。

主治百疾,养精神,和颜色,为诸药先聘通使②。久服轻身,不老,面生光华媚好③,常如童子。生交趾④、桂林⑤山谷。

【注释】

① 箘(qūn 群):桂树的一种,通称"箘桂"。

② 为诸药先聘通使:犹后世引经药,引诸药力达其病所。

③ 媚好:艳丽悦目。媚,犹美。

④ 交趾:又名交阯,古代地名。秦朝以后,交趾郡为今越南北部。在南越时代已有"交趾"一名。公元前111年,汉武帝灭南越国,并在今越南北部地方设立交趾、九真、日南三郡,实施直接的行政管理;交趾郡治交趾县即位于今越南河内。后来汉武帝在全国设立十三刺史部时,将包括交趾在内的7个郡分为交趾刺史部,后世称为交州。

⑤ 桂林:秦始皇时置桂林、象郡、南海三郡,这是"桂林"名称的最早起源,但郡治不在今天的桂林市。当时的桂林郡治在布山,位于今天的桂平市西南。汉元鼎六年(前111年,一说元鼎四年,公元前113年)在这里设始安县,隶属荆州零陵郡。东汉改属始安侯国。三国吴甘露元年(265年)置始安郡始安县,郡

[1]　卢军,芦霜.柏子仁研究进展[J].辽宁中医药大学学报,2013,15(3):247-248.

[2]　何丹丹,孙闯,陈文鹏,等.柏子仁现代药理研究概况进展[J].科技向导,2014,17:204.

县治所都在今之桂林。南朝改为桂州。

【译文】 箘桂,味辛,性温。主治各种疾病,能安养精神、改善面部气色、引领诸药之药力直达病所。长期服用,能使身体轻健、长生不老、容光焕发且一直如童颜般艳丽悦目。产于交趾、桂林的山谷中。

【按语】 箘桂在古书中有菌桂、筒桂等别称。周冠武等[1]考证认为古代箘桂与桂为同物,指今樟科植物川桂(*Cinnamomum wilsonii* Gamble)、少花桂(*Cinnamomum pauciflorum* Nees)及野黄桂(*Cinnamomum jensenianum* Hand.-Mazz)。

【历代名医汇讲】

1. 性味运气 《本草求真》:桂枝(专入肌表,兼入心、肝。)其体轻,其味辛,其色赤。

2. 功效主治 《本草经集注》:主治百疾,养精神,和颜色,为诸药先聘通使。

《神农本草经读》:性用同牡桂。养精神者,内能通达脏腑也。和颜色者,外能通利血脉也。为诸药先通聘使者,辛香能分达于经络,故主百病也。与牡桂有轻重之分,上下之别,凡阴邪盛与药相拒者,非此不能入。

《本草求真》:系肉桂枝梢,其体轻,其味辛,其色赤(故入心),有升无降,故能入肺而利气,入膀胱化气而利水,且能横行于臂,调和营卫,治痛风胁风(痛风其在《灵枢》谓之贼风;《素问》谓之痹证;《金匮》谓之历节,后世又更其名曰白虎历节,且有别名曰箭风箭袋,然总谓之行痹。其症则有因风因湿因寒因痰因瘀因虚之异,须用桂枝以为响导。胁风本属于肝,凡治胁风之症,当用桂枝入肝以平),止烦出汗,驱风散邪,为解肌第一要药(时珍曰:麻黄遍彻皮毛,桂枝透达营卫)。故书皆言无汗能发,有汗能收,然其汗之能发,止是因其卫实营

[1] 周冠武,李春高,狄桂英,等.箘桂与牡桂原植物考辨[J].北京中医药大学学报,2014,37(7):476-480,489.

虚,阴被阳凑,故用桂枝以调其营;营调则卫气自和,而风邪莫容,遂自汗而解,非若麻黄能开腠理以发其汗也。其汗之能收,止因卫受风伤,不能内护于营,营气虚弱,津液不固,故有汗发热而恶风,其用桂枝汤为治,取其内有芍药入营以收阴,外有桂枝入卫以除邪,则汗自克见止,非云桂枝能闭其汗孔。

3. 产地生境　《本草乘雅半偈》:菌桂,出交趾、桂林山谷,生必临岩,正圆如竹,小于牡桂,亦自为林。

【民俗文化】

《本草名释与传说故事》:吴刚伐月桂之说,起于隋唐小说。《酉阳杂俎・天咫》云:"旧言月中有桂,有蟾蜍。故异书言,月桂高五百丈,下有一人,常斫之,树疮随合。人姓吴,名刚,西河人,学仙有过,谪令伐树。"月桂落子之说,起于武后之时。相传有梵僧自天竺鹫岭飞来,故八月常有桂子落于天竺。

【医案】

《神农本草经读》:癸亥岁,司马公之媳,孀居数载,性好静,长日闭户独坐,得咳嗽病,服生地、麦冬、百合之类,一年余不效。延余诊之,脉细小而弦紧,纯是阴霾四布,水气滔天之象,断为水饮咳嗽,此时若不急治,半月后水肿一作,卢扁莫何! 言之未免过激,诊一次后,即不复与商。嗣肿病大作,医者用槟榔、牵牛、葶苈子、浓朴、大腹皮、萝卜子为主,加焦白术、熟地炭、肉桂、附子、茯苓、车前子、牛膝、当归、芍药、海金砂、泽泻、木通、赤小豆、商陆、猪苓、枳壳之类,出入加减。计服两个月,其肿全消,人瘦如柴,下午气陷脚肿,次早亦消,见食则呕,冷汗时出,子午二时烦躁不宁,咳嗽辄晕。医家以肿退为效,而病人时觉气散不能自支。又数日,大汗、呕逆、气喘欲绝。又延余诊之,脉如吹毛,指甲黯,四肢厥冷。余惊问其少君曰:前"此直言获咎,以致今日病不可为,余实不能辞其责。但尊大人于庚申夏间将入郡,沾恙一月,余进药三剂痊愈,迄今三载,尚守服旧方,精神逾健,岂遂忘耶? 兹两次遵命而来,未准一见,此症已束手无策,未知有何面谕?"渠少君云:"但求气喘略平。"所以然者,非人力也。余不得已,以《金匮》桂苓甘术汤小剂应之（茯苓二钱、白术、桂枝、炙甘草各一钱）。次日又延，余知术拙不能为力，固辞之别延医治。后一日殁。旋闻医辈私议，桂苓甘术汤为发表之剂，于前证不宜。夫桂苓甘术汤岂发表剂哉！只缘汤中之桂枝一味，由来被谤。余用桂枝，宜其招谤也。噫！桂枝之屈于不知己，将何时得以大申其用哉！桂枝性用，自唐宋以后，罕有明其旨者。叔父引张隐庵注，字字精确；又引徐忠可之论，透发无遗。附录近日治案，几于痛哭垂涕而道之。其活人无已之心，溢于笔墨之外。吾知桂枝之功用，从此大彰矣！又按：仲景书桂枝条下，有"去皮"二字；叶天士《医林指南》方中，每用桂枝末，甚觉可笑。盖仲景所用之桂枝，只取梢尖嫩枝，内外如一，若有皮骨者去之，非去枝上之皮也。诸书多未言及，特补之（受业佺凤腾、鸣岐注）。

【现代研究】

1. 肉桂　樟科植物肉桂 Cinnamomum cassia Presl 的干燥树皮。主产于广东、广西、海南、云南等地。多于秋季剥取，刮去栓皮，阴干。因剥取部位及品质的不同而加工成多种规格，常见的有企边桂、板桂、油板桂等。生用。

肉桂的化学成分：含挥发油（桂皮油）、桂皮醛、乙酸桂皮醛、乙酸苯丙脂、鞣质、黏液质、树脂等。

肉桂的药理作用：研究表明肉桂有扩张血管及镇静作用。解热、降血压、抗菌、升高白细胞、抗肿瘤、抗溃疡、健胃、壮阳等作用。能刺激胃肠道，促进胃液分泌消化、消化道吸收功能，缓解胃肠痉挛性疼痛，排除消化道积气。肉桂对致病性皮肤真菌、革兰阳性菌等的有抑制作用。肉桂多糖对四嘧啶致实验性糖尿病小鼠有显著的降糖效果[1]。

2. 桂枝　樟科植物肉桂 Cinnamomum cassia Presl 的干燥嫩枝。主产于广东、广西及云南。春、夏两季采收，除去叶，晒干或切片晒干。生用。

---

[1]　朴持炫.桂枝文献的研究[D].北京：北京中医药大学，2010：9.

化学成分：桂枝,含挥发油(桂皮油),主要为桂皮醛、桂皮油、鞣质、黏液质等。含挥发油 0.2%～0.9%,油中主成分桂皮醛,占70%～80%,以 5～6 年生的植株含油量高,油中不含芳樟醇。

药理作用：近 30 年来的药理学研究证实,桂枝具有解热、扩张皮肤血管、促进血液循环、解表、发散(汗)、镇痛、抗真菌、抗肿瘤等作用,且毒副作用低。肉桂酸为桂枝里的有机酸成分,具有抗菌、升白细胞、利胆、抗突变,诱导人肺癌细胞恶性表型逆转和抗侵袭等药理作用;桂枝所含皮醛能兴奋唾液及胃液分泌而健胃,兴奋汗腺而解热,舒张支气管平滑肌而平喘,同时改善外周循环[1]。

牡桂

味辛,温。

主治上气咳逆、结气①、喉痹吐吸②,利关节,补中益气。久服通神,轻身不老。生南海③山谷。

【注释】

① 结气：寒气郁结胸中。《诸病源候论·结气候》："结气病者,忧思所生也。心有所存,神有所止,气留而不行,故结于内。"

② 吐吸：呼吸。森立之《本草经考注》："喉痹吐吸者,盖谓咽喉闭塞,妨碍吐吸也。"

③ 南海：古代郡名。南海郡是秦始皇三十三年(前 214)平定岭南后,在百粤地区设立的三个郡之一。因邻近南方海洋得名。初始下辖番禺、四会、博罗、龙川四县,郡治与番禺县。

【译文】 牡桂,味辛,性温。主治咳逆气喘、寒气郁结胸中、咽喉闭塞而呼吸困难,能通利关节、补益中焦脾胃之气。长期服用,能与神明相通、身体轻健、长生不老。产于南海郡的山谷中。

【按语】 周冠武等[2]考证认为古代牡桂及梫、梫木、岩桂、桂

［1］ 朴持炫.桂枝文献的研究[D].北京：北京中医药大学,2010：7.
［2］ 周冠武,李春高,狄桂英,等.箘桂与牡桂原植物考辨[J].北京中医药大学学报,2014,37(7)：476-480,489.

花,皆指今木樨科植物木樨(*Osmanthus fragrans*)。

【历代名医汇讲】

1. 药名释名　《神农本草经读》:牡,阳也。牡桂者,即今之桂枝、桂皮也,菌根也。菌桂即今之肉桂、浓桂也。然生发之机在枝干,故仲景方中所用俱是桂枝,即牡桂也。

2. 性味运气　《神农本草经读》:张隐庵曰:桂本凌冬不凋,气味辛温,其色紫赤,水中所生之木火也。

《本草求真》:肉桂(专入命门,肝)气味纯阳,辛甘大热。

3. 功效主治　《神农本草经读》:张隐庵曰:肺肾不交,则为上气咳逆之证;桂启水中之生阳,上交于肺,则上气平而咳逆除矣。结气喉痹者,三焦之气不行于肌腠,则结气而为喉痹;桂禀少阳之木气,通利三焦,则结气通而喉痹可治矣。吐吸者,吸不归根即吐出也;桂能引下气与上气相接,则吸之气直至丹田而后入,故治吐吸也。关节者,两肘、两腋、两髀、两腘皆机关之室,周身三百六十五节,皆神气之周行;桂助君火之气,使心主之神气出入于机关,游行于骨节,故利关节也。补中益气者,补中焦而益上下之气也。久服则阳气盛而光明,故通神明。三焦通会元真于肌腠,故轻身不老。

徐忠可曰:近来肾气丸、十全大补汤俱用肉桂,盖杂温暖于滋阴药中,故无碍。至桂枝汤,因作伤寒首方,又因有春夏禁用桂枝之说,后人除有汗发热恶寒一证,他证即不用,甚至春夏则更守禁药不敢用矣。不知古人用桂枝,取其宣通血气,为诸药向导,即肾气丸古亦用桂枝,其意不止于温下也。他如《金匮》论虚损十方,而七方用桂枝;孕妇用桂枝汤安胎;又桂苓丸去症;产后中风面赤,桂枝、附子、竹叶并用;产后乳子烦乱、呕逆,用竹皮大丸内加桂枝治热烦。又附方,于建中加当归内补。然则,桂枝岂非通用之药? 若肉桂则性热下达,非下焦虚寒者不可用,而人反以为通用,宜其用之而多误矣。余自究心《金匮》以后,其用桂枝取效,变幻出奇,不可方物,聊一拈出以破时人之惑。

4. 产地生境　《本草乘雅半偈》:牡桂出合浦、交趾、广州、象州、湘州、桂岭诸处。生必高山之巅,旁无杂树,自为林类。

天门冬

味苦,平。

主治诸暴①风湿偏痹②,强骨髓,杀三虫,去伏尸③。久服轻身,益气延年。一名颠勒。生奉高④山谷。

【注释】

① 暴:强大而突然来的。

② 风湿偏痹:即风湿痹。《诸病源候论·风湿痹候》:"风湿痹病之状,或皮肤顽厚,或肌肉酸痛,风寒湿三气杂至,合而成痹。其风湿气多而寒气少者,为风湿痹也。"

③ 伏尸:中医古病名。《诸病源候论·伏尸候》:"伏尸者,谓其病隐伏在人五脏内,积年不除。未发之时,身体平调,都如无患;若发动,则心腹刺痛,胀满喘急。"

④ 奉高:古县名。汉武帝元封元年(前110年)封禅泰山至此,置以奉祀泰山。治所在今山东泰安东。

【译文】　天门冬,味苦,性平。主治各种暴发的风湿痹痛,能强壮骨髓,驱除多种寄生虫、消散五脏宿疾。长期服用,能使身体轻健、气力充沛、寿命长久。又名颠勒,产于奉高的山谷中。

【按语】　天门冬:现通行名为天冬,《中华人民共和国药典》规定品种是百合科植物天冬 *Asparagus cochinchinensis*(Lour.)Merr.的干燥块根。秋、冬两季采挖,洗净,除去茎基和须根,置沸水中煮或蒸至透心,趁热除去外皮,洗净,干燥。

【历代名医汇讲】

1. **性味运气**　《本草发明》:气寒,味苦、甘、平。无毒。沉也,阴也。气薄味厚,肠中之阴。入手太阴、足少阴经。贝母、地黄为之使。畏曾青。服此忌食鲤鱼。

2. **功效主治**　《本草发明》:天门冬苦甘而寒冷能补,故保定肺气、清肺热之功居多。肺热清,故《本草》所谓咳逆喘急皆定,暴风湿偏痹属肺热者亦消矣。金清滋水化源,故通肾气,强骨髓,生津而消渴自止。热清气宁则血归经，而妄行吐衄、淋泄亦止，小便亦利矣。肺热清，则大肠润，燥结除也。肺主皮毛，故能养肌肤，悦颜色。冷而能补，故镇心而润五脏，亦以肺为五脏华盖，主持诸气故耳。"保定"二字即润之义也。气虚喘促者，加参、芪、麦门冬用之。患体虚而肺热者加用之，但专泄而不收。寒多及脾虚者禁服。若治肺虚劳嗽，此又不如麦门冬之补也，或兼用之则可。

3. 服食养生 《本草经解》：久服益肺。肺清则气充，故益气。气足则身轻，气治则延年，气满则不饥也。

【民俗文化】

《本草名释与传说故事》：据《列仙传》云：古时有一名赤松子者，得服天门冬之方，服至十日，身转目明；二十日，百病愈，颜色如花；三十日，发白更黑，五十日，行及奔马。其常服之，年逾古稀，齿落更生，细发复出，被列为群仙之首。仙乃长寿者也。

【现代研究】

化学成分：本品含天门冬素（天冬酰胺）、黏液质、β谷甾醇及 5 - 甲氧基甲基糖醛、甾体皂苷、多种氨基酸、新酮糖、寡糖及多糖等成分。

药理作用：天冬的药理作用研究主要集中在抗氧化、抗肿瘤和抗菌作用等方面，由于天冬化学成分研究不是很充分，部分药理作用的物质基础尚不明确，尽管如此这些药理作用的结果还是很有价值。例如，抗菌免疫和抗衰老作用；抗溃疡和抗腹泻作用；对心脑血管、血糖的作用；抗肿瘤作用[1]。

麦门冬

味甘，平。

主治心腹结气①、伤中②、伤饱③、胃络脉绝④、羸瘦、短气。久服轻身，不老不饥。生函谷⑤川谷。

---

[1] 欧立军，叶威，白成.天门冬药理与临床应用研究进展[J].怀化学院学报，2010,29(2)：69 - 70.

【注释】

① 心腹结气：中医症候名。《本草经集注》："心下支满。"又称心下支结,谓胃脘部似有物支撑的症候。

② 伤中：中医病症名。此谓损伤中焦脾胃之气。

③ 伤饱：中医病症名。即食积。

④ 胃络脉绝：络脉是经脉细小者,如网络,为气血输布的通路。胃络脉绝,指输布胃部气血受阻,影响饮食消化。

⑤ 函谷：函谷关,是历史上建置最早的要塞之一。函谷关历史上有两座：秦关位于河南省灵宝市北 15 千米处的王垛村；汉关东移至洛阳新安县。

【译文】 麦门冬,味甘,性平。主治心腹结气、中焦脾胃损伤、食积、胃部气血受阻、身体瘦弱、气短。长期服用,能使身体轻健、耐饥、长生不老。产于函谷的川谷中。

【按语】 麦门冬,现今通行名为麦冬,《中华人民共和国药典》规定品种为百合科植物麦冬 *Ophiopogon japonicus*（L. f）Ker-Gawl.的干燥块根。夏季采挖,洗净,反复暴晒,堆置,至七八成干,除去须根,干燥。

【历代名医汇讲】

1. **性味运气** 《本草乘雅半偈》：气味甘平,无毒。地黄、车前为之使,恶款冬、苦瓠,畏苦参、青蘘、木耳,伏石钟乳。

2. **功效主治** 《神农本草经百种录》：主心腹结气,解枯燥之结气。伤中伤饱,胃络脉绝,补续胃中之阴气。羸瘦短气。补胃则生肌,清火则益气。

《本草思辨录》：麦冬形象,合之本经主治,自是胃家正药。徐氏云,麦冬甘平滋润,为纯补胃阴之药。后人以为肺药者,盖土能生金,肺气全恃胃阴以生,胃气润,肺自资其益也。邹氏云,麦冬之功,在提曳胃家阴精,润泽心肺,以通脉道,以下逆气,以除烦热,若非上焦之证,则与之断不相宜。观此可以正李东垣但谓入手太阴而不及足阳明之非。

【现代研究】

现代研究表明,麦门冬含甾体皂苷、高异黄酮、β谷甾醇、糖类等。麦门冬具有可以增加机体耐缺氧能力药理作用；具有抗心律失常的作用;能降血糖,并能促使胰岛细胞的恢复;提高免疫功能和核酸合成率,促进抗体、补体、溶菌酶的产生等作用[1]。

术

味苦,温。

主治风寒湿痹、死肌、痉①、疸②,止汗,除热,消食。作煎③饵。久服轻身,延年不饥。一名山蓟。生郑山④山谷。

【注释】

① 痉:中医病名。以项背强急,口噤,四肢抽搐,角弓反张为主症。《金匮要略·痉湿暍病脉证治》:"病者身热足寒,颈项强急,恶寒,时头热,面赤目赤,独头动摇,卒口噤,背反张者,痉病也。"

② 疸:黄疸,中医病名。是指以面目发黄、身黄、小便黄为主要表现的疾病。古代亦称黄瘅。《素问·平人气象论》:"溺黄赤安卧者,黄疸。""目黄者曰黄疸。"

③ 煎:熬。《方言》:"煎,火干也。凡有汁而干谓之煎。"

④ 郑山:《本草经集注》:"郑山即南郑也。"南郑县位于陕西省西南边陲。西汉时南郑为汉中郡属县,隶益州。东汉光武帝初年,汉中郡治由西城(今安康)迁南郑,之后,南郑成为汉中郡(道、府)附郭首县。

【译文】 术,味苦,性温。主治风寒湿痹、身体肌肉坏死或失去感觉、痉挛、黄疸,能止汗、清除热邪、消食。制成药饵或食物长期服用,能使身体轻健、寿命长久、耐饥。又名山蓟,产于郑山的山谷中。

【按语】 术(zhú 竹)在最初被道家视为仙药,不分苍术、白术。陶弘景《本草经集注》将其分为赤白两种,"术乃有两种,白术叶大有毛而作桠,根甜而少膏,可作丸散用。赤术叶细而无桠,根小苦而膏,可作煎用。"王家葵考证[2]认为赤术即今茅苍术,而白术尚有疑问。而正式将白术、苍术分开是在宋代,从明代起品种基本稳定,不再存

[1] 周福波.麦门冬的药理作用研究进展[J].牡丹江医学院学报,2006,27(3):69.

[2] 王家葵,王佳黎,贾君君.中药材品种沿革及道地性[M].北京:中国医药科技出版社,2007:88-94.

在混乱。

根据《中华人民共和国药典》规定：① 白术为菊科植物白术 *Atractylodes macrocephala* Koidz.的干燥根茎。冬季下部叶枯黄、上部叶变脆时采挖，除去泥沙，烘干或晒干，再除去须根。② 苍术为菊科植物茅苍术 *Atractylodes lancea* （Thunb.）DC. 或北苍术 *Atractylodes chinensis*（DC.）Koidz.的干燥根茎。春、秋两季采挖，除去泥沙，晒干，撞去须根。

【历代名医汇讲】

1. *功效主治*　《神农本草经读》：陈修园曰：此为脾之正药。其曰：风寒湿痹者，以风寒湿三气合而为痹也。三气杂至，以湿气为主。死肌者，湿浸肌肉也；痉者，湿流关节也；疸者，湿郁而为热，热则发黄也；湿与热交蒸，则自汗而发热也；脾受湿则失其健运之常，斯食不能消也；白术功在除湿，所以主之。"作药饵"三字另提。先圣大费苦心，以白术之功用在燥，而所以妙处，在于多脂（张隐庵云：土有湿气，始能灌溉四旁，如地得雨露，始能发生万物）。

今以生术削去皮，急火炙令熟，则味甘温而质滋润，久服有延年不饥之效。可见令人炒燥、炒黑、土蒸、水漂等制，大失经旨。

2. *产地生境*　《本草经集注》：生郑山山谷、汉中、南郑。二月、三月、八月、九月采根，曝干。郑山，即南郑也。今处处有。以蒋山、白山、茅山者为胜。十一月、十二月、正月、二月采好，多脂膏而甘。

【民俗文化】

《本草名释与传说故事》：《神仙传》云：陈子皇得到饵术的秘方，服之长寿，去霍山修炼。其妻姜氏得疲病，想起丈夫采术之法，服后百病自愈，登山取术，走崖登壁，不息不汲，颜色气力，如二十岁时。

【现代研究】

1. *苍术*　菊科植物茅苍术或北苍术的干燥根茎。前者主产于江苏、湖北、河南等地，以产于江苏茅山一带者质量最好，故名茅苍术。后者主产于内蒙古、山西、辽宁等地。春、秋两季采挖，晒干。切片，生用、麸炒或米泔水炒用。

苍术主要含挥发油,由一系列的倍半萜、聚乙烯炔类及少量的酚类、有机酸类成分组成,另外还含有倍半萜内酯、倍半萜糖苷、多聚糖以及少量的黄酮类成分,其中的主要活性成分为倍半萜类和聚乙烯炔类成分[1]。

现代药理研究表明,苍术对消化系统有多种作用,还能保肝、降血糖、抗菌、抗病毒等。在 SARS 疫情暴发期间,苍术在预防和治疗 SARS方面起到了举足轻重的作用,并被列为应付公共卫生突发事件的药物,其他还有利尿作用,抗缺氧作用,抗炎作用,抗心律失常等作用[2]。

2. 白术　菊科植物白术的根茎。主产于浙江、湖北、湖南等地。以浙江于潜产者最佳,称为"于术"。冬季采收,烘干或晒干,除去须根,切厚片,生用或土炒、麸炒用。

白术的有效成分有挥发性成分、内酯类成分、苷类、多糖类成分以及氨基酸等。近年来的研究表明白术具有利尿、抗菌、抗衰老、抗肿瘤等作用,对神经系统、子宫平滑肌、肠胃运动也有一定作用,还具有调节免疫功能[3]。

女萎

味甘,平。

主治中风暴热,不能动摇,跌筋①结肉②,诸不足。久服去面黑皯③,好颜色、润泽,轻身不老。生太山川谷。

【注释】

① 跌筋:据沈澍农[4]考证,与轶筋、胅筋、溢筋相同,都是指筋肉伤损错位

[1] 陈炎明,陈静,翁桂新.苍术化学成分和药理活性研究进展[J].上海中医药大学学报,2006,20(4):95.
[2] 赵爱梅.苍术的药理作用研究[J].光明中医,2009,24(1):181-182.
[3] 杨娥,钟艳梅,冯毅凡.白术化学成分和药理作用的研究进展[J].广东药学院学报,2012,28(2):218.
[4] 沈澍农.中医古籍疑难字词解说(5)溢筋轶筋跌筋[N].中国中医药报,2016-03-11(4).

甚或突出。

② 结肉：森立之《本草经考注》："结肉者，肌肉中气结滞而不通也。跌筋结肉者，将成麻痹不仁之兆也。"

③ 皯（gǎn 赶）：皮肤黧黑枯槁。

【译文】 女萎，味甘，性平。主治感染风邪或暴热之邪、身体无法动弹、筋脉伤损、肌肉气血结滞、各种虚损不足。长期服用，能使面部白净、颜色润泽、身体轻健、长生不老。产于泰山的川谷中。

【按语】《神农本草经》无葳蕤而有女萎，《名医别录》无女萎而有葳蕤，陶弘景认为女萎即葳蕤，遂将二者合并为一条，《证类本草》遂以"女萎葳蕤"为标题。据王家葵[1]考证，《神农本草经》中女萎大致可以认为是玉竹 *Polygonatum odoratum* 或小玉竹 *Polygonatum humile*，而《新修本草》的女萎与此不同。

《中药大辞典》名玉竹，为百合科黄精属植物玉竹 *Polygonatum odoratum*（Mill.）Druce 的根茎。栽种 3～4 年后于 8～9 月收获，割去茎叶，挖取根茎，抖去泥沙，晒或炕到发软时，边搓揉边晒，反复数次，至柔软光滑、无硬心、色黄白时，晒干。有的产区则将鲜玉竹蒸透，边晒边搓，揉至软而透明时，晒干或鲜用。

【历代名医汇讲】

1. *功效主治*　《本草崇原》：葳蕤气味甘平，质多津液，禀太阴湿土之精，以资中焦之汁。中风暴热者，风邪中人，身热如曝也。不能动摇者，热盛于身，津液内竭，不濡灌于肌腠也。跌筋者，筋不柔和，则蹉蹶而如跌也。结肉者，肉无膏泽，则涩滞而如结也。诸不足者，申明中风暴热，不能动摇，跌筋结肉，是诸不足之证也。久服则津液充满，故去面上之黑黯，好颜色而肌肤润泽，且轻身不老。愚按：葳蕤润泽滑腻，禀性阴柔，故《本经》主治中风暴热，古方主治风温灼热，所治皆主风热之病。近医谓葳蕤有人参之功，无分寒热燥湿，一概投之，以为补剂，不知阴病内寒此为大忌，盖缘不考经书，咸为耳食

---

[1]　http://blog.sina.com.cn/s/blog_5b2329d70100en1g.html

所误。

2. 产地生境 《本草崇原》：始出太山山谷及丘陵，今处处有之。女萎者，性阴柔而质滋润，如女之委顺相随也，葳蕤者，女子娇柔之意。玉竹者，根色如玉，茎节如竹也。青黏，茎叶青翠，根汁稠黏也。春生苗，茎直有节，其叶如竹，两两相对，其根横生如黄精，色白微黄，性柔多脂，最难干。

干地黄

味甘，寒。

主治折跌、绝筋①、伤中，逐血痹②，填骨髓，长肌肉。作汤除寒热积聚，除痹。生③者尤良。久服轻身不老。一名地髓。生咸阳④川泽⑤。

【注释】

① 绝筋：筋肉断裂。《广雅》："绝，断也。"

② 血痹：中医病名。邪入血分而成的痹症。《诸病源候论·血痹候》："血痹者，由体虚邪入于阴经故也。血为阴，邪入于血而痹，故为血痹也。"

③ 生：新鲜的，与"干"相对。

④ 咸阳：古秦都，秦始皇统一中国，定都咸阳。今属陕西，位于秦川腹地，渭水穿南，嵕山亘北，山水俱阳，故称咸阳。

⑤ 川泽：河川和湖沼。泛指江河湖泊。

【译文】 干地黄，味甘，性寒。主治跌打损伤、筋肉断裂、中焦脾胃损伤、血痹，能充盈骨髓、增长肌肉。煎成汤剂，能清除寒热、腹内结块、痹痛。新鲜的地黄效果更好。长期服用，能使身体轻健、长生不老。又名地髓，产于陕西咸阳的川泽中。

【按语】 干地黄约相当于今天的生地黄（不包括鲜生地黄），《中华人民共和国药典》规定为玄参科地黄属植物地黄 *Rehmannia glutinosa* Libosch.的块根。秋季采挖，除去芦头、须根及泥沙，将地黄缓缓烘焙至约八成干，习称"生地黄"。

《神农本草经》时代尚无熟地黄出现。

【历代名医汇讲】

1. **功效主治** 《神农本草经百种录》：主折跌绝筋，伤中，逐血痹，行血之功。填骨髓，血足能化精，而色黑归肾也。长肌肉。脾统血，血充则肌肉亦满矣。作汤，除寒热积聚，血充足则邪气散，血流动则凝滞消。除痹。血和利则经脉畅。生者尤良。血贵流行，不贵滋腻，故中古以前用熟地者甚少。地黄色与质皆类血，故入人身则专于补血。血补则阴气得和，而无枯燥拘牵之疾矣。古方只有干地黄、生地黄，从无用熟地黄者。熟地黄乃唐以后制法，以之加入温补肾经中药颇为得宜。若于汤剂及养血、凉血等方甚属不合。盖地黄专取其性凉而滑利流通，熟则腻滞不凉全失其本性矣。又仲景《伤寒》一百十三方，惟复脉用地黄。盖伤寒之病，邪从外入，最忌滋滞。即使用补，必兼疏拓之性者，方可入剂。否则邪气向里，必有贻害。

2. **产地生境** 《本草崇原》：始出咸阳川泽黄土地者佳，今处处有之，近似怀庆者为上。根色通黄，干则微黑，古时种子，今时种根，以根节多者，寸断而莳植之。制干地黄法，以细小者捣烂取汁，拌肥大者，晒干。

【现代研究】

化学成分：本品含梓醇、二氢梓醇、单密力特苷、乙酰梓醇、桃叶珊瑚苷、密力特苷、地黄苷、去羟栀子苷、筋骨草苷、辛酸、苯甲酸、苯乙酸、葡萄糖、蔗糖、果糖及铁、锌、锰、铬等20多种微量元素、β谷甾醇等。鲜地黄含20多种氨基酸，其中精氨酸含量最高。干地黄中含有15种氨基酸，其中丙氨酸含量最高。

药效学研究表明，地黄有止血和促进造血细胞功能的作用；有增加小鼠心肌血流量及降压、降血糖作用；地黄提取物能对抗地塞米松对垂体-肾上腺皮质系统的抑制作用，防止糖皮质激素引起的肾上腺皮质萎缩和皮质酮水平下降；地黄可增加细胞免疫功能，促进网状内皮系统的吞噬功能和增加外周血 T 淋巴细胞的作用；地黄还有抗肿瘤、抗炎、镇静和促进大鼠肝、肾组织蛋白合成的作用。总之，本品具有止血、强心、利尿、降血糖、抗炎、保肝等作用[1]。

昌蒲①

味辛,温。

主治风寒湿痹、咳逆上气,开心孔②,补五脏,通九窍,明耳目,出音声。久服轻身,不忘,不迷惑,延年。一名昌阳。生上洛③池泽。

【注释】

① 昌蒲:即菖蒲。昌为"菖"的古字。以下昌阳亦同。

② 心孔:心窍,心神之窍。心藏神,古人认为心窍通利则神志清爽,心窍为邪闭阻则神昏癫狂。孔,《玉篇》:"孔,窍也,空也。"

③ 上洛:古代地名。一作"上雒",是现陕西省商洛市古建制名称之一。源于上都始于秦朝,也称古上洛。

【译文】 昌蒲,味辛,性温。主治风寒湿痹、咳逆气喘、开达心窍、补益五脏、通利九窍、增强听力视力、清畅喉嗓以便于发声。长期服用,能使身体轻健、记忆力增强、心智清醒、寿命长久。又名昌阳,产于陕西商洛的池泽中。

【按语】 据王家葵考证[2],《神农本草经》中的昌蒲为天南星科菖蒲属植物 *Acorus calamus* L.此即后世所称之水菖蒲或泥菖蒲,亦即白昌,与后世菖蒲主流品种天南星科菖蒲属植物石菖蒲 *Acorus tatarinowii* 不同。

《中药大辞典》记载水菖蒲为天南星科菖蒲属植物菖蒲 *Acorus calamus* L.的根茎。栽种 2 年后即可采收。全年均可采收,但以 8～9 月采挖者良。挖取根茎后,晒干。

【历代名医汇讲】

1. 性味运气 《本草发明》:气温,平,味辛。无毒。秦皮、秦艽

[1] 王朴.生地黄的现代药理研究与临床应用[J].中国中医药现代远程教育,2008,6(8):986.

[2] http://blog.sina.com.cn/s/blog_5b2329d70100enkv.html

为使。恶地胆、麻黄,忌饴糖、羊肉。勿犯铁。

《神农本草经读》:菖蒲性用略同远志,但彼苦而此辛,且生于水石之中,受太阳寒水之气。其味辛合于肺金而主表。其气温合于心包络之经,通于君火而主神。

2. **功效主治** 《神农本草经读》:其主风寒湿痹、咳逆上气者,从肺驱邪以解表也。开心窍至末句,皆言补心之效,其功同于远志。声音不出,此能宁之。心火下济而光明,故能温肠胃而止小便利也。但菖蒲禀水精之气,外通九窍,内濡五脏,其性自下以行于上,与远志自上以行于下者有别。

《本草思辨录》:邹氏云:人身灵明,犹火蓄石中;人身躯体,犹石能蓄火。假使躯体为寒水所蒙,灵明为痰涎所壅;则运动不周,视听不协。外之不化,由于内之不出。惟菖蒲生水石间,而辛温芳烈,有阳毕达,有阴悉布,故凡水液混浊为神明之翳者悉主之。疏极精审,准是以用菖蒲,始克有当。

菖蒲用以开心孔发音声甚效,然须审定病之宜辛温者。王孟英昌阳泻心汤,以菖蒲偶竹茹枇杷叶等味亦妙。内用仲圣泻心汤三物而以菖蒲代生姜,盖义各有当也。

3. **产地生境** 《本草崇原》:菖蒲处处有之,种类不一。其生流水中,根茎络石,略无少土,稍有泥滓即易凋萎,此种入药为良。李时珍曰:菖蒲凡五种,生于水石之间,根细节密者,名石菖蒲,可入药。余皆不堪。此草新旧相代,四时常青,《罗浮山记》言:山中菖蒲一寸二十节。《抱朴子》言:服食以一寸九节、紫花者尤善。苏东坡曰:凡草生石上者,必须微土,以附其根,唯石菖蒲濯去泥土,渍以清水置盆中,可数十年不枯。

4. **服食养生** 《神农本草经百种录》:久服轻身,气不阻滞则身体通利。不忘,不迷惑,延年。气通则津液得布,故不但能开窍顺气,且能益精养神也。

【民俗文化】

《本草纲目》:《典术》云:尧时天降精于庭为韭,感百阴之气为菖蒲。故曰尧韭。方士隐为水剑，因叶形也。

河内叶敬母中风，服之一年而百病愈。

寇天师服之得道，至今庙前犹生菖蒲。

郑鱼、曾原等，皆以服此得道也。

又按葛洪《抱朴子》云：韩众服菖蒲十三年，身上生毛，冬袒不寒，日记万言。

商丘子不娶，惟食菖蒲根，不饥不老，不知所终。

《神仙传》云：咸阳王典食菖蒲得长生。

安期生采一寸九节菖蒲服，仙去。

又按《臞仙神隐书》云：石菖蒲置一盆于几上，夜间观书，则收烟无害目之患。或置星露之下，至旦取叶尖露水洗目，大能明视，久则白昼见星。端午日以酒服，尤妙。

《本草名释与传说故事》：相传，汉高帝刘邦在一次行军中，烈日酷暑，士兵大渴，行至一小溪旁，饱饮溪水，不久，士兵们大多上吐下泻，无力行走。有人献石菖蒲，服药即愈，刘邦大喜，回都城咸阳后，立御碑将石菖蒲功绩载之，被传为佳话。

【医案】

《本草纲目》：热毒湿疮。〔宗奭曰〕有人遍身生疮，痛而不痒，手足尤甚，黏着衣被，晓夕不得睡。有人教以菖蒲三斗，日干为末，布席上卧之，仍以衣被覆之。既不粘衣，又复得睡，不五七日，其疮如失。后以治人，应手神验。《本草衍义》。

远志

味苦，温。

主治咳逆、伤中，补不足，除邪气，利九窍，益智慧，耳目聪明，不忘，强志①，倍②力。久服轻身，不老。叶名小草，一名棘菀，一名葽③绕，一名细草。生太山川谷。

【注释】

① 志：同"誌"，记忆。

② 倍：增益。

③ 葽（yāo）：音"腰"。

【译文】 远志，味苦，性温。主治咳逆、中焦脾胃损伤，能补益虚损不足，驱除邪气，通利九窍，增长智慧，增强听力、视力、记忆力和体力。长期服用，能使身体轻健、长生不老。远志的叶子称为小草。远志又名棘菀、葽绕、细草，产于泰山的川谷中。

【按语】 远志，《中华人民共和国药典》规定品种为远志科植物远志 *Polygala tenuifolia* Willd.或卵叶远志 *Polygala sibirica* L.的干燥根。春、秋两季采挖，除去须根及泥沙，晒干。

【历代名医汇讲】

1. 性味运气　《本草发明》：气温，味苦。无毒。得茯苓、冬葵子、龙骨良。杀附子、天雄毒。凡用，须甘草煮，去心。

2. 功效主治　《本草求真》：强志益精，凡梦遗善忘，喉痹失音，小便赤涩，因于肾水衰薄而致者，宜用是药以补。盖精与志皆藏于肾，肾气充则九窍利，智慧生，耳目聪明，邪气不能为害。肾气不足则志气衰，不能上通于心，故迷惑善忘（时珍曰：远志入足少阴肾经，非心经药也，其功专于强志益精，治善忘。盖精与志，皆肾经之所藏也，肾精不足则志气衰，不能上通于心，故迷惑善忘），不能蛰闭封藏，故精气不固也，昔人治喉痹失音作痛（火衰喉痹），远志末吹之，涎出为度，非取其通肾气而开窍乎？一切痈疽背发，从七情忧郁而得，单煎酒服，其渣外敷，投之皆愈，非苦以泄之，辛以散之之意乎！小便赤浊，用远志、甘草、茯神、益智为丸，枣汤服效，非取远志归阴以为向导之药乎！但一切阴虚火旺，便溺遗精，喉痹痈肿，慎勿妄用。

3. 产地生境　《本草崇原》：远志始出太山及冤句川谷，今河洛陕西州郡皆有之。苗名小草，三月开红花，四月采根晒干，用者去心取皮。

【现代研究】

研究表明，远志中的化学成分主要包括皂苷类、屾酮类、糖酯类等,此外,还有少量生物碱、木质素、香豆素等[1]。

药理作用：远志具有抗痴呆、抗抑郁、保护心脑血管等多种活性,虽然具有一定的毒性作用,但也可以通过炮制、配伍等方法降低其刺激性与毒性。但目前对远志的研究更多停留在对远志的提取物、总皂苷及其个别单体化合物上。因此,围绕远志刺激性和炮制、配伍减毒进行深入研究,探索皂苷、糖脂的结构特征与活性、毒性的构效关系,寻找活性高、毒性低的化合物,有可能成为新的研究热点[2]。

泽泻

味甘,寒。

主治风寒湿痹、乳难,消水,养五脏,益气力、肥健。久服耳目聪明,不饥,延年,轻身,面生光,能行水上①。一名水泻,一名芒芋,一名鹄泻。生汝南②池泽。

【注释】

① 能行水上：古代方士的道术。《本草经集注》："《仙经》服食断谷皆用之,亦云身轻,能步行水上。"

② 汝南：古地名。汉高祖四年(前203年)置汝南郡,这是"汝南"作为地理专属名词首次出现,其辖颍水、淮河之间的37个县,属豫州刺史监察范围,因为大部分辖地都在"汝河之南"而得名。但汝南郡治并不在今河南省汝南县,而在今平舆县射桥乡。

【译文】 泽泻,味甘,性寒。主治风寒湿痹、女子难产,能消除积水或水肿、安养五脏、补益气力、充实肌肉。长期服用,能使听力视力增强、耐饥、寿命长久、身体轻健、容光焕发,能使人行走于水面之上。又名水泻、芒芋、鹄泻,产于汝南的池泽中。

[1] 刘大伟,康利平,马百平.远志化学及药理作用研究进展[J].国际药学研究杂志,2012,39(1):32.

[2] 刘大伟,康利平,马百平.远志化学及药理作用研究进展[J].国际药学研究杂志,2012,39(1):36.

【按语】　泽泻,《中华人民共和国药典》规定品种为泽泻科植物泽泻 *Alisma orientale*（Sam.）Juzep.的干燥块茎。冬季茎叶开始枯萎时采挖,洗净,干燥,除去须根及粗皮。

王家葵考证[1],《本草经集注》中描述的品种当为窄叶泽泻 *Alisma canaliculatum* A. Braun et Bouche.

【历代名医汇讲】

1. 性味运气　《神农本草经读》:泽泻气寒,水之气也;味甘无毒,土之味也。生于水而上升,能启水阴之气上滋中土也。

2. 功效主治　《长沙药解》:燥土泄湿,利水通淋,除饮家之眩冒,疗湿病之燥渴,气鼓水胀皆灵,膈噎反胃俱效。泽泻咸寒渗利,走水府而开闭癃,较之二苓淡渗,更为迅速。五苓、八味、茯苓、泽泻、当归、芍药诸方皆用之,取其下达之速,善决水窦,以泄土湿也。

《本草思辨录》:猪苓茯苓泽泻,三者皆淡渗之物,其用全在利水。仲圣五苓散猪苓汤,三物并用而不嫌于复,此其故愚盖得之《本经》与《内经》矣,本经猪苓利水道,茯苓利小便,泽泻消水。《内经》三焦为水道,膀胱为水府,肾为三焦膀胱之主。合二者观之,得非猪苓利三焦水,茯苓利膀胱水,泽泻利肾水乎。

3. 服食养生　《神农本草经百种录》:久服,耳目聪明,不饥,延年轻身,面生光,皆涤水除湿之功。能行水上。水气尽,则身轻而入水不没矣。

【现代研究】

泽泻中含有的化学成分以萜类化合物为主,其中所含的三萜类化合物为其降血脂的活性成分,故质量评价一般均采用三萜类化合物作为其指标性成分,其他含有 β 谷甾醇、硬脂酸、甘油醇-1-硬酸酯、三十烷、胆碱、植物凝聚素、泽泻多糖 PH、PIIIF、生物碱、黄酮大

---

[1]　王家葵,王佳黎,贾君君.中药材品种沿革及道地性[M].北京:中国医药科技出版社,2007:191-199.

黄素、淀粉、蛋白质、氨基酸等成分[1]。

泽泻具有利尿、降血糖血脂及抗动脉粥样硬化、抗肾结石形成、抗肾炎活性、抗脂肪肝、对心血管系统及免疫调节的作用。

署豫①

味甘,温。

主治伤中,补虚羸,除寒热邪气,补中,益气力,长肌肉。久服耳目聪明,轻身,不饥,延年。一名山芋。生嵩高②山谷。

【注释】

① 署豫:即"薯蓣",薯为署的俗字,豫、预古今字,蓣为预的俗字。

② 嵩高:即嵩山。《史记·封禅书》:"昔三代之居,皆在河洛之间,故嵩高为中岳。"

【译文】 署豫,味甘,性温。主治中焦脾胃损伤,能补虚强体、驱除寒热邪气、调养中焦脾胃、增长气力、充实肌肉。长期服用,能使听力视力增强、身体轻健、耐饥、寿命长久。又名山芋,产于嵩山的山谷中。

【按语】 薯蓣,现通行名为山药。因避唐代宗李豫讳,改为薯药;又因避宋英宗赵曙讳,改为山药。《中华人民共和国药典》规定品种为薯蓣科植物薯蓣 *Dioscorea opposita* Thunb.的干燥根茎。冬季茎叶枯萎后采挖,切去根头,洗净,除去外皮及须根,干燥,习称"毛山药片";或除去外皮,趁鲜切厚片,干燥,称为"山药片";也有选择肥大顺直的干燥山药,置清水中,浸至无干心,闷透,切齐两端,用木板搓成圆柱状,晒干,打光,习称"光山药"。

据王家葵等[2]考证,今用正品的使用历史可以追溯到宋代,而之前的品种比较混乱。同属植物野山药 *Dioscorea japonica* Thunb. 自

[1] 陈曦.泽泻的研究现状与进展[J].中国民族民间医药·药物研究,2011,20(9):50-51.

[2] 王家葵,王佳黎,贾君君.中药材品种沿革及道地性[M].北京:中国医药科技出版社,2007:24-28.

古就在使用,至今野生于我国各地,亦作山药入药,功效类同。古代还有薯蓣科植物甘薯 *Dioscorea esculenta*（Lour.）Burkill 或参薯 *Dioscorea alata* L.相混淆。

【历代名医汇讲】

1. **药名释名** 《本草乘雅半偈》：薯蓣,古名也。避唐代宗讳,改作薯药。又避宋英宗讳,改作山药。后世惟名山药,不知薯蓣名矣。效所杵之窍以赋形,如预备署所,故称薯蓣。

2. **功效主治** 《长沙药解》：薯蓣之性,善入肺胃而敛精神,辅以调养土木之品,实虚劳百病之良药也。

《神农本草经读》：脾为中州而统血,血者阴也,中之守也；唯能益血,故主伤中。伤中愈,则肌肉丰,故补虚羸。肺主气,气虚则寒邪生；脾统血,血虚则热邪生；血气充而寒热邪气除矣。脾主四肢,脾血足则四肢健；肺主气,肺气充则气力倍也。且此物生捣,最多津液而稠黏,又能补肾而填精,精足则强阴。目明、耳聪、不饥,是脾血之旺；轻身是肺气之充；延年是夸其补益之效也。

3. **服食养生** 《神农本草经读》：凡上品,俱是寻常服食之物,非治病之药,故神农另提出"久服"二字。可见今人每服上品之药,如此物及人参、熟地、菔蕤、阿胶、菟丝子、沙苑蒺藜之类,合为一方,以治大病,误人无算。盖病不速去,元气日伤,伤及则死。凡上品之药,法宜久服,多则终身,少则数年,与五谷之养人相佐,以臻寿考。

【民俗文化】

《本草纲目》：《山海经》云：景山北望少泽,其草多藷藇（音同薯蓣）。则是一种,但字（或音殊,或音诸）不一,或语有轻重,或相传之讹耳。〔宗奭曰〕薯蓣因唐代宗名预,避讳改为薯药；又因宋英宗讳署,改为山药,尽失当日本名。恐岁久以山药为别物,故详著之。

《本草名释与传说故事》：据《湘中记》记载：永和初年,有一采药人,来到衡山。道迷粮尽,只好到一崖下休息。忽见一老翁,看上去好像四五十岁那么年轻,对着石壁作书。采药人告之以饥,老者给他食物,乃薯蓣；并指教出山的路途。六日到家,还不知饥。乃知为食物之功奇也。

【现代研究】

化学成分：山药块根中含有丰富的淀粉、皂苷、黏液质（主要是甘露聚糖、植酸等）、胆碱、糖蛋白和多种氨基酸，是药食兼用的名品。

药理作用：山药具有提高免疫功能、改善消化功能、降血糖、降血脂、抗氧化、延缓衰老、抗肿瘤、抗突变、促进肾脏再生修复、调节酸碱平衡等药理作用[1]。

菊花

味苦，平。

主治风头眩①肿痛、目欲脱②泪出、皮肤死肌、恶风湿痹。久服利血气，轻身，耐老延年。一名节华。生雍州③川泽。

【注释】

① 风头眩：中医病名。《诸病源候论·风头眩候》：“风头眩者，由血虚，风邪入脑，而引目系急成眩。”

② 目欲脱：尚志钧《神农本草经校注》：此为“风头眩”续发症状。“风邪入脑，而引目系急成眩”，同样风邪入脑亦会引起目系急，使目胀满欲脱出。

③ 雍州：汉武帝设十三州刺史部时，不独立设州。东汉时汉光武帝定都洛阳，设立过雍州，治所姑臧（凉州）。以后几经废立。建安十八年（213 年）省凉州（西凉），与司隶校尉部的三辅一起并入雍州。治所就在长安。此后曹魏、西晋不变。十六国的前秦、后秦一度将雍州迁至安定郡（今甘肃镇原）和蒲坂（今山西永济），北魏、西魏、北周仅将长安及其附近地区设为雍州，治所在长安。

【译文】 菊花，味苦，性平。主治血虚风邪入脑所致的晕眩、头部胀痛、眼睛肿胀而多泪，以及身体肌肤坏死或失去感觉、风湿痹痛。长期服用，能使气血通利、身体轻健、青春常驻、寿命长久。又名节华，产于雍州的川泽中。

［1］ 孙晓生，谢波.山药药理作用的研究进展[J].中药新药与临床药理，2011，22(3)：353.

【按语】 菊花,《中华人民共和国药典》规定品种为菊科植物菊 *Chrysanthemum morifolium* Ramat.的干燥头状花序。9～11 月花盛开时分批采收,阴干或焙干,或熏、蒸后晒干。药材按产地和加工方法不同,分为"亳菊""滁菊""贡菊""杭菊""怀菊"。

【历代名医汇讲】

1. **功效主治** 《本草发明》:菊花甘寒,益血驱风,清头目之药也,故《本草》主风眩痛,目欲脱,出泪,去翳膜养血,此为专功。又治皮肤死肌、恶风湿痹、四肢游风,疗腰痛,除胸中烦热,安肠胃,利五脏,久服利血气,轻身延年。又治身上诸风,此非益血驱风之效欤?同地黄酿酒能黑发,作枕治头风,明目。叶亦明目。根、苗、花、叶可共剂成方。

《神农本草经读》:徐灵胎曰:凡芳香之物,皆能治头目肌表之疾。但香则无不辛燥者,惟菊得天地秋金清肃之气,而不甚燥烈,故于头目风火之疾尤宜焉。

2. **产地生境** 《本草经集注》:生雍州川泽及田野。正月采根,三月采叶,五月采茎,九月采花,十一采实,皆阴干。

3. **服食养生** 《本草经解》:久服利血气者。肺主气。气平益肺。所以有利于气。心主血。味苦清心。所以有利于血。利于气。气充身自轻。利于血。血旺自耐老。气血皆利。其延年也必矣。

【现代研究】

菊花中主要含有黄酮、萜类及有机酸等化学成分。菊花中所含的黄酮类化合物主要为黄酮类、黄酮醇类和二氢黄酮类。菊花所含有的萜类化合物主要包括单萜、倍半萜和三萜等。除上述主要成分外,菊花中还含有少量蒽醌类、脂肪酸、脂肪醇类和微量元素等物质[1]。

菊花具有抗菌、抗炎、抗氧化、舒血管、降血脂、抗肿瘤、驱铅等多

---

[1] 瞿璐,王涛,董勇喆,等.菊花化学成分与药理作用的研究进展[J].药物评价研究,2015,38(1):98-100.

种药理作用,但不同药用品种菊花化学成分与药理作用的研究较少,需加强此方面的研究,为充分利用资源和新药开发打下良好的基础[1]。

甘草

味甘,平。

主治五脏六腑寒热邪气,坚筋骨,长肌肉,倍力①,金疮、尰②,解毒。久服轻身延年。生河西川谷。

【注释】

① 倍力:增强体力。

② 尰(zhǒng 肿):足肿病。

【译文】 甘草,味甘,性平。主治五脏六腑之寒热邪气、外伤疮疡、足肿,能坚实筋骨、充实肌肉、增长气力、解毒。长期服用,能使身体轻健、寿命长久。产于黄河以西地区的川谷中。

【按语】 甘草,《中华人民共和国药典》规定品种为豆科植物甘草 *Glycyrrhiza uralensis* Fisch.、胀果甘草 *Glycyrrhiza inflata* Bat.或光果甘草 *Glycyrrhiza glabra* L.的干燥根和根茎。春、秋两季采挖,除去须根,晒干。

【历代名医汇讲】

1. **性味运气** 《本草发明》:气平,味甘。阳也。入足厥阴、足太阴经。可升可降,阴中阳也。无毒。白术、干漆为之使。与海藻、大戟、芫花、甘遂相反,忌猪肉、菘菜。

2. **功效主治** 《本草发明》:甘草味甘,缓而补,有调和相协之义,缓、和、补三字尽其用矣。热药须之缓其热,寒药须之缓其寒。补药不欲急,用此甘缓补之;利药恐其迅,用此甘缓稍和之。甘能缓中,泻火解毒,故《本草》所谓诸痈肿疮疡、金疮及诸药之毒,非此不解。

[1] 张清华,张玲.菊花化学成分及药理作用的研究进展[J].食品与药品,2007,9(2):62.

甘能缓急，故《本草》谓诸经急缩痛，非此不治。《本草》又云：主温中下气，脏腑寒热，咳嗽短气，烦满惊悸，健忘，劳伤虚损，止渴，通经，利血气等候，亦以甘能除热而补也，故《汤液》用之以建中。诸解利药宜少用，恐缓而少效。下焦药宜少用，恐缓不能达。故附子理中用之，恐其僭上也；调胃承气用之，恐其速下也，皆缓之之意。又云：令人阴痿，此缓急之过也。如小柴胡有柴胡、黄芩之寒，人参、半夏之温，故用甘草调和之意也。妇人血沥腰痛，虚而多热，宜加用之，亦缓急补虚之意。补药中不宜多用，恐泥膈不思食，中满者忌用，脾虚者用此补。若脾胃气有余，及肿胀与痢疾初起，皆不可用。

消痈疽与黄芪同功，治肺痈吐脓血。痈毒红肿者宜生用，已溃不红肿者宜炙用。盖生用微寒而泻火解毒，炙则补中补虚。梢子生用，除胃中积热，去茎中痛；或加苦楝、酒煮玄胡索为主，尤妙。其节生用，消肿导毒。

《长沙药解》：备冲和之正味，秉淳厚之良资，入金木两家之界，归水火二气之间，培植中州，养育四旁，交媾精神之妙药，调剂气血之灵丹。

3.产地生境　《本草崇原》：甘草始出河西川谷、积沙山，及上郡，今陕西河东州郡皆有之。一名国老，又名灵通。根长三四尺、粗细不定、皮色紫赤，上有横梁，梁下皆细根也，以坚实断理者为佳。

【现代研究】

化学成分：甘草中发现和确定化学结构的化学成分主要有三萜皂苷（主要是甘草酸）、黄酮、香豆素、生物碱、挥发油、有机酸、糖类等，其中三萜皂苷和黄酮类是其主要活性成分。目前，已从甘草属植物中分离出60多种三萜及其苷类化合物和300多种黄酮类化合物，前者主要包括甘草酸和甘草次酸，后者主要包括甘草素、异甘草素、甘草查尔酮甲、甘草苷和异甘草苷[1]。

［1］　王巧娥,任虹,曹学丽.甘草研究开发与利用现状[J].中国农学通报,2011, 27(04)：291.

药理作用：甘草有抗心律失常作用；有抗溃疡、抑制胃酸分泌、缓解胃肠平滑肌痉挛及镇痛作用，并与芍药的有效成分芍药苷有协同作用；能促进胰液分泌；有明显的镇咳作用，祛痰作用也较显著，还有一定的平喘作用；有抗菌、抗病毒、抗炎、抗过敏作用；能保护发炎的咽喉和气管黏膜；对某些毒物有类似葡萄糖醛酸的解毒作用；有类似肾上腺皮质激素样作用；还有抗利尿、降脂、保肝等作用[1]。

人参

味甘，微寒。

主补五脏，安精神，定魂魄，止惊悸，除邪气，明目，开心益智。久服轻身，延年。一名人衔，一名鬼盖。生上党①山谷。

【注释】

① 上党：今天山西长治市。《释名》曰："党，所也，在山上其所最高，故曰上党也。"

【译文】 人参，味甘，性微寒。主要能补养五脏、安定精神、消除惊悸、驱除邪气、增强视力、开达心窍、增长智慧。长期服用，能使身体轻健、寿命长久。又名人衔、鬼盖。产于山西上党的山谷中。

【按语】 人参，《中华人民共和国药典》规定品种为五加科植物人参 Panax ginseng C. A. Mey. 的干燥根及根茎，多于秋季采挖，洗净经晒干或烘干。栽培的俗称"园参"；播种在山林野生状态下自然生长的称"林下山参"，习称"籽海"。

【历代名医汇讲】

1. 药名释名 《本草发明》：参者，参也，补人元气，有参赞之功。人者，以形肖人者佳。

2. 性味运气 《本草发明》：气温，味甘，阳也；微苦，阳中微阴。

[1] 田庆来,官月平,张波.甘草有效成分的药理作用研究进展[J].天然产物研究与开发,2006,18：343-347.

无毒。茯苓为之使,恶卤咸,反藜芦。

3. **功效主治** 《神农本草经读》:陈修园曰:《本经》止此三十七字。其提纲云:主补五脏,以五脏属阴也。精神不安、魂魄不定、惊悸不止、目不明、心智不足,皆阴虚为阳亢所扰也。今五脏得甘寒之助,则为定之、安之、止之、明之、开之、益之之效矣。曰邪气者,非指外邪而言,乃阴虚而壮火食气,火即邪气也。今五脏得甘寒之助,则邪气除矣。余细味经文,无一字言及温补回阳。故仲景于汗、吐、下阴伤之证,用之以救津液。而一切回阳方中,绝不加此阴柔之品,反缓姜、附之功。故四逆汤、通脉四逆汤为回阳第一方,皆不用人参。而四逆加人参汤,以其利止亡血而加之也;茯苓四逆汤用之者,以其在汗、下之后也。今人辄云:以人参回阳。此说倡自宋、元以后,而大盛于薛立斋、张景岳、李士材辈,而李时珍《本草纲目》尤为杂沓。学人必于此等书焚去,方可与言医道。

4. **产地生境** 《本草求真》:参以黄润紧实似人者佳。上党虽为参产道地,然民久置不采(时珍曰:上党今潞州也。民以人参为地方害,不复采取,今所用者,皆是辽参)。今有所云党参者,皆是假物(时珍曰:伪者皆以沙参、荠苨、桔梗采根造作乱之,沙参体虚无心而味淡;荠苨体虚无心;桔梗体坚有心而味苦;人参体实而味甘,微带苦)。其次百济所出,力薄上党,又其次高丽辽东所出,力薄百济。用皆忌铁,久留经年,须用淋过灶灰晒干,及或炒米同参纳入瓷器收藏。

【民俗文化】

《本草纲目》:《广五行记》云:隋文帝时,上党有人宅后每夜闻人呼声,求之不得。去宅一里许,见人参枝叶异常,掘之入地五尺,得人参,一如人体,四肢毕备,呼声遂绝。观此,则土精之名,尤可证也。

《本草名释与传说故事》:《图经本草》记载着这样一个试验人参真假的故事:"使二人同走,一含人参,一空口,各走奔三五里许,其不含人参者,必大喘;含者气息自如。"足见其功参天地。

【医案】

《本草纲目》:人参膏。用人参十两细切,以活水二十盏浸透,入银石器内,桑柴火缓缓煎取十盏,滤汁,再以水十盏,煎取五盏,与前汁合煎成膏,瓶收,随病作汤使。丹溪云:多欲之人,肾气衰惫,咳嗽不止,用生姜、橘皮煎汤化膏服之。浦江郑兄,五月患痢,又犯房室,忽发昏运,不知人事,手撒目暗,自汗如雨,喉中痰鸣如曳锯声,小便遗失,脉大无伦,此阴亏阳绝之证也。予令急煎大料人参膏,仍与灸气海十八壮,右手能动,再三壮,唇口微动,遂与膏服一盏,半夜后服三盏,眼能动,尽三斤,方能言而索粥,尽五斤而痢止,至十斤而全安,若作风治则误矣。一人背疽,服内托十宣药已多,脓出作呕,发热,六脉沉数有力,此溃疡所忌也。遂与大料人参膏,入竹沥饮之,参尽一十六斤,竹伐百余竿而安。后经旬余,值大风拔木,疮起有脓,中有红线一道,过肩胛,抵右肋。予曰:急作参膏,以芎、归、橘皮作汤,入竹沥、姜汁饮之。尽三斤而疮溃,调理乃安。若痈疽溃后,气血俱虚,呕逆不食,变证不一者,以参、耆、归、术等分,煎膏服之,最妙。

闻雷即昏。一小儿七岁,闻雷即昏倒,不知人事,此气怯也。以人参、当归、麦门冬各二两,五味子五钱,水一斗,煎汁五升,再以水五升,煎滓取汁二升,合煎成膏。每服三匙,白汤化下。服尽一斤,自后闻雷自若矣。杨起《简便方》。

离魂异疾。有人卧则觉身外有身,一样无别,但不语。盖人卧则魂归于肝,此由肝虚邪袭,魂不归舍,病名曰离魂。用人参、龙齿、赤茯苓各一钱,水一盏,煎半盏,调飞过朱砂末一钱,睡时服。一夜一服,三夜后,真者气爽,假者即化矣。夏子益《怪证奇疾方》。

伤寒坏证。凡伤寒时疫,不问阴阳,老幼妊妇,误服药饵,因重垂死,脉沉伏,不省人事,七日以后,皆可服之,百不失一,此名夺命散,又名复脉汤。人参一两,水二钟,紧火煎一钟,以井水浸冷服之,少顷鼻梁有汗出,脉复立瘥。苏韬光侍郎云:用此救数十人。予作清流宰,县倅申屠行辅之子妇患时疫三十余日,已成坏病,令服此药而安。王璆《百一选方》。

一女子性躁味厚,暑月因怒而病呃,每作则举身跳动,昏冒不知人。其形气俱实,乃痰因怒郁,气不得降,非吐不可。遂以人参芦半两,逆流水一盏半,煎一大碗饮之,大吐顽痰数碗,大汗昏睡一日而安。又一人作劳发疟,服疟药变为热病,舌短痰嗽,六脉洪数而滑,此痰蓄胸中,非吐不愈。以参芦汤加竹沥二服,涌出胶痰三块,次与人参、黄耆、当归煎服,半月乃安。

【现代研究】

人参中含有皂苷类、糖类、挥发性成分、有机酸及其酯、蛋白质、酶类、甾醇及其苷、多肽类、含氮化合物、木质素、黄酮类、维生素类、无机元素等成分。其中主要有效成分为人参皂苷和人参多糖[1]。

药理作用:人参具有抗休克作用,人参注射液对失血性休克和急性中毒性休克患者比其他原因引起的休克,效果尤为显著;可使心搏振幅及心率显著增加,在心功能衰竭时,强心作用更为显著;能兴奋垂体-肾上腺皮质系统,提高应激反应能力;对高级神经活动的兴奋和抑制过程均有增强作用;能增强神经活动过程的灵活性,提高脑力劳动功能;有抗疲劳,促进蛋白质、RNA、DNA 的合成,促进造血系统功能,调节胆固醇代谢等作用;能增强机体免疫功能;能增强性腺机能,有促性腺激素样作用;能降低血糖。此外,尚有抗炎、抗过敏、抗利尿及抗肿瘤等多种作用。人参的药理活性常因机体能状态不同而呈双向作用[2]。

石斛

味甘,平。

主治伤中,除痹,下气,补五脏虚劳羸瘦,强阴。久服厚肠胃①,轻身延年。一名林兰。生六安②山谷。

【注释】

① 厚肠胃:使肠胃得到补益,补肠胃。

[1] 黎阳,张铁军,刘素香,等.人参化学成分和药理研究进展[J].中草药, 2009,40(1):164.

[2] 路放,杨世海.人参药理作用研究新进展[J].人参的研究,2013,1:43-46.

② 六安：古地名。位于安徽省西部，六安之名始于公元前 121 年，汉武帝取"六地平安、永不反叛"之意，置六安国。

【译文】 石斛，味甘，性平。主治中焦脾胃损伤，能祛除痹痛、导气下行、补五脏强身体、滋补阴精。长期服用能补益肠胃，使身体轻健、寿命长久。又名林兰，产于六安的山谷中。

【按语】 石斛，《中华人民共和国药典》规定品种为兰科植物金钗石斛 *Dendrobium nobile* Lindl.、鼓槌石斛 *Dendrobium chrysotoxum* Lindl.或流苏石斛 *Dendrobium fimbriatum* Hook.的栽培品及其同属植物近似种的新鲜或干燥茎。全年均可采收，鲜用者除去根及泥沙；干用者采收后，除去杂质，用开水略烫或烘软，再边搓边烘晒，至叶鞘搓净，干燥。

【历代名医汇讲】

1. 功效主治　《本经逢原》：《发明》石斛足太阴、少阴脾肾之药。甘可悦脾，故厚肠胃而治伤中。咸能益肾，故益精气而补虚羸，为治胃中虚热之专药；又能坚筋骨，强腰膝，骨痿痹弱，囊湿精少，小便余沥者宜之。

《本草思辨录》：寇宗奭曰：治胃中虚热有功。雷敩曰：涩丈夫元气。玩此二说，则知有实热与当利小便者，皆不得用。粗工以内伤外感，悉可倚仗，摇笔辄至。不知施于内伤而误，其失只在寡效；施于外感而误，则不免于闭邪也。

2. 产地生境　《本草崇原》：石斛始出六安山谷水旁石上，今荆襄、汉中、庐州、台州、温州诸处皆有。一种形如金钗，谓之钗石斛，为俗所尚，不若川地产者，其形修洁，茎长一二尺，气味清疏，黄白而实，入药最良。其外更有木斛，长而中虚，不若川石斛之中实也。又有麦斛，形如大麦，累累相连，头生一叶，其性微冷。又有竹叶斛，形如竹，节间生叶。又有雀髀斛，茎大如雀之髀，叶在茎头，性皆苦寒，不堪用之。石斛丛生石上，其根纠结，茎叶生皆青翠。干则黄白而软，折之悬挂屋下，时灌以水，经年不死，俗呼为千年润。

3. 服食养生　《神农本草经百种录》：久服，浓肠胃，肠胃为中脏之府。轻身延年。补益后天之效。

【现代研究】

石斛主要含有生物碱类、联苄类、菲类、氨基酸、倍半萜类、多糖类等化学成分,现代研究表明,其具有增强机体免疫力、抗肿瘤、促进消化液分泌、抑制血小板凝集、降血脂、降血糖、抗氧化、抗衰老和退热止痛等药理作用[1]。

石龙芮①

味苦,平。

主治风寒湿痹、心腹邪气,利关节,止烦满。久服轻身,明目不老。一名鲁果能,一名地椹。生太山川泽。

【注释】

① 芮(ruì):音"锐"。

【译文】 石龙芮,味苦,性平。主治风寒湿痹、心腹邪气,能通利关节、消除烦闷。长期服用,能使身体轻健、视力增强、长生不老。又名鲁果能、地椹。产于泰山的川泽中。

【按语】 《全国中草药汇编》《中药大辞典》《中华本草》等认为石龙芮为毛茛科植物石龙芮 *Ranunculus sceleratus* L.的全草。但王家葵[2]考证认为这一品种不是《神农本草经》中的石龙芮品种,毛茛科植物石龙芮是明代开始才固定为石龙芮品种的。

【历代名医汇讲】

1. **功效主治** 《本草经集注》:主治风寒湿痹,心腹邪气,利关节,止烦满。平肾胃气,补阴气不足,失精,茎冷。

2. **产地生境** 《本草经集注》:生太山川泽石边。五月五日采子,二月、八月采皮,阴干。今出近道,子形粗,似蛇床子而扁,非真好

［1］ 凌志扬,房玉良.石斛的化学成分及药理作用[J].中国当代医药,2012,19(5):13.

［2］ 王家葵.石龙芮的本草考证[J].基层中药杂志,1994(8)2:31-32.

者,人言是蓄菜子尔。

【现代研究】

经文献查阅发现关于石龙芮植物的化学成分及生物活性的报道较少,仅高晓忠等研究了该植物的化学成分,从中分到 6 个化合物,分别为豆甾-4-烯-3,6-二酮、豆甾醇、6-羟基-7-甲氧基香豆素、七叶内酯二甲醚、原儿茶醛和原儿茶酸[1]。

石龙刍

味苦,微寒。

主治心腹邪气、小便不利、淋闭①、风湿、鬼疰、恶毒。久服补虚羸,轻身,耳目聪明,延年。一名龙须,一名草续断,一名龙珠。生梁州②山谷。

【注释】

① 淋闭:即癃闭,小便点滴而出,甚则闭塞不通为临床特征的一种病症。

② 梁州:九州之一,指商周时期的四川盆地和汉中地区。三国时期设置的行政区梁州,治所在陕西汉中。

【译文】 石龙刍,味苦,性微寒。主治心腹邪气、小便不利、小便点滴而出甚至闭塞不通、风湿、鬼疰、严重中毒。长期服用能补虚强体,使人身体轻健、听力视力增强、寿命长久。又名龙须、草续断、龙珠,产于梁州的山谷中。

【按语】 石龙刍,《中药大辞典》记载本品为灯心草科灯心草属植物野灯心草 *Juncus setchuensis* Buchen. 的全草。7～10 月采收,去根,切段,鲜用或晒干。

【历代名医汇讲】

1. 药名释名 《本草发明》:一名龙须,堪用织席,九节多味者良。

2. 功效主治 《本草发明》:石龙苢利水脏,养阴除热,故《本草》

[1] 高晓忠,周长新,张水利,等.毛茛科植物石龙芮的化学成分研究[J].中国中药杂志,2005,30(2):125.

主心腹邪气,小便不利,淋闭风湿,除茎中热痛,杀鬼疰恶毒,痞满,身无润泽,出汗。

3. 产地生境　《本草经集注》:生梁州山谷湿地。五月、七月采茎,曝干。茎青细相连,实赤。今出近道水石处,似东阳龙须以作席者,但多节尔。

【民俗文化】

《本草名释与传说故事》:相传东海有一龙川岛,乃穆天子养八骏之处。岛上有一种草名曰龙刍,马食之,一日千里。古语赞云:"一株龙刍,化为龙驹。"后人因形似胡须,又讹名为龙须。并传说乃皇帝炼丹于凿砚山,后得仙乘龙上天,群臣援龙须而上,须坠而生此草,名曰龙须。

落石

味苦,温。

主治风热,死肌痈伤[①],口干舌焦,痈肿不消,喉舌肿不通、水浆不下。久服轻身,明目,润泽,好颜色,不老延年。一名石鲮[②]。生太山川谷。

【注释】

① 痈伤:尚志钧《神农本草经校注》:"伤,通疡。"痈伤即痈疡,指痈肿溃烂。

② 鲮(líng):音"零"。

【译文】　落石,味苦,性温。主治风热、身体肌肉坏死或失去感觉、痈疡、口干舌燥、痈肿迁延不愈、喉舌肿胀导致饮食不下。长期服用,能使身体轻健、视力增强、气色润泽、容貌姣好、寿命长久以至长生不老。又名石鲮,产于泰山的川谷中。

【按语】　落石,现通行药名为络石或络石藤。《中华人民共和国药典》规定品种为夹竹桃科植物络石 *Trachelospermum jasminoides* (Lindl.) Lem. 的干燥带叶藤茎。冬季至次春采割,除去杂质,晒干。

【历代名医汇讲】

1. 功效主治　《本草经集注》:主治风热,死肌,痈伤,口干,舌焦,痈肿不消,喉舌肿不通,水浆不下。大惊入腹,除邪气,养肾,主腰髋痛,坚筋骨,利关节。

2. 产地生境 《本草经集注》:生太山川谷,或石山之阴,或高山岩石上,或生人间。正月采。

龙胆

味苦,寒。

主治骨间寒热,惊痫①邪气,续绝伤②,定五脏,杀蛊毒。久服益智,不忘,轻身耐老。一名陵游。生齐朐③山谷。

【注释】

① 惊痫:指小儿因受惊而得的痫病。《诸病源候论·小儿惊痫候》:"惊痫者,起于惊怖大啼,精神伤动,气脉不定,因惊而作成痫也。"

② 绝伤:筋骨损伤或折断。

③ 齐朐:尚志钧《神农本草经校注》:今山东临朐。

【译文】 龙胆,味苦,性寒。主治骨骼之寒热邪气、小儿惊痫,能续补筋骨损伤或折断、安养五脏、驱除蛊毒。长期服用,能使智慧增长、记忆力增强、身体轻健、青春常驻。又名陵游,产于山东临朐的山谷中。

【按语】 龙胆,《中华人民共和国药典》规定品种为龙胆科植物龙胆 *Gentiana scabra* Bge.、条叶龙胆 *Gentiana manshurica* Kitag.、三花龙胆 *Gentiana triflora* Pall. 或坚龙胆 *Gentiana rigescens* Franch.的干燥根和根茎。前三种习称"龙胆",后一种习称"坚龙胆",春、秋两季采挖,洗净,干燥。

郭瑞等[1~3]多位学者考证一致认为早期的正品应该是条叶

[1] 郭瑞,安伟健,高元泰.中药龙胆原植物的研究及本草考证[J].中草药,2001,(32)11:1039-1041.

[2] 李小芳,黄毅,王霞,等.龙胆的本草考证[J].中药材,2005,(28)8:730-732.

[3] 陈学惠,李小芳.龙胆药性及功效的本草考证[J].成都中医药大学学报,2007,(30)3:63-64.

龙胆。

【历代名医汇讲】

1. *性味运气* 《本草发明》：气大寒，味苦涩，气味俱厚。阴也，无毒。贯众为之使。恶防葵、地黄。

《本草求真》：龙胆草（专入肝、胆，兼入膀胱、肾。）大苦大寒，性禀纯阴。

2. *功效主治* 《本草求真》：大苦大寒，性禀纯阴，大泻肝胆火邪（时珍曰：相火寄在肝胆，有泻无补，故龙胆之益肝胆之气，正以其能泻肝胆之邪热也），兼入膀胱、肾经，除下焦湿热。与防己功用相同，故书载治骨间寒热，惊痫蛊膈，天行瘟疫，热利疸黄，寒湿脚气（脚气因足伤于寒湿而成。但肿而痛者为湿脚气，宜清热利湿搜风；拘挛枯细，痛而不肿者名干脚气，宜养血润燥），咽喉风痹，并酒炒，同柴胡则治赤睛胬肉（汪昂曰：目疾初起，宜发散，忌用凉药）。但此苦寒至极，冯兆张云其等于严冬，黯淡惨肃，万草凋残，苦寒伐标，宜暂而不宜久。如圣世不废刑罚，所以佐德意之无穷，苟非气壮实热者，率尔轻投，其败也必矣！

《本草思辨录》：黄芩主少阳之经热，竹茹主少阳之腑热，龙胆则主由少阳入厥阴之热。其味苦中有涩，苦主发，涩主收，即发即收，其用在少阳者少，在厥阴者多，故用龙胆者皆取其泻肝。凡肝之热，有本脏挟胆而热者，有为胆所侵侮而热者。龙胆治胆侮肝之热，能内极于骨间，谓之治肝无愧。以其未全离少阳，故泻肝之气热，不泻肝之血热，龙胆之名，所由来也。

3. *产地生境* 《本草经集注》：生齐朐山谷及宛朐，二月、八月、十一月、十二月采根，阴干。今出近道，吴兴为胜。状似牛膝，味甚苦，故以胆为名。

4. *服食养生* 《神农本草经百种录》：久服，益智不忘，收敛心中之神气。轻身耐老。热邪去而正气归，故有此效。

【现代研究】

化学成分：迄今为止，国内外学者已从龙胆中分离得到多种裂环烯醚萜苷类成分；多糖类成分，如龙胆三糖；生物碱类成分，如龙胆黄碱和龙胆碱。其中，苦苷类有龙胆苦苷、当药苦苷、当药苷；酯苷类有苦龙胆酯苷、苦当药酯苷，三花苷、粗糙苷、苦潘宁；苷元有当药苷元等，为水解处理产物。酯苷类具更强的苦味活性，但未见从国产龙胆中分离到。龙胆苦苷则在龙胆属植物中广泛分布。当药苷与当药苦苷含量较少、分布较窄。龙胆、三花龙胆、条叶龙胆及坚龙胆中均含有龙胆苦苷、獐芽菜苦苷及獐芽菜苷等裂环烯醚萜苷类化合物[1]。

现代药理研究证明：龙胆苦苷具有显著的肝脏保护、抗炎、抗病原微生物、中枢兴奋及健胃利胆等作用。与中医对龙胆的应用基本上一致。可见，龙胆苦苷是中药龙胆的主要有效成分，当为评价龙胆质量的首要指标。此外，獐牙菜苦苷具解痉、镇痛、镇静活性，并易从皮肤吸收，经酶水解、重排，生成红百金花内酯，后者可扩张毛细血管、持久地激活皮肤组织的酶系统而提高其生化功能，使皮肤血流旺盛、皮温上升，并促进毛发生长，苦酯苷类具有类似作用而在国外用于美容、生发之品，并广泛用于软饮料和食品中作调味剂[2]。

牛膝

味苦。

主治寒湿痿痹①，四肢拘挛，膝痛不可屈伸，逐血气②、伤热③、火烂④，堕胎。久服轻身，耐老。一名百倍。生河内⑤川谷。

【注释】

① 痿痹：中医病名。肢体萎缩麻痹不能动作的病症。

② 逐血气：破瘀血癥结。

③ 伤热：尚志钧《神农本草经校注》："因创伤感染发热。"

[1] 杨书彬，王承.龙胆化学成分和药理作用研究进展[J].中医药学报，2005，33(6)：54.

[2] 杨书彬，王承.龙胆化学成分和药理作用研究进展[J].中医药学报，2005，33(6)：55.

④ 火烂：指因火热之邪灼烧而致的溃烂。

⑤ 河内：河内郡，是汉代畿郡、名郡，位于今日河南北部、河北南部和山东西部。

【译文】 牛膝，味苦。主治寒湿所致的肢体萎缩麻痹不能动作、四肢拘挛、膝痛不能屈伸，以及因创伤感染所致发热、因火热之邪灼烧所致溃烂，能破除瘀血滞气、堕胎。长期服用，能使身体轻健、青春常驻。又名百倍，产于河内的川谷中。

【按语】 牛膝，在《中华人民共和国药典》中分别规定牛膝和川牛膝，牛膝品种为苋科植物牛膝 *Achyranthes bidentata* Bl. 的干燥根，冬季茎叶枯萎时采挖，除去须根和泥沙，捆成小把，晒至干皱后，将顶端切齐，晒干。而川牛膝为苋科植物川牛膝 *Cyathula officinalis* Kuan 的干燥根，秋、冬两季采挖，除去芦头、须根及泥沙，烘或晒至半干，堆放回润，再烘干或晒干。

一般认为，《神农本草经》时代开始使用的正品牛膝应是苋科植物牛膝，而川牛膝是宋代以后才流行使用的品种。

【历代名医汇讲】

1. **性味运气** 《本草发明》：气平，一云微寒。味苦、酸。无毒。恶龟甲，畏白前，忌牛肉。

2. **功效主治** 《本经逢原》：《发明》牛膝气薄味浓，性沉降泄，乃足厥阴之药。《本经》专主寒湿痿痹，四肢拘挛等病，不及补养下元之功，岂圣法有所未尽欤。丹溪言：牛膝能引诸药下行，筋骨痛风在下者宜加用之，其性虽下行走筋，然滑利之品，精气不固者，终非所宜。得酒蒸则能养筋，生用则去恶血。其治腰膝痛不可屈伸足痿之病，非取其养血营筋之力欤。其治痈肿恶疮、金疮折伤、尿血淋痛、妇人经秘不通，非取其活血破瘀之力欤。《外台》以生牛膝一味浓煎，治积久劳疟。《肘后》以二斤浸酒治卒暴症疾，延年。以之同葵子煎服下胞衣。《卫生》以之捣罨折伤。《梅师》以之捣涂金疮。《千金》以之捣敷毒肿。《集验》以之通利溺闭。皆取其性滑利窍，消血解毒之功，虽强阴强筋，而气虚下陷，大便易泄，梦泄遗精，妊娠崩漏，俱禁用。

《神农本草经读》：唯其入肺，则能通调水道而寒湿行，胃热清而痿愈矣。唯其入肝，肝藏血而养筋，则拘挛可愈，膝亦不痛而能屈伸矣。唯其入心包，苦能泄实，则血因气凝之病可逐也。苦能泻火，则热汤之伤与火伤之烂可完也。苦味本伐生生之气，而又合以酸味，而遂大申其涌泄之权，则胎无不堕矣。久服轻身耐老者，又统言其流通血脉之功也。

3.产地生境　《本草崇原》：始出河内川谷及临朐，今江淮闽粤关中皆有，然不及怀庆川中者佳。春生苗，枝节两两相对，故又名对节草，其根一本直下，长二三尺，以肥阔粗大者为上。

4.服食养生　《本草经解》：久服则血脉流通无滞。所以轻身而耐老也。

《神农本草经百种录》：久服，轻身耐老。血和之功。

【医案】

《本草纲目》：〔时珍曰〕牛膝乃足厥阴、少阴之药。所主之病，大抵得酒则能补肝肾，生用则能去恶血，二者而已。其治腰膝骨痛、足痿阴消、失溺久疟、伤中少气诸病，非取其补肝肾之功软？其癥瘕心腹诸痛、痈肿恶疮、金疮折伤喉齿、淋痛尿血、经候胎产诸病，非取其去恶血之功软？按：陈日华《经验方》云：方夷吾所编《集要方》，予刻之临汀。后在鄂渚，得九江守王南强书云：老人久苦淋疾，百药不效。偶见临汀《集要方》中用牛膝者，服之而愈。

又叶朝议亲人患血淋，流下小便在盆内凝如蒟蒻，久而有变如鼠形，但无足尔，百治不效。一村医用牛膝根煎浓汁，日饮五服，名地髓汤。虽未即愈，而血色渐淡，久乃复旧。后十年病又作，服之又瘥。因检本草，见《肘后方》治小便不利茎中痛欲死，用牛膝并叶，以酒煮服之。今再拈出，表其神功。

又按：杨士瀛《直指方》云：小便淋痛，或尿血，或沙石胀痛。用川牛膝一两，水二盏，煎一盏，温服。一妇患此十年，服之得效。

【现代研究】

化学成分：主要包含① 多糖类成分：牛膝多糖为牛膝中一类含

量较高的活性成分,牛膝多糖为禾本科型果聚糖,化学组成中主要有葡萄糖、甘露糖和果糖3种组分。组分分析表明牛膝多糖是由8个果糖和1个葡萄糖组成,其分子量为1400 D,而且该多糖为均一成分。牛膝多糖含有4~21糖,是由不同聚合度的六碳糖组成,糖链中既含有1,2-连接的和2,6-连接的果糖残基,又含有分支[1]。②三萜皂苷类成分:三萜皂苷类成分是牛膝中的主要活性成分。牛膝中的齐墩果酸型三萜皂苷大多是单糖链或双糖链,是有1~4个糖残基连接在C-3或C-28位形成的,糖链主要由1~2个单糖残基组成,主要为鼠李糖、葡萄糖和葡萄糖醛酸等。③甾酮类:牛膝中所含甾酮类化学成分多是昆虫变态活性甾酮,已分离到的有:蜕皮甾酮、牛膝甾酮、旌节花甾酮、旌节花甾酮D、漏芦甾酮B、水龙骨甾酮B、牛膝甾酮A、紫茎牛膝甾酮等[2]。④其他成分:怀牛膝中还含有有机酸、生物碱、黄酮、环二肽、甾醇以及挥发油、氨基酸、5-羟甲基糠醛等成分。

　　药理作用:①牛膝有抗骨质疏松作用,研究牛膝总皂苷对维甲酸致骨质疏松大鼠骨代谢的影响,结果显示牛膝总皂苷可升高骨质疏松大鼠血钙含量,升高碱性磷酸酶活性和血清骨钙素水平,降低尿中羟脯氨酸水平,改善骨质疏松大鼠的骨代谢。提示牛膝总皂苷也能抑制破骨细胞的活性,抑制骨吸收。②有调节血压、扩张下肢血管、强心的作用。牛膝还具有调节机体免疫功能、抗衰老、抗炎、镇痛、抗肿瘤等方面的药理作用[3]。

杜仲

味辛,平。

[1]　夏海燕,吴晓萍,王兴中.牛膝多糖的化学组成和药理作用概述[J].山西中医,2010,26(5):44-45.

[2]　沈舒,王琼,李友宾.牛膝的化学成分和药理作用研究进展[J].海峡药学,2011,23(11):1-6.

[3]　田硕,苗明三.牛膝的化学、药理及应用特点探讨[J].中医学报,2014,8:1186-1188.

主治腰脊痛,补中,益精气,坚筋骨,强志,除阴下痒湿①、小便余沥②。久服轻身耐老。一名思仙③。生上虞④山谷。

【注释】

① 阴下痒湿:尚志钧《神农本草经校注》:指阴部瘙痒,搔破流黄汁,浸淫久不愈。

② 余沥(lì 立):喻小便点滴不尽。

③ 一名思仙:尚志钧《神农本草经校注》注释:《吴普本草》作"一名思仲"。思仙、思仲,均指思杜仲。杜仲原是人名,因服此药得道成仙,遂以杜仲名其药。

④ 上虞:《本草经集注》:"上虞在豫州虞虢之虞,非会稽上虞县也。"虞国,也称北虞,春秋时期诸侯国,位于山西晋南,国君为姬姓,都城遗址在中条山脉的平陆县古城村。

【译文】 杜仲,味辛,性平。主治腰脊疼痛、阴部湿痒、小便点滴不尽,能调养中焦脾胃、补益精气,坚实筋骨、增强记忆力。长期服用,能使身体轻健、青春常驻。又名思仙,产于上虞的山谷中。

【按语】 杜仲,《中华人民共和国药典》规定品种为杜仲科植物杜仲 *Eucommia ulmoides* Oliv.的干燥树皮。4～6 月剥取,刮去粗皮,堆置"发汗"至内皮呈紫褐色,晒干。

【历代名医汇讲】

1. **功效主治** 《本草发明》:杜仲益肾气、助下焦之要药也,故《本草》主腰脊痛,补中益精气,坚筋骨,强志,久服轻身耐老,皆益肾之功。又除阴下湿痒,小便余沥,脚中酸疼不欲践地,皆助下之力也。要皆益肾以助下焦居多矣。

《本草崇原》:杜仲皮色黑而味辛平,禀阳明、少阴金水之精气。腰膝痛者,腰乃肾府,少阴主之。膝属大筋,阳明主之。杜仲禀少阴、阳明之气,故腰膝之痛可治也。补中者,补阳明之中土也。益精气者,益少阴肾精之气也。坚筋骨者,坚阳明所属之筋,少阴所主之骨也。强志者,所以补肾也。阳明燥气下行,故除阴下痒湿,小便余沥。久服则金水相生,精气充足,故轻身耐老。

《本草思辨录》:本经杜仲主腰脊痛,脊有误作膝者,注家即以腰膝释之。不知杜仲辛甘色黑,皮内有白丝缠联,为肝肾气药非血药。其温补肝肾之功,实在腰脊。性温化湿而甘能守中,不特腰脊痛可止,即阴下痒湿小便余沥何不可已。《别录》谓脚中酸疼不欲践地。不俗之故,自在腰脊,与不能有异。总当以主腰脊痛为用是物之主脑。即后世治频惯堕胎,亦岂为脚膝事哉。

2. 服食养生 《本草经解》:久服辛平益气。气充则身轻。辛润滋血。血旺则耐老也。盐水炒则入肾。醋炒则入肝。以类从也。

【医案】

《本草纲目》:按庞元英《谈薮》云一少年新娶,后得脚软病,且疼甚。医作脚气治不效。路钤孙琳诊之。用杜仲一味,寸断片拆,每以一两,用半酒、半水一大盏煎服。三日能行,又三日全愈。琳曰:此乃肾虚,非脚气也。杜仲能治腰膝痛,以酒行之,则为效容易矣。

【现代研究】

国内外有关学者对杜仲的活性成分进行了大量的研究,结果发现杜仲皮、叶和枝条中含有类似的化学成分,目前已确定的活性成分主要有木脂素类、环烯醚萜类、苯丙素类以及其他萜类化合物,还有多糖、黄酮、酚类等[1]。

药理作用:降压作用;抗肿瘤作用,现代药理实验证明杜仲有抗癌和抑癌之功效,其有效成分与其所含的木脂素、苯丙素及环烯醚萜类化合物有关。补肾、增强机体免疫作用;抗氧化、抗衰老、抗肌肉骨骼老化的作用。抗菌、抗病毒的作用。其他还有利尿作用、降血脂作用以及保胎作用等[2]。

干漆

味辛,温。无毒。

［1］ 杜红岩.杜仲活性成分与药理研究的新进展[J].经济林研究,2003,21(2):58.
［2］ 管淑玉,苏薇薇.杜仲化学成分与药理研究进展[J].中药材,2003,26(2):127-128.

主治绝伤，补中，续筋骨，填髓脑①，安五脏，五缓六急②，风寒湿痹。

生漆：去长虫③。

久服轻身，耐老。生汉中④川谷。

【注释】

① 填髓脑：借指增长智慧。髓脑，脑髓，智慧。

② 五缓六急：《本经逢原》：“盖胃中有瘀积留滞，则阳气竭绝。不能敷布中外，故脏腑筋骨髓脑皆失营养，乃致健运失常，肢体缓疢，用此以铲除瘀积。中气得复，绝伤皆续，而缓急和矣。”

③ 长虫：即蛔虫。

④ 汉中：今属陕西。

【译文】 干漆，味辛，性温，无毒。主治筋骨损伤或折断、五缓六急、风寒湿痹，能调养中焦脾胃、接续筋骨、充填脑髓以增长智慧、安养五脏。生漆能驱除蛔虫。长期服用干漆，能使身体轻健、青春常驻。产于陕西汉中的川谷中。

【按语】 干漆，《中华人民共和国药典》规定品种为漆树科漆树属植物漆树 *Toxicodendron vernicifluum* (Stokes) F. A. Barkl. 的树脂经加工后的干燥品。一般收集盛漆器具底留下的漆渣，干燥。

生漆则为漆树科植物漆树的树脂。4～5月采收。砍破树皮，承取溢出的脂液，贮存备用。

【历代名医汇讲】

1. **性味运气** 《本草发明》：气温，味辛、咸。属金有火与水，降也，阴中阳也。无毒。一云有毒。半夏为之使。畏鸡血，忌油脂。

《本草乘雅半偈》：气味辛温，无毒。半夏为之使，畏鸡卵，忌油脂，得蟹则化而成水。

2. **功效主治** 《本草发明》：干漆虽用为去积滞之药，然其性急而能飞补，盖积滞去后而补性内行，用之当中节耳，故《本草》主消痞结腰痛，女人疝瘕癥坚，月闭不通，利小肠，去蛔虫，血气心痛，消瘀血。主五缓六急、风寒湿痹，时作痛痒，以其消利积滞故也。主绝伤补中,续筋骨,填髓脑,安五脏,此又能补也,而不知消导后即有补意,非直谓之补剂也,当意得之。

《长沙药解》:专通经脉,善破癥瘕。干漆辛烈之性,善破瘀血,其力甚捷。而尤杀诸虫,肝气遏抑、血瘀虫化者宜之。

3. 服食养生　《神农本草经百种录》:久服,轻身耐老。漆入地不朽,其质耐久,故有此效。

【现代研究】

目前有关干漆化学成分研究尚未见报道,但干漆由生漆干燥加工而来,故生漆的化学成分研究对于干漆成分有一定的参考价值。生漆的主要成分为漆酚、漆酶、漆多糖和水分。此外,生漆中还含有油分、甘露醇、葡萄糖和微量的有机酸、烷烃、二黄烷酮以及钙、锰、镁、铝、钾、钠、硅等元素,还发现有微量的 α,β 不饱和六元环内酯等挥发性致敏物质[1]。

药理作用:研究表明干漆浸膏能延长小鼠常压和减压耐缺氧存活时间,能部分对抗垂体后叶素(pit)引起大鼠心电图的 ST 段、T 波上移;对大鼠血小板血栓形成有一定的抑制作用;干漆与戊巴比妥钠有协同作用,LD_{50} 为 $(3.28\pm1.05)\,g/kg$。复方干漆系干漆与活血化瘀药川芎等组方,对小鼠血小板形成有一定抑制作用,这与干漆能够临床治疗冠心病相符。此外,有研究表明干漆具有解痉作用;干漆提取液能明显延长凝血时间,具有抗凝血酶作用[2]。

卷柏

味辛,温。

主治五脏邪气,女子阴中寒热痛、癥瘕、血闭①、绝子。

[1]　赵猛,魏朔南,胡正海.干漆及其原植物漆树的研究概况[J].中草药,2010, 41(3):11.

[2]　赵猛,魏朔南,胡正海.干漆及其原植物漆树的研究概况[J].中草药,2010, 41(3):10.

久服轻身,和颜色。一名万岁②。生常山山谷。

【注释】

① 血闭:闭经。

② 一名万岁:森立之《本草经考注》:"此物冬月雪下、三伏旱天,常茂不死,故有此名也。"

【译文】 卷柏,味辛,性温。主治五脏邪气结聚、女子阴部寒热疼痛、腹中结块、闭经、不孕不育。长期服用,能使身体轻健、面色和悦。又名万岁,产于恒山的山谷中。

【按语】 卷柏,《中华人民共和国药典》规定品种为卷柏科植物卷柏 *Selaginella tamariscina* （Beauv.）Spring 或垫状卷柏 *Selaginella pulvinata* （HooK.et Grev.）Maxim.的干燥全草。全年均可采收,除去须根及泥沙,晒干。

陈钢等[1]考证认为早期使用的卷柏应该是垫状卷柏。

【历代名医汇讲】

1. *药名释名* 《本草乘雅半偈》:叶形似柏,屈曲拳挛,因名卷柏。一名豹足、求股,亦取象形。一名万岁、长生不死草,言根栖岩石,能耐岁寒。一名交时,言春分始发,时值阴离于阳,能与阳相交合。

2. *功效主治* 《本草发明》:卷柏辛而甘温,活血益血居多,故《本草》主五脏邪气,女子阴中寒热痛,癥瘕,血闭,绝子,通月水,散淋结,止咳逆,风眩头风,面皯,痿蹶,此辛能活血散气之功。又强阴益精,治脱肛,镇心,治邪啼泣,暖水脏,育孕,是甘温养血滋阴之用也。止血宜炙用,破血用宜生捣。

《本经逢原》:《发明》:卷柏,足厥阴经血分药也。详《本经》诸治一皆女子经癸之病,总厥阴与冲脉之患也。《千金》大泽兰丸、紫石英、天门冬等丸皆用之。《经疏》言妊妇禁用,以其能寒子脏中血气也。桐君雷公云:甘寒,无毒。盐水煮半日,再以井水煮半日。生用

---

[1] 陈刚,徐汉成,刘端方,等.卷柏的考证和调查[J].中药材,1990,13(6):37-38.

破血,炙用止血。

【现代研究】

现代药理及临床研究表明卷柏有防癌治癌、抗炎、抗病毒、镇痛、降血压、降血糖和增强人体免疫功能等作用,我国民间多用其降血压及治疗癌症[1]。卷柏的现代研究文献较少,有待进一步研究。

细辛

味辛,温。

主治咳逆,头痛脑动①,百节②拘挛,风湿痹痛,死肌。久服明目,利九窍,轻身长年。一名小辛。生华阴③山谷。

【注释】

① 头痛脑动:森立之《本草经考注》:"今目验头风病人,两额筋脉方起如筋,筑惕动摇,问之病人云:脑中亦与筋脉一同动摇鼓击,其痛不可忍。即此云脑动者是也。古人下字简而要,脑动二字,以包括头痛最甚之情状,得而妙矣。"

② 百节:泛指全身关节。《素问·诊要经终论》:"少阳终者,耳聋,百节皆纵。"

③ 华阴:今属陕西,位于关中平原东部。西汉高帝八年(前199年)以地处华山之北更名华阴县,仍属渭南郡。

【译文】　细辛,味辛,性温。主治咳逆、头痛脑动、全身关节拘挛、风湿痹痛、身体肌肉坏死或失去感觉。长期服用,能增强视力、通利九窍,使身体轻健、寿命长久。又名小辛,产于陕西华阴的山谷中。

【按语】　细辛,《中华人民共和国药典》规定品种为马兜铃科植物北细辛 *Asarum heterotropoides* Fr. Schmidt var. *mandshuricum* (Maxim.) Kitag.、汉城细辛 *Asarum sieboldii* Miq. var. *seoulense* Nakai 或华细辛 *Asarum sieboldii* Miq. 的干燥根和根茎。前两种习称"辽细辛"。夏季果熟期或初秋采挖,除净地上部分和泥沙,阴干。

一般认为《神农本草经》记载的细辛应该是华细辛,占据正品地

---

[1] 郑晓珂,毕跃峰,冯卫生.卷柏化学成分研究[J].药学学报,2004,39(4):266.

位。而在梁《本草经集注》中已经开始使用辽细辛了。

【历代名医汇讲】

1. **性味运气**　《本草发明》：气温，味辛。气厚于味，阳也，升也。无毒。足少阴经药，手少阴引经药。香味俱细而缓。恶狼毒、山茱萸、黄芪，畏硝石，反藜芦。

《本经疏证》：味辛。温。无毒。曾青、枣根为之使。得当归、芍药、白芷、芎䓖、牡丹、藁本、甘草，共疗妇人。得决明、鲤鱼、胆青、羊肝，共疗目痛。恶狼毒、山茱萸、黄芪。畏消石、滑石及藜芦。

2. **功效主治**　《神农本草经疏》：细辛禀天地阳升之气以生，故其味辛温而无毒。入手少阴、太阳经。风药也。风性升，升则上行，辛则横走，温则发散，故主咳逆，头痛脑动，百节拘挛，风湿痹痛死肌。盖痹及死肌，皆是感地之湿气，或兼风寒所成，风能除湿，湿能散寒，辛能开窍，故疗如上诸风寒湿疾也。《别录》又谓温中下气，破痰开胸中，除喉痹齆鼻，下乳结，汗不出，血不行，益肝胆，通精气，皆升发辛散开通诸窍之功也。其曰久服明目，利九窍，轻身长年者，必无是理，盖辛散升发之药，其可久服哉？

《本草发明》：细辛入少阴，以辛温能温阴经，散寒水，去内寒，治邪在里之表药也。《本草》主咳逆，头痛脑动，喉痹，齆鼻，属少阴者，率疗之。又主百节拘挛、风湿痹痛、癫痫、死肌，温中下气破痰，利水开胸，下乳结，汗不出，血不行。又主血闭，妇人血沥腰痛，皆由温阴经、去内寒、散寒水，辛温之功多矣。寒除结散，汗出血行，则五脏安而精气通，九窍利，肝胆益而目明，如《本草》所云也。又云：治风眼泪下，除齿痛，必是犯寒者为宜。仲景治少阴症麻黄附子细辛汤，治邪在里之表药有以也。治少阴头痛如神，去头面风痛不可缺，亦宜少用。独活为之使。若头目诸症因火热属阳经者，不可用。得归、芍、芎、芷、丹皮、藁本、甘草，疗妇人；得决明、鲤鱼胆、青羊肝，疗目痛。若单为末用，不过半钱，多则气闭不通。

3. **产地生境**　《本草崇原》：细辛始出华阴山谷，今处处有之。一茎直上，端生一叶，其茎极细，其味极辛，其叶如葵，其色赤黑。辽冀产者,名北细辛,可以入药。南方产者,名杜衡,其茎稍粗,辛味稍减,一茎有五七叶,俗名马蹄香,不堪入药。

4. 服食养生 《本草经解》:久服辛温畅肝。肝开窍于目。五脏精液上奉。故目明。辛温开发。故利九窍。肝木条畅。以生气血。所以轻身长年也。

【现代研究】

化学成分:本品含挥发油,其主要成分为甲基丁香油酚、细辛醚、黄樟醚等多种成分。另含 N-异丁基十二碳四烯胺、消旋去甲乌药碱、谷甾醇、豆甾醇等。

药理作用:细辛挥发油、水及醇提取物分别具有解热、抗炎、镇静、抗惊厥及局麻作用;大剂量挥发油可使中枢神经系统先兴奋后抑制,显示一定毒副作用。体外试验对溶血性链球菌、痢疾杆菌及黄曲霉素的产生,均有抑制作用。华细辛醇浸剂可对抗吗啡所致的呼吸抑制。所含消旋去甲乌药碱有强心、扩张血管、松弛平滑肌、增强脂代谢及升高血糖等作用。所含黄樟醚毒性较强,系致癌物质,高温易破坏[1]。

独活

味苦,平。

主治风寒所击,金疮止痛,贲豚,痫痓①,女子疝瘕②。久服轻身,耐老。一名羌活,一名羌青,一名护羌使者③。生雍州川谷。

【注释】

① 痫痓(chì 治):中医病名。因癫痫发作而筋脉抽搐拘挛之类病症。

② 疝瘕(jiǎ 贾):中医病名。或因风热与湿相结而致小腹热痛,溺窍流白色黏液;或因风寒气结,腹皮隆起,腹痛牵引腰背。《诸病源候论·疝瘕候》:"疝

［1］ 梁学清,李丹丹.细辛药理作用研究进展[J].河南科技大学学报·医学版,2011,29(4):318-320.

者,痛也;瘕者,假也。其病虽有结瘕,而虚假可推移,故谓之疝瘕也。由寒邪与脏腑相搏所成。其病,腹内急痛,腰背相引痛,亦引小腹痛。"

③护羌使者:西汉平定西羌后,置护羌校尉,掌管西羌事务。护羌使者应该是指护羌校尉的使者。

【译文】 独活,味苦,性平。主治风寒外感、有气从少腹上冲胸咽、痛痉、女子疝瘕,能止外伤疼痛。长期服用,能使身体轻健、青春常驻。又名羌活、羌青、护羌使者,产于雍州的川谷中。

【按语】 独活,《中华人民共和国药典》规定品种为伞形科植物重齿毛当归 *Angelica pubescens* Maxim. f. *biserrata* Shan et Yuan 的干燥根,春初苗刚发芽或秋末茎叶枯萎时采挖,除去须根和泥沙,烘至半干,堆置 2～3 天,发软后再烘至全干。而羌活为伞形科植物羌活 *Notopterygium incisum* Ting ex H. T. Chang 或宽叶羌活 *Notopterygium franchetii* H.de Boiss. 的干燥根茎及根,春、秋两季采挖,除去须根及泥沙,晒干。

在《神农本草经》中,没有羌活、独活之分。据王家葵考证[1],羌活是独活的别名。所谓"羌活",揆其本意,当是羌地出产的独活。而《本草经集注》已经发现了羌活与独活的不同:"此州郡县并是羌地,羌活形细而多节,软润,气息极猛烈。出益州北部西川为独活,色微白,形虚大,为用亦相似,而小不如,其一茎独上,不为风摇,故名独活。"陶所描述的羌活,与今羌活商品药材"蚕羌"的特征非常接近,蚕羌的原植物主要为羌活 *Notopterygium incisum*,挥发油含量较高,与《集注》所说"气息极猛烈"相符。至于陶氏所称的独活,从药材性状和植物特征分析,可能是伞形科 *Heracleum* 属植物,或即后世所称的牛尾独活一类。

【历代名医汇讲】

1. **药名释名** 《神农本草经读》:张隐庵曰:此物生苗,一茎直上,有风不动,无风自动,故名独活。

---

[1] http://blog.sina.com.cn/s/blog_5b2329d70100hs1r.html

《本草求真》：缘此有风不动，无风反摇，故名独摇草（摇者动活之意，故名独活）。

2. 性味运气 《本草求真》：（专入肾）辛苦微温。比之羌活，其性稍缓。

3. 功效主治 《本经逢原》：《本经》主风寒所击，金疮止痛，奔豚痫痓，女子疝瘕。

《发明》独活不摇风而治风，浮萍不沉水而治水，因其所胜而为制也。《本经》治金疮为风寒所击而痛，及贲豚痫痓，女子疝瘕，皆邪气内贼之候。独活生益州，较羌活其气稍细。升中有降，能通达周身，而散风胜湿。与细辛同用治厥阴头痛目眩，又足少阴经伏风头痛，两足湿痹不能动止者，非此不治。甄权以独活治诸风湿冷，奔喘逆气，皮肤苦痒，手足挛痛，劳损风毒，齿痛，皆风湿相搏之病也。但气血虚而遍身痛，及阴虚下体痿弱者禁用。南方无刚猛之风，一切虚风类中，咸非独活所宜。

【现代研究】

独活的主要成分主要包括香豆素类和挥发油类，还有少量甾醇和糖类成分。其中香豆素类主要包括甲氧基欧芹素、香柑内酯、花椒毒素、伞形花内酯、佛手酚、欧芹烯酚、欧芹酚甲醚、二氢欧山芹醇、二氢欧山芹素、二氢欧山芹醇乙酸酯、异欧前胡素、补骨脂素、$2'2$去氧橙皮内酯水合物、没药当归烯酮、川白芷素、胡萝卜苷、异紫花前胡苷、3-O-反式香豆酰基奎宁酸、3-O-反式阿魏酰基奎宁酸、当归醇A、当归醇B等；挥发油类主要包括枞油烯、葎草烯、α-蒎烯、β水芹烯、3-蒈烯、荒漠木烯、α雪松烯、β雪松烯、百里香酚、对甲基苯酚、间-聚伞花素等[1]。

药理研究：独活作为一味临床常用中药材，其现代药理作用已经被研究证实，主要药理作用包括：① 抗肿瘤作用，目前一系列研究

---

[1] 林黎，钱晓萍，刘宝瑞.中药独活的化学成分及其抗肿瘤活性的研究进展[J].现代肿瘤医学，2011,19(2)：374.

证实,独活的有效成分蛇床子素、补骨脂素、花椒毒素、伞形花内酯等均具有抗肿瘤作用。② 抗炎、镇痛作用,研究表明,中、高剂量的独活能抑制或明显抑制蛋清致大鼠足肿胀,大鼠佐剂性关节炎的原发性和继发性肿胀以及小鼠腹腔毛细血管的通透性,说明其具有抗风湿性关节炎的作用。此外,高剂量的独活挥发油还具有镇痛作用。③ 抗老年痴呆。此外,独活还有抗胃溃疡、抗血管生成、抑菌、抗氧化等作用[1]。

茈[①]胡

味苦,平。

主治心腹,去肠胃中结气,饮食积聚,寒热邪气,推陈致新。久服轻身,明目益精。一名地薰。生弘农[②]川谷。

【注释】

① 茈(chái 音柴):《康熙字典》:"又钽佳切,音柴。茈胡,药名。"

② 弘农:弘农县是汉朝至北宋期间长期设置的一个县级行政区划,始终是弘农郡的治所。汉武帝置弘农郡时,在秦国名关函谷关边置县为郡治,也名弘农,是弘农县之始,位置在今天河南省灵宝市东北黄河沿岸。

【译文】 茈胡,味辛,性平。主治心腹病症,能驱除胃肠内之气滞气结、留饮宿食、寒热邪气,使胃肠恢复通畅而能够承纳吸收新鲜的营养物质。长期服用,能使身体轻健、视力增强、阴精充盈。又名地薰,产于弘农的川谷中。

【按语】 茈胡,现通行用名为柴胡,《中华人民共和国药典》规定品种为伞形科植物柴胡 *Bupleurum chinense* DC. 或狭叶柴胡 *Bupleurum scorzonerifolium* Willd.的干燥根。按性状不同,分别习称"北柴胡"及"南柴胡"。春、秋两季采挖,除去茎叶及泥沙,干燥。

周鸿艳[2]研究认为,汉唐时期使用的柴胡为伞形科柴胡属植物

[1] 周刚,马宝花.中药独活的研究进展[J].中国当代医药,2012,19(16):16.
[2] 周鸿艳.柴胡研究简史[D].黑龙江中医药大学,2003.

狭叶柴胡和芸蒿。

【历代名医汇讲】

1. **性味运气**　《本草经解》：气平，味苦，无毒。柴胡气平。禀天中正之气。味苦无毒。得地炎上之火味。胆者中正之官。相火之腑。所以独入足少阳胆经。气味轻升。

2. **功效主治**　《本草经解》：阴中之阳。乃少阳也。其主心腹肠胃中结气者。心腹肠胃。五脏六腑也。脏腑共十二经。凡十一脏皆取决于胆。柴胡轻清。升达胆气。胆气条达。则十一脏从之宣化。故心腹肠胃中。凡有结气。皆能散之也。其主饮食积聚者。盖饮食入胃散精于肝。肝之疏散。又借少阳胆为生发之主也。柴胡升达胆气。则肝能散精。而饮食积聚自下矣。少阳经行半表半里。少阳受邪。邪并于阴则寒。邪并于阳则热。柴胡和解少阳。故主寒热之邪气也。春气一至。万物俱新。柴胡得天地春升之性。入少阳以生气血。故主推陈致新也。

3. **产地生境**　《本草崇原》：始出宏农川谷及冤句，今长安及河内近道皆有。二月生苗甚香，七月开黄花，根淡赤色，苗之香气直上云间，有鹤飞翔于上，过往闻者，皆神气清爽。

【医案】

《本草纲目》：按庞元英《谈薮》云：张知阁久病疟，热时如火，年余骨立。医用茸、附诸药，热益甚。召医官孙琳诊之。琳投小柴胡汤一帖，热减十之九，三服脱然。琳曰：此名劳疟，热从髓出，加以刚剂，气血愈亏，安得不瘦？盖热有在皮肤、在脏腑、在骨髓，非柴胡不可。若得银柴胡，只须一服；南方者力减，故三服乃效也。观此则得用药之妙的矣。寇氏之说，可尽凭乎？

【现代研究】

化学成分主要包括以下几类：① 柴胡皂苷。柴胡皂苷是从伞形科植物柴胡和狭叶柴胡根中提取到的一种化学物质，是其主要的化学物质和有效成分，SS 根据化学结构不同大致分为柴胡皂苷 a、b、c 和 d 四大类，其中柴胡皂苷 a 和柴胡皂苷 d 是主要的生物活性物质，以后者柴胡皂苷 d 的药性最强。② 黄酮类。从柴胡中提取的主要黄酮类成分为黄酮醇类,后者包括山奈酚、槲皮素以及异鼠李素三个主要苷元。③ 木脂素类。从柴胡属中分离得到的木脂素类化合物绝大部分是从叶中分离得到,主要包括三种结构类型:木脂内酯类、单环氧木脂素及双氧木脂素。④ 香豆素类。包括异补骨内酯、白芷花素。⑤ 植物甾醇。柴胡中含有的植物甾醇类包括 α 菠菜甾醇和豆甾醇类等。除以上成分外柴胡还含有少量多糖、挥发油等有效成分[1]。

药理作用:柴胡具有镇静、安定、镇痛、解热、镇咳等广泛的中枢抑制作用。柴胡及其有效成分柴胡皂苷有抗炎作用,其抗炎作用与促进肾上腺皮质系统功能等有关。柴胡皂苷又有降低血浆胆固醇作用。柴胡有较好的抗脂肪肝、抗肝损伤、利胆、降转氨酶、兴奋肠平滑肌、抑制胃酸分泌、抗溃疡、抑制胰蛋白酶等作用。柴胡煎剂对结核杆菌有抑制作用。此外,柴胡还有抗感冒病毒、增加蛋白质生物合成、抗肿瘤、抗辐射及增强免疫功能等作用[1]。

房葵

味辛,寒。

主治疝瘕,肠泄①,膀胱热结②,溺③不下,咳逆,温疟,癫痫,惊邪狂走④。久服坚骨髓⑤,益气轻身。一名梨盖。生临淄⑥川谷。

【注释】

① 肠泄:森立之《本草经考注》:"肠泄即肠澼泄利之约文。"

② 膀胱热结:又称热结膀胱,中医病症名。指膀胱被邪热困扰,出现血热搏结的实证。症见下腹部硬满、拘急不舒、小便自利、发热而不恶寒、神志如狂等。

[1]　李仁国.柴胡有效成分及药理作用分析[J].陕西中医,2013,34(6):750-751.

③ 溺(niào 尿)：音义同"尿"。

④ 狂走：指精神错乱的发狂奔跑。

⑤ 坚骨髓：使骨髓坚固，补益骨髓。

⑥ 临淄：今山东淄博市东部临淄区。秦灭齐国，设临淄县。属齐郡，郡、县治所均在临淄。西汉时期，临淄为齐国王都。东汉临淄是青州州治、临淄县治所在地。

【译文】　房葵，味辛，性寒。主治疝瘕、泄泻痢疾及便有脓血、膀胱热结、小便不出、咳逆、温疟、癫痫、因受惊而发狂奔跑。长期服用，能使骨髓坚实、气力充沛、身体轻健。又名梨盖，产于山东临淄的川谷中。

【按语】　房葵，现通行名为防葵。陶耀武等[1]考证认为，《神农本草经》记载的防葵，应是今之短毛独活 *Heracleum moellendorfii*，目前，国内普遍以牛尾独活为名应用。主产于甘肃、四川等省区。

【历代名医汇讲】

1. 性味运气　《本草经集注》：味辛、甘、苦，寒，无毒。

2. 功效主治　《本草经集注》：主治疝瘕，肠泄，膀胱热结，溺不下，咳逆，温疟，癫痫，惊邪狂走。治五脏虚气，小腹支满，胪胀，口干，除肾邪，强志。

3. 服食养生　《本草经集注》：久服坚骨髓，益气，轻身。中火者不可服，令人恍惚见鬼。

蓍①实

味苦，平。

主益气，充肌肤②，明目，聪慧，先知③。久服不饥，不老轻身。生少室④山谷。

【注释】

① 蓍(shī)：音"师"。

② 充肌肤：充实肌肉皮肤。

[1]　陶耀武,宋平顺.防葵的原植物考订[J].中药材,1997,20(12)：639-641.

③ 先知：能预先知道，预知未来。

④ 少室：山峰名，因山中有石室而得名，在今河南登封市西北，属嵩山。

【译文】 蓍实，味苦，性平。主要能补益元气、充实肌肤、增强视力、增长智慧、预知未来。长期服用，能使人耐饥、身体轻健、长生不老。产于少室山的山谷中。

【按语】 《中药大辞典》记载本品为菊科蓍属植物高山蓍 *Achillea alpina* L.的果实。9～10 月，果熟时采收，晒干。

【历代名医汇讲】

1. 药名释名 《本草乘雅半偈》：《埤雅》云此神草也，亦草中之多寿者也，故蓍从耆。

2. 功效主治 《神农本草经百种录》：主益气，充肌肤，得天地之和气以生，故亦能益人之正气而强健也。明目，聪慧先知。蓍草神物，揲之能前知。盖得天地之灵气以生，故亦能益人之神明也。

酸枣

味酸，平。

主治心腹寒热，邪结气，四肢酸疼湿痹①。久服安五脏，轻身延年。生河东②川泽。

【注释】

① 湿痹：中医病名。痹病的一种。又名着痹。《素问·痹论》："湿气胜者为着痹也。"《证治准绳·杂病》："湿痹者，留而不移，汗多，四肢缓弱，皮肤不仁……"

② 河东：代指山西西南部，因在黄河以东，故这块地方古称河东。

【译文】 酸枣，味酸，性平。主治心腹寒热邪气结滞、湿痹四肢酸疼。长期服用，能使五脏安和、身体轻健、寿命长久。产于河东的川泽中。

【按语】 酸枣仁，《中华人民共和国药典》规定品种为鼠李科植物酸枣 *Ziziphus jujuba* Mill. var. *spinosa*（Bunge）Hu ex H. F. Chou 的干燥成熟种子。秋末冬初采收成熟果实，除去果肉和核壳，收集种子,晒干。

有学者考证[1-3]认为《神农本草经》中酸枣所用药用部位不是果仁而是果肉,虽也有不同意见,但都同意《本草经集注》中所言酸枣都是果肉,而至唐代开始固定使用酸枣仁。

【历代名医汇讲】

1. **性味运气** 《本草经解》:气平。味酸。无毒。枣仁气平。禀天秋敛之金气。入手太阴肺经。味酸无毒。得地东方之木味。入足厥阴肝经、手厥阴风木心包络经。气味俱降。阴也。

2. **功效主治** 《本草发明》:枣仁安和五脏,大补心脾,然补心脾之功居多。盖心主血,脾裹血,此惟大补心脾,则血归心脾而神志宁,五脏得血而养者亦安和矣,故《本草》主心烦不得眠者,血少故耳。若心脾血足而五脏安和,则睡卧自宁矣。又主心腹寒热,邪结气聚,四肢酸疼湿痹,脐上下痛,血转久泄,虚汗烦渴等症,皆发自心脾,五脏不安之候也。心脾血足,五脏气安,则诸症皆调矣。又云:平以补中,酸以益肝气,敛汗,坚筋骨,助阴气,令人肥健。久服延年轻身,安和五脏之功已验,要知大补心脾为多矣。方书云:胆实多睡,热也,枣仁生用末,茶、姜调服;胆虚不眠,寒也,枣仁砂香,竹茹汤调服。《胡洽百病方》治振悸不得眠,四君子同生姜、枣仁煮服为妙。

3. **产地生境** 《本草崇原》:酸枣始出河东川泽,今近汴洛及西北州郡皆有之。一名山枣,《尔雅》名樲,孟子曰:养其樲棘是也。其树枝有刺,实形似枣而圆小,其味酸,其色红紫。八月采实,只取核中之仁。仁皮赤,仁肉黄白。

【现代研究】

化学成分:本品含皂苷,其组成为酸枣仁皂苷 A 及 B。并含三

［1］ 孙宁祥,胡成俊.酸枣仁药用历史沿革及炮制研究[J].中药材,1993,16(9):25-28.
［2］ 张照荣,周凤琴,李建秀,等.酸枣仁品种整理及质量研究[J].山东中医药大学学报,1997,21(5):388-391.
［3］ 吴立明.酸枣仁本草及功用考证[J].中药材,2005,28(5):432-434.

萜类化合物及黄酮类化合物。此外,含大量脂肪油和多种氨基酸、维生素 C、多糖及植物甾醇等。

药理作用:酸枣仁皂苷、黄酮苷、水及醇提取物分别具有镇静催眠及抗心律失常作用,并能协同巴比妥类药物的中枢抑制作用;其水煎液及醇提取液还有抗惊厥、镇痛、降体温、降压作用;此外,酸枣仁还有降血脂、抗缺氧、抗肿瘤、抑制血小板聚集,增强免疫功能及兴奋子宫作用[1]。

枸杞

味苦,寒。

主治五内①邪气,热中②,消渴,周痹③。久服坚筋骨,轻身耐老。一名杞根,一名地骨,一名苟忌,一名地辅。生常山平泽④。

【注释】

① 五内:即五脏。

② 热中:中医病症名。指内热。《素问·脉要精微论》:"粗大者,阴不足阳有余,为热中也。"

③ 周痹:中医病名。痹证遍于全身者。为风寒湿邪乘虚侵入血脉、肌肉所致。《灵枢·周痹》:"周痹者,在于血脉之中,随脉以上,随脉以下,不能左右,各当其所。"

④ 平泽:平湖沼泽。

【译文】 枸杞,味苦,性寒。主治五脏邪气结聚、内热、消渴、周痹。长期服用,能使筋骨坚实、身体轻健、青春常驻。又名杞根、地骨、苟忌、地辅。产于恒山的平泽中。

【按语】《中华人民共和国药典》中本品通用名为枸杞子,为茄科植物宁夏枸杞 *Lycium barbarum* L. 的干燥成熟果实。夏、秋两季果实呈红色时采收,热风烘干,除去果梗,或晾至皮皱后,晒干,除去

[1] 李会军,李萍,余国奠.酸枣的研究进展及开发前景[J].中国野生植物资源,2002,18(3):15-18.

果梗。

【历代名医汇讲】

1. 性味运气　《神农本草经读》：枸杞气寒，禀水气而入肾；味苦无毒，得火味而入心。

2. 功效主治　《本经逢原》：《本经》所言主热中消渴，坚筋骨耐寒暑，是指其子而言，质润味厚，峻补肝肾冲督之精血，精得补益，水旺骨强，而肾虚火炎热中消渴，血虚目昏，腰膝疼痛悉愈，而无寒暑之患矣。所谓精不足者，补之以味也。古谚有云，去家千里，勿食枸杞。甚言补益精气之速耳。然无阳气衰，阴虚精滑，及妇人失合，劳嗽蒸热之人慎用；以能益精血，精旺则思偶，理固然也。

《本草求真》：据书皆载祛风明目，强筋健骨，补精壮阳。然究因于肾水亏损，服此甘润，阴从阳长，水至风熄，故能明目强筋，是明指为滋水之味，故书又载能治消渴（时珍曰：子则甘平而润，性滋而补，不能退热，止能补肾润肺，生精益气，此乃平补之药。所谓精不足者补之以味也）。今人因见色赤，妄谓枸杞补阳，其失远矣。岂有甘润气寒之品，而尚可言补阳耶。若以色赤为补阳，则红花、紫草其色更赤，何以不言补阳而曰活血，呜呼！医道不明，总由看书辨药，不细体会者故耳，试以虚寒服此，不惟阳不能补，且更见有滑脱泄泻之弊矣，可不慎欤。

3. 产地生境　《本草经集注》：生常山平泽及诸丘陵阪岸上。冬采根，春、夏采叶，秋采茎、实，阴干。今出堂邑，而石头烽火楼下最多。其叶可作羹，味小苦。

4. 服食养生　《本草经解》：久服苦益心，寒益肾，心肾交，则水火宁而筋骨坚，筋骨健则身自轻，血足则色华，所以不老。耐寒暑者，气寒益肾，肾水足可以耐暑。味苦益心，心火宁可以耐寒也。

【民俗文化】

《本草名释与传说故事》：《续神仙传》有一则故事：相传嘉安国有一叫朱孺子的小孩，从小就跟道士王元真在一起，住在大山下，常登山岭采黄精服饵。有一天，他走到小溪旁，忽见岸边有两个小花狗在戏玩,孺子感到奇怪乃追之,两狗入枸杞丛下不见了。他回去告诉元真,元真与孺子一同前往,等候又见二犬在戏跃,追之复入枸杞下,他们寻其下掘之,乃得两个枸杞根,形状如花犬,坚若石。拿回去煮食之,不一会只见孺子腾飞升空落在山峰上,元真大惊,孺子谢别元真升云而去。今俗呼其峰为童子峰。

【现代研究】

化学成分:本品含甜菜碱、多糖、粗脂肪、粗蛋白、硫胺素、核黄素、烟酸、胡萝卜素、抗坏血酸、尼克酸、β谷甾醇、亚油酸、微量元素及氨基酸等成分。

枸杞化学成分复杂,有人曾作了系统分析,大约可分为四类。① 多糖。枸杞中含有阿拉伯糖、甘露糖、葡萄糖、木糖、鼠李糖、半乳糖等。② 氨基酸。枸杞果实中含有氨基酸20种,其中8种为人体所必需的,主要含有谷氨酸、天门冬氨酸、丙氨酸、脯氨酸。枸杞叶中亦含有同样成分。③ 营养成分。有粗脂肪、粗蛋白、粗纤维、维生素B、维生素B_1、维生素B_2、维生素C、维生素E、胡萝卜素、硫胺素、尼克酸、钙、磷、铁等。④ 其他。有亚油酸、甜菜碱、芦丁等[1]。

药理作用:枸杞子对免疫有促进作用,同时具有免疫调节作用;可提高血睾酮水平,起强壮作用;对造血功能有促进作用;对正常健康人也有显著升白细胞作用;还有抗衰老、抗突变、抗肿瘤、降血脂、保肝及抗脂肪肝、降血糖、降血压作用[2]。

龙眼

味甘,平。

主治五脏邪气,安志厌食①。久服强魂魄,聪察,轻身,不老,通神明。一名益智。生南海山谷。

———————————

［1］ 李祥华.枸杞研究进展[J].湖北省卫生职工医学院学报,1989,2：46.

［2］ 周晶、李光华.枸杞的化学成分与药理作用研究综述[J].辽宁中医药大学学报,2009,11(6)：93-94.

【注释】

① 安志厌食：森立之《本草经考注》："盖苦寒之物能安能厌，与甘平之物能安能厌其理自异，犹心腹疼痛有用熊胆而愈，有用甘草而治者，是神农家必究之事也。"

【译文】　龙眼，味甘，性平。主治五脏邪气结聚、情志不安不思饮食。长期服用，能使精力充沛、听力视力增强、身体轻健、长生不老，与神明相通。又名益智，产于南海郡的山谷中。

【按语】　龙眼，《中华人民共和国药典》规定品种为无患子科植物龙眼 *Dimocarpus longan* Lour. 的假种皮。夏、秋两季采收成熟果实，干燥，除去壳、核，晒至干爽不黏。

【历代名医汇讲】

1. **药名释名**　《本草乘雅半偈》：龙眼，别名益志，又名龙目、比目、骊珠、燕卵、鲛泪、蜜脾、川弹子、亚荔枝、荔枝奴，俗名圆眼，皆形相似也。

2. **功效主治**　《神农本草经疏》：龙眼禀稼穑之化，故其味甘，气平，无毒，入足太阴、手少阴经。少阴为君主之官，藏神而主血，甘能益血补心，则君主强，神明通，五脏邪气俱除矣。甘味补脾，脾得补则食自寡而饫，心得补则火下降而坎离交，故能安志。肝藏魂，主纳血，心家血满，则肝有所受而魂强。甘能解毒，故主去毒。及久服聪明耳目，轻身不老，总之补益心脾之验也。至于除虫，非其所能，略之可也。

《本经逢原》：《发明》龙眼补血益肝，同枸杞熬膏专补心脾之血。归脾汤用之，治思虑伤心脾，皆取甘味归脾，能益人智之义。然中满家呕家勿食，为其气壅也；师尼寡妇勿用，以其能助心包之火，与三焦之火相煽也。

3. **产地生境**　《本草经集注》：生南海山谷。广州别有龙眼，似荔枝而小，非益智，恐彼人别名，今者为益智耳，食之并利人。

【现代研究】

龙眼肉营养丰富，主要化学成分为糖类、脂类、皂苷类、多肽类、多酚类、挥发性成分、氨基酸及微量元素。

药理作用：抗应激，抗焦虑，抗氧化，抗衰老，抗肿瘤等作用，同时还能影响内分泌，有改善睡眠的作用[1]。

菴䕡①子

味苦，微寒。

主治五脏瘀血，腹中水气，胪胀②，留热③，风寒湿痹，身体诸痛。久服轻身，延年不老。生雍州川谷。

【注释】

① 菴䕡(ān lú)：音"安闾"。

② 胪胀：即腹胀。《广韵·九鱼》："腹前曰胪。"

③ 留热：尚志钧《神农本草经校注》："发热不退为留热。"

【译文】 菴䕡子，味苦，性微寒。主治五脏瘀血、腹中水气积聚、腹胀、发热不退、风寒湿痹、全身疼痛。长期服用，能使身体轻健、寿命长久以至长生不老。产于雍州的川谷中。

【按语】 菴䕡，现通行名为庵闾。《中药大辞典》记载本品为菊科植物庵闾 *Artemisia keiskeana* Miq.的果实。冬季采收。

【历代名医汇讲】

1. **药名释名** 《本草乘雅半偈》：由于掩藏而后发泄，则其出有根，如人由屋舍而达门户也，故不出称䕡（闾）。又安，菴字卸，重行泄耳。

2. **功效主治** 《神农本草经疏》：菴䕡子得土之烈气，而微感天之阴气，味厚气薄，故味苦，微寒，微温，无毒。察其功用，必应兼辛。《药性论》加辛是也。何者？苦以泄下，温以开通，使非兼辛，胡能主五脏瘀血及腹中水气、肿胀留热、风寒湿实、身体诸痛，疗心下坚，幅中寒热，周痹，妇人月水不通，消食明目耶？正以其散中有补，补而能

[1] 盛康美,王宏洁.龙眼肉的化学成分与药理作用研究进展[J].实验方剂学杂志,2010,16(5)：237-238.

行,故列上经也。

3. 产地生境 《本草经集注》:生雍州川谷,亦生上党及道边。十月采实,阴干。状如蒿艾之类,近道处处有。

《本草乘雅半偈》:生雍州川谷及上党,近道亦有之。

薏苡人①

味甘,微寒。

主治筋急②拘挛、不可屈伸,风湿痹,下气③。久服轻身,益气。

其根:下三虫。

一名解蠡④。生真定⑤平泽。

【注释】

① 人:果仁。"仁"的古字。

② 筋急:中医症状名。为筋脉拘急失柔,以致肢体屈伸不利。《素问·五藏生成篇》:"多食辛,则筋急而爪枯。"

③ 下气:使气下行,助肺之肃降之功。

④ 解蠡:森立之《本草经考注》:"解蠡者,谓此物有下气,下三虫,利肠胃,消水肿之功。肠胃筋脉无所不通,犹刀之解角,虫之啮木,故名焉。"

⑤ 真定:即历史上的常山真定,今河北正定。

【译文】 薏苡人,味甘,性微寒,主治筋脉拘挛不能屈伸、风湿痹痛,能导气下行。长期服用,能使身体轻健、气力充沛。薏苡仁的根能驱除多种寄生虫。又名解蠡,产于河北正定的平泽中。

【按语】 薏苡仁,《中华人民共和国药典》规定品种为禾本科植物薏苡 *Coix lacrymajobi* L. var. *mayuen* (Roman.) Stapf 的干燥成熟种仁。秋季果实成熟时采割植株,晒干,打下果实,再晒干,除去外壳、黄褐色种皮和杂质,收集种仁。

【历代名医汇讲】

1. 性味运气 《神农本草经读》:薏苡仁夏长秋成,味甘色白,禀阳明金土之精。

《本草求真》：薏苡仁（专入肺、脾、胃）色白入肺，性寒泄热，味甘入脾，味淡渗湿。

2. 功效主治　《神农本草经疏》：薏苡仁正得地之燥气，兼禀乎天之秋气以生，故味甘淡，微寒无毒，阳中阴，降也。《经》曰：地之湿气，感则害人皮肉筋脉。又曰：风寒湿三者合而成痹。此药性燥能除湿，味甘能入脾补脾，兼淡能渗泄，故主筋急拘挛不可屈伸，及风湿痹，除筋骨邪气不仁，利肠胃，消水肿，令人能食。久服轻身。总之湿邪去则脾胃安，脾胃安则中焦治，中焦治则能荣养乎四肢而通利乎血脉也。甘以益脾，燥以除湿，脾实则肿消，脾强则能食，湿去则身轻，如是则已，诸疾不求其愈而自愈矣。

3. 产地生境　《本草乘雅半偈》：出真定及平泽田野间，所在亦有。今用梁汉者，但气劣于真定耳。交趾者最良，彼土呼为簳珠。

《本草崇原》：始出真定平泽及田野，今处处有之。春生苗叶如黍。五六月结实，至秋则老。其仁白色如珠，可煮粥，同米酿酒。

4. 服食养生　《本草经解》：久服轻身益气者。湿行则脾健而身轻。金清则肺实而气益也。

【现代研究】

薏苡仁含有蛋白质14%、脂肪5%、碳水化合物65%、粗纤维3%、钙0.070%、磷0.242%和铁0.001%，这些成分的含量均大大超过稻米的含量。薏苡仁还含有人体所需的亮氨酸、精氨酸、赖氨酸、酪氨酸等必需氨基酸及矿物质。薏苡仁的不饱和脂肪酸含量也较高，其中亚油酸和油酸的含量达75%以上。薏苡仁的重金属含量及有毒物质残留量极低，是典型的"绿色食品"。研究表明，薏苡仁的主要活性成分包括酯类、不饱和脂肪酸类、糖类及内酰胺类等[1]。

药理作用：薏苡仁有抗肿瘤、免疫调节、降血糖血钙、降压、抗病

[1] 刘雨晴，梁婧，杨梓晨，等.薏苡仁的药理作用研究进展[J].安徽农业科学，2010,38(20)：10685.

毒及抑制胰蛋白酶、诱发排卵等方面的药理活性[1]。

车前子

味甘,寒。

主治气癃①,止痛,利水道小便,除湿痹。久服轻身耐老。一名当道②。生真定平泽。

【注释】

① 气癃:中医病名。即气淋。《诸病源候论·淋病诸候》:"气淋者,肾虚膀胱受肺之热气……亦曰气癃。"

② 当道:尚志钧引陆矶《诗疏》云:"此草好生道边及牛马迹中,故有车前、当道、马舄、牛遗之名。"

【译文】 车前子,味甘,性寒。主治气淋,能止痛、通水道以利小便、除湿痹。长期服用,能使身体轻健、青春常驻。又名当道,产于河北正定的平泽中。

【按语】 车前子,《中华人民共和国药典》规定品种为车前科植物车前 *Plantago asiatica* L 或平车前 *Plantago depressa* Willd.的干燥成熟种子。夏、秋两季种子成熟时采收果穗,晒干,搓出种子,除去杂质。

【历代名医汇讲】

1. **药名释名** 《本草乘雅半偈》:《韩诗外传》云:直曰车前,瞿曰苤苢。瞿乃生于两旁者。春初生苗,绿叶布地如匙面,累年者长尺许。中抽数茎,作穗如鼠尾。花极细密,色青微赤。实如葶苈,色正黑。五六月采苗,七八月采实。圃人或种之,蜀中尤尚也。修治:淘洗去泥沙,晒干用。入汤液,宜炒过。入丸散,宜酒浸一宿,蒸熟,捣烂作饼,晒干焙研。常山为之使。

2. **功效主治** 《本草发明》:车前咸寒兼甘,通利中有补,所谓能

---

[1] 胡少华,肖小年,易醒.薏苡仁的研究新进展[J].时珍国医国药,2009,20(5):1059.

利小便而不走气,与茯苓同,故《本草》主癃闭,止痛,通小便,除湿痹,女人淋沥,治产难,皆通利水道之力也。若养肺强阴,益精有子,养肝明目,治肝中风热冲目,赤痛瘴翳,脑痛泪出,心胸烦热,泄精尿血,补五脏。虽咸寒泻火,而滋阴除湿之功多矣。以甘草梢佐之,除茎中浊痛;配菟丝、枸杞子之类,能滋肾益阴壮阳,非止利水而已。

《本草思辨录》:车前即芣苢,神仙服食经云:善疗孕妇难产及令人有子。陆机云:嫩苗作茹大滑,今人不复啖之。苗滑如是,其子治难产,自亦取其滑胎。惟令人有子,似未足信。不知虚弱之妇,无子贵补冲任,否则反是。车前子非他,盖为治难产之令人有子也。

车前子为输泄膀胱湿热之药,《本经》主气癃、止痛、利水道、通小便,《别录》明目、疗赤痛,其功用已尽于是。若以治肾虚目暗,则需如加减驻景丸制剂为得,原方尚不及之。

昔人谓车前子利水窍而固精窍,似即补肾之谓。然茯苓利水不必有热,车前子则非热不治。茯苓尚伐肾邪,则车前子之固精窍,为何如之固精窍,可深思矣。

3. 产地生境　《本草经集注》:生真定平泽丘陵阪道中。五月五日采,阴干。人家及路边甚多,其叶捣取汁服,治泄精甚验。子性冷利,《仙经》亦服饵之,令人身轻,能跳越岸谷,不老而长生也。

4. 服食养生　《本草经解》:久服轻身耐老者。指有病者而言也。人身有湿则身重。湿逐则身轻。湿逐脾健。脾主血。血充故耐老也。不然。滑泄之品。岂堪久服者哉。

【现代研究】

化学成分:化学成分主要有多糖、苯乙醇苷、环烯醚萜、黄酮、生物碱类,以及三萜、甾醇类化合物等。

药理作用:现代药理研究表明,车前子在利尿、消炎、降血糖、降血压、降血脂、抗氧化和调节免疫等多方面具有一定的活性[1]。

---

[1]　郑秀棉,杨莉,王峥涛.车前子的化学成分与药理活性研究进展[J].2013,36(7):1190-1193.

蛇床子

味苦,平。

主治妇人阴中肿痛、男子阴痿湿痒,除痹气①,利关节,治癫痫,恶疮。久服轻身。一名蛇粟,一名蛇米②。生临淄川谷。

【注释】

① 痹气:中医古病名。泛指气血痹阻所致的病证。多因阴气盛,阳气虚,气血滞涩,痹阻不通而发病。其症以身冷、身痛为主。《素问·逆调论》:"是人多痹气也,阳气少,阴气多,故身寒如从水中出。"

② 蛇粟、蛇米:森立之《本草经考注》:"此二名共言实也。与燕麦、鹿韭、马薤之类同义。"

【译文】 蛇床子,味苦,性平。主治女子阴部肿痛、男子阳痿不举阴部湿痒、癫痫、恶疮,能除痹气、利关节。长期服用,能使身体轻健。又名蛇粟、蛇米。产于山东临淄的川谷中。

【按语】 蛇床子,《中华人民共和国药典》规定品种为伞形科植物蛇床 *Cnidium monnieri* (L.) Cuss.的干燥成熟果实。夏、秋两季果实成熟时采收,除去杂质,晒干。

【历代名医汇讲】

1. **功效主治** 《本草乘雅半偈》:主男子阴痿湿痒,妇人阴中肿痛,除痹气,利关节,癫痫,恶疮。蛇性蠕疾,独居处隐僻,禀风木善行数变之体用耳。蛇床功用,靡不吻合。设非气性相似,宁为蛇虺所嗜?男子阴痿湿痒,妇人阴中肿痛,正厥阴隐僻之地,气闭不通所致。蛇床宣大风力,鼓舞生阳,则前阴疏泄,蠕疾自如,并可伸癫痫之气逆于藏,与关节之壅塞不开,痹去则身轻,肝荣则色其色矣。真堪作把握阴阳,维持风色之良剂也。

《本草崇原》:蛇床子气味苦辛,其性温热,得少阴君火之气。主治男子阴痿湿痒,妇人阴中肿痛,禀火气而下济其阴寒也。除痹气,利关节,禀火气而外通其经脉也。心气虚而寒邪盛,则癫痫。心气虚而热邪盛,则生恶疮。蛇床味苦性温,能助心气,故治癫痫恶疮。久服则火土相生,故轻身。心气充盛,故好颜色。

2. 产地生境 《本草乘雅半偈》:生临淄川谷及田野墟落间。三月生苗,高二三尺,叶似蘼芜,枝上有花头百余,同结一窠。四月放花白色,结子攒簇,两片合成,极轻虚,似莳罗子,亦有细棱。修治:用浓蓝汁、百部草根汁,同浸一伏时,漉出日干。却用生地黄汁相拌蒸之,从巳至亥,取出暴干。恶牡丹、贝母、巴豆。伏硫黄。

【现代研究】

蛇床子含有多种化学成分,主要含香豆素类化合物,此外还有色原酮类、苯并呋喃类、糖类,以及萜醇类等多种化合物[1]。

药理方面:蛇床子在心血管方面,主要有抗心律失常、扩张血管、降低血压、保护心血管等作用;在脑组织和神经系统方面,主要有镇静催眠、促进小鼠学习和记忆等作用;在内分泌系统方面,主要有降血脂、促进成骨细胞增殖、分化等作用;在生殖系统方面,主要有雄激素样作用和促性腺激素样作用;在免疫系统方面,主要有抗炎作用,另外还有抗菌、止痒、抗血栓、抗凝血、抗氧化、抗肿瘤等作用[2]。

菟丝子

味辛,平。

主续绝伤,补不足,益气力,肥健。

汁:去面皯[1]。

久服明目,轻身延年。一名菟芦。生朝鲜[2]川泽。

【注释】

① 面皯(gǎn 赶):颜面黧黑无华。皯,皮肤黧黑枯槁。

② 朝鲜:西汉置。东汉、曹魏、西晋承继。

---

[1] 陈艳,张国刚,余仲平.蛇床子的化学成分及药理作用的研究进展[J].沈阳药科大学学报,2006,23(4):256.

[2] 汪文来,于智敏,鞠大宏.蛇床子化学及药理研究进展[J].中国中医基础医学杂志,2011,17(6):704.

【译文】　菟丝子,味辛,性平。主要能续补筋骨损伤或折断、补虚、增长气力、充实肌肉。菟丝子的汁能使面部白净。长期服用,能使视力增强、身体轻健、寿命长久。又名菟芦。产于朝鲜的川泽中。

【按语】《中华人民共和国药典》记载本品为旋花科植物南方菟丝子 Cwscwia australis R. Br. 或菟丝子 Cuscuta chinensis Lam. 的干燥成熟种子。秋季果实成熟时采收植株,晒干,打下种子,除去杂质。

王宁[1]根据汉代流行的"下有伏灵,上有兔丝。"的说法提出汉代以前的菟丝子"是指茯苓蔓生于地表面的菌丝。"而晋代已经开始有菟丝子的使用,梁代以后开始使用旋花科菟丝子属 Cuscuta 的植物。郭澄等[2]则认为《神农本草经》开始,正式引用的名称统一为"菟丝子",其原植物为 Cuscuta chinensis Lam.。诸本草记载的产地多指北方省区,小粒茎丝子中的 Cuscuta chinensis Lam. 也主要分布在北方。林慧彬等[3]通过考证,我国古代药用芜丝子主要是菟丝子(Cuscuta chinensis Lam.)和金灯藤(C. japonica Choisy),分别为小粒菟丝子和大粒菟丝子,它们均是旋花科菟丝子属植物。

【历代名医汇讲】

1. 性味运气　《神农本草经读》:菟丝气平禀金气,味辛得金味,肺药也。

2. 功效主治　《本草发明》:菟丝子补肾经虚寒之药。《本草》主续绝伤,补不足,益气力,肥健,强阴,坚筋骨,茎中寒,精自出,溺有余沥,口苦燥渴,寒血为积。久服明目轻身延年。又治男妇虚冷劳伤,去腰疼膝冷、消渴热中,治泄精尿血,润心肺。大略补肾虚寒之功多

［1］　王宁.菟丝子的本草考证[J].中药材,2001,24(12):895-896.
［2］　郭澄,张芝玉,郑汉臣,等.中药菟丝子的本草考证和原植物调查[J].中国中药杂志,1990,15(3):10-12.
［3］　林慧彬,彭广芳,李为玲.中药菟丝子的本草考证[J].时珍国药研究,1997,8(3):193-194.

矣。须佐以别药。汁，去面䵟。

《神农本草经读》：其用在肾而不在肺。子中脂膏最足，绝类人精，金生水也。主续绝伤者，子中脂膏，如丝不断，善于补续也。补不足者，取其最足之脂膏，以填补其不足之精血也。精血足，则气力自长，肥健自增矣。汁去面䵟者，言不独内服得其填补之功，即外用亦得其滑泽之效也。

3. 产地生境　《本草经集注》：生朝鲜川泽田野，蔓延草木之上，色黄而细为赤网，色浅而大为菟累。九月采实，曝干。田野墟落中甚多，皆浮生蓝、苎麻、蒿上。旧言下有茯苓，上生菟丝，今不必尔。

4. 服食养生　《本草崇原》：久服明目、轻身延年。兔乃明月之精，故久服明目。阴精所奉其人寿，故轻身延年。

【现代研究】

菟丝子含槲皮素、紫云英苷(Astragalin)槲皮素-3-O-β-D-半乳糖-7-O-β-葡萄糖苷(Quercetin-3-O-β-D-galactosyl-7-O-β-glucoside)、金丝桃苷(Hyperin)、胆甾醇(Cholesterol)、菜油甾醇(Campesterol)、β谷甾醇、豆甾醇、β香树脂醇(β-Amyrin)、三萜酸类、树脂苷及糖类化合物。此外，还有生物碱、蒽醌(Anthraquinone)、香豆素类、皂苷类、甾萜类(Steroloidteipenes)、鞣质、卵磷脂(Lecithin)及脑磷脂[1]。

菟丝子，味甘，性温，入肝肾脾经，滋补肝肾，又可补脾，与"滋补肝肾"功效相关的药理作用有性激素样作用、延缓衰老、抗脑缺血、抗骨质疏松、降血糖和血脂、提高免疫、抗肝损伤；与"明目缩尿"功效相关的药理作用有抑制白内障生成、抗遗尿[2]。

[1]　吴春艳,刘峰,张雪玲.菟丝子的现代研究[J].中国实用医药,2009,4(14)：243-244.

[2]　张伟,陈素红,吕圭源.菟丝子功效性味归经与现代药理学的相关性研究[J].时珍国医国药,2010,21(4)：808.

菥蓂①子

味辛，微温。

主明目，目痛泪出，除痹，补五脏，益精光②。久服轻身不老。一名蔉菥，一名大蕺③，一名马辛。生咸阳川泽。

【注释】

① 菥蓂(xī mì)：音"西密"。

② 精光：指眼中的光亮。精，通"睛"。

③ 蕺(jí)：音"及"。

【译文】 菥蓂子，味辛，性微温。主治目痛泪出，能增强视力、除痹痛、补五脏，使眼睛炯炯有神。长期服用，能使身体轻健、长生不老。又名蔉菥、大蕺、马辛。产于陕西咸阳的川泽中。

【按语】 菥蓂子，《中华人民共和国药典》规定品种为十字花科植物菥蓂 *Thlaspi arvense* L.的干燥地上部分。夏季果实成熟时采割，除去杂质，干燥。

【历代名医汇讲】

1. **性味运气** 《本草经集注》：味辛，微温，无毒。

2. **功效主治** 《本草经集注》：主明目，目痛，泪出，除痹，补五脏，益精光。治心腹腰痛。

茺蔚①子

味辛，微温。

主明目，益精，除水气②。久服轻身。

茎：主治隐疹③痒，可作浴汤④。

一名益母，一名益明，一名大札。生海滨⑤池泽。

【注释】

① 茺蔚(chōng wèi)：音"冲卫"。

② 水气：中医病名，指水肿。《素问·评热病篇》："诸有水气者，微肿先见于目下也。"

③ 隐疹：中医病名。是一种皮肤出现红色或苍白风团，时隐时现的瘙痒

性、过敏性皮肤病。《素问·四时刺逆从论》："少阴有余,病皮痹隐轸;不足,病肺痹。"

④ 浴汤：洗澡水。汤,热水。

⑤ 海滨：与海邻接的陆地,海边。

【译文】 茺蔚子,味辛,性微温。主要能增强视力、补益阴精、消除水肿。长期服用能使身体轻健。茺蔚子的茎,主治隐疹瘙痒,可煎汤以供洗浴。又名益母、益明、大札。产于海滨的池泽中。

【按语】 茺蔚子,《中华人民共和国药典》规定品种为唇形科植物益母草 *Leonurus japonicus* Houtt.的干燥成熟果实。秋季果实成熟时采割地上部分,晒干,打下果实,除去杂质。

【历代名医汇讲】

1. 功效主治 《本草发明》：茺蔚子有活血行气、补阴之功,调胎产要药也,故云：益母主安胎,去死胎,行瘀血,生新血。妇人胎产所恃者,血气也。胎前无滞,产后无亏,行中可补也。《本草》止云益精明目、除水气,不及胎产,至诸注始言之,亦以活血行气补阴故耳。今时俱用茎、叶、花治胎产诸症而不及余症,未详《本经》意也。

陈藏器云：捣苗绞汁服,主浮肿,下水气,兼恶肿毒。其子作煎及捣汁服,下死胎。草苗子入面药,令人光泽。又疮隐疹痒,作浴汤。捣苗敷乳痈、恶肿痛效。其治产难单方,并见妇人门。五月五、七月七采向东阴处者,用左手中指挟住梗,一拔即起妙,用作益母丸。妊娠五六月服,主生男易产,最验。忌犯铁器,宜避日光采得,阴干用。

2. 产地生境 《本草崇原》：今处处有之,近水湿处甚繁。春生苗如嫩蒿,入夏长三四尺,其茎方,其叶如艾,节节生穗,充盛蔚密,故名茺蔚。五月采穗,九月采子,每萼内有细子四粒,色黑褐。

【现代研究】

茺蔚子中有生物碱类、黄酮类、脂肪酸类、苯丙醇苷类、二萜类、挥发油类等化学成分。茺蔚子含有大量的脂肪油,其主要成分为亚油酸(42.62%)、亚麻酸(29.93%)、油酸(20.23%)、棕榈酸(5.40%)、硬脂酸(1.57%)等,此外还含有 17 种氨基酸和 24 种矿质元素。其种子含有大量的氨基酸和矿质元素,而且种子油含有大量人体所需的不饱和脂肪酸[1]。

茺蔚子作为种子类药材,含有丰富的油脂,尤其不饱和脂肪酸含量高,茺蔚子油脂提取物抗氧化作用明显,提示茺蔚子油具有很好的应用价值,且其中生物碱类成分具有较强的生物活性,可以充分开发利用。药理研究表明,茺蔚子提取物收缩子宫、降血压、调节血脂和抗氧化作用明显,另外该药材饮片在高血压、妇科、眼科及面部疾病治疗方面应用广泛[2]。

地肤子

味苦,寒。

主治膀胱热①,利小便,补中,益精气。久服耳目聪明,轻身耐老。一名地葵。生荆州②平泽。

【注释】

① 膀胱热:中医病名。即膀胱湿热,湿热蕴于下焦膀胱的病变。主要症状有尿频、尿急、尿少而痛、尿黄赤或尿血、舌红苔黄、脉数等。

② 荆州:古地名,大体相当于今湖北一带,由荆山之下直到衡山(大别山)之南。汉朝为十三刺史部之一,范围扩大。辖境相当于湘鄂二省及豫桂黔粤一部分;汉末以后辖境又逐渐减小。东晋定治江陵,为当时及南朝长江中游重镇。

【译文】 地肤子,味苦,性寒。主治膀胱湿热,能通利小便、调养中焦脾胃、补益精气。长期服用,能使听力视力增强、身体轻健、青春常驻。又名地葵,产于荆州的平泽中。

【按语】 地肤子,《中华人民共和国药典》规定品种为藜科植物地肤 *Kochia scoparia* (L.) Schrad.的干燥成熟果实。秋季果实成熟时采收植株,晒干,打下果实,除去杂质。

［1］ 林文群,陈宏靖,陈忠.茺蔚子化学成分的研究[J].福建师范大学学报(自然科学版),2001,17(2):84.

［2］ 张莲珠,王会弟.茺蔚子研究进展[J].长春中医药大学学报,2012,28(5):921.

【历代名医汇讲】

1. **性味运气** 《本草发明》：上品下，君。气寒，味苦，无毒。

2. **功效主治** 《本草求真》：治淋利水清热，功颇类于黄柏。但黄柏其味苦烈，此则味苦而甘，黄柏大泻膀胱湿热，此则其力稍逊。凡小便因热而见频数及或不禁，用此苦以入阴，寒以胜热，而使湿热尽从小便而出也(频数既谓之热，则不禁当不得以热名，然不禁亦有因于膀胱邪火妄动而致者，但频数不禁出于体旺，则为阳火偏胜，用以实治则可。出于虚衰老弱，虽有邪火内炽，亦恐真阳不足，当为详慎)。但虚火偏旺而热得恣，固当用以清利，若不佐以补味同入，则小水既利而血益虚，血虚则热益生，热生而淋其益甚矣，故宜佐以牡蛎、山药、五味收涩之剂。俾清者清，补者补，通者通，涩者涩，滋润条达而无偏胜为害之弊矣。且能以治因热癫疝，并煎汤以治疮疥。至书所谓益精强阴，非是具有补益之能，不过因其热除，而即具有坚强之意耳。类蚕沙。恶螵蛸(藏器曰：众病皆起于虚，虚而多热者加地肤子、甘草)。

3. **产地生境** 《本草乘雅半偈》：出荆州平泽及田野间，近道亦有。初生薄地，五六寸，一科数十枝，蓬起蔓延，弱不胜举。根亦如蒿，茎叶皆青，宛如荆芥。三月开淡黄花，结子青白色，极繁盛，似头眠蚕沙状。子落茎老，可以为拂，故一名落帚、独帚、王帚、王彗、扫帚、地葵、地麦、白地草、涎地衣、鸭舌草、千心妓女。其苗叶烧灰煎霜，制砒石、粉霜、水银、硫黄、硇砂。

【现代研究】

地肤子中主要含三萜皂苷及甾类化合物，还含有脂肪油、生物碱、黄酮等；微量元素包括镁、钙、锌、铁等。

药理研究表明，地肤子中所含三萜皂苷成分为主要活性成分，具有消炎、抗过敏和抗搔痒等作用，主要用于治疗瘙痒、湿疹等皮肤科疾病[1]。

---

[1] 陈雪羽.地肤子的化学成分·药理学研究进展[J].安徽农业科学,2010, 38(21)：11138.

蒺梨子

味苦,温。

主治恶血,破癥结、积聚,喉痹、乳难。久服长肌肉,明目轻身。一名旁通[①],一名屈人,一名止行[②],一名豺羽,一名升推。生冯翊[③]平泽。

【注释】

① 旁通:森立之《本草经考注》:"此物一根蔓延,四散至于丈许,故名之。"

② 屈人、止行:森立之《本草经考注》:"实有刺刺人,故有此二名。陶氏所谓人行多木屐著者是也。"

③ 冯翊(píng yì 凭义):古代地名。东汉置,辖今陕西省渭河以北,泾河以东的洛河下游地区,郡府原设今高陵县,东汉末年移至临晋(今大荔县)。

【译文】 蒺梨子,味苦,性温。主治溢出经脉而未消散的败坏之血、腹中结块、喉痹、难产。长期服用,能使肌肉丰满、视力增强、身体轻健。又名旁通、屈人、止行、豺羽、升推,产于冯翊的平泽中。

【按语】 蒺梨子,现通用名为蒺藜子,《中华人民共和国药典》规定品种为蒺藜科植物蒺藜 *Tribulus terrestris* L. 的干燥成熟果实。秋季果实成熟时采割植株,晒干,打下果实,除去杂质。

本药又名刺蒺藜,因与潼蒺藜(沙苑子)名中皆有"蒺藜"二字,某些地区还将这两种药物都称为"白蒺藜",当代有将两者混淆的现象。

【历代名医汇讲】

1. 性味运气 《本草发明》:上品之下,君。气微寒,味苦、辛。无毒。此药性宣通,久服不冷而无壅热,则其温也。

《本草求真》:白蒺藜(专入肝、肾,兼入肺)质轻色白,辛苦微温。

2. 功效主治 《本草崇原》:主治恶血,破癥瘕积聚,喉痹,乳难。蒺藜子坚劲有刺,禀阳明之金气,气味苦温,则属于火。《经》云:两火合并,故为阳明,是阳明禀火气而属金也。金能平木,故主治肝木所瘀之恶血,破肠胃邪郭之癥瘕积聚,阴阳交接之喉痹,阳明胃土之乳难,皆以其禀锐利之质而攻伐之力也。

《本草求真》:按据诸书,虽载温能补肾,可治精遗溺失,暨腰疼劳伤等证。然总宣散肝经风邪,凡因风盛而见目赤肿翳,并遍身白癜瘙痒难当者,服此治无不效。且此味辛(入肺)兼苦(入肾),则凡癥瘕结聚,喉痹乳痈,暨胎产不下,服此力能破郁宣结。盖肝虽藏血之经,而血非可留之物,若竟认此作补,而不审兼苦泄辛散以明其治,其失靡轻。缘此可升(质轻)可降,(味苦)可散(味辛)可补,(微温)故服凉剂,则宜连刺,(有刺)生捣用补剂则宜去刺,酒拌蒸。

若沙苑蒺藜质细色绿似肾,功专入肾,故书载能益精强肾。(风家用三角蒺藜,补肾用沙苑蒺藜)亦须炒用。但不辛香宣散耳(蒺藜根烧灰,能治齿动)。

【现代研究】

迄今已证实,蒺藜主要含有皂苷类、黄酮类、生物碱类、多糖类等化合物。其他成分尚含有甾醇类、氨基酸类、萜类、脂肪酸、无机盐等,其中甾体皂苷是蒺藜的主要有效成分[1]。

现代医学研究证明,蒺藜具有显著的抗衰老、降血糖、降血脂、性强壮及提高人体中性激素含量等的作用,对肿瘤、高血压、细菌真菌感染、糖尿病等均有较好疗效[2]。

白英

味甘,寒。

主治寒热、八疸①、消渴,补中,益气。久服轻身延年。一名谷菜。生益州山谷。

---

[1] 李宝龙,王康,曾炜.蒺藜药理作用研究进展[J].吉林医药学院学报,2011,32(4):223.

[2] 候爽,陈长军,杨博.蒺藜成分及主要药理作用研究进展[J].中国医药导报,2014,11(35):156.

【注释】

① 八疸：难解。虽有其名，古书中查不到八疸具体内容。森立之《本草经考注》："八疸，此及栝蒌根条黑字有，他书中未闻，《金匮》只说谷疸、女劳疸、酒疸、黑疸五证。葛氏方云：黄疸有五种，黄汗、黄疸、谷疸、酒疸、女劳疸也。《病源》及《外台》引《古今录验》，有九疸，因而互有异同。"

【译文】

白英，味甘，性寒。主治恶寒发热、多种黄疸、消渴，能补益中焦脾胃之气。长期服用，能使身体轻健、寿命长久。又名谷菜，产于益州的山谷中。

【按语】

《全国中草药汇编》记载本品为茄科茄属植物白英 *Solanum lyratum* Thunb.，以全草或根入药。夏秋采收。洗净，晒干或鲜用。

白英与蜀羊泉，两者皆有别名"白毛藤"，同科不同属，当代有混淆现象。

【历代名医汇讲】

1. 功效主治 《本草经集注》：主治寒热，八疸，消渴，补中益气。

《本草发明》：主五脏邪气，风寒湿痹，补中益气，长毛发黑，疗心悬，少食常饥。

2. 产地生境 《本草经集注》：生益州山谷。春采叶，夏采茎，秋采花，冬采根。

【现代研究】

迄今为止，人们从白英中分离得到的化学成分已达 131 余种，主要包括甾体类（非生物碱型和生物碱型）、生物碱类、黄酮类、萜类、蒽醌类、香豆素类等[1]。

现代化学和药理研究已部分阐明了其化学成分和临床应用之间的联系，如白英中所含的甾体生物碱主要为番茄烯胺、α-苦茄碱等，与抗细菌、病毒和肿瘤密切相关；皂苷主要含替告皂苷元和雅姆皂苷

---

［1］ 赫军,马秉智,田雪峰.白英化学成分和抗肿瘤药理作用的研究进展[J].中国药房,2014,25(39)：3714.

元,均具有抗真菌作用;白英多糖能增强免疫功能[1]。

白蒿

味甘,平。

主治五脏邪气,风寒湿痹,补中益气,长毛发令黑,治心悬①,少食常饥。久服轻身,耳目聪明,不老。生中山②川泽。

【注释】

① 心悬:中医证名。自觉心跳失控,似有悬挂之感。《诸病源候论·心悬急懊痛候》:"其痛悬急懊者,是邪迫于阳气,不得宣畅,壅瘀生热,故心如悬而急烦懊痛也。"

② 中山:国名。在今河北定州附近。

【译文】 白蒿,味甘,性平。主治五脏邪气结聚、风寒湿痹、心悬、易饥却食量很少,能补益中焦脾胃之气、滋养润泽毛发。长期服用,能使身体轻健、听力视力增强、长生不老。产于中山的川泽中。

【按语】 《中药大辞典》记载本品为菊科蒿属植物大籽蒿 *Artemisia siezaersiarta* Ehrhart ex Willd.的全草。7~10月采收,鲜用或扎把晾干。

梅全喜[2]综述了古今各家观点,尤其是现代不同意见:① 白蒿是艾及近邻种的复合名称(林有润)或 *A.vulagris var indica*(曹元宇)。② 白蒿是蓬蒿即大籽蒿 *A. sieversiana*(《中药大辞典》《全国中草药汇编》)。③ 白蒿(水生者)是蒌蒿 *A. selengensis*(林有润)或 *A. stelleriajna*(《本草纲目简编》)。最终认为在秦汉时期之前白蒿与艾是不同的植物,秦汉至唐代之前白蒿与艾及其近邻种混用了,白蒿包括了艾及其近邻种,唐代以后历代所用白蒿的主流种是蓬蒿,即大籽蒿。

【历代名医汇讲】

1. *功效主治* 《本草经集注》:主治五脏邪气,风寒湿痹,补中益

[1] 张秀娟,马悦.白英的药理作用研究进展[J].亚太传统医药,2008,4(1):56.
[2] 梅全喜.白蒿的本草考证[J].中药材,1995,(18)11:584-585.

气,长毛发令黑,治心悬,少食常饥。

2. 产地生境　《本草经集注》:生中山川泽。二月采。蒿类甚多,而世中不闻呼白蒿者,方药家既不用,皆无复识之,所主治既殊佳,应更加研访。

肉苁蓉

味甘,微温。

主治五劳七伤[①],补中,除茎中寒热痛,养五脏,强阴,益精气,多子,妇人癥瘕。久服轻身。生河西山谷。

【注释】

① 五劳七伤:泛指各种疾病和致病因素。说法不一。如《诸病源候论·虚劳候》:"五劳者:一曰志劳,二曰思劳,三曰心劳,四曰忧劳,五曰瘦劳。""七伤者:一曰阴寒,二曰阴萎,三曰里急,四曰精连连,五曰精少、阴下湿,六曰精清,七曰小便苦数,临事不卒。"

【译文】　肉苁蓉,味甘,性微温。主治五劳七伤、女子腹部积块,能调养中焦脾胃、清除阴茎寒热疼痛、安养五脏、滋补阴精补益精气而令人易于生育。长期服用能使身体轻健。产于黄河以西地区的山谷中。

【按语】　肉苁蓉,《中华人民共和国药典》规定品种为列当科植物肉苁蓉 *Cistanche deserticoLa* Y. C. Ma 或管花肉苁蓉 *Cistanche tubulosa*（Schenk）Wight 的干燥带鳞叶的肉质茎。春季苗刚出土时或秋季冻土之前采挖,除去茎尖。切段,晒干。

李佳蔚等[1]通过本草考证,发现管花肉苁蓉产地、药材性状与历代本草记载肉苁蓉药材有明显差异,判断古代管花肉苁蓉并未做"肉苁蓉"入药;发现肉苁蓉、盐生苁蓉,沙苁蓉可能为肉苁蓉药材的原植物来源,以肉苁蓉应用最多。

---

[1]　李佳蔚,周婉,李俊松.《中华人民共和国药典》中肉苁蓉的基源考证[J].中华中医药学刊,2014,32(7):1756-1760.

【历代名医汇讲】

1. 药名释名 《本草乘雅半偈》：柔红美满，膏释脂凝，肉之体也；燕休受盛，外发夫容，肉之用也。具体及用，名肉苁蓉。喜生西地，外被鳞甲，藉土金相生，诚培形藏之上品药也。

2. 功效主治 《神农本草经疏》：肉苁蓉得地之阴气，天之阳气以生，故味甘酸咸。微温无毒。入肾，人心包络、命门。滋肾补精血之要药。气本微沮，相传以为热者，误也。甘为土化，酸为木化，咸为水化，甘能除热补中，酸能人肝，咸能滋肾。肾肝为阴，阴气滋长则五脏之劳热自退，阴茎中寒热痛自愈。肾肝足则精血日盛，精血盛则多子。妇人症瘕，病在血分，血盛则行，行则症痕自消矣。膀胱虚则邪客之，得补则邪气自散，腰痛自止，久服则肥健而轻身，益肾肝，补精血之效也。若日治痢，岂滑以导滞之意乎？此亦必不能之说也。软而肥厚，大如臂者良。

3. 产地生境 《本草经集注》：生河西山谷及代郡雁门。五月五日采，阴干。代郡雁门属并州，多马处便有，言是野马精落地所生。生时似肉，以作羊肉羹，补虚乏极佳，亦可生啖。芮芮河南间至多。今第一出陇西，形扁广，柔润，多花而味甘。次出北国者，形短而少花。巴东、建平间亦有，而不如也。

【现代研究】

国内外对肉苁蓉的化学成分进行了许多分析研究，已分离出多种类型的物质，如苯乙醇苷类、环烯醚萜类、挥发性成分、木脂素类、多糖、生物碱等。此外，还有氨基酸、无机微量元素[1]。

肉苁蓉最主要的作用是补肾壮阳和改善学习记忆即通常所说的治疗老年痴呆，此外还有抗疲劳、抗氧化、抗辐射、改善记忆等作用，对心、脑、肺、肝、肾及免疫系统等也有保护作用[2]。

[1] 胡佳琦,冯佳媛.肉苁蓉的化学成分和药理作用[J].中医临床研究,2012,4(15)：26.

[2] 胡佳琦,冯佳媛.肉苁蓉的化学成分和药理作用[J].中医临床研究,2012,4(15)：26-27.

忍冬①

味甘，温。

主寒热身肿。久服轻身，长年益寿。十二月采，阴干。

【注释】

① 忍冬：各种辑本均不取忍冬为《神农本草经》药物。王家葵等考《太平御览》卷 993 引《本草经》："忍冬，味甘，久服轻身。"与《证类本草》黑字完全重合，故认为此条应为《神农本草经》原有药物。[1]

【译文】 忍冬，味甘，性温。主治恶寒发热、身体肿胀。长期服用，能使身体轻健、寿命长久。宜于十二月采、阴干。

【按语】 忍冬现通用名为忍冬藤，《中华人民共和国药典》规定品种为忍冬科植物忍冬 *Lonicera japonica* Thunb.的干燥茎枝。秋、冬两季采割，晒干。

侯士良等[2]考证，不同历史时期，金银花是以不同部位入药的。宋代以前独用茎叶，明代则茎、叶、花一同入药，此后强调以花为主，其茎叶成为同一植物的另外一种药物。

防风

味甘，温。

主治大风①头眩痛②，恶风③风邪④，目盲无所见，风行周身，骨节疼痹，烦满。久服轻身。一名铜芸。生沙苑⑤川泽。

【注释】

① 大风：指强烈的风邪。《素问·生气通天论》："清静则肉腠闭拒，虽有大风苛毒，弗之能害。"

② 头眩痛：眩晕头痛。

③ 恶风：指病邪。《素问·脉要精微论》："来徐去疾，上虚下实，为恶风也。故中恶风者，阳气受也。"

[1] 王家葵,张瑞贤.神农本草经研究[M].北京：科学技术出版社,2001：262.

[2] 侯士良,赵晶,杨国营,等.金银花最早出处及药用部位考证[J].中药材,1997,20(11)：583－585.

④ 风邪：中医病名。《诸病源候论·风邪候》："风邪者，发则不自觉知，狂惑妄言，悲喜无度是也。"

⑤ 沙苑：陕西大荔南洛水与渭水间一大片沙草地。西周秦汉时期灌草植被丰富，动物种类繁多，为历朝的牧马场所。

【译文】 防风，味甘，性温。主治严重伤风所致眩晕头痛、恶风所致神志错乱、视力受损、风邪走窜全身、骨节痹痛、烦闷。长期服用能使身体轻健。又名铜芸，产于沙苑的川泽中。

【按语】 防风，《中华人民共和国药典》规定品种为伞形科植物防风 *Saposhnikovia divaricata*（Turcz.）Schischk. 的干燥根。春、秋两季采挖未抽花茎植株的根，除去须根和泥沙，晒干。

【历代名医汇讲】

1. 药名释名 《本草乘雅半偈》：先人云：四大中风力最胜，执持世界，罅无不入。设人身腠理疏泄，则生气有所不卫，风斯入焉。故欲防御障蔽者，匪通天之生气勿克也。防风黄中通理，鼓水谷之精，以防贼风之来，命名者以此。

2. 性味运气 《本草发明》：上品之下，君。气温，味甘、辛。纯阳，无毒。升也。足阳明胃、足太阴脾行经药，太阳经本经药也。

3. 功效主治 《本草发明》：防风气温而浮，治风通用，除上焦在表风邪为最，兼治下焦风湿，尽其用矣，故《本草》主大风头眩痛，恶风，风邪目盲，胁风头面去来，散头目滞气，此除上焦风邪仙药也。风行周身，骨节疼痹，烦满胁痛，四肢挛急，字乳，金疮，内痉，泻肺实，可见治风通用矣。《本经》不言治湿，《心》云：治湿仙药。盖风胜湿，湿热生风，风湿相因，故兼治下焦风湿。久服轻身，以能去风湿故耳。

东垣云：黄芪制防风，其功愈大。防风乃卒伍卑贱之职，随所引而至，乃风药中润剂。得泽泻、藁本，疗风。得当归、芍药、阳起石、禹余粮，疗妇人子脏风。误服泻人上焦元气，可见上焦有是实风邪者，方可用之。

《本草崇原》：风淫于头，则大风头眩痛。申明大风者，乃恶风之风邪，眩痛不已，必至目盲无所见，而防风能治之。又，风邪行于周身，甚至骨节疼痛，而防风亦能治之，久服则土气盛，故轻身。

【现代研究】

化学成分：研究防风中主要含有挥发性成分，包括：挥发性成分
2-甲基-3-丁烯-2-醇、戊醛、α-蒎烯、己醛、戊醇、己醇、辛醛、壬醛、
辛醇、乙酰苯、人参醇等成分；色原酮类；香豆素类，包括：补骨脂素、
香柑内酯、欧前胡素、异欧前胡素、紫花前胡苷元等；其他还有多糖
类、有机酸类、聚乙炔类、甘油酯类等成分。

药理作用：具有解热、镇痛、镇静、抗炎、抗菌、抗肿瘤、提高机体
免疫功能、抗过敏、抗凝血等药理作用[1]。

王不留行

味苦。

主治金创，止血，逐痛①，出刺②，除风痹内寒。久服轻
身，耐老增寿。生太山山谷。

【注释】

① 逐痛：尚志钧《神农本草经校注》："由异物如瘀血所致痛，驱逐异物，则
痛止，故曰逐痛。"

② 出刺：将停留在肌表的异物顶出。

【译文】 王不留行，味苦。主治外伤疮疡，能止血、止痛、顶出停
留在肌表的异物、驱除体内风寒痹痛。长期服用，能使身体轻健、青
春常驻、寿命长久。产于泰山的山谷中。

【按语】 王不留行，《中华人民共和国药典》规定品种为石竹科
植物麦蓝菜 *Vaccaria segetalis*（Neck.）Garcke 的干燥成熟种子。
夏季果实成熟、果皮尚未开裂时采割植株，晒干，打下种子，除去杂
质，再晒干。

徐炳声[2]根据《神农本草经》《名医别录》中"生山谷""生泰山山

［1］　窦红霞,高玉兰.防风的化学成分和药理作用研究进展[J].中医药信息,
　　　2009,26(2)：15－16.
［2］　徐炳声.中药"王不留行"的原植物研究[J].药学学报,1959,7(2)：65－77.

谷",认为不像麦蓝菜,徐忠银等[1]亦从陶弘景"叶似酸浆"对麦蓝菜表示怀疑。但因材料不足,难以提出确定品种。

【历代名医汇讲】

1. 性味运气　《本草发明》:上品下,君。俗名剪金花。气平,味甘。无毒。阳中之阴。

2. 功效主治　《本草发明》:此能治风毒,通血脉,故《本草》主金疮止血,逐痛出刺,止鼻衄,除心烦,风痹,风疼内寒,消痈疽、乳痈、恶疮、外肿。又治女科,催产调经,其治风毒、通血脉之功见矣。

《本经逢原》:《发明》王不留行专行血分,乃阳明、厥阴、冲任之药。能通乳利窍,其性走而不守,故妊妇禁服;一妇患淋卧久,用此煎服,再剂而愈。其利小便,出竹木刺与瞿麦同功。

3. 产地生境　《本经疏证》:生泰山山谷。二月、八月采。王不留行多生麦地中,苗高一二尺。三四月开小花,如铎铃状,红白色。结实如灯笼草子,壳有五棱,壳内包一实,大如豆,实内细子大如菘子,生白熟黑,圆如细珠。

【现代研究】

化学成分:王不留行主要含有环肽、三萜、皂苷、黄酮苷、类脂、脂肪酸和单糖等。目前,从王不留行中分离得到的环肽类化合物主要有王不留行环肽 A~H[2]。李娜等[3]首次从炒王不留行分离得到了(2S)-N,N,N-三甲基色氨酸内铵盐。

药理作用:王不留行水煎剂对小鼠具有抗着床、抗早孕作用,对子宫有兴奋作用,并能促进乳汁的分泌。其水煎液和乙醚萃取液具有抗肿瘤作用。此外,通过实验可得出王不留行水煎液还对小鼠有抗着床

[1]　徐忠银,肖浦生.王不留行的本草学研究[J].基层中药杂志,1993,7(1):26-28.

[2]　董红敬,李佳,郭英慧,等.高效液相色谱法测定王不留行中王不留行环肽A和王不留行环肽B[J].药物分析杂志,2012,32(5):93-96.

[3]　李娜,马长华,刘冬,等.炒王不留行的化学成分分析[J].中国实验方剂学杂志,2013,19(10):73-75.

作用,并通过大量临床研究得出王不留行对子宫有兴奋作用[1]。

蓝实

味苦,寒。

主解诸毒,杀蛊①蚑②、疰鬼③、螫④毒。久服头不白,轻身。生河内平泽。

【注释】

① 蛊(gǔ 古):指古代用毒虫所制的一种毒药。《诸病源候论·蛊毒候》:"多取虫蛇之类,以器皿盛贮,任其自相啖食,唯有一物独在者,即谓之为蛊,便能变惑,随逐酒食,为人患祸。"

② 蚑:据森立之《本草经考注》,蚑为魃的假借。《说文》:"一曰小儿鬼。"《说文解字注》:"《汉书仪》颛顼氏有三子,生而亡去为疫鬼。一居江水为疟鬼。一居若水为魍魉蜮鬼。一居人宫室区隅善惊人为小儿鬼。"

③ 疰鬼:据马继兴《神农本草经辑注》二字疑倒,当为鬼疰。疰、注通假。鬼注,中医病名。突发心腹刺痛,甚或闷绝倒地,并能传染他人的病证。《诸病源候论·鬼注候》:"注之言住也,言其连滞停住也。人有先无他病,忽被鬼排击,当时或心腹刺痛,或闷绝倒地,如中恶之类,其得瘥之后,余气不歇,停住积久,有时发动,连滞停住,乃至受于死。死后注易旁人,故谓之鬼注。"又森立之《本草经考注》:"蛊蚑注鬼,盖是蛊注蚑鬼自一种文法。"

④ 螫(shì 释)毒:《说文》:"虫行毒也。"毒虫螫咬,注射毒液。

【译文】 蓝实,味苦,性寒。主要能解各种毒,如蛊蚑、疰鬼、螫毒。长期服用,能使头发不白、身体轻健。产于河内的平泽中。

【按语】 《中药大辞典》记载本品为蓼科蓼属植物蓼蓝 *Polygonum tinctorium* Ait.的果实。9～10月果实成熟时采收,晒干。

本植物的叶或全草(大青)以及叶的加工制成品(青黛、蓝靛)亦供药用。

戴卫波等[2]考证,蓝实首载于《神农本草经》,《肘后方》全书有

［1］ 魏薇.中药王不留行的研究进展[J].中国医药指南,2014,12(6):87-88.

［2］ 戴卫波,梅全喜.《肘后备急方》蓝的考证[J].中药材,2016,39(8):1917-1918.

蓝实4处记载,可用于治疗上气咳嗽,解毒杏仁等多种药物中毒。唐代《新修本草》载蓝实曰:"蓝有三种……《本经》所用乃是蓼蓝实也,其苗似蓼而味不辛者。"蓝有数种,但蓝实主要是蓼科植物蓼蓝。

【历代名医汇讲】

1. **功效主治**　《本经逢原》:《本经》解诸毒,杀蛊蚑疰鬼螫毒。

《发明》:《本经》取用蓝实,乃大青之子,是即所谓蓼蓝也。性禀至阴,其味苦寒,故能入肝。《本经》取治蛊疰诸毒,专于清解温热诸邪也,阳毒发斑咽痛必用之药。而茎叶性味不异,主治皆同。《日华子》治天行热狂,疔肿风疹。朱肱治发斑咽痛,有犀角大青汤、大青四物汤,皆取其叶,以治温热毒盛发斑之药,非正伤寒药也。

2. **产地生境**　《本草乘雅半偈》:生河内平泽处,亦有蔬圃作畦子种者。凡五种,唯蓝实专取蓼蓝。蓼蓝,叶如蓼,三月生苗,五月开花成穗,淡红色,花实皆如蓼。岁可三刈,故先王仲夏令民无刈蓝以染。郑玄云:恐伤长养之气也。

天名精

味甘,寒。

主治瘀血、血瘕[1]欲死、下血,止血,利小便,除小虫[2],去痹,除胸中结热,止烦渴。久服轻身,耐老。一名麦句姜,一名虾蟆蓝,一名豕首。生平原[3]川泽。

【注释】

① 血瘕:中医古病名。因瘀血聚积所生的有形肿块。为八瘕之一。《素问·阴阳类论》:"阴阳并绝,浮为血瘕。"

② 小虫:森立之《本草经考注》:"小虫盖是蛲虫。《病源》云:蛲虫至细微形,如菜虫,居胴肠,多则为痔,极则为癞。"

③ 平原:古代郡国名。西汉高祖从齐郡分置平原郡。其地在今山东省德州市中南部及齐河县、惠民县、阳信县一带。

【译文】　天名精,味甘,性寒。主治瘀血、血瘕痛不欲生、便血,能止血、利小便、驱除寄生虫、除痹痛、清除胸中热邪结聚、止渴除烦。

长期服用,能使身体轻健、青春常驻。又名麦句姜、虾蟆蓝、豕首,产于平原的川泽中。

【按语】《中药大辞典》记载本品为菊科天名精属植物天名精 *Carpesium abrotanoides* L. 的全草。7～8 月采收,洗净,鲜用或晒干。

【历代名医汇讲】

1. 性味运气 《本草发明》:上品下,君,气寒,味甘、辛,无毒。味带辛似姜,云麦句姜香气如兰,又名虾蟆兰。

2. 功效主治 《本经逢原》:《本经》主瘀血,血瘕欲死,下血止血,利小便。《发明》天名精功专散血,有破宿生新之功,故《本经》言下血止血,又能涌吐风痰,杀虫解毒。擂汁服之,能止痰疟,漱之止牙痛,捣之敷蛇伤,煎服除淫秽邪毒,从小便泄出。凡乳蛾喉咙肿痛,及小儿急慢惊风,牙关紧急,不省人事者,捣绞和酒灌之。咽喉肿塞,痰涎壅滞,捣汁鹅翎扫入,去痰立效。亦治猪瘟。

3. 产地生境 《本草崇原》:始出平原川泽,今江湖间皆有之,路旁阴湿处甚多。春生苗,高二三尺,叶如紫苏叶而尖长,七月开黄白花,如小野菊,结实如茼蒿子,最黏人衣,狐气尤甚。

【民俗文化】

《本草名释与传说故事》:按《异苑》云:“宋元嘉中期,青州有一名叫刘恒的人,射中一獐。剖开五脏后,用一种草塞进腹内以擦血迹,塞后片刻,獐蹶然而起。刘恒很奇怪,追上拔出草,獐即倒,如此试之再三均验。刘恒因此密录之,并种此草以主治折伤,治愈者无数。”人们传为刘恒草,因能医鹿伤,俗又呼之为活鹿草。

【现代研究】

化学成分:天名精的乙酸乙酯部位浸膏中分离纯化了 10 个化合物,分别鉴定为:Vomifoliol(Ⅰ)、2 - Desoxy - 4 - epi - pulchellin(Ⅱ)、8 - epi - Confertin(Ⅲ)、1 - epi - Inuviscolide(Ⅳ)、特勒内酯(Ⅴ)、Isotelekin(Ⅵ)、4(15) - β - Epoxyisotelekin(Ⅶ)、天名精内酯酮(Ⅷ)、天名精内酯醇(Ⅸ)、3 - Deuteriomethyl - 5 - methyl - 2,3 -

dihydrobenzofuran（χ）[1]。药理研究缺乏。

蒲黄

味甘,平。

主治心腹膀胱寒热,利小便,止血,消瘀血。久服轻身,益气力,延年神仙。生河东池泽。

【译文】 蒲黄,味甘,性平。主治心腹膀胱寒热,能通利小便、止血、消散瘀血。长期服用,能使身体轻健、气力充沛、寿命长久以至成仙。产于河东的池泽中。

【按语】 蒲黄,《中华人民共和国药典》规定品种为香蒲科植物水烛香蒲 *Typha angustifolia* L.、东方香蒲 *Typha orientalis* Presl 或同属植物的干燥花粉。夏季采收蒲棒上部的黄色雄花序,晒干后碾轧,筛取花粉。剪取雄花后,晒干,成为带有雄花的花粉,即为草蒲黄。

【历代名医汇讲】

功效主治 《本草发明》:蒲黄味甘色黄,足太阴经药,血病必用之药也。盖脾裹血,故《本草》主止血,消瘀血,心腹膀胱寒热,利小便,必因于血分者。治女人带崩,月候不匀,血气心腹痛,妊孕下血,堕胎,血晕,儿枕痛,血癥血痢,肠风泄血,衄、吐血,溺血及扑损血闷,排脓疮血,游风肿毒,故止血补血,须用炒,破血消肿,宜生用。然活血止血居多,而补益少,虽云久服轻身益气力,但不益极虚之人。多服未免自利,可见补益少也。

【医案】

《本草纲目》:按:许叔微《本事方》云:有士人妻舌忽胀满口,不能出声。一老叟教以蒲黄频掺,比晓乃愈。又《芝隐方》云:宋度宗欲赏花,一夜忽舌肿满口。蔡御医用蒲黄、干姜末等分,干搽而愈。

---

[1] 刘平安,刘敏,潘微薇.天名精化学成分研究[J].中药材,2014,37(12):2213.

据此二说,则蒲黄之凉血活血可证矣。

【现代研究】

化学成分:蒲黄中的有效成分为黄酮类,如柚皮素、槲皮素、香蒲新苷等,还含有止血成分鞣质,此外还含有甾类、烷烃类及糖类等[1][2]。

药理作用:蒲黄是传统中药,研究发现蒲黄具有多种药理作用,使用安全,无明显的毒副作用,黄酮类化合物为其主要有效成分,具有镇痛、抗凝促凝(与浓度有关)、促进血液循环、降低血脂、防止动脉硬化、保护高脂血症所致的血管内皮损伤,提高体内环磷酸腺苷(CAMP)水平,防治冠心病、高脂血症和心肌梗死,兴奋收缩子宫、增强免疫力等作用,还有促进肠蠕动、抗炎、抗低压低氧、抗微生物等药理作用[3]。

香蒲

味甘,平。

主治五脏心下邪气、口中烂臭①,坚齿,明目,聪耳。久服轻身,耐老。一名睢。生南海池泽。

【注释】

① 口中烂臭:指口疮糜烂发臭。

【译文】 香蒲,味甘,性平,主治五脏胃脘之邪气、口疮糜烂发臭,能使牙齿坚固、视力听力增强。长期服用,能使身体轻健、青春常驻。又名睢,产于南海郡的池泽中。

【按语】 《全国中草药汇编》记载本品为香蒲科香蒲属植物长苞

[1] 李芳,陈佩东,丁安伟.蒲黄化学成分研究[J].中草药,2012,43(4):667-669.

[2] 孔祥鹏,陈佩东,张丽,等.蒲黄的化学成分研究[J].吉林中医药,2011,31(1):66-68.

[3] 刘成彬,张少聪.中药蒲黄的药理与临床研究进展[J].世界中西医结合杂志,2009,4(2):149.

香蒲、狭叶香蒲、宽叶香蒲或其同属多种植物的全草。春、夏季植株生长旺盛时割取全草,切段晒干。

付利方等[1]考证认为,香蒲与蒲黄皆为《神农本草经》上品药,《神农本草经》所载香蒲并非蒲黄原植物"香蒲",而是莎草科香附 *Cyperus rotundus* Linn.。只是由于唐《新修本草》的误认导致了后世将两者相混淆。

【历代名医汇讲】

1. **性味运气** 《本草发明》:香蒲,即蒲黄苗。气平味甘,除秽恶。

2. **功效主治** 《本草经集注》:主治五脏心下邪气,口中烂臭,坚齿,明目,聪耳。

《本草崇原》:香蒲生于水中,色黄味甘,禀水土之专精,而调和其气血。主治心腹、膀胱寒热,利小便者,禀土气之专精,通调水道,则心腹、膀胱之寒热俱从小便出,而气机调和矣。止血,消瘀血者,禀水气之专精,生其肝木,则止新血,消瘀血,而血脉调和矣。久服则水气充足,土气有余,故轻身,益气力,延年神仙。

3. **产地生境** 《本经疏证》:香蒲春初生浅水中,出水时红白色茸茸然,名曰蒻叶,似莞而褊,有脊而柔,至夏抽梗于丛叶中,花抱梗端,如武士棒杵,俗谓之蒲槌,亦曰蒲萼。

兰草

味辛,平。

主利水道,杀蛊毒,辟不祥。久服益气,轻身不老、通神明。一名水香。生大吴①池泽。

【注释】

① 大吴:《本草经集注》:"大吴应是吴国太伯所居,故呼大吴。"指今江苏

---

[1] 付利方,王德群.《神农本草经》香蒲考释[J].安徽中医学院学报,2011,30(2):8-10.

南部。

【译文】 兰草,味辛,性平。主要能通利水道、驱除蛊毒等不祥之邪气。长期服用,能使气力充沛、身体轻健、长生不老、与神明相通。又名水香,产于大吴的池泽中。

【按语】 谢宗万[1]考证认为,《神农本草经》中兰草及后代所列兰草,其原植物为菊科植物佩兰 *Eupatorium fortunei* Turcz.此植物从清《本草再新》起命名为佩兰。《中华人民共和国药典》规定佩兰品种为菊科植物佩兰 *Eupatorium fortunei* Turcz.的干燥地上部分。夏、秋两季分两次采割,除去杂质,晒干。

【历代名医汇讲】

1. 药名释名 《本草乘雅半偈》:兰草,香草也。别名都梁香、千金草,即孩儿菊、醒头草也。《礼记》"佩帨兰茝",《楚辞》"纫秋兰以为佩",《西京杂记》载汉时池苑种兰以降神,或杂粉藏书衣中主辟蠹者,皆此兰也。

2. 功效主治 《本草发明》:兰叶禀金水,清气而似有火,人知花之香,不知叶之妙也。《本草》主利水道,劫胸中痰癖,益气生津,治消渴,杀蛊毒,辟百祥,润肤逐痹,胆瘅必用,散久陈郁之气。《经》曰:治之以兰,陈气也。又云:消渴治以兰是也。

决明子

味咸,平。

主治青盲、目淫肤①赤白膜②、眼赤痛、泪出。久服益精光③,轻身。生龙门④川泽。

【注释】

① 目淫肤:即目息肉淫肤。中医眼科病症名。《诸病源候论·目息肉淫肤候》:"息肉淫肤者,此由邪热在脏,气冲于目,热气切于血脉,蕴积不散,结而生息肉,在于白睛肤睑之间,即谓之息肉淫肤也。"

---

[1] 谢宗万.佩兰与泽兰的本草考证[J].中医药研究,1989,2:19-30.

②赤白膜：即赤膜、白膜。中医眼科病症名。眼生膜障，因其血丝浅淡而稀疏者，称白膜；其血丝红赤稠密，故称赤膜。

③精光：眼睛的光芒，即视力。

④龙门：古代地名代称。《书·禹贡》有"龙门，禹贡雍州之域"的记录。相传夏禹"导河积石，至于龙门"，因而史以"龙门"。为今陕西韩城与山西河津地域的代称。

【译文】 决明子，味咸，性平。主治青盲、目息肉淫肤、赤白膜、眼红而痛、多泪。长期服用，能使眼睛炯炯有神、身体轻健。产于龙门的川泽中。

【按语】 决明子，《中华人民共和国药典》规定品种为豆科植物决明 *Cassia obtusifolia* L.或小决明 *Cassia tora* L.的干燥成熟种子。秋季采收成熟果实，晒干，打下种子，除去杂质。

卢其亮等[1]通过产地"生龙门"，考证认为《神农本草经》时代应用决明子为豆科植物决明。

【历代名医汇讲】

1. **药名释名**　《本草乘雅半偈》：先人《题药》云：决明叶昼开夜合，两两相贴。其叶夜不合者，茳芒也。人之眼夜合，故治眼疾，因名决明。味咸走血，气寒待热，故治青盲、肤膜、泪出，热伤血分者相宜。倘属气分及风寒致目中诸证者，非所宜矣。

《本草求真》：为治目收泪止痛要药，谓之决明，即是此意。

2. **功效主治**　《本草发明》：此除肝热、和肝气、明目之要药，故《本草》主盲目淫肤，赤白膜眼，赤痛目泪，久服益睛光，其和肝明目可知矣。疗唇青色，以属肝也，助肝气。又治鼻衄，水调末贴脑心。筑枕卧，除头风。调水敷肿毒。叶主明目，利五脏。

《本草崇原》：目者肝之窍，决明气味咸平，叶司开合，子色紫黑而光亮，禀太阳寒水之气，而生厥阴之肝木，故主治青盲、目淫、肤赤。青盲则生白膜，肤赤乃眼肤之赤，目淫则多泪，故又曰：白膜眼赤泪

［1］　卢其亮，吕归宝.中药决明子的本草考证［J］.河南科学，1999，17（6）：
　　　156-157.

出也。久服则水精充溢,故益精光,轻身。

3. 服食养生 《神农本草经百种录》:久服,益精光,不但能治目邪,而且能补目之精也,其咸降清火功。轻身。火清则体健也。

【现代研究】

化学成分:本品主含大黄酸、大黄素、芦荟大黄素、决明子素、橙黄决明子素、决明素等蒽醌类物质,以及决明苷、决明酮、决明内酯等萘并吡咯酮类物质;此外,尚含甾醇、脂肪酸、糖类、蛋白质等。

研究表明,决明子含有蒽醌类、萘并-吡喃酮类、脂肪酸类、非皂化物质、多糖类、氨基酸和无机元素等成分,主要成分为蒽醌类成分。蒽醌类成分为决明子的主要药效成分,主要为大黄素型蒽醌,呈游离或结合状态。决明子所含蒽醌成分有大黄酚、大黄素甲醚、美决明子素,黄决明素、决明素、橙黄决明素、大黄素、芦荟大黄素、去甲基橙黄决明素、黄决明素等。此外,决明子中含有丰富的脂肪酸类成分,主要成分为软脂酸、硬脂酸、油酸和亚油酸等;非皂化物质有含有十六烷至三十一烷、胆甾醇、豆甾醇、β-谷甾醇、1,3-二羟基-3-甲基蒽醌、锦葵酸、苹婆酸及菜子甾醇;糖及氨基酸类成分有组氨酸、半乳糖配甘露聚糖、葡萄糖、半乳糖、木糖、棉子糖以及胱氨酸、天门冬氨酸、γ-羟基精氨酸等;决明子含有的无机元素主要是锌、铜、锰、铁、镁、钙、钠及钾等8种元素[1]。

药理作用:具有降血脂、保肝、降血压、抗氧化、泻下、护眼、抗血小板聚集等药理作用,其他还有抗癌作用,体外试验对人体子宫颈癌细胞培养株系 JTC-26 抑制率在 90% 以上,大黄酸对小鼠黑色素瘤有较强的抑制作用,50 mg/kg 抑制率为 70%,对癌细胞醇解有明显的抑制作用[2]。

[1] 孔祥锋,臧恒昌.决明子化学成分及药理活性研究进展[J].药学研究,2003,32(11):660.
[2] 金利思,翁金月.决明子的研究与开发进展[J].海峡药学,2012,24(3):42-43.

云实

味辛,温。

主治泄痢、肠澼,杀虫蛊毒,去邪毒①结气,止痛。除寒热。

花:主治见鬼精物,多食令人狂走。

久服轻身,通神明。生河间②川谷。

【注释】

① 邪毒:含义较广,包括外来之毒及内生之毒。外来之毒指从外感而得之。内生之邪毒,则为脏腑功能失调的病理产物。

② 河间:古代郡国名。在今河北河间市一带。

【译文】 云实,味辛,性温。主治泄泻痢疾及便有脓血、恶寒发热,能驱除寄生虫及蛊毒,清除体内的邪毒结气、止痛。云实的花,主治幻视而见到所谓的鬼怪,但多食此花能使人发狂而奔跑。长期服用云实,会使身体轻健、与神明相通。产于河北河间的川谷中。

【按语】 《中药大辞典》记载本品为豆科云实属植物云实 *Caesalpinia decapetala* (Roth) Alston 的种子。8~10 月果实成熟时采收,剥取种子,晒干。

云实全株有毒,而非历代本草中所说"无毒"。本植物的根或根皮(云实根)、叶(四时青)亦供药用。云实花可令人产生幻觉,现代不作药用。

【历代名医汇讲】

1. 功效主治 《本草经集注》:主治泄痢肠澼,杀虫蛊毒,去邪恶结气,止痛,除寒热。消渴。

2. 产地生境 《本草经集注》:生河间川谷。十月采,曝干。今处处有,子细如葶苈子而小黑,其实亦类莨菪。

【现代研究】

云实的现代研究较少,而关于云实属植物新的药理作用研究可以参考,且其药理活性多与黄酮类和二萜类化合物有关,具有抗炎、抗氧化、抗菌、抗结核等活性。该属植物的提取物及活性成分有可能开发成为治疗糖尿病、免疫缺陷、癌症、心血管疾病等多种疾病的药物,而抑制黑色素生成的活性使其不仅可以成为治疗药物,还有望进入化妆品领域,因此开发研究该属植物有着很广阔的前景[1]。

徐长卿

味辛,温。

主治鬼物百精①,蛊毒,疫疾②,邪恶气③,温疟。久服强悍④,轻身。一名鬼督邮。生太山山谷。

【注释】

① 鬼物百精:尚志钧《神农本草经校注》:"古人对某些原因不明的神经疾患,或精神疾患,以及慢性传染病如鬼疰、尸注等,都视为鬼物百精。"

② 疫疾:疫病,发生在人或动物身上,并具有可传染性的疾病的统称。

③ 邪恶气:即邪气、恶气,泛指外来致病因素。邪气即病邪,是各种致病因素的统称。《素问·通评虚实论》:"邪气盛则实,精气夺则虚。"恶气,存在于自然界,有损于人体的毒害之气。《素问·四气调神大论》:"恶气不发,风雨不节,白露不下,则菀槁不荣。"

④ 强悍:身体强壮。《说文》:"悍,勇也。"强劲,坚实。

【译文】 徐长卿,味辛,性温。主治鬼物百精之病、蛊毒、疫病、各类邪气恶气所致疾病、温疟。长期服用,能使身体强悍而轻健。又名鬼督邮,产于泰山的山谷中。

【按语】 《中华人民共和国药典》记载本品为萝摩科植物徐长卿 *Cynanchum paniculatum* (Bge.) Kitag. 的干燥根和根茎。秋季采挖,除去杂质,阴干。

【历代名医汇讲】

1. **功效主治** 《本草经集注》:主治鬼物百精,蛊毒,疫疾,邪恶气,温疟。

2. **产地生境** 《本草发明》:生卑湿川泽,叶如柳叶,两两相当。

---

[1] 李昌勤,王声凤,陆程灿.云实属植物化学成分及药理作用研究进展[J].中国中药杂志,2016,41(10):1773-1783.

根类细辛,扁扁短小。气臭亦似鬼督邮,实非也。

【现代研究】

化学成分:研究表明徐长卿主要含丹皮酚、多种苷元及黄酮、氨基酸、异丹皮酚及多糖类,除上述几类成分外,该植物中尚有一些生物碱、甾醇、呋喃、糖酸及单甘酯等[1,2]。

现代药理研究表明,其具有抗炎镇痛、抗病毒蛇毒、抑制肿瘤、扩张血管、减慢心率、降低血压、降低胆固醇、增强免疫功能等活性。

杜若

味辛,微温。

主治胸胁下逆气,温中,风入脑户①、头肿痛、多涕泪出。久服益精,明目,轻身。一名杜衡。生武陵②川泽。

【注释】

① 脑户:经穴名。属督脉。脑户是督脉、足太阳膀胱经的交会穴。脑即脑髓,户即门户,督脉循脊上行入脑,此穴在枕部,相当于脉气入脑的门户,故名脑户。

② 武陵:古代地名。西汉初年置郡,在今湖南常德地区。

【译文】 杜若,味辛,性微温。主治胸肺气逆、风邪侵入督脉之脑户穴、头肿胀而痛、多涕多泪,能温煦中焦脾胃。长期服用,能使阴精充盈、视力增强、身体轻健。又名杜衡,产于湖南常德的川泽中。

【按语】 《中华本草》记载本品通用名为竹叶莲,为鸭跖草科植物竹叶花 *Pollia japonica* Thunb.的根茎和全草。夏、秋季采收,洗净,鲜用或晒干。

陈修源等[3]认为,杜若一药,明代已近失传,当今多数学者将杜若定为鸭跖草科植物竹叶莲是不合适的,经过考证认为姜科山姜属

[1] 郭婕,孙秀梅,张兆旺.徐长卿的现代化学药理研究与临床应用近况[J].黑龙江中医药,2004,(1):44-46.

[2] 李翼鹏.徐长卿的化学成分研究[D].太原:山西大学,2014,7.

[3] 陈修源,华青,张汇泉.杜若的本草考证[J].中药材,1988,11(4):44-45.

植物山姜 *Alpinia japonica* Miq.更为合适。王宁[1]考证认为古代杜若是指近日山姜属的高良姜 *Alpinia officinarum* Hance.,现代的鸭跖草科杜若属杜若应是古代杜若的伪品鸭喋草。

【历代名医汇讲】

功效主治 《本草经集注》:主治胸胁下逆气,温中,风入脑户,头肿痛,多涕泪出,眩倒目,止痛,除口臭气。

《本草发明》:驱风,故主胸胁下逆气,温中,风入脑户,头肿痛,多涕泪眩,目臧臧,止痛,除口臭。久服益精,明目,令人不忘。

茵陈蒿

味苦,平。

主治风湿寒热邪气,热结黄疸。久服轻身,益气耐老。生太山。

【译文】 茵陈蒿,味苦,性平。主治风湿寒热邪气、热邪蕴结所致黄疸。长期服用,能使身体轻健、气力充沛、青春常驻。产于泰山。

【按语】 茵陈蒿,《中华人民共和国药典》规定品种为菊科植物滨蒿 *Artemisia scoparia* Waldst. et Kit. 或茵陈蒿 *Artemisia capillaris* Thunb.的干燥地上部分。春季幼苗高 6～10 cm 时采收或秋季花蕾长成至花初开时采割,除去杂质和老茎,晒干。春季采收的习称"绵茵陈",秋季采割的称"花茵陈"。

谢宗万[2]考证古代正品茵陈为菊科植物滨蒿 *Artemisia scoparia Waldst. et* Kit.或茵陈蒿 *Artemisia capillaris* Thunb.王惠民[3]考证认为古代早期的茵陈,是一个广义的概念,同名异物者很多。已知有菊科植物滨蒿、茵陈蒿,玄参科植物马先蒿和唇形科植物海州香薷。茵陈蒿有别于茵陈,专指菊科植物滨蒿和茵陈蒿。《本

［1］ 王宁.杜若的本草考证[J].中药材,1995,18(10):529-531.

［2］ 谢宗万.茵陈品种的本草考证[J].中药材,1988,11(2):50-53.

［3］ 王惠民.茵陈的本草考证[J].中药材,1994,17(1):39-41.

经》茵陈属于茵陈蒿。

【历代名医汇讲】

1. **药名释名** 《本草发明》：似蒿，叶紧细，茎干，经冬不死，至春因旧生新，故名茵陈。

2. **性味运气** 《本草发明》：上品之下，君。气平，味苦。《药性》云：苦，辛，微寒。无毒。阴中微阳，入足太阳经。

3. **功效主治** 《本经逢原》：《本经》主风湿寒热邪气，热结黄胆。《发明》茵陈有两种：一种叶细如青蒿者，名绵茵陈，专于利水，为湿热黄瘅要药。一种生子如铃者，名山茵陈，又名角蒿，其味辛苦小毒，专于杀虫，治口齿疮绝胜，并入足太阳。《本经》主风湿寒热，热结黄瘅，湿伏阳明所生之病，皆指绵茵陈而言。仲景茵陈蒿汤以之为君，治湿热发黄。栀子柏皮汤以之为佐，治燥热发黄。如苗涝则湿黄，旱则燥黄。其麻黄连翘赤小豆汤以之为使，治瘀热在里而身黄，此三方分治阳黄也。其治阴黄则有茵陈附子汤，各随燥湿寒热而为主治。按茵陈专走气分而利湿热，若蓄血发黄，非此能治也。《外台》治齿龈宣露，《千金》治口疮齿蚀，并用烧灰涂之，有汁吐去，一宿即效。而杀虫方中，一味煎汤，内服外洗，皆用角蒿，专取逐湿化热之功也。

【医案】

《本草纲目》：〔宗奭曰〕张仲景治伤寒热甚发黄，身面悉黄者，用之极效。

一僧因伤寒后发汗不彻，有留热，面身皆黄，多热，期年不愈。医作食黄治不对，而食不减。予与此药，服五日病减三分之一，十日减三分之二，二十日病悉去。方用山茵陈、山栀子各三分，秦艽、升麻各四钱，为散。每用三钱，水四合，煎二合，去滓，食后温服，以知为度。此药以山茵陈为本，故书之。

【现代研究】

化学成分：茵陈蒿活性成分主要为挥发油、蒿属香豆素、色原酮类、黄酮类、绿原酸等。

药理作用：茵陈有显著利胆作用；保肝作用；香豆素类是茵陈蒿

中重要的化合物之一,使血管内皮细胞释放一氧化氮和前列环素,具有扩张血管、促降血脂、防止氧自由基的生成、抗凝血等作用;对免疫调节的作用,茵陈蒿中还含有水溶性多肽类,具有提高 T 细胞免疫的活性,参与机体免疫调节,增加白细胞数目等作用,含有的植物蛋白具有诱生干扰素的作用;茵陈中的主要成分咖啡酸具有升高白细胞数目作用,因而能提高机体免疫功能;解热镇痛消炎作用,茵陈中的主要成分 6,7-二甲氧基香豆素有明显降温、镇痛作用,对致热大鼠也有明显退热作用。抗病原微生物作用,茵陈蒿中茵陈炔酮为抗菌主要成分,实验证实,在体外茵陈蒿有显著抑制金黄色葡萄球菌的作用,除此之外,对多种革兰阴性菌等有不同程度的抑制作用。抗肿瘤作用,茵陈蒿所含的香豆素类等多种成分可能有抗癌活性。茵陈有效成分是色原酮,此外,还有萜类、香豆酸、黄酮类、绿原酸等能够通过杀伤具有自我复制功能的肿瘤细胞而发挥抗肿瘤作用,对致癌物质环磷酰胺表现出良好的解毒效果,对射线和氮芥损伤均有良好的保护作用,从茵陈蒿中提取的茵陈二炔酮和茵陈二烯酮等也具有一定的抑制致癌物的活性作用[1]。

漏芦

味苦,寒。

主治皮肤热、恶疮、疽痔、湿痹,下乳汁。久服轻身,益气,耳目聪明,不老延年。一名野兰。生乔山①山谷。

【注释】

① 乔山:即桥山。在陕西黄陵县。《本草经集注》:"乔山应是黄帝所葬处。"

【译文】　漏芦,味苦,性寒。主治体表发热、恶疮、疽、痔、湿痹,能催乳。长期服用,能使身体轻健、气力充沛、听力视力增强、寿命长久以至长生不老。又名野兰,产于乔山的山谷中。

---

[1]　孙远南,冯健.茵陈蒿的化学成分与药理作用研究进展[J].中国现代医生,
　　2011,49(21):12-13.

【按语】 漏芦,《中华人民共和国药典》规定品种为菊科植物祁州漏芦 *Rhaponticum uniflorum*（L.）DC.的干燥根。春、秋两季采挖,除去须根和泥沙,晒干。

果德安等[1]考证认为中药漏芦的正品是菊科植物祁州漏芦,而1990年版药典收载的禹州漏芦缺乏本草依据。

【历代名医汇讲】

1. 性味运气 《本草发明》:上品下,君。气寒,味苦、咸。无毒。连翘为使。行足阳明经,有独芦似之,但味甘、苦、酸,误服令吐不止,须细验之。

2. 功效主治 《本草发明》:漏芦苦寒,治风热,活血滋阴,故《本草》主皮肤热,恶疮疽疮疡如麻豆,可作浴汤。乳痈发背,排脓补血,扑损,续筋骨伤,止金疮红。又治小儿壮热,通小肠泄精、尿血,通经脉,疗风赤眼。

3. 产地生境 《本草经集注》:生乔山山谷。八月采根,阴干。乔山应是黄帝所葬处,乃在上郡。今出近道亦有,治诸瘘疥,此久服甚益人,而服食方罕用之。

【现代研究】

内外学者对祁州漏芦的化学成分进行了一系列研究,已经发现的化学成分主要包括植物蜕皮激素类、三萜类和噻吩类,其次还有黄酮和挥发油等成分。其中植物蜕变激素和甾醇类成分包括蜕皮甾酮、漏芦甾酮、土克甾酮等;萜类包括乌索酸根,3-O-19α-羟基乌索-12-烯-28-酸、坡模堤酸、2α,3α,19α-三羟基乌苏-12-烯-28-酸等;噻吩类包括牛蒡子酸、牛蒡子醛、牛蒡子醇 b、牛蒡子酮 b 等;黄酮类包括槲皮素、芹菜素、儿茶素等;其他成分包括正二十四烷酸、十六烷酸、棕榈酸等[2]。

[1] 果德安,楼之岑.中药漏芦的本草考证[J].中国中药杂志,1992,17(10): 579-581.

[2] 杨美珍,王晓琴,刘勇.祁州漏芦化学成分与药理活性研究[J].中成药, 2015,37(3): 611-613.

药理实验表明祁州漏芦具有较好的抗动脉粥样硬化、抗脂质过氧化、免疫促进、改善脑功能和抗衰老作用。新的药理研究表明其具有益智、抗癌等作用[1]。

飞廉

味苦，平。

主治骨节热，胫重酸疼①。久服令人身轻。一名飞轻。生河内川泽。

【注释】

① 胫重酸疼：足胫沉重酸痛。

【译文】 飞廉，味苦，性平。主治骨节发热、足胫沉重酸痛。长期服用，能使身体轻健。又名飞轻，产于河内的川泽中。

【按语】《中药大辞典》记载本品为菊科飞廉属植物丝毛飞廉 *Carduus crispus* L.与节毛飞廉 *C. acanthoides* L.的全草或根。5～7月采收全草及花，9～10月挖根，鲜用或除花阴干外，其余切段晒干。

【现代研究】

化学成分：从飞廉的全草中分离得到5个化合物，β香树脂醇棕榈酸酯，蒲公英醇乙酸酯，木樨草素-7-O-α-L-鼠李糖基-(1—2)-β-D-葡萄糖苷，木樨草素-7-O-β-D-葡萄糖苷，三十碳酸；1个混合物，β谷甾醇、豆甾醇、豆甾-7-烯-3β-醇[2]。药理作用报道有降血压的作用[3]。

［1］ 包小妹，罗素琴.祁州漏芦化学成分和药理学研究进展[J].亚太传统医药，2011,7(9):176-177.

［2］ 张庆英，王学英，营海平，等.飞廉化学成分研究[J].中国中药杂志,2001,26(12):837.

［3］ 王美英.菊科植物飞廉的降压作用研究[J].中医药学刊,2003,21(9):1591.

旋花

味甘,温。

主益气,去面皯黑色,媚好。

其根:味辛。主治腹中寒热邪气,利小便。

久服不饥,轻身。一名筋根花,一名金沸。生豫州①平泽。

【注释】

① 豫州:古地名,汉武帝时置。西汉辖今河南东部和安徽北部一带,东汉辖区在今河南东南部、今淮河以北伏牛山以东的河南东部、安徽北部、江苏西北角及山东西南角。

【译文】 旋花,味甘,性温。主要能补益气力、使面部白净姣好。旋花的根,味辛,主治腹部寒热邪气,能通利小便。长期服用旋花,能使人耐饥、身体轻健。又名筋根花、金沸。产于豫州的平泽中。

【按语】 《中药大辞典》载本品为旋花科打碗花属植物旋花 *Calystegia sepium*(L.)R. Br.[*Con-volvulus sepium* L.]的花。

蠡①实

味甘,平。

主治皮肤寒热、胃中热气、风寒湿痹,坚筋骨,令人嗜食。久服轻身。

花、叶:去白虫②。

一名剧草,一名三坚,一名豕首。生河东川谷。

【注释】

① 蠡(lǐ):音“里”。

② 白虫:寸白虫,即绦虫。《诸病源候论·寸白虫候》:“寸白者,九虫内之一虫也。长一寸,而色白,形小褊,因府藏弱而能发动。或云:饮白酒,以桑枝贯牛肉炙食,并食生栗所成。又云:食生鱼后即饮乳酪,亦令生之。其发动则损人精气,腰脚疼弱。又云:此虫生长一尽,则令人死。”

【译文】 蠡实,味甘,性平。主治体表恶寒发热、胃有热气、风寒湿痹,能坚实筋骨、增强食欲。长期服用能使身体轻健。蠡实的花、叶能驱除绦虫。又名剧草、三坚、豕首。产于河东的川谷中。

【按语】　蠡实,现通行用名为马蔺子。《中药大辞典》载本品为鸢尾科鸢尾属植物马蔺 *Iris lactea* Pall. var. *chinensis*（Fisch.）Koidz.的种子。9～10 月果成熟时打下种子,除去杂质,再晒干。

【历代名医汇讲】

功效主治　《本草发明》:蠡实甘温,益脾利水,故《本草》主皮肤寒热,胃中热气,风寒湿痹,止心烦满,令人嗜食,坚筋骨,利大小便,长肌肤,肥大。花、叶去白虫,疗喉痹。

水萍

味辛,寒。

主治暴热身痒,下水气,胜酒①,长须发,止消渴。久服轻身。一名水华。生雷泽②池泽。

【注释】

① 胜酒:能胜酒力。胜,禁得起,能承担,能承受。

② 雷泽:古代大泽名。又名雷夏泽,故址在山东菏泽东北。

【译文】　水萍,味辛,性寒。主治突然发生的高热所致身痒,能利水气、增酒量、生须发、止消渴。长期服用能使身体轻健。又名水华,产于雷泽的池泽中。

【按语】　水萍,现通用名为浮萍。《中华人民共和国药典》规定品种为浮萍科植物紫萍 *Spirodela polyrrhiza*（L.）Schleid.的干燥全草。6～9 月采收,洗净,除去杂质,晒干。

【历代名医汇讲】

1. **药名释名**　《本草经集注》:一名水花,一名水白,一名水苏。此是水中大萍尔,非今浮萍子。

《本草发明》:小萍有三种,大曰蘋,叶圆阔寸许,背紫色,一名茆菜;中者曰荇菜,即凫葵;小者水上浮萍,即水萍。

2. **性味运气**　《疏》:水萍专得水气之清阴,故味辛气寒,《别录》:兼酸无毒。盖其体轻浮,其性清燥,能祛湿热之药也。

3. **功效主治** 《本经逢原》：《本经》主暴热身痒，下水气胜酒，长须发，止消渴。《发明》浮萍发汗胜于麻黄，下水捷于通草。恶疾疠风遍身者，浓煎浴半日多效。

《神农本草经读》：徐灵胎曰：水萍生于水中，而能出水上，且其叶入水不濡，是其性能敌水者也。故凡水湿之病皆能治之。其根不着土而上浮水面，故又能主皮毛之疾。

4. **产地生境** 《本草乘雅半偈》：生池泽止水中，季春始生，杨花所化也。一叶经宿即生九叶，叶下微须，即其根也。面青背紫者，入药最良。面背皆绿者，不堪入药也。七月收采，置竹筛内，下以水映之，日晒方干。

【民俗文化】

《本草纲目》：〔时珍曰〕浮萍其性轻浮，入肺经，达皮肤，所以能发扬邪汗也。世传宋时东京开河，掘得石碑，梵书大篆一诗，无能晓者。真人林灵素逐字辨译，乃是治中风方，名去风丹也。诗云：天生灵草无根干，不在山间不在岸。始因飞絮逐东风，泛梗青青飘水面。神仙一味去沉疴，采时须在七月半。选甚瘫风与大风，些小微风都不算。豆淋酒化服三丸，铁镤头上也出汗。其法：以紫色浮萍晒干为细末，炼蜜和丸弹子大。每服一粒，以豆淋酒化下。治左瘫右痪，三十六种风，偏正头风，口眼㖞斜，大风癫风，一切无名风及脚气，并打扑伤折，及胎孕有伤。服过百粒，即为全人。此方，后人易名紫萍一粒丹。

《本草名释与传说故事》：古书上曾记载过特大浮萍的故事。《家语》载："楚昭王渡江，江中有物大如斗，圆而赤，直触王舟。舟人取之，王大怪之，遍问群臣，莫之能识。派使聘于鲁，问孔子，孔子曰：'此所谓萍实者也，可剖而视之，吉祥。唯霸者为能获焉。'使者返，王遂食之，大美。"

姑活

味甘，温。

　　主治大风邪气、湿痹寒痛。久服轻身，益寿耐老。一名冬葵子。生河东川泽。

　　【译文】　姑活，味甘，性温。主治强烈的风邪、寒湿痹痛。长期服用，能使身体轻健、寿命长久、青春常驻。又名冬葵子，产于河东的川泽中。

　　【按语】　姑活究为何物，至今尚有疑问。森立之《本草经考注》从文字角度进行了诠解："陶云：方药亦无用此者，乃有固活丸，即是冶葛一名尔。此又名冬葵子，非葵菜之冬子，疗体亦异也。苏云：《别录》一名鸡精也。立之案：姑活之急呼为活，鸡精亦活之缓呼，与葛根一名鸡齐根同义。"多数学者不同意这一观点，不承认姑活即钩吻的说法。如马继兴《神农本草经辑校》："二者名称虽符，但究其实物，则尚有一点未解者二事。其一，《本经》记钩吻'有大毒'，而记姑活为'无毒'。钩吻的原植物为马钱科胡蔓藤，其全株均有剧毒。此二名若果系同物时又岂能毒性差异悬殊？其二，'钩吻'条所谓：'折之青烟出者名固活'，据《唐本草》注的解释是：'（钩吻）其新取者，折之无尘气。经年以后，则有尘起'。这说明贮放经年的干燥钩吻，在折断时可出现尘气（即'青烟'）。唯此种现象并非干燥钩吻所特有，在折断干燥的枸杞时也同样出现。正如《唐本草》注所指出的：'（钩吻）根骨似枸杞，有细孔者。人折之，则尘气从孔中出。今折枸杞根亦然。经（指《名医别录》）言：'折之青烟起者名固活为良'，此亦不达之言也'。由此可见姑活与钩吻的名实相互混淆不清，其历史由来已久，故今仍依传统古本草学各别为二物，尚有待于深考。"尚志钧也在《神农本草经校注》阐述了自己的观点："姑活近似名有固活。《水经·注解县》引《神农本草》：'地有固活'。《大观》《政和》'钩吻'条，引《本经》文一名野葛，引《别录》文一名固活。陶隐居注'姑活'云：'方药亦无用此者，乃有固活丸，即野葛'。《本草和名》：'钩吻，一名固活，折之青烟出'。按《水经注》'固活'应是钩吻别名，非姑活。'姑活味辛温，能久服轻身益寿，而钩吻味辛温有大毒，治恶疮疥虫、杀鸟兽。二者绝非一物。"

【历代明医汇讲】

1. 功效主治　《本草经集注》：主治大风邪气，湿痹寒痛。

2. 产地生境　《本草经集注》：生河东川泽。方药亦无用此者，乃有固活丸，即是野葛一名尔。此又名冬葵子，非葵菜之冬葵子，治体乖异。

屈草

味苦，微寒。

主治胸胁下痛、邪气、肠间寒热、阴痹①。久服轻身，益气耐老。生汉中川泽。

【注释】

① 阴痹：中医病名。指发于阴分的痹症。《灵枢·五邪》："阴痹者，按之而不得，腹胀，腰痛，大便难，肩背颈项痛，时眩。"

【译文】　屈草，味苦，性微寒。主治胸胁下疼痛、邪气、肠道寒热、阴痹。长期服用，能使身体轻健、气力充沛、青春常驻。产于陕西汉中的川泽中。

【按语】　所指不详。梁陶弘景《本草经集注》："方药不复用，俗无识此者也。"《中华本草》本品通用名为掌叶蓼，为蓼科植物掌叶蓼 *Polygonum palmatum* Dunn 的全草。夏季采收全草，切段晒干或鲜用。可参。

【历代名医汇讲】

1. 性味运气　《本草经集注》：味苦，微寒，无毒。

2. 功效主治　《本草经集注》：主治胸胁下痛，邪气，肠间寒热，阴痹。

蔓荆实

味苦，微寒。

主筋骨间寒热湿痹、拘挛，明目，坚齿，利九窍，去白虫。

久服轻身耐老。小荆实①亦等。生河间山谷。

【注释】

① 小荆实：《本草经集注》："小荆即应是牡荆，牡荆子大于蔓荆子而反呼为小荆，恐或以树形为言。复不知蔓荆树若高大尔。"

【译文】 蔓荆实，味苦，性微寒。主治筋骨间寒热湿痹、肢体拘挛，能增强视力、坚固牙齿、通利九窍、驱除绦虫。长期服用，能使身体轻健、青春常驻。小荆实功效与蔓荆实同。产于河北河间的山谷中。

【按语】 蔓荆实，现通用名为蔓荆子。《中华人民共和国药典》规定品种为马鞭草科植物单叶蔓荆 *Vitex trifolia* L. var. *simplicifolia* Cham.或蔓荆 *Vitex trifolia* L.的干燥成熟果实。秋季果实成熟时采收，除去杂质，晒干。

【历代名医汇讲】

1. **药名释名** 《本草乘雅半偈》：垂布如蔓，故名蔓；柔枝耐寒，故名荆。

2. **性味运气** 《本草经集注》：味苦、辛，微寒，平、温，无毒。

《本草求真》：蔓荆子(专入膀胱，兼入胃、肝)辛苦微温。

3. **功效主治** 《本草发明》：蔓荆子辛温兼苦，寒能凉诸经血而散风邪之药也，故《本草》主太阳经头痛，头风脑鸣，目泪出，目痛目暗，头沉昏闷，能明目坚齿、益气。又主筋骨间寒热，湿痹拘挛，关节九窍不利，去寸白长虫。此等候皆诸经血热而风淫所致也，此能凉之、散之，则以上诸风悉去矣。要之，清头目风邪为的药也。

《本草崇原》：主治筋骨间寒热者，太阳主筋病，少阴主骨病，治太阳、少阴之寒热也。湿痹拘挛，湿伤筋骨也。益水之精，故明目。补骨之余，故坚齿。九窍为水注之气，水精充足，故利九窍。

4. **产地生境** 《本草经集注》：生益州(恶乌头、石膏)。小荆即应是牡荆，牡荆子大于蔓荆子而反呼为小荆，恐或以树形为言。复不知蔓荆树若高大尔。

《本草崇原》：蔓荆生于水滨，苗高丈余，其茎小若如蔓，故名蔓荆。春叶夏茂,六月有花,淡红色,九月成实,黑斑色,大如梧子而轻虚。

5.服食养生 《本草经集注》:益气,久服轻身,耐老。令人光泽,脂致,长须发。

《本草发明》:云久服轻身,令人光泽脂嫩,皆由能去风湿热而然也。胃虚人禁服,恐生痰疾。

【现代研究】

化学成分:蔓荆果实中含有多种挥发油,主成分为莰烯和蒎烯,还有黄酮类成分蔓荆子黄素即紫花牡荆素、木樨草素等,还含 γ 氨基丁酸。二萜类成分蔓荆呋喃、牡荆内酯等,及对羟基苯甲酸和香草酸等[1]。

药理作用:蔓荆子所含的黄酮类化合物紫花牡荆素、蒿黄素等多甲氧基黄酮具有较好的止痛、抗菌、消炎作用,另外,对心血管疾病、肿瘤等也显示出一定的疗效。其所含挥发油主要为莰烯、蒎烯等,具有良好的止痛、祛痰平喘作用,还可以改善外周及内脏微循环的作用。所含的氨基酸 γ 氨基丁酸具有良好的降压作用。其所含的酚酸类香荚兰酸具有抗氧化、延缓衰老的作用[2]。

女贞实

味苦,平。

主补中,安五脏,养精神,除百疾①。久服肥健,轻身不老。生武陵山谷。

【注释】

① 百疾:泛指各种疾病,与百病同。《灵枢·五变》:“黄帝问于少俞曰:余闻百疾之始期也,必生于风雨寒暑……”

[1] 杨云,张晶,陈玉婷.天然药物化学分离手册[M].北京:中国中医药出版社,2003:797.

[2] 王冬,李秋红,周凯.蔓荆子的化学、药理与炮制研究进展[J].中医药学报,2008,36(1):70.

【译文】　女贞实，味苦，性平。主要能调养中焦脾胃、安养五脏、蓄养精神、祛除各种疾病。长期服用，能使肌肉壮硕、身体轻健、长生不老。产于湖南常德的山谷中。

【按语】　女贞实，现通用名为女贞子。《中华人民共和国药典》规定品种为木樨科植物女贞 *Ligustrum lucidum* Ait 的干燥成熟果实。冬季果实成熟时采收，除去枝叶，稍蒸或置沸水中略烫后，干燥；或直接干燥。

【历代名医汇讲】

1. 药名释名　《本草发明》：愚谓女名者，以其耐寒，凌霜雪不凋，如女之贞洁，故名之。

2. 性味运气　《本草发明》：上品，君。即冬青树子，气平，味苦、甘。无毒。

3. 功效主治　《本经逢原》：《发明》女贞，少阴之精，但性禀纯阴，味偏寒滑。脾胃虚人服之，往往减食作泻。以《本经》枸骨主治误列此味之下，后世谬认女贞有补中安五脏之功，多致误用滋患特甚，因表而出之。

《本草崇原》：三阳为男，三阴为女，女贞禀三阴之气，岁寒操守，因以为名。味苦性寒，得少阴肾水之气也。凌冬不凋，得少阴君火之气也。作蜡坚白，得太阴肺金之气也。结实而圆，得太阴脾土之气也。四季常青，得厥阴肝气也。女贞属三阴而禀五脏五行之气，故主补中，安五脏也。水之精为精，火之精为神，禀少阴水火之气，故养精神。人身百病，不外五行，女贞备五脏五行之气，故除百病。久服则水火相济，五脏安和，故肥健，轻身不老。

4. 产地生境　《本草思辨录》：《本经》女贞主治，张石顽谓咸指枸骨，诸家误列于此。观邹氏之疏，则知张氏实误矣。女贞当春夏秋生长之会，被蜡虫蚀肌吮血，身无完肤，仍不废开花结实，而其所成之蜡，非他膏脂可及。是故中之所以补，五脏之所以安，精神之所以养，百疾之所以除，皆人于热气耗败之余之大效，非本经无端加以隆誉。然则用女贞者，当知苦平非温补之品，而功与温补埒者，其故自有在矣。

【民俗文化】

《本草纲目》:〔时珍曰〕此木凌冬青翠,有贞守之操,故以贞女状之。《琴操》载鲁有处女见女贞木而作歌者,即此也。晋代苏彦女贞颂序云:女贞之木,一名冬青。负霜葱翠,振柯凌风。故清士钦其质,而贞女慕其名。是矣。别有冬青与此同名。今方书所用冬青,皆此女贞也。近时以放蜡虫,故俗呼为蜡树。

【现代研究】

化学成分:女贞子含有多种化学成分,经过多年来的探索发现,主要有萜类、黄酮类、苯乙醇苷类、挥发油、脂肪酸等。萜类和苯乙醇苷类是其中含量高且药效活性研究集中的成分;主要包括萜类成分齐墩果酸、熊果酸、特女贞苷、女贞苷 G13、女贞苷等;苯乙醇苷类成分红景天苷、3,4-二羟基苯乙醇-β-D-葡萄糖苷等[1]。

近年来研究表明,女贞子具有抗肿瘤、护肝、调节免疫功能、抗衰老、抗炎和降血脂等多重药理作用。其他,女贞子还具有升高白细胞和耐缺氧作用,同时女贞子中的齐墩果酸也具有良好的降糖作用,女贞子的乙醇提取物是预防和治疗骨质疏松症的潜在候选药物,有提高干细胞分化成骨的能力[2]。

蕤①核

味甘,温。

主治心腹邪结气,明目,目痛赤伤②泪出。久服轻身,益气,不饥。生函谷川谷。

【注释】

① 蕤(ruí):音"锐",阳平。

② 目痛赤伤:《新修本草》作"目痛赤伤",义胜。

［1］ 刘亭亭,王萌.女贞子化学成分与药理作用研究进展[J].中国实验方剂学杂志,2014,20(14):229.
［2］ 金芝贵,金剑,肖忠革.女贞子的药理作用及其临床应用进展[J].药学服务与研究,2011,11(3):189-190.

【译文】　蕤核,味甘,性温。主治心腹邪气结聚、眼睛红痛多泪,能增强视力。长期服用,能使身体轻健、气力充沛、耐饥。产于函谷的川谷中。

【按语】　蕤核,现通用名为蕤仁,《中华人民共和国药典》规定品种为蔷薇科植物蕤核 *Prinsepia uniflora* Batal. 或齿叶扁核木 *Prinsepia uniflora* Batal. var. *serrata* Rehd.的干燥成熟果核。夏、秋间采摘成熟果实,除去果肉,洗净,晒干。

李百华等[1]考证认为蕤仁药材来源古今相符,历史上没有混乱。蕤仁原植物为蕤核和齿叶扁核木,扁核木属其他三种不作蕤仁药用。

【历代名医汇讲】

功效主治　《本草经集注》:主治心腹邪结气,明目,目痛赤伤泪出。治目肿皆烂,齆鼻,破心下结淡痞气。

《本草求真》:眼科药也。凡眼多因风热乘肝,以致血虚而目不得明。故病必见上下眼胞风肿弦烂,左右眦热障翳(仁斋曰:拘急牵飕,瞳青胞白,痒而清泪,不赤不痛,是为风眼。乌轮突起,胞硬红肿,眵泪湿浆,里热刺痛,是为热眼。眼浑而泪,胞肿而软,上壅朦胧,酸涩微赤,是为气眼。风与热并,则痒而浮赤;风与气搏,则痒涩皆沉;血热交聚,故生淫肤粟肉红缕偷针之类。气血不至,故有眇视、胞垂、雀眼、盲障之形。淡紫而隐红者为虚热;鲜红而妒赤者为实热;两眦呈露生胬肉者,此心热血旺;白睛红膜如伞纸者,此气滞血凝。热滞则瞳人内涌,白睛带赤;冷症则瞳仁青绿,白睛枯槁。眼热经久,复为风热所乘,则赤烂;眼中不赤,但为痰饮则作疼,肝气不顺而挟热,所以羞明;热气蓄聚而伤饱,所以胞合;白睛带赤或红筋者,其热在肺;上胞下胞或目唇间如疮点者,其热属脾;翳起肺家受热,翳如碎米状者易散,翳如梅花者难消)。得此温能散风(气不甚温),寒能胜热,甘

[1]　李百华,王俊平.中药蕤仁的品种调查和本草考证[J].西北药学杂志,
　　　1991,6(4):42-44.

能补血,俾火退泪止,而目疾瘳矣。赤筋在翳膜外者,得此则宜。

辛夷

味辛,温。

主治五脏、身体寒热,风头脑痛①,面皯。久服下气,轻身,明目,增年耐老。一名辛矧②,一名侯桃,一名房木③。生汉中川谷。

【注释】

① 风头脑痛:应即风头痛,病症名。指风邪侵犯头部所致的各种偏、正头痛。

② 矧(shěn):音"审"。

③ 房木:森立之《本草经考注》:"此物秋后,每枝头皆成房结实,故名房木也。"

【译文】 辛夷,味辛,性温。主治五脏疾病、身体恶寒发热、风头痛、面部皮肤黧黑枯槁。长期服用,能使气下行、身体轻健、视力增强、寿命长久、青春常驻。又名辛矧、侯桃、房木,产于陕西汉中的川谷中。

【按语】 《中华人民共和国药典》记载本品为木兰科植物望春花 *Magnolia biondii* Pamp.、玉兰 *Magnolia denudata* Desr.或武当玉兰 *Magnolia sprengeri* Pamp.的干燥花蕾。冬末春初花未开放时采收,除去枝梗,阴干。

傅大立[1]通过对辛夷与木兰进行认真细致地考证,提出:① 辛夷是望春玉兰 *Yulania biondii* (Pam p.) D. L. Fu,不是紫玉兰 *Y.liiiflora* (Desr.) D. L. Fu;② 辛夷药材泛指玉兰属 *Yulania* Spach 树种的干燥花蕾,玉兰属植物可统称为辛夷植物;③ 木兰是木莲或黄心夜合等,不为玉兰属树种。纠正了现代有关工具书、植物学专著、药学专著及高等院校教材等广为认同的"辛夷即木兰、木兰即紫玉兰"的错误观点。

---

[1] 傅大立.辛夷与木兰名实新考[J].武汉植物学研究,2002,(20)6:471-476.

【历代名医汇讲】

1. 功效主治 《本经逢原》:《本经》主五脏身体寒热,头风脑痛、面默。

《发明》鼻气通于天,肺开窍于鼻,辛夷之辛温走气而入肺利窍。其体轻浮,能开胃中清阳,上行通于天。故《本经》治阳气郁遏,身体寒热,头风脑痛、面默。辛温能解肌表,芳香上窜头目逐阳分之风邪,则诸证自愈。轩岐之后,能达此理者,东垣一人而已。凡鼻齆、鼻渊、鼻塞及痘后鼻疮,并研末,入麝香少许,以葱白蘸入甚良,脑鼻中有湿气久窒不通者宜之。但辛香走窜,虚人血虚火炽而鼻塞,及偶感风寒,鼻塞不闻香臭者禁用。

2. 产地生境 《本草崇原》:辛夷始出汉中、魏兴、梁州川谷,今近道处处有之。人家园亭亦多种植。树高丈余,花先叶后,叶苞有茸毛。花开白色者,名玉兰,谓花色如玉,花香如兰也。红紫色者,名木笔,谓花苞尖长,俨然如笔也。入药红白皆用,取含苞未开者收之。

【现代研究】

化学成分:望春花花蕾含挥发油,油中含有望春花素、α菠烯、桉叶素等,并含生物碱、木脂素;玉兰花蕾含挥发油,油中含柠檬醛、丁香油酚、桉叶素生物碱等;武当玉兰花蕾含挥发油、柳叶木兰碱、武当玉兰碱等成分。

药理作用:辛夷有收缩鼻黏膜血管的作用,能保护鼻黏膜,并促进黏膜分泌物的吸收,减轻炎症,乃至鼻腔通畅。辛夷浸剂或煎剂对动物有局部麻醉作用。辛夷水或醇提取物有降压作用。水煎剂对横纹肌有乙酰胆碱样作用,并能兴奋子宫平滑肌,亢奋肠运动。对多种致病菌有抑制作用。挥发油有镇静、镇痛、抗过敏、降血压作用等[1,2]。

［1］ 王永慧,叶方,张秀华.辛夷药理作用和临床应用研究进展[J].中国医药导报,2012,9(16):12-14.
［2］ 于培明,田智勇,许启泰.辛夷研究的新进展[J].时珍国医国药,2005,16(7):652-653.

榆皮

味甘,平。

主治大小便不通,利水道,除邪气,久服轻身不饥。

其实[①]:尤良。

一名零榆。生颍川[②]山谷。

【注释】

① 其实:它的果实。即榆荚,俗称榆钱。

② 颍川:古代郡名。秦始皇置。以颍水得名,治所在阳翟(今河南省许昌市禹州市)。辖境相当今河南登封市、宝丰以东,尉氏、鄢城以西,新密市以南,叶县、舞阳以北地。其后治所屡有迁移,辖境渐小,最大时管辖至今驻马店地区。

【译文】 榆皮,味甘,性平。主治大小便不通,能通利水道、驱除邪气。长期服用,能使身体轻健、耐饥。榆皮的果实效果更好。又名零榆,产于颍川的山谷中。

【按语】 本品现通用名为榆白皮,《中药大辞典》载为榆科榆属植物榆树 *Ulmus pumila* L.的树皮、根皮。春、秋季采收根皮;春季或 8~9 月间割下老枝条,立即剥取内皮晒干。

【历代名医汇讲】

1. 性味运气 《本草发明》:上品,君。气平,味甘,性滑利,降也。无毒。

2. 功效主治 《本草发明》:榆皮滑润通利之性,故主大小便不通,利水道,通五淋,除邪气,肠胃邪热气,消肿利关节,压丹石。久服多睡,令人不饥。孕妇服滑胎。

3. 服食养生 《本草经集注》:久服轻身,不饥,其实尤良。治小儿头疮疡。

山茱萸

味酸,平。

主治心下邪气、寒热,温中,逐寒湿痹,去三虫。久服轻身。一名蜀枣[①]。生汉中山谷。

【注释】

① 蜀枣：森立之《本草经考注》："蜀中所出实似枣，故名蜀枣。"

【译文】 山茱萸，味酸，性平。主治胃脘邪气、恶寒发热，能温煦中焦脾胃、清除寒湿痹痛、驱除多种寄生虫。长期服用能使身体轻健。又名蜀枣，产于陕西汉中的山谷中。

【按语】 山茱萸，《中华人民共和国药典》规定品种为山茱萸科植物山茱萸 *Cornus officinalis* Sieb. et Zucc.的干燥成熟果肉。秋末冬初果皮变红时采收果实，用文火烘或置沸水中略烫后，及时除去果核，干燥。

【历代名医汇讲】

功效主治 《本经逢原》：《发明》滑则气脱，涩以收之。山茱萸止小便利，秘精气，取其酸涩以收滑也。甄权治脑骨痛，疗耳鸣，补肾气，兴阳道，坚阴茎，添精髓，止老人尿不节，治面上疮，能发汗，止月水不定。详能发汗，当是能敛汗之误。以其酸收无发越之理，仲景八味丸用之。盖肾气受益，则风藏有度，肝阴得养则疏泄无虞，乙癸同源也。命门火旺，赤浊淋痛及小便不利者禁服。《本经》食茱萸主治从古，误列山茱萸条内，今移入彼，庶不失先圣立言本旨，具眼者辨诸。

《长沙药解》：温乙木而止疏泄，敛精液而缩小便。水主藏，木主泄，消渴之证，木能疏泄而水不能蛰藏，精尿俱下，阳根失敛，久而阳根败竭，则人死矣。山茱萸酸涩敛固，助壬癸蛰藏之令，收摄精液，以秘阳根，八味中之要药也。八味之利水，则桂枝、苓、泽之力，非山茱萸所司也。

【现代研究】

化学成分：山茱萸果肉中的有机化学物质主要有还原糖、多糖、有机酸、酚类、苷类、环烯醚萜苷、皂苷、鞣质、蛋白质、氨基酸、维生素B_1、维生素C、黄酮、蒽醌、甾体、三萜、内酯、香豆素、挥发油、脂肪酸和微量元素等。果肉及果核均含有十几种氨基酸和丰富的维生素

B_1、维生素 C 以及 20 多种矿物质。果核中同样富含营养素：蛋白质 4.61%，脂肪 8.56%，糖 20.33%，灰分 2.23%及粗纤维 51.62%；21 种矿物元素，其中磷的含量比果肉高，提示果核也有综合利用的价值。从果肉中分离得到的主要成分可分为：① 糖类：葡萄糖、果糖、蔗糖、配糖体等。② 有机酸类及其酯类：没食子酸、苹果酸、酒石酸；五环三萜酸及其酯类：2α-羟基熊果酸、齐墩果酸、熊果酸等；环烯醚萜类：马鞭草苷即山茱萸苷、莫诺苷、马钱子苷、獐芽菜苷、7-O-甲基莫诺苷、7-脱氧马钱子苷、脱水莫诺苷元、山茱萸新苷等。③ 鞣质类：特里马里Ⅰ和Ⅱ、异诃子素、水杨梅素 D、2,3-二氧-没食子酰-β-D-葡萄糖、1,2,6-三氧-没食子酰-β-D-葡萄糖、1,2,3,6-四氧-没食子酰-β-D-葡萄糖、来木鞣质 A～G、喜树鞣质 A,B 及没食子酰盐单萜葡萄苷。④ 其他成分：β谷甾醇、5,5′-二甲基糠醛醚、5-羟甲基糠醛[1]。

山茱萸的抗菌消炎、调节免疫、降血糖、保肝、抗癌、抗休克、抗氧化、抗艾滋病毒等药理作用[2]。

秦皮

味苦，微寒。

主治风寒湿痹、洗洗①寒气，除热、目中青翳②白膜③。久服头不白，轻身。生庐江④川谷。

【注释】

① 洗洗：指寒栗貌。《脉经》："肝中寒者，其人洗洗恶寒，翕翕发热，面翕然赤，㰷㰷有汗，胸中烦热。"

② 青翳：中医眼科病名，即青盲有翳。《诸病源候论·目青盲有翳候》："白、黑二睛，无有损伤，瞳子分明，名为青盲，更加以风热乘之，气不外泄，蕴积

[1] 周京华,李春生,李电东.山茱萸有效化学成分的研究进展[J].中国新药杂志,2001,10(11):809.
[2] 杨剑芳,路福平,高文远.山茱萸的化学、药理及开发应用研究进展[J].现代生物医学研究进展,2006,6(12):127.

于睛间而生翳,似蝇翅者覆瞳子上,故谓青盲翳也。"

③白膜:中医眼科病名。与赤膜相对。眼生膜障,因其血丝浅淡而稀疏者,故称白膜。

④庐江:古代郡名。置于西汉初,在今安徽庐江县,隶属和地域多有变化。

【译文】 秦皮,味苦,性微寒。主治风寒湿痹、恶寒颤栗,能清除热邪、眼中青翳白膜。长期服用,能使头发不白、身体轻健。产于安徽庐江的川谷中。

【按语】 秦皮,《中华人民共和国药典》规定品种为木樨科植物苦枥白蜡树 *Fraxinus rhynchophylla* Hance、白蜡树 *Fraxinus chinensis* Roxb.、尖叶白蜡树 *Fraxinus szaboana* Lingelsh. 或宿柱白蜡树 Fraxinus stylosa Lingelsh. 的干燥枝皮或干皮。春、秋两季剥取,晒干。

【历代名医汇讲】

功效主治 《本草发明》:秦皮清热滋阴脏之药,而清肝益肾之功多,疗男子少精、妇人带下,肾气虚也。此以苦坚之。又主风寒湿痹者,盖能清肝滋肾,则阴血滋生而痹痛自蠲矣。久服皮肤光泽,肥大有子者,良有以哉。《液》云:热痢下重,下焦虚。用白头翁、黄柏、秦皮之苦以泄之,亦以坚肾气滋阴可知矣。脾胃虚寒者宜少服。

《本草求真》:功专入肝以除热,入肾以涩气,是以因风而见湿痹、惊痫、目障之证者,则当用此苦燥苦降之味以除;因脱而见崩带肠癖下痢之证者,则当用此取涩寒气以固,如仲景白头翁之用秦皮苦涩之类(白头翁、黄柏、黄连、秦皮等分)。老子云,天道贵涩,惟涩故补,服此不惟泄热止脱,而且益肾有子矣。至治赤眼肿痛,则合黄连等分频点。并秦皮一味,煎汤以洗甚效(或加滑石、黄连等分,出《外台秘要》)。但此气寒伤胃,总不宜于胃虚少食之人耳。

【现代研究】

化学成分:苦枥白蜡树树皮含七叶素、七叶苷等香豆精类及鞣质。白蜡树树皮含七叶素、秦皮素。尖叶白蜡树树皮含七叶素、七叶苷、秦皮苷、莨菪亭等。宿柱白蜡树树皮含七叶素、七叶苷、秦皮苷、

丁香苷、宿柱白蜡苷。

　　现代药理学研究表明,秦皮有抗病原微生物、抗炎镇痛、抗肿瘤、抗氧化、神经血管保护、利尿等作用。此外,秦皮乙素有镇静、镇咳、祛痰和平喘作用;秦皮苷有利尿、促进尿酸排泄等作用;七叶树苷亦有镇静、祛痰、促进尿酸排泄等作用[1]。

合欢

　　味甘,平。

　　主安五脏,和心志①,令人欢乐无忧。久服轻身,明目,得所欲②。生益州川谷。

　　【注释】
　　① 和心志:使心志和谐。
　　② 得所欲:满足愿望,得,满足。

　　【译文】　合欢,味甘,性平。主要能安养五脏、和悦心志、使人欢乐无忧。长期服用,能使身体轻健、视力增强、有所求皆得满足。产于益州的川谷中。

　　【按语】　《中华人民共和国药典》本品通用名合欢皮,为豆科植物合欢 *Albizia julibrissin* Durazz. 的干燥树皮。夏、秋两季剥取,晒干。

　　合欢今日药用分皮与花,最初使用的是合欢皮,如《图经本草》云:“采皮及叶用,不拘时月。”南宋以后,合欢花也开始药用。

　　【历代名医汇讲】

　　1. 药名释名　《本草发明》:一名夜合,即交枝树。其枝互相交合,风来自解开。

　　《本草求真》:因何命名,谓其服之脏腑安养,令人欢欣怡悦,故以欢名。

---

[1]　刘国宇,周军辉,崔新爱.秦皮的化学成分研究进展[J].西北药学杂志,2016,31:220-223.

2. **功效主治** 《本草求真》：味甘气平，服之虽能入脾补阴（朱震亨曰：合欢属土，补阴之功，长肌肉、续筋骨，概可见矣），入心缓气，而令五脏安和，神气自畅，及单用煎汤，而治肺痈唾浊（韦宙独行方）。合阿胶煎汤而治肺痿吐血，皆验；与白蜡熬膏，而为长肉生肌，续筋接骨之药。然气缓力微，用之非止钱许可以奏效，故必重用久服。方有补益怡悦心志之效矣。若使急病而求治即欢悦。其能之乎。

【民俗文化】

《本草名释与传说故事》：古人认为阶庭种合欢树，则可忘忿。《女红余志》载：杜羔的妻子赵氏，每逢端午取夜合花置枕中，杜羔反而不乐起来。后来，赵氏在酒中放入少许夜合花，杜羔才转而高兴一些。此后常有一些人用酒泡合欢皮饮用。

【现代研究】

化学成分：研究表明，合欢皮中主要含有三萜、黄酮、木脂素、生物碱、鞣质及多糖等多种化学成分，其他还含有甾醇、吡啶衍生物、脂肪酸甘油酯、鞣质及多糖等。

药理作用：合欢皮水煎液及醇提取物均能延长小鼠戊巴比妥钠睡眠时间；对妊娠子宫能增强其节律性收缩，并有终止妊娠抗早孕效应；其水、醇提取物分别具有增强小鼠免疫功能及抗肿瘤作用[1]。

龙骨

味甘，平。

主治心腹鬼疰，精物①老魅②，咳逆，泄痢脓血，女子漏下，癥瘕坚结，小儿热气惊痫。

龙齿：主治小儿大人惊痫，癫疾狂走，心下结气，不能喘息，诸痉，杀精物。久服轻身，通神明，延年。生晋地③山谷。

---

[1] 蔚冬红，乔善义，赵毅民.中药合欢皮研究概况[J].中国中药杂志，2004，29(7)：619-623.

【注释】

① 精物：魑魅魍魉等鬼怪，古人指某些不能认知的致病因素。

② 老魅：意义同上。

③ 晋地：亦泛指山西省境。

【译文】 龙骨，味甘，性平。主治心腹鬼疰、精物老魅之病、咳逆、泄泻痢疾及便有脓血、女子月经停止后又见下血淋漓不断、腹部积块、小儿热气惊痫。龙齿，主治小儿大人惊痫、精神失常而发狂奔跑、胃脘气结、不能喘息、各种痉挛，能驱除鬼怪等邪气。长期服用，能使身体轻健、与神明相通、寿命长久。产于山西的山谷中。

【按语】 《中药大辞典》记载本品为古代哺乳动物象类、犀类、三趾马、牛类、鹿类等的骨骼化石。原矿物由磷灰石 Apatite、方解石 Calcite 以及少量黏土矿物组成。挖出后，除去泥土及杂质。五花龙骨质酥脆，出土后，露置空气中极易破碎，常用毛边纸粘贴。

而龙齿为古代哺乳动物如象类、犀牛类、三趾马等的牙齿的化石。挖出后，除去泥土，敲去牙床。

【历代名医汇讲】

1. **功效主治** 《本草发明》：龙骨，收敛神气之物。《本经》云：涩可以去脱而固气，尽其用矣，故《本草》主辟鬼疰精物老魅，镇小儿惊痫及心腹烦满，四肢痿枯，虚汗出，夜卧自惊，恚怒伏气在心下，不得喘息及咳逆，定魂魄，养精神，安五脏，正气之浮越者能收之，凡此皆所以收敛神气之意也。涩血痢脓血、妇人崩漏带下，癥瘕，塞男子梦寐泄精，止肠红、肠痈、内疽阴蚀，缩小便溺血，凡此皆涩以去脱也。要之，"涩"之一字，则收敛而固气之用尽矣。

2. **产地生境** 《本草经集注》：生晋地川谷，及太山岩水岸土穴石中死龙处，采无时。今多出益州、梁州间，巴中亦有骨，欲得脊脑，作白地锦文，舐之著舌者，良。

【民俗文化】

《本草纲目》：今河东州郡多有之。李肇《国史补》云：春水时至，鱼登龙门，蜕骨甚多。人采为药，有五色者。龙门是晋地，与《本经》

合,岂龙骨即此鱼之骨乎? 又孙光宪《北梦琐言》云:五代时镇州斗杀一龙,乡豪曹宽取其双角。角前一物如蓝色,文如乱锦,人莫之识。则龙亦有死者矣。

【现代研究】

化学成分:龙骨主要含 CaO、P_2O_5、MgO、Fe_2O_3 及少量 Al、Mg、Cl 等,还含有甘氨酸、胱氨酸、甲硫氨酸、异亮氨酸、苯丙氨酸等[1]。

药理作用:① 中枢抑制和骨骼肌松弛作用。龙骨中的 Mg^{2+} 可参与神经冲动的传递和神经肌肉应激性的维持等功能活动,使运动神经末梢乙酰胆碱释放减少,具有中枢抑制和骨骼肌松弛作用。② 调节机体免疫功能。③ 其他作用。龙骨还含有碳酸钙、磷酸钙及某些有机物,具有镇静催眠、抗痉厥、促进血液凝固、降低血管通透性、减轻骨骼肌兴奋性等作用。龙骨与柴胡、牡蛎配伍,从中提取出的总皂苷能显著减少海马神经元细胞的死亡率,也具抗抑郁作用,能防治颈动脉内膜的增厚,拮抗儿茶酚胺所导致的心血管病变[2]。

石蜜

味甘,平。

主治心腹邪气、诸惊痫痉,安五脏诸不足,益气补中,止痛解毒,除众病,和百药。久服强志,轻身,不饥,不老。一名石饴。生武都①山谷。

【注释】

① 武都:古郡名。秦汉时开始设置,治在今甘肃成县以西。东汉前期,郡治移至下辨县(县治在今甘肃省成县西北),改属凉州刺史部。

【译文】 石蜜,味甘,性平。主治心腹邪气、各种惊痫及癫痫发作所致筋脉抽搐拘挛,能安养五脏、补虚损不足、补益中焦脾胃之气、

[1] 郭海宁,李耀.龙骨牡蛎之临床应用[J].陕西中医,2008,27(3):82.
[2] 李娜,高昂,巩江.龙骨药材的鉴别及药学研究进展[J].安徽农业科学,2011,39(15):8923.

止痛、解毒、祛除百病、调和诸药。长期服用，能使记忆力增强、身体轻健、耐饥、长生不老。又名石饴，产于武都的山谷中。

【按语】 石蜜在《神农本草经》时期是指崖蜜，《本草经集注》："石蜜即崖蜜也。高山岩石间作之。"崖蜜，是指由野外蜜蜂自行构筑蜂巢，里面留有野外蜜蜂酿成的蜂蜜。因为是野生蜂蜜，比起人工饲养产生的蜂蜜更为珍贵。

【历代名医汇讲】

1. 药名释名 《本经疏证》：蜂居山谷，蜜结石岩者，名石蜜。

2. 功效主治 《本经逢原》：《发明》凝结成块如石者为石蜜，轻白如霜者为糖霜；比紫沙糖稍平，功用虽同，但白入气分，紫入血分为异。白糖霜亦能解烟草之毒，惟色黄者性热，有湿热者远之。世言糖性湿热，多食令人齿䘌生疳。近见患口疳者，细嚼冰糖辄愈，取其达疳以磨湿热凝滞也。又暴得咳嗽，吐血乍止，以冰糖与燕窝菜同煮连服，取其平补肺胃而无止截之患也。惟胃中有痰湿者令人欲呕，以其甜腻恋膈故也。

《本草经解》：心腹太阴经行之地也。气味甘平。故主邪气。诸惊痫痉。肝热而气逆也。惊者平之。痫痉者缓之。甘平之味。平之缓之也。甘为土化。土乃万物之母。五脏诸不足。补之以甘也。真气者得于天。充于谷。甘味益脾。脾和则谷纳。所以益气补中也。蜜乃采百花酿成。而得至甘之正味。所以止痛解毒。除众病。和百药也。

3. 产地生境 《本经疏证》：一名石饴。生武都山谷、河源山及诸山石中。色白如膏者良。

4. 服食养生 《本草经解》：久服气平益肺。肺主气。味甘益脾。脾统血。血气和调。所养刚大。所以强志轻身。不饥不老。延年神仙也。

【现代研究】

化学成分：本品含糖类、挥发油、蜡质、有机酸、花粉粒、泛酸、烟酸、乙酰胆碱、维生素、抑菌素、酶类、微量元素等多种成分。

药理作用：蜂蜜有促进实验动物小肠推进运动的作用，能显著缩短排便时间；能增强体液免疫功能；对多种细菌有抑杀作用；有解毒作用，以多种形式使用均可减弱乌头毒性，以加水同煎解毒效果最佳；能减轻化疗药物的毒副作用；有加速肉芽组织生长，促进创伤组织愈合作用；还有保肝、抗肿瘤等作用[1]。

蜂子

味甘，平。

主治风头①，除蛊毒，补虚羸，伤中。久服令人光泽，好颜色，不老。

大黄蜂子：主治心腹胀满痛。轻身益气。

土蜂子：主痈肿。一名蜚零。生武都山谷。

【注释】

① 风头：即风头痛，中医病证名。指风邪侵犯头部所致的各种偏、正头痛。

【译文】 蜂子，味甘，性平。主治风头痛、中焦脾胃损伤，能驱除蛊毒、补虚强体。长期服用，能使人容光焕发、面容姣好、长生不老。大黄蜂子，主治心腹胀闷疼痛，能使身体轻健、气力充沛。土蜂子，主治痈肿。又名蜚零，产于武都的山谷中。

【按语】 蜂子，据陶弘景《本草经集注》："前直云蜂子，即应是蜜蜂子也。取其未成头足时炒食之。"根据《中药大辞典》，蜜蜂子为蜜蜂科蜜蜂属动物中华蜜蜂 *Apis cerana* Fabr 等的未成熟幼虫。

大黄蜂子，《本草经集注》："黄蜂则人家屋上者，及瓠瓢蜂也。"大黄蜂子现与土蜂子混用，为胡蜂科黄蜂属昆虫黄星长脚黄蜂 *Ploistes mandarinus* Sauss. 的幼虫及土蜂科土蜂属动物赤纹土蜂 *Scolia vittifrons* Sau. 和胡蜂科黄胡蜂属动物环黄胡蜂 *Vespula koreensis orbata* Buysson 的未成熟幼虫。繁殖季节，掘出蜂巢，取幼虫，晒干。

---

[1] 顾雪竹,李先端,钟银燕.蜂蜜的现代研究及应用[J].实验方剂学杂志,2007,13(6)：70-71.

【历代名医汇讲】

功效主治 《本草发明》：主风头，除蛊毒，补虚羸伤中，心腹痛，大人小儿心腹五虫口吐出者，又以酒渍傅面，令光泽，颜色不老，服久亦然。注云：主丹毒风疹，腹内留热，妇人带下，下乳汁。即蜜房中子，如蛹，未成头足者，色白，炒食之。

《本草乘雅半偈》：主伤中，劳绝，腰痛，羸瘦，补中，益气，妇人血闭无子，止痛，安胎。

【民俗文化】

《本草纲目》：〔时珍曰〕凡蜂之雄者尾锐，雌者尾歧，相交则黄退。嗅花则以须代鼻，采花则以股抱之。按王元之《蜂记》云：蜂王无毒。窠之始营，必造一台，大如桃李。王居台上，生子于中。王之子尽复为王，岁分其族而去。其分也，或铺如扇，或圆如罂，拥其王而去。王之所在，蜂不敢螫。若失其王，则众溃而死。其酿蜜如脾，谓之蜜脾。凡取其蜜不可多，多则蜂饥而不蕃；又不可少，少则蜂惰而不作。呜呼！王之无毒，似君德也。营巢如台，似建国也。子复为王，似分定也。拥王而行，似卫主也。王所不螫，似遵法也。王失则溃，守义节也。取惟得中，似什一而税也。山人贪其利，恐其分而刺其子，不仁甚矣。

熊脂

味甘，微寒。

主治风痹不仁[1]，筋急，五脏腹中积聚，寒热，羸瘦，头疡白秃、面皯疱[2]。久服强志，不饥，轻身。生雍州山谷。

【注释】

① 不仁：中医症状名，即麻木不仁，指皮肤的感觉功能迟钝或丧失。《素问·逆调论》："荣气虚则不仁。"

② 皯疱（gǎn pào 赶泡）：面部色黑有疙瘩。皯，皮肤黧黑枯槁；疱，皮肤上长小疙瘩。

【译文】 熊脂，味甘，性微寒。主治风痹皮肤丧失感觉、筋脉挛急、五脏腹中结块、恶寒发热、身体瘦弱、头疮、白秃疮、面部色黑且有疙瘩。长期服用，能使记忆力增强、耐饥、身体轻健。产于雍州的山谷中。

【按语】 《中药大辞典》记载本品为熊科黑熊属动物黑熊 *Selenarctos thibetanus* G. Cuvier 和熊属动物棕熊 *Ursus arctos* Linnaeus 的脂肪油。

【历代名医汇讲】

1. **功效主治** 《神农本草经疏》：《诗》云：惟熊惟黑，男子之祥。取其为阳兽而强力壮毅也。《本经》味甘，气微寒。《别录》微温无毒。其主风痹不仁筋急者，盖风为阳邪，熊为阳兽，其气温能通行经络，其性润能滋养肝，故主之也。滑润而通行，故主五脏腹中积聚，及食饮吐呕。甘寒而强力，故能主寒热羸瘦，轻身。性润而疏风，故能主头疡白秃，而皯疱也。久服强志，不饥长年，甚言其补虚壮筋骨之功耳。

《本草发明》：按：熊之为物，治风居多，故熊脂主风痹不仁、筋挛急及五脏腹中积聚，寒热羸瘦，头疮白瘀，面皯疱，饮食吐呕。久服肥肢体，强心志。又云：痼疾者，食之永不除矣。

2. **产地生境** 《本草经集注》：生雍州山谷。十一月取。此脂即是熊白，是背上膏，寒月则有，夏月则无。其腹中肪及身中膏，煎取可作药，而不中噉。

白胶

味甘，平。

主治伤中劳绝[1]，腰痛羸瘦，补中益气，妇人血闭无子，止痛安胎。久服轻身，延年。一名鹿角胶。生云中[2]。

【注释】

[1] 劳绝：尚志钧《神农本草经校注》："指劳伤过度，导致精气耗损欲绝。"

[2] 云中：古郡名。原为战国赵地，秦时置郡，治所在云中县（今内蒙古托克托东北）。辖境相当今内蒙古土默特右旗以东，大青山以南，卓资县以西，黄河南岸及长城以北。

【译文】 白胶，味甘，性平。主治中焦脾胃损伤、劳伤过度所致精气耗损欲绝、腰痛、身体瘦弱、女子闭经而不孕不育，能补益中焦脾胃之气、止痛安胎。长期服用，能使身体轻健、寿命长久。又名鹿角胶，产于云中郡。

【按语】 白胶，现今通用名为鹿角胶，《中华人民共和国药典》规定品种为鹿角（鹿科动物马鹿 *Cervus elaphus* Linnaeus 或梅花鹿 *Cervus nippon* Temminck 已骨化的角或锯茸后翌年春季脱落的角基，分别习称"马鹿角""梅花鹿角""鹿角脱盘"。多于春季拾取，除去泥沙，风干）。经水煎煮、浓缩制成的固体胶。

【历代名医汇讲】

功效主治 《神农本草经疏》：白胶是熬鹿角而成，故其味甘，气平。《别录》温，无毒。气薄味厚，降多升少，阳中之阴也。入足厥阴、少阴，手少阴、厥阴经。《经》曰：劳则喘且汗出，内外皆越，中气耗矣。故凡作劳之人，中气伤绝，四肢作痛多汗，或吐血下血，皆肝心受病。此药味甘气温，入血经而能补益中气，则绝伤和，四肢利，血自止，汗自敛也。折跌伤损则血癖而成病，甘温入血通行又兼补益，故折跌伤损自愈，妇人血闭无子，及崩中淋露，胎动不安，腰痛蔽瘦者，皆血虚肝肾不足之候。温肝补肾益血，则诸证自退而胎自得所养也。血气生，真阳足，故久服能轻身延年耳。更治尿血、溺精、疮疡肿毒，及漏下赤白。妇人久服，能令有子。

《神农本草经读》：白胶即鹿角煎熬成胶，何以《本经》白胶列为上品、鹿茸列为中品乎？盖鹿茸温补过峻，不如白胶之甘平足贵也。功用略同，不必再释。其主妇人血闭、止痛安胎者，皆补冲脉血海之功也。轻身延年者，精足血满之效也。

阿胶

味甘，平。

主治心腹内崩[①]，劳极[②]洒洒[③]如疟状，腰腹痛，四肢酸

疼,女子下血,安胎。久服轻身,益气。一名傅致胶。出
东阿④。

【注释】

① 心腹内崩:《素问·阴阳别论》:"阴虚阳搏谓之崩。"王冰注:"阳脉不足,
阳盛搏则内崩,而血流下。"内崩:指下血。马继兴《神农本草经辑注》:"所谓'心
腹内崩',应与《内经》中的'心下崩'病候相类。即《素问·痿论》:'悲哀太甚,则
胞络绝,胞络绝,则阳气内动,发则心下崩数溲血也。'王冰注:'心下崩,谓心包
内崩而下血也。'"

② 劳极:中医古病名。指肾虚劳损。《脉经》:"男子平人脉大为劳极,虚亦
为劳。"《济生方》:"肾虚劳损,卧多盗汗,小便余沥,阴湿痿弱,名劳极。"

③ 洒洒:寒冷貌。《素问·脉解篇》:"阳盛而阴气加之,故洒洒振寒也。"

④ 东阿:汉始置县时,县治在今山东阳谷县境内。

【译文】 阿胶,味甘,性平。主治心腹内崩、肾虚劳损恶寒颤栗
犹如疟疾、腰腹痛、四肢酸疼、女子带下有血,能安胎。长期服用,能
使身体轻健、气力充沛。又名傅致胶,产于东阿。

【按语】 最初的阿胶是以牛皮为之。《名医别录》:"煮牛皮作
之。"唐代始有以驴皮为阿胶者,《本草拾遗》谓"凡胶俱能疗风止泄补
虚,驴皮胶主风为最"。宋以后,阿胶则专用乌驴皮也。《中华人民共
和国药典》规定品种为马科动物驴 *Equus asinm* L.的干燥皮或鲜皮
经煎煮、浓缩制成的固体胶。

【历代名医汇讲】

1. **性味运气** 《神农本草经读》:阿胶以阿井之水,入黑驴皮煎
炼成胶也。《内经》云:手少阴外合于济水,内合于心,故能入心。又
曰:皮毛者,肺之合也;以皮煎胶,故能入肺,味甘无毒,得地中正之
土气,故能入脾。

2. **功效主治** 《本草发明》:阿胶养肝益肺,兼滋肾水,故水弱火
盛、金虚之候,用之为当,故《本草》主心腹内崩劳极,洒洒如疟状,腰
腹痛,四肢酸疼,女子下血,丈夫小腹痛,虚劳羸瘦,阴气不足,脚疼不
能立。养肝气,益肺气。

陈藏器云:诸胶皆能疗风止泄补虚,而驴皮胶主风为最,故诸风

手脚不随,腰脚无力者用之。

《本经逢原》:《本经》主心腹内崩,劳极洒洒如疟状,腰腹痛,四肢酸疼,女子下血、安胎。

《发明》阿井本淄水之源,色黑性轻,故能益肺补肾。煎用乌驴必阳谷山中验其舌黑、其皮表里通黑者,用以熬胶,则能补血、止血。《本经》治心腹内崩,下血安胎,为诸失血要药。劳证咳嗽喘急,肺痿肺痈,润燥滋大肠,治下痢便脓血,所谓阴不足者补之以味也。

3. 产地生境 《本草乘雅半偈》:东阿井,在山东兖州府阳谷县东北六十里,即古之东阿县也。《水经注》云:东阿井大如轮,深六七丈,水性下趋,质清且重,岁常煮胶以贡。煮法:必取乌驴皮,刮净去毛,急流水中浸七日,入瓷锅内,渐增阿井水,煮三日夜则皮化,滤清再煮稠,贮盆中乃集尔。冬月易干,其色深绿,且明燥轻脆,味淡而甘。亦须陈久,方堪入药。设用牛皮及黄胶,并杂他药者,慎不可用。

【现代研究】

研究报道指出,阿胶多由蛋白及其降解产物、多糖类物质及其他小分子物质组成,其中蛋白含量为 $60\%\sim80\%$,含有 18 种氨基酸(包括 7 种人体必需氨基酸),含有 27 种微量元素,其中必需微量元素有铁、铜、锌、锰、铬、镍、钒、锶等 8 种,尤以前 4 种微量元素含量丰富;有害微量元素铅、汞等含量则较低[1]。此外,阿胶中还含有硫酸皮肤素(DS)和透明质酸(HA)等多糖类及其降解、结合成分[2]。阿胶主要成分为蛋白质水解产生的多肽、多种氨基酸、金属元素及硫酸皮肤素、生物酸等。

药理作用:① 抗贫血的作用,阿胶具有显著的抗贫血作用。② 抑瘤增效的作用,大量临床文献报道,阿胶具有一定的抑瘤和减毒增效作用。③ 提高免疫力的作用,阿胶可增强巨噬细胞的游走性

[1] 毛跟年,郭倩,瞿建波.阿胶化学成分及药理作用研究进展[J].动物医学进展,2010,31(11):83.
[2] 樊绘曾,刘曦,谢克勤,等.驴皮硫酸皮肤素的鉴定与含量分析[J].中国中药杂志,1994,19(8):477-480.

和吞噬能力,因而有较强的抗感染能力;能对抗氢化可的松所致的细胞免疫抑制作用,对 NK 细胞有促进作用。④ 扩张血管的作用,梁柳文研究发现,阿胶能扩张血管,缩短活化部分凝血酶原时间(APTT),提高血小板数,降低病变血管的通透性。⑤ 对钙吸收的作用,研究认为阿胶所含甘氨酸能促进钙的吸收。服阿胶者血钙浓度轻度增高,而凝血时间没有明显变化,认为阿胶有钙平衡作用。⑥ 抗疲劳耐缺氧的作用,李宗铎等通过多个实验研究表明,阿胶有耐寒冷、抗疲劳、抗辐射、耐缺氧和提高机体免疫力功能的作用。⑦ 其他作用,研究认为,阿胶含有多糖成分,能起到双歧因子的作用,从而促进双歧杆菌的生长。因此,应用阿胶具有促进正常菌群的生长,维护机体微生态平衡,以达到有病治病、无病保健的目的[1]。

雁肪

味甘,平。

主治风挛①、拘急②、偏枯③,气不通利。久服益气,不饥,轻身耐老。一名鹜④肪。生江南⑤池泽。

【注释】

① 风挛:中医古病名。指由风湿引起的手足挛屈病症。

② 拘急:中医症状名。指四肢拘挛难以屈伸的症状。多由于风邪所致。《素问·六元正纪大论》:"民病寒湿,腹满,身膜愤胕肿,痞逆,寒厥拘急。"

③ 偏枯:中医病症名。又名偏风,亦称半身不遂。《灵枢·刺节真邪》:"虚邪偏客于身半,其入深,内居营卫,荣卫稍衰,则真气去,邪气独留,发为偏枯。"

④ 鹜(wù 务):本义为野鸭。

⑤ 江南:特指长江中下游以南。古代文献中江南是变化多样的。汉代指的是现今湖南省和湖北南部、江西部分地区。

【译文】　雁肪,味甘,性平。主治风湿引起的手足挛屈、四肢拘

[1]　尤金花,田守生,郭尚伟.阿胶及其疗效功能的研究进展[J].明胶科学与技术.2009,29(4):170-172.

挛难以屈伸、半身不遂、全身气机运行不畅。长期服用,能使气力充沛、耐饥、身体轻健、青春常驻。又名鹜肪,产于江南的池泽中。

【按语】 雁肪,《中药大辞典》记载本品为鸭科雁属动物白额雁 *Anser albifrons*(Sopoli)、鸿雁 *A. cygnoides*(Linnaeus)等的脂肪。

【历代名医汇讲】

1. 性味运气 《本草发明》:味甘平。无毒。小曰雁,大曰鸿。

2. 功效主治 《本草经集注》:主治风击,拘急,偏枯,气不通利。

3. 服食养生 《本草发明》:久服益气,长毛发,轻身,杀诸石药毒。取肪入药,宜冬时,若六七月食之,伤神。雁肪自不多食,其肉应亦好。《日华子》云:脂和豆黄为丸,能补劳瘦,肥白人,治风挛云云等。用暖酒一杯,肪一匙,每空腹饮之。

羖①羊角

味咸,温。

主治青盲,明目,杀疥虫②,止寒泄③,辟恶鬼虎狼④,止惊悸。久服安心,益气力,轻身。生河西川谷。

【注释】

① 羖(gǔ 古):公羊。

② 疥虫:《诸病源候论·疥候》:"疥者有数种……并皆有虫。"

③ 寒泄:中医病名。因寒邪客肠胃所致,症见肠鸣腹痛,便泻稀水等。《灵枢·邪气脏腑病形》:"冬日重感于寒即泄。"

④ 辟恶鬼虎狼:《名医别录》:"烧之杀鬼魅虎狼。"辟,古同"避",躲,设法躲开。

【译文】 羖羊角,味咸,性温。主治青盲、胃寒泄泻,能增强视力、驱除疥虫及恶鬼虎狼等邪物、消除惊悸。长期服用,能使心神安定、气力充沛、身体轻健。产于黄河以西地区的川谷中。

【按语】 羖羊角,《中药大辞典》记载本品为牛科山羊属动物雄性山羊 *Capra hircus* Linnaeus 或绵羊属动物雄性绵羊 *Ovis aries* Linnaeus 的角。四季均可锯角,干燥。

【历代名医汇讲】

功效主治 《本草经疏》：疏：羊角，乃肺肝心三经药也。而入肝为正。《本经》：咸温。《别录》：苦微寒。甄权：大寒。察其功用，应是苦寒居多。非苦寒则不能主青盲，惊悸，杀疥虫，及风头痛，蛊毒吐血也。盖青盲，肝热也，惊悸，心热也。疥虫，湿热也。风头痛，火热上升也。蛊毒吐血，热毒伤血也。苦寒总除诸热，故能疗如上等证也。惊悸平则心自安。热伤气，热除则气自益。其主百节中结气，与妇人产后余痛，亦指血热气壅者而言。《本经》又主止寒泄，及辟恶鬼虎狼，未解其义。俟博物者详之。

犀角

味苦，寒。

主治百毒①蛊疰、邪鬼②、瘴气③，杀钩吻④鸩羽⑤蛇毒，除邪，不迷惑⑥、魇寐⑦。久服轻身。生永昌⑧山谷。

【注释】

① 百毒：泛指各种毒。

② 邪鬼：古人认为为致病因素之一。《诸病源候论·鬼邪候》："凡邪气鬼物所为病也，其状不同，或言语错谬，或啼苦惊走，或癫狂僭乱，或喜怒悲笑，或大怖惧如人来逐，或歌谣咏啸，或不肯语。"

③ 瘴气：中医病因名。指南方山林中湿热蒸郁能致人疾病的有毒气体。

④ 钩吻：为马钱科钩吻属常绿木质藤本植物，别名野葛、胡蔓藤、断肠草、朝阳草等。古代著名毒物。

⑤ 鸩（zhèn 振）羽：鸩鸟的羽毛。古代认为有剧毒，用之浸酒，饮之立死。

⑥ 迷惑：指使人迷乱。

⑦ 魇寐（yǎn mèi 演妹）：同"魇魅"，假借鬼神，作法害人的一种妖术。

⑧ 永昌：古代郡名。位于今云南省西部、缅甸克钦邦东部、掸邦东部的土地，始置于东汉。郡治起初在嶲唐县，后来迁到不韦县。

【译文】 犀角，味苦，性寒。主治各种毒邪如蛊疰、邪鬼、瘴气、钩吻、鸩羽、蛇毒，能驱除邪气、破除魇寐妖术、使人神志清醒。长期服用能使身体轻健。产于永昌的山谷中。

【按语】 犀角,即犀牛角,为犀科动物白犀牛、黑犀牛、印度犀牛、爪哇犀牛、苏门答腊犀牛等的角。为保护濒危野生动物,2003 年 4 月 15 日,中华人民共和国国务院发布关于禁止犀牛角和虎骨贸易的通知,严禁使用犀牛角和虎骨。现中医临床以水牛角替代犀牛角。《中华人民共和国药典》规定品种为水牛角浓缩粉,为牛科动物水牛 *Bubalus bubalis* Linnaens 的角的半浓缩粉。

【历代名医汇讲】

功效主治 《本草发明》:按:丹溪云:犀角属阳,其性走散,故《本草》主除百毒蛊疰、邪鬼瘴气,杀钩吻鸩羽蛇毒,除精邪,不迷惑魇寐。又疗伤寒瘟疫,头疼寒热。又云:治心烦,止惊,补虚劳,退热,消痰,解溪毒,镇肝明目。中风失音,小儿风热惊痫,皆由其性能走散中气,寒能清热耳。

【民俗文化】

《本草纲目》:唐医吴士皋言:海人取犀,先于山路多植朽木,如猪羊栈。其犀前脚直,常依木而息,烂木忽折,倒仆久不能起,因格杀之。又云:犀每岁一退角,必自埋于山中,海人潜作木角易之,再三不离其处。若直取之,则后藏于别处,不可寻矣。

【现代研究】

犀角又名犀牛角,来源于犀科动物角质的角,位于犀牛面鼻骨部正中央的兽角,由角质细胞组成的有机质地物质,属皮肤衍化物的组织。其物质成分起始于毛发,经过生长、硬化而成,角内含角蛋白及胆固醇、磷酸钙、碳酸钙、酪氨酸,还含有其他蛋白质、肽类、游离氨基酸、胍衍生物、甾醇类等成分[1]。

药理作用:犀角具有活性强、疗效显著、副作用小等特点。近代研究证明犀角在镇静安神、抗惊厥、对抗弥散性血管内凝血(DIC)、抗炎等方面有较好的疗效[1]。

---

[1] 冯润东,曹蕾,刘蕊,等.活犀角与犀角抗惊厥作用的研究[J].安徽医药,2015,19(12):2284.

牡蛎

味咸,平。

主治伤寒寒热,温疟洒洒,惊恚①怒气,除拘缓②、鼠瘘③、女子带下赤白。久服强骨节,杀邪鬼,延年。一名蛎蛤。生东海池泽。

【注释】

① 惊恚(huì 会):指惊恐、怨恨、愤怒等一些情志变化。恚,恨、怒。

② 拘缓:森立之《本草经考注》:"拘缓者,拘急纵缓之略言。亦惊恚、怒气、痫证之见征耳。"

③ 鼠瘘:指生于颈、腋部之窦道破溃难敛者。《灵枢·寒热》:"鼠瘘之本,皆在于脏,其末上出于颈腋之间。"症见颈、腋部生核,日久破溃流脓血,或伴有恶寒发热的漏证。

【译文】　牡蛎,味咸,性平。主治感冒寒邪所致恶寒发热、温疟而有恶寒颤栗、惊恐愤恨而有筋脉拘急纵缓、鼠瘘、女子带下赤白。长期服用,能使骨节强壮、邪鬼等不祥之物退散、寿命长久。又名蛎蛤,产于东海的池泽中。

【按语】　牡蛎,《中华人民共和国药典》规定品种为牡蛎科动物长牡蛎 *Ostrea gigas* Thimberg、大连湾牡蛎 *Ostrea talienwhanensis* Crosse 或近江牡蛎 *Ostrea rivularis* Gould 的贝壳。

【历代名医汇讲】

1. 性味运气　《神农本草经读》:牡蛎气平者,金气也,入手太阴肺经;微寒者,寒水之气也,入膀胱经;味咸者,真水之味也,入足少阴肾经。

2. 功效主治　《本经逢原》:《本经》主伤寒寒热,温疟洒洒,惊恚怒气,除拘缓鼠瘘,女子带下赤白。

《发明》:牡蛎入足少阴,为软坚之剂。以柴胡引之去胁下痛。以茶引之消项上结核。以大黄引之消股间肿。以地黄引之益精收涩,止小便。肾经血分药也。《本经》治伤寒寒热,温疟洒洒,是指伤寒发汗后寒热不止而言,非正发汗药也。仲景少阳病犯本,有柴胡龙骨牡蛎汤。《金匮》百合病变渴有栝蒌牡蛎散,用牡蛎以散内结之热,即温疟之热从内蕴。惊恚之怒气上逆,亦宜咸寒降泄为务。其拘缓鼠瘘,带下赤白,总由痰积内滞,端不出软坚散结之治耳。今人以牡蛎涩精而治房劳精滑则虑其咸降,治亢阳精伤又恐其敛涩。惟伤寒亡阳汗脱,温粉之法最妙。

《长沙药解》:牡蛎咸寒降涩,秘精敛神,清金泄热,安神魂而保精液。凡心悸神惊、遗精盗汗之证皆医,崩中带下、便滑尿数之病俱疗。善消胸胁痞热,缘少阳之经,逆而不降,则胸胁硬满而生瘀热,牡蛎降摄君相之火,甲木下行,经气松畅,硬满自消。一切痰血癥瘕、瘿瘤瘰疬之类,得之则化,软坚消痞,功力独绝,粉身止汗最良。

3. 服食养生 《本草经解》:久服强骨节。咸平益肺肾之功也。杀邪鬼。气寒清肃热邪之力也。能延年者。固涩精气之全功也。

【现代研究】

牡蛎肉中含有多种氨基酸,其为构成蛋白质的基本单位,是生物体内重要的活性物质。牛磺酸是一种含硫氨基酸,为中枢神经递质和神经调节物质,是人类一种极为重要的必需营养素。牡蛎壳是有机质通过生物矿化调节形成,即以少量有机质大分子(蛋白质、糖蛋白或多糖)为框架,以碳酸钙为单位进行分子操作,组成高度有序的多重微层结构。牡蛎壳的物质组成分为无机质和有机质两部分:无机质以碳酸钙为主,占牡蛎壳质量的 90% 以上,其中钙元素占 (39.78 ± 0.23)%,此外还含有铜、铁、锌、锰、锶等 20 多种微量元素;有机质又分为可溶性有机质和不溶性有机质,其含量随贝壳种类和生长期不同而异。生品牡蛎中都测出有害元素砷,其含量差异较大,福州的牡蛎砷含量最高,辽宁大连的牡蛎砷含量较低,其余产地的牡蛎砷含量相差不大。生品牡蛎经煅制后其有害元素砷的含量均有不同程度的降低,含砷量为生品的 40.7%~83.7%。

牡蛎中含有多种化学成分,因此其生物活性范围较广。牡蛎有增强免疫、抗疲劳、抗病毒、保护肝脏、降糖、抗肿瘤、抗氧化、抑菌等作用。在目前研究中，牡蛎抗肿瘤、降糖、增强免疫力等方面的研究较多[1]。

蒲陶①

味甘，平。

主治筋骨湿痹，益气，倍力，强志，令人肥健，耐饥，忍风寒。久食轻身，不老延年。可作酒。生陇西②山谷。

【注释】

① 蒲陶：原作"葡萄"，据《新修本草》改。据考[2][3]，宋以前当作"蒲陶"为正。

② 陇西：古代郡名。秦汉时辖地范围较大，一度包括今甘肃省天水、兰州等地区，郡治在狄道（今甘肃省临洮县南）。

【译文】 蒲陶，味甘，性平。主治筋骨湿痹，能补益气力、增强记忆力、充实肌肉，使人耐饥、不惧风寒。长期服用，能使身体轻健、寿命长久以至长生不老。可酿为酒。产于陇西的山谷中。

【按语】 蒲陶，现今通用名为葡萄。《中药大辞典》记载本品为葡萄科葡萄属植物葡萄 *Vitis vinifera* L.的果实。7～9月果实成熟时采收，鲜用或风干。

【历代名医汇讲】

1. *功效主治* 《本草发明》：葡萄甘酸，入肝脾而走渗道，故能逐水气，利小便，主筋骨湿痹，益气力，强志肥体，耐饥，忍风寒。多食卒烦闷，眼昏，因性下走渗道故也。医家收其实，治时气发疮疹不出者，研酒饮其效。

2. *产地生境* 《本草经集注》：生陇西五原敦煌山谷。

———————————————

[1] 杨韵,徐波.牡蛎的化学成分及其生物活性研究进展[J].中国现代中药.2015,17(12)：1345-1348.

[2] 闵宗殿.从葡萄的历史谈到《神农本草经》的成书年代[J].中国农史,1997,16(4)：92-96.

[3] 王兴国,王旭.葡萄原产地及传入时间考辨[J].中华医史杂志,1994,24(1)：25-26.

【现代研究】

葡萄的现代研究都集中在品种、育种、贮藏等方面。有关葡萄的成分、药理、药效的研究较少。近年来葡萄籽的保健食用开发较多。

蓬蘽①

味酸,平。

主安五脏,益精气,长阴令坚②,强志,倍力,有子。久服轻身不老。一名覆盆。生荆山③平泽。

【注释】

① 蘽(léi):音"雷"。

② 长阴令坚:壮阳起萎。

③ 荆山:山名。在今河南省灵宝市阌乡南。《元和郡县志·河南道》:"湖城县……本汉湖县,属京兆尹。即黄帝铸鼎之处。后汉改属弘农郡,至宋加'城'字为湖城县。荆山,在县南。即黄帝铸鼎之处。"

【译文】 蓬蘽,味酸,性平。主要能安养五脏、补益精气、壮阳、增强记忆力、增长气力、令人易于生育。长期服用,能使身体轻健、长生不老。又名覆盆,产于河南荆山的平泽中。

【按语】 蓬蘽,现今通用名为覆盆子,《中华人民共和国药典》规定品种为蔷薇科植物华东覆盆子 *Rubus chingii* Hu 的干燥果实。夏初果实由绿变绿黄时采收,除去梗、叶,置沸水中略烫或略蒸,取出,干燥。

《本草经集注》:"蓬蘽是根名,方家不用,乃昌容所服以易颜色者也。覆盆是实名。"说明《神农本草经》药用部位是根而不是果实。尚志钧考证[1]认为,蔷薇科悬钩子属一类植物,在本草文献上有各式各样的名称,每个名称所联系的具体植物,在不同时代和不同地区,都不一样。在《本草经》时代所讲的蓬蘽,可能是蔷薇科悬钩子属植物的泛称。

---

[1] 尚志钧.《本草经》"蓬蘽"考释[J].中药材,1989,12(1):41-43.

【历代名医汇讲】

1. 药名释名　《本草求真》：名为覆盆子者，服之能使溺盆皆覆也。

2. 性味运气　《本草求真》：覆盆子（专入肾）甘酸微温，性禀中和。

3. 功效主治　《本草求真》：功能温肾而不燥，固精而不凝。（李士材曰：强肾无燥热之偏，固精无凝涩之害，金玉之品也。）故服阴痿能强，肌肤能泽，脏腑能和，须发不白，女子服之多孕。既有补益之功，复多收敛之义。

但真者甚少，药肆多以树莓代充，酒浸色红者是真，否即属假。去蒂淘净捣饼，用时酒拌蒸（同车前、五味、菟丝、蒺藜子为五子衍宗丸，治男子精气亏乏中年无子，加入巴戟天、膃肭脐、补骨脂、鹿茸、白胶、山茱萸、肉苁蓉，治阳虚阴痿，临房不举，精寒精薄。宜去蒂，酒煮用）。

大枣

味甘，平。

主治心腹邪气，安中，养脾，助十二经[①]，平胃气，通九窍，补少气少津[②]，身中不足，大惊，四肢重，和百药[③]。久服轻身，长年。

叶：覆麻黄，能令出汗。生河东平泽。

【注释】

① 十二经：中医学的十二经脉。即手足三阴、三阳经，包括手太阴肺经、手阳明大肠经、足阳明胃经、足太阴脾经、手少阴心经、手太阳小肠经、足太阳膀胱经、足少阴肾经、手厥阴心包经、手少阳三焦经、足少阳胆经、足厥阴肝经。

② 津：津液，中医术语。是机体一切正常水液的总称。

③ 和百药：和解众药毒性。

【译文】　大枣，味甘，性平。主治心腹邪气，能调养中焦脾胃、滋养十二经脉、畅达胃气、通利九窍、补津气之不足、补虚强体、消除惊惧与四肢沉重不举、调和各种药物。长期服用,能使身体轻健、寿命长久。大枣的叶,覆麻黄,能发汗。产于河东的平泽中。

【按语】 大枣,《中华人民共和国药典》规定本品为鼠李科植物枣 *Ziziphus jujube* Mill.的干燥成熟果实。秋季果实成熟时采收,晒干。

【历代名医汇讲】

1. *性味运气* 《本草发明》:上品。气温,味甘,平。气厚属土有火,阳也。无毒。

2. *功效主治* 《本草发明》:大枣甘温能补,故主安中养脾,平胃益气,助十二经,治心腹邪,和百药,通九窍,少气、少津液,身中不足,大惊,四肢重,强力,除烦闷,疗心下悬,肠澼。又云:干枣润心肺,止嗽,除肠胃癖气,补五脏,治虚劳,缓阴血,但中满及热疾、齿痛者俱忌食,以能滋湿助火耳。

《神农本草经读》:大枣气平入肺,味甘入脾。肺主一身之气,脾主一身之血,气血调和,故有以上诸效。

3. *产地生境* 《本草经集注》:八月采,暴干。生河东平泽。

《本草崇原》:枣始出河东平泽,今近北州郡及江南皆有,唯青州、晋州所生者肥大甘美。五月开白花,八九月果熟黄赤色,烘曝则黑,入药为良。其南方所产者,谓之南枣,北方所产不肥大者,谓之小枣,烘曝不黑者,谓之红枣,只充果食,俱不入药。

【现代研究】

大枣的化学成分:据报道大枣中含有 50 多种化学物质,内含有多糖、蛋白质、脂肪、碳水化合物,维生素 A、维生素 B_1、维生素 B_2、维生素 C、维生素 E、维生素 P,有机酸和包括硒在内的 36 种微量元素[1]。

大枣的药理作用:① 中枢抑制作用,大枣具有增强睡眠作用,药理实验发现,大枣中黄酮-葡萄糖苷、黄酮-双-葡萄糖苷 A 等多种化

[1] 张建梅.大枣的药用探讨[J].新疆中医药,1998,16(3):40.

合物具有明显的镇定、催眠和降压作用。大枣中的柚皮素－C－糖苷类可降低大脑的兴奋度,减少对外界刺激的反应,并且有引起僵住症的作用。② 保肝抑菌作用,调节血清总蛋白与白蛋白水平,提高机体抵抗力和免疫能力。据文献报道,齐墩果酸对保护肝脏,防止癌变有疗效。③ 抗变态反应,大枣中含有多种有效成分可以调节内分泌系统,如食用大枣,可使白细胞内 cAMP 与 cGMP 的比值增高,提高抗过敏性抑制 LTD4(白三烯)释放,抑制变态反应。此外,大枣还有增强肌力、抗肿瘤、镇咳、祛痰作用,某些成分对艾滋病有特殊疗效。在食品医药领域还作为着色剂使用[1]。

藕实茎

味甘,平。

主补中养神,益气力,除百疾。久服轻身,耐老,不饥,延年。一名水芝丹。生汝南池泽。

【译文】 藕实茎,味甘,性平。主要能调养中焦脾胃、安养精神、补益气力、祛除各种疾病。长期服用,能使身体轻健、青春常驻、耐饥、寿命长久。又名水芝丹,产于汝南的池泽中。

【按语】 藕实茎,现通用名为藕节,《中华人民共和国药典》规定品种为睡莲科植物莲 *Nelumbo nucifera* Gaertn. 的干燥根茎节部。秋、冬两季采挖根茎(藕),切取节部,洗净,晒干,除去须根。

【历代名医汇讲】

功效主治　《本草发明》:生食主热毒,口渴烦闷及霍乱后虚渴烦闷,不能食。解酒毒消痰血,破产后血积,烦闷。捣,罯金疮热伤,散血止痛,生肌。煮食开胃,实下焦,补五脏。

《神农本草经百种录》:主补中,味甘淡得中土之性。养神,气香而中虚。益气力,脾肾旺则气血强。除百疾。中和之性无偏杂之

---

[1]　樊君,吕磊,尚红伟.大枣的研究与开发进展[J].食品科学,2003,24(4):162.

害也。

【现代研究】

藕节含有鞣质、天门冬素、淀粉及维生素 C 等多种成分,能缩短出血时间。实验还证明,藕节不但是很好的中药材,同时也是良好的滋补品[1]。

鸡头实

味甘,平。

主治湿痹、腰脊膝痛,补中,除暴疾①,益精气,强志,令耳目聪明。久服轻身,不饥,耐老神仙。一名雁喙实。生雷泽池泽。

【注释】

① 暴疾:突然发病。

【译文】 鸡头实,味甘,性平。主治湿痹、腰脊膝痛,能调养中焦脾胃、祛除暴发的疾病、补益精气、增强记忆力听力视力。长期服用,能使身体轻健、耐饥、青春常驻以至成仙。又名雁喙实,产于雷泽的池泽中。

【按语】 鸡头实,现今通行用名为芡实。《中华人民共和国药典》规定品种为睡莲科植物芡 *Euryale ferox* Salisb. 的干燥成熟种仁。秋末冬初采收成熟果实,除去果皮,取出种子,洗净,再除去硬壳(外种皮),晒干。

【历代名医汇讲】

1. **功效主治** 《神农本草经疏》:鸡头实禀水土之气以生,故味甘,气平,无毒。入足太阴、少阴。补脾胃,固精气之药也。脾主四肢,足居于下,多为湿所侵,以致腰脊膝痛而成痹,脾气得补,则湿自不容留,前证皆除矣。脾主中州,益脾故能补中。肾藏精与志,入肾故主益精强志。暴病多属火,得水七之阴者能抑火,故主除基疾也。

[1] 许淑华.藕节的药用[J].解放军健康,2004,4:31.

精气足,脾胃健,则久服耳目聪明,轻身不饥,耐老神仙所自来矣。

2. 产地生境　《本草崇原》:芡始出雷池池泽,今处处有之,武林者最胜。三月生叶贴水,似荷而大,皱纹如縠,蹙衄如沸,面青背紫,茎叶皆有刺。五六月开花,紫色,花必向日,结苞处有青刺,如猬刺及栗球之形,花在苞顶,正如鸡喙,苞内有子,壳黄肉白,南楚谓之鸡头青,徐淮泗谓之芡。

3. 服食养生　《本草发明》:老人食之延寿,小儿食形体矮小,故能驻年,堪煮粥作糕饼。生食动风冷气。和金樱子丸名水陆二仙丹,固精补肾。

【现代研究】

化学成分:淀粉为主,另含有蛋白质、脂肪、钙、磷、铁、硫胺素、核黄素、尼克酸、抗坏血酸和微量胡萝卜素[1]。有文献报道从芡实中分离得到了生育酚、氨基酸、葡糖基甾醇类化合物以及脑苷脂类等化合物[2]。

药理作用:① 抗氧化研究发现芡实的乙醇-三氯甲烷(2∶1)、水、80%乙醇、95%甲醇、正丁醇提取物均具有不同程度的抗氧化活性,其中,芡实的水、乙醇、80%乙醇和95%甲醇提取物具清除羟自由基($\cdot$OH)和超氧阴离子自由基的能力。芡实多糖对羟自由基和超氧阴离子有清除作用,且作用强度随多糖浓度增大而增加。芡实壳提取物可以清除体外自由基,具有抗脂质过氧化作用,对羟基自由基引发的DNA损伤具有抑制作用,并且具有很强的总还原力。芡实的正丁醇、80%乙醇、乙酸乙酯提取物能够很好地起到抑制H_2O_2对神经母细胞瘤细胞(SH-SY5Y)氧化损伤、抑制细胞氧化损伤凋亡的作用。中药芡实对胃黏膜的保护作用可能与抑制胃黏膜中氧自由基的生成有关。因此,可将芡实用作天然抗氧化剂。② 抗心肌缺血,Das S等利用离体心脏灌注模型对芡实不同提取物抗心肌缺血进行

[1]　江苏新医学院.中药大辞典[M].上海:上海科学技术出版社,1977:1075.
[2]　李美红,杨雪琼,万直剑.芡实的化学成分[J].中国天然药物,2007,5(1):24.

了研究,发现芡实水提取物对后缺血心脏功能有改善作用,减少心脏缺血再灌注的损伤,可能与芡实的活性成分糖脂类化合物能诱导TRP-32和硫氧还蛋白-1的表达有关。③ 延缓衰老、改善学习记忆,沈蓓等采用D-半乳糖致小鼠亚急性衰老模型,分别灌胃芡实乙醇、乙酸乙酯、正丁醇提取物高低剂量溶液,观察小鼠行为和多项脑指标变化情况。研究结果初步表明,芡实乙醇、乙酸乙酯、正丁醇提取物均能起到延缓衰老、改善学习记忆能力的作用。④ 抗疲劳,刘志国等研究发现芡实多糖能显著提高小鼠负重游泳时间,能改善机体的能量代谢,加速肝糖原的分解供能,减少蛋白质和含氮化合物的分解,从而降低血尿素氮的含量,具有抗疲劳作用。⑤ 抗癌,芡实中硒含量比较突出,硒被喻为"抗癌素",是构成谷胱甘肽过氧化物酶的成分,参与辅酶Q和辅酶A的合成,能阻止过氧化物的生成,并能抵抗某些化学致癌物质。⑥ 降血糖,孙文凯在对芡实壳提取物进行研究时,发现其对与调节血糖相关的基因蛋白酪氨酸磷酸酯酶1B基因的表达起到一定的抑制作用,改善胰岛素信号转导的畅通,也能促进胰岛素受体底物-1表达水平的提高,减弱胰岛素抵抗作用[1]。

白瓜子

味甘,平。

主令人悦泽①,好颜色,益气,不饥。久服轻身,耐老。一名水芝。生嵩高平泽。

【注释】

① 悦泽:指面容光润悦目。

【译文】 白瓜子,味甘,性平。主要能使面色光润悦目、容貌姣好、气力充沛、耐饥。长期服用,能使身体轻健、青春常驻。又名水芝,产于嵩山的平泽中。

---

[1] 刘琳,刘洋洋,占颖.芡实的化学成分、药理作用及临床应用研究进展[J].中华中医药杂志,2015,30(2):48.

【按语】 《中药大辞典》记载为葫芦科植物冬瓜 *Benincasa hispida* （Thunb）Cogn.的种子。食用冬瓜时，收集种子，洗净，选成熟者，晒干。

多数学者经考证发现，白瓜子当为冬瓜子。如：尚志钧[1]根据历代本草考证，发现除《唐本草》注白瓜子为甘瓜子外，其余皆注白瓜子为冬瓜子。据此可以确认《神农本草经》白瓜子，即是冬瓜子，冬瓜为葫芦科冬瓜属植物冬瓜。侯士良等[2]对白瓜子的易混品种进行考证发现，冬瓜仁为白瓜子者居多，证据亦最为充分；认为甜瓜子为白瓜子者属少数，且理由牵强不能为世人信服；认为南瓜子为白瓜子者，与古代之白瓜子更不相关。因此白瓜子只应作为冬瓜仁的别名。

【历代名医汇讲】

功效主治 《本草经集注》：主令人悦泽，好颜色，益气，不饥。主除烦满不乐，久服寒中。

【现代研究】

冬瓜子含有亚油酸、油酸等多种不饱和脂肪酸；氨基酸含量丰富，其中包括 7 种人体必需的氨基酸；钾、钙、铁、镁等微量元素含量较高，且具有富钾低钠的特点。具有抗肿瘤、抗氧化、抗炎、镇痛、抗糖尿病等活性，临床应用广泛。但目前国内外对其单体化学成分药理作用研究甚少，有关冬瓜子起主要功效的化学成分尚不明确，因此今后有必要对其化学成分及药理作用进行更为深入系统的研究[3]。

冬葵子

味甘，寒。

［1］ 尚志钧.《神农本草经》"白瓜子"考释[J].中药材，1989，12（12）：47.
［2］ 侯士良，孟杰，王雪芬，等.白瓜子名实考证[J].中药材，1994，17（7）：41-43.
［3］ 杨静，郑艳青，刘静.冬瓜子的研究进展[J].中药材，2014，37（9）：1698.

主治五脏六腑寒热、羸瘦，五癃^①，利小便。久服坚骨，长肌肉，轻身延年。生少室山。

【注释】

① 五癃：中医病名。《灵枢》有"五癃津液别"篇。五，指五液。即津液在人体代谢过程中所化生的汗、溺、唾、泪、髓五种体液。癃，即癃闭。指五液代谢发生障碍后出现闭阻不通的病症。

【译文】 冬葵子，味甘，性寒。主治脏腑寒热邪气、身体瘦弱、五癃，能通利小便。长期服用，能使骨骼坚实、肌肉丰满、身体轻健、寿命长久。产于少室山。

【按语】 冬葵子，《中华人民共和国药典》规定品种为冬葵果，为锦葵科植物冬葵 *Malva erticillata* L. 的干燥成熟果实。夏、秋两季果实成熟时采收，除去杂质，阴干。

【历代名医汇讲】

功效主治 《本草崇原集说》：葵性寒滑，似非孕妇所宜。何以《金匮》治妊娠水气，用葵子获苓散。修园曰：有病则病当之也。《千金》以参、术等味，驾驭其间，愈觉平妥。

《本草求真》：甘寒淡滑，润燥利窍，通营活卫，消肿利水。凡妇人难产不下，专取一味炒香为末，芎归汤下三钱则易生（芎、归力专行血），取其晨夕向日转动灵活耳。妇人乳房胀痛，同砂仁等分为末，热酒服三钱，其肿即消（砂仁温胃消胀）。且能破五肿利小便，并脏腑寒热羸瘦，同榆皮等分煎服亦效。《十剂方》云：滑可去着，冬葵子、榆白皮之属是也。故涩则去着，宜滑剂以利之。

经冬至春作子者，名冬葵子。春葵子亦滑，不堪入药。蜀葵赤者治血燥。白者治气燥，亦治血淋，皆取其寒润滑利之功。

2. *产地生境* 《本草崇原》：葵菜处处有之，以八九月种者，覆养过冬，至春作子，谓之冬葵子。如不覆养，正月复种者，谓之春葵。三月始种，五月开红紫花者，谓之蜀葵。八九月开黄花者，谓之秋葵。葵种不一，此外尚有锦葵、黄葵、终葵、菟葵之名，花具五色及间色，更有浅深之不同。

【现代研究】

化学成分：本品含脂肪油及蛋白质、锌、铁、锰、磷等 10 种微量元素。国内外关于冬葵子的深入研究报道较少。

苋实

味甘，寒。

主治青盲，明目，除邪，利大小便，去寒热。久服益气力，不饥轻身。一名马苋。生淮阳^①川泽。

【注释】

① 淮阳：古代郡名，始于秦朝，曾改为淮阳国、陈国、陈郡、陈州，其辖区大小不一，中心地区在今河南省淮阳县一带。

【译文】 苋实，味甘，性寒。主治青盲，能增强视力、驱除邪气、通利大小便、消除恶寒发热的症状。长期服用，能使气力充沛、耐饥、身体轻健。又名马苋，产于河南淮阳的川泽中。

【按语】 苋实，《中药大辞典》记载本品为苋科苋属植物苋 *Amaranthus tricolor* L. 的种子。9～10 月采收地上部分，晒后搓揉脱下种子，扬净，晒干。

苋实别名马苋，陶弘景《本草经集注》："今马苋别一种，布地生，实至微细，俗呼为马齿苋，恐非今苋实。"

【历代名医汇讲】

1. **功效主治** 《神农本草经疏》：马齿苋禀天之阴寒，兼得地中之金气以生。故叶节间有水银，以其得金气多也。味应辛苦，气寒无毒。《经》云：荣气不从，逆于肉里，乃生痈肿。《原病式》云：诸痛痒疮疡，皆属心火。辛寒能凉血散热，故主癥结，痈疮疔肿，白秃，及三十六种风结疮。捣敷则肿散疔根拔，绞汁服则恶物当下，内外施之皆得也。辛寒通利，故寒热去，大小便利也。苦能杀虫，寒能除热，故主杀诸虫，去寸白，止渴。辛寒能散肺家之热，故主目盲白翳也口长年不白，总言其凉血、益血，病去身轻之功耳。方士多采取用，以其亦有代砂结汞之能也。

苦菜

味苦,寒。

主治五脏邪气、厌谷①、胃痹②。久服安心益气,聪察少卧③,轻身耐老。一名荼草,一名选。生益州川谷。

【注释】

① 厌谷:厌食,指没有食欲,不思饮食。

② 胃痹:尚志钧《神农本草经校注》认为指胃的气机受邪闭阻,导致食欲不振、厌食等症。是《素问·痹论》中脏腑痹之一。

③ 少卧:少眠。

【译文】 苦菜,味苦,性寒。主治五脏邪气结聚、厌食、胃痹。长期服用,能使心神安定、气力充沛、听力视力增强、睡意减少、身体轻健、青春常驻。又名荼草、选,产于益州的川谷中。

【按语】 《中药大辞典》记载本品为菊科苦苣菜属植物苦苣菜 *Sonchus oleraceus* L.的全草。夏季开花前采收,鲜用或晒干。

关于苦菜究为何物,从古代就有争议。《本草经集注》:"疑此即是今茗。茗一名荼,又令人不眠,亦凌冬不凋,而嫌其只生益州。益州乃有苦菜,正是苦藏尔。"之后孙星衍、王家葵、孙启明、王德群等持此观点。《新修本草》等记载则类似菊科植物,尚志钧、黄胜白、陈重明、谢志民等持此观点。此次我们选择了后者的观点。

【历代名医汇讲】

1. 药名释名 《本草发明》:一名荼草,《月令》所谓小满苦菜秀是也。似苦苣,更狭,色淡绿,折之白乳汁出,花与野菊似。

2. 功效主治 《神农本草经疏》:苦菜与苦苣、苦荬一物,而形稍异,功用则相同也。禀天地之阴气,故其味甘,气寒无毒。入心、脾、胃三经。其主五脏邪气者,邪热客于心也。胃痹、渴热、中疾者,热在胃也。肠僻者,热在大肠也。恶疮者,热寮伤血肉也。苦寒总除诸热,故主之也。热去则神自清,故久服安心益气,聪察少卧也。轻身耐老,耐饥寒。高气不老者,总言其热退阴生,安心益气之极功也。

水苏

味辛,微温。

主下气,杀谷①,除饮食②,辟口臭,去毒,辟恶气。久服通神明,轻身耐老。生九真③池泽。

【注释】

① 杀谷:消化食物。

② 除饮食:同"杀谷",消化饮食。除,清除、去掉。

③ 九真:古代郡名。在今天的越南北部。公元前111年,汉武帝灭南越国,设立九真郡,实施直接的行政管理。

【译文】　水苏,味辛,性微温。主要能导气下行、消化饮食、去除口臭、驱除毒邪与秽恶之气。长期服用,能与神明相通,使身体轻健、青春常驻。产于九真的池泽中。

【按语】　水苏,《中药大辞典》记载本品为唇形科水苏属植物水苏 *Stachys japonica* Miq.、华水苏 *Stachys chinensis* Bunge ex Benth.或毛水苏 *Stachys baicalensis* Fisch. ex Benth.的全草或根。7～8月采收,鲜用或晒干。

李光燕等[1]经过考证,发现历代本草对水苏的认识比较混乱,不能确定《本草经》中水苏的来源。《本草经集注》陶弘景曰:"方药不用,世中莫识。"说明当时已经不知水苏为何物。认为薄荷很可能是《本草经》水苏的来源。清代《植物名实图考》记载的水苏应为水苏属植物水苏,与《本草经》水苏并非一物。

【历代名医汇讲】

1. **功效主治**　《本经逢原》:《发明》水苏即苏之野生,色青者其气芳香,故《本经》所主一皆胃病,专取芳香正气之义。《局方》用治血病者,取以解散血中之气也。气散则血亦散矣。

《长沙药解》:降冲逆而驱浊,消凝滞而散结。苏叶辛散之性,善

[1]　李光燕,王德群.《神农本草经》水苏考[J]. 中医药临床杂志,2011,23(3):259－260.

破凝寒而下冲逆,扩胸腹而消胀满,故能治咽中瘀结之证,而通经达脉,发泄风寒,双解中外之药也。其诸主治,表风寒,平喘嗽,消痈肿,安损伤,止失血,解蟹毒。

胡麻

味甘,平。

主治伤中,虚羸,补五内,益气力,长肌肉,填髓脑。久服轻身,不老。一名巨胜。叶:名青蘘①。生上党川泽。

【注释】

① 蘘(ráng):音"瓤"。

【译文】 胡麻,味甘,性平。主治中焦脾胃损伤、身体瘦弱,能安养五脏、补益气力、充实肌肉、填补髓脑。长期服用,能使身体轻健、长生不老。又名巨胜。胡麻的叶称为青蘘。产于山西上党的川泽中。

【按语】 胡麻,经考证认为《神农本草经》所指当是现今芝麻。《中华人民共和国药典》规定品种为脂麻科植物脂麻 *Sesamum indicum* L.的干燥成熟种子。秋季果实成熟时采割植株,晒干,打下种子,除去杂质,再晒干。

【历代名医汇讲】

1. **药名释名** 《本草发明》:《衍义》云:即胡地所生脂麻,但肥大,色紫黑,故名胡麻。八谷之中,惟此为胜,因名巨胜。《仙经》甚重之。有曰茎圆者为胡麻,茎方者名巨胜;有曰角八棱而色紫黑名胡麻,两头尖而色纯赤者名巨胜。味兼酸涩,虽二名,同一治也。形色不等,亦物之常,种类认真,便可采用,何必细分。

2. **功效主治** 《本经逢原》:《本经》主伤中虚羸,补五内,益气力,长肌肉,填髓脑,久服轻身不老。

《发明》胡麻甘温,质润性燥,专入足少阴血分。巨胜子丸以之为君,专补肾脏阳虚,兼行肝、心、脾、肺四经,益脾滋肺,降心包之火,滋肝木之阴,平补五脏,但不若附桂之雄健耳。其白者名白油麻,亦能润肺除燥,下通脾约便难。赤者专发肾经之毒,钱氏治小儿痘疹变黑归肾,用赤芝麻煎汤送百祥丸。青蘘,巨胜苗也。《本经》主五脏邪气,风寒湿痹,益气补脑髓,坚筋骨。胡麻花为末,麻油涂生秃发、长眉毛,《外台》《千金》用之。麻茎烧灰点痣去恶肉,又治小儿盐哮,以淡豆腐蘸麻茎灰食之。白麻作油,微寒解毒润肠,主产妇胞衣不落,熬膏生肌长肉,止痛消肿。灯盏油吐风痰食毒。

【现代研究】

化学成分:黑芝麻(黑脂麻)含有,① 木脂素类:芝麻素、芝麻素酚、芝麻林素、芝麻林素酚、芝麻酚、松脂醇。② 脂类:油酸、亚油酸、棕榈酸、硬脂酸、花生酸、二十四烷酸、卵磷脂、甾醇。③ 维生素:维生素 E、烟酸、维生素 B_1、维生素 B_2、叶酸。④ 微量元素:含钙、铁、锌、硒、铜、锰等。⑤ 其他成分:黑芝麻色素、胡麻苷、车前糖、芝麻糖、寡糖。

药理作用:① 对心血管保护作用。② 保肝作用,黑芝麻中的黑色素具有保肝作用,其机制与抗氧化作用有关。③ 抗氧化、抗衰老作用,黑芝麻能显著提高超氧化物歧化酶(SOD)活性,明显降低丙二醛(MDA)活性,具有抗衰老作用。④ 调节脂代谢,芝麻素能调节高脂血症大鼠的脂代谢,缓解机体的氧化应激,改善肝脏的脂肪变性。⑤ 降压作用,印度研究人员研究显示,长期食用芝麻油可显著降低高血压的发病率,而且还会减少高血压患者为了降血压所必须服用的药物数量。⑥ 抗炎作用,现代研究表明,芝麻素抗菌作用显著,最低抑制浓度(MIC)为 0.1%,既可抑制细菌生长,又有杀菌作用,但以杀菌作用为主,芝麻素的作用优于同浓度的苯甲酸钠。⑦ 抗肿瘤、抗癌作用,芝麻素有显著的抑瘤作用,其直接治疗效果虽不如环磷酰胺,但其毒性小于环磷酰胺。⑧ 对肾脏的保护作用,芝麻素具有改善肾功能,保护肾脏作用。其他功能,芝麻油在所用剂量下,具有预防醋酸泼尼松致大鼠骨质疏松的作用[1]。

---

[1]　陈平.中药黑芝麻的研究概况及其应用[J].现代医药卫生,2014,30(4):541-542.

青蘘

味甘,寒。

主治五脏邪气、风寒湿痹,益气,补脑髓,坚筋骨。久服耳目聪明,不饥,不老增寿。巨胜苗也。生中原①川谷。

【注释】

① 中原:指黄河中下游地区,狭义指今河南一带。

【译文】　青蘘,味甘,性寒。主治五脏邪气结聚、风寒湿痹,能补益气力、充填脑髓、坚实筋骨。长期服用,能使听力视力增强、耐饥、寿命长久以至长生不老。青蘘是巨胜的苗。产于中原的川谷。

【按语】　即胡麻叶,《中药大辞典》载为胡麻科胡麻属植物脂麻 *Sesamum indicum* DC.的叶。

【历代名医汇讲】

1. 性味运气　《本草经集注》:味甘,寒,无毒。

2. 功效主治　《本草经集注》:主治五脏邪气,风寒湿痹,益气,补脑髓,坚筋骨。

3. 产地生境　《本草经集注》:巨胜苗也。生中原川谷。

卷 第 三

中 品 药

石胆

味酸,寒。

主明目、目痛、金创、诸痫痉^①、女子阴蚀痛、石淋^②寒热、崩中下血、诸邪毒气,令人有子。炼饵服之,不老。久服增寿神仙。能化铁为铜、成金银^③。一名毕石。生羌道^④山谷。

【注释】

① 痫痉:因癫痫发作而筋脉拘挛强直之类病症。

② 石淋:中医病名。小便涩痛,尿出砂石。又称砂淋、沙石淋。多因下焦积热,煎熬水液所致。《诸病源候论·石淋候》:"石淋者,淋而出石也。"

③ 化铁为铜、成金银:方士用语。谓能使铁变为铜,合成金、银。

④ 羌道:古县名。西汉置,因县境为羌族所居故名。治所在今甘肃舟曲县北。

【译文】 石胆,味酸,性寒。主治目痛、外伤、各种痫痉、女子阴中生疮疼痛、石淋伴恶寒发热、女子阴道忽然大量出血、各种邪毒之气,能增强视力、使人易于生育。制成药饵或食物服用,使人长生不老。长期服用,能使寿命长久以至成仙。能将铁化为铜,合成金银。又名毕石,产于羌道的山谷中。

【按语】 本品现今通用名为胆矾,《中药大辞典》载为硫酸盐类胆矾族矿物胆矾 *Chalcanthite* 的晶体,或为硫酸作用于铜而制成的含水硫酸铜结晶。可于铜矿中挖得,选择蓝色、有玻璃光泽之结晶即可。又常存于矿水,蒸去水分即得。人工制造者,可用硫酸作用于铜片或氧化铜而制得。

【现代研究】

石胆的主要化学成分为五水硫酸铜($CuSO_4 \cdot 5H_2O$)。药理作用:本品内服后能刺激胃壁神经,引起反射性呕吐,并能促进胆汁分泌;外用与蛋白质结合,生成不溶性蛋白质化合物而沉淀,故对胆矾浓溶液对局部黏膜具有腐蚀作用,可退翳。另对化脓性球菌,肠道伤寒、副伤寒、痢疾杆菌和沙门氏菌等均有较强的抑制作用。不良反应:胆矾是多亲和性毒物,可作用于全身各系统。对口腔、胃肠道有强烈的刺激作用,可引起局部黏膜充血、水肿、溃疡;对心、肝、肾有直接作用;对中枢神经系统有很强的亲和力;还能引起溶血性贫血。中毒主要表现为口中有金属涩味、咽干、恶心呕吐、腹痛腹泻,吐出物或排泄物呈蓝绿色、头晕头痛、眼花、乏力、面色苍黄、黄疸、血压下降、心动过速、呼吸困难、少尿或无尿,多因肾功能衰竭而死亡。中毒原因主要是内服超量或误服。救治方法:立即洗胃,导泻;解毒剂首选依地酸二钠钙,或口服,或肌注,或静脉注射。若酸中毒可补充碳酸氢钠溶液;有溶血现象时,可用氢化可的松,必要时输新鲜血液及对症治疗。

石钟乳

味甘,温。

主治咳逆上气,明目,益精,安五脏,通百节,利九窍,下乳汁。生少室山谷。

【译文】 石钟乳,味甘,性温。主治咳逆气喘,能增强视力、补益阴精、安养五脏、疏畅全身关节、通利九窍、催生乳汁。产于少室山的山谷。

【按语】 石钟乳,一名为钟乳石,《中华人民共和国药典》规定品种为碳酸盐类矿物方解石族方解石,主含碳酸钙($CaCO_3$)。采挖后,除去杂石。

钟乳石种类甚多，《神农本草经》中所列石钟乳、殷孽、孔公孽为钟乳石的三个部分。孔公孽又名孔公石，殷孽又名姜石。孔公孽即钟乳石的中间部分，殷孽为钟乳石的根部，两者均系碳酸钙水凝结而成，由于凝结的位置、形状、色泽等不同，因而命名各异。

《本草经集注》："凡钟乳之类，三种同一体，从石室上汁溜积久盘结者，为钟乳床，即此孔公孽也。其次长小龍嵸者，为殷孽，今人呼为孔公孽。殷孽复溜，轻好者为钟乳。虽同一类，而疗体为异，贵贱悬殊。"

《新修本草》纠正了《神农本草经》和《本草经集注》的错误："此孽（孔公孽）次于钟乳，如牛羊角者，中尚孔通，故名通石。《本经》误以为殷孽之根，陶依《本经》以为今人之误，其实是也。""此（殷孽）即石堂下孔公孽根也，盘结如姜，故名姜石。俗人乃以孔公孽为之，误矣。"

李时珍著作中"孽"作"蘖"，《本草纲目》解说最为清楚形象："以姜石、通石二石推之，则似附石生而粗者，为殷蘖；接殷蘖而生，以渐空通者，为孔公蘖；接孔公蘖而生者，为钟乳。当从苏恭之说为优。盖殷蘖如人之乳根，孔公蘖如乳房，钟乳如乳头也。"

【历代名医汇讲】

功效主治　《本草发明》：石钟乳虽甘温近补，其性慓悍，为镇下快利之用。苟制炼不真精，非徒无益也。《本草》主咳逆上气，益精，安五脏，补虚损，疗脚弱冷痛、下焦虚遗，强阴，是为镇下之功。通百节，利九窍，通声明目，下乳汁，又见其快利之用。

《神农本草经百种录》：主咳逆上气，钟乳石体属金，又其象下垂而中空，故能入肺降逆。明目，能益目中肺脏之精。益精，能引肺气入肾。安五脏，通百节，利九窍，降气则脏安，中虚则窍通。下乳汁。钟乳即石汁如乳者所溜而成，与乳为类，故能下乳汁也。此以形为治。石为土中之精，钟乳石液所凝，乃金之液也，故其功专于补肺。以其下垂，故能下气。以其中空，故能通窍。又肺朝百脉，肺气利则无所不利矣。

【民俗文化】

《本草纲目》：〔震亨曰〕石钟乳为慓悍之剂。《内经》云：石药之气悍，仁哉言也。凡药气之偏者，可用于暂而不可久，夫石药又偏之甚者也。自唐时太平日久，膏粱之惑于方士服食致长生之说，以石药体厚气厚，习以成俗，迨宋至今，犹未已也。斯民何辜，受此气悍之祸而莫之能救，哀哉！《本草》赞其久服延年之功，柳子厚又从而述美之，予不得不深言也。

张杲《医说》载：武帅雷世贤多侍妾，常饵砂、母、钟乳，日夜煎炼，以济其欲。其妾父苦寒泄不嗜食，求丹十粒服之，即觉脐腹如火，少焉热狂，投井中，救出遍身发紫泡，数日而死；而世贤服饵千计，了无病恼，异哉！沈括《笔谈》载：夏英公性豪侈，而禀赋异于人。才睡即身冷而僵如死者，常服仙茅、钟乳、硫黄，莫知纪极。每晨以钟乳粉入粥食之。有小吏窃食，遂发疽死。此与终身服附子无恙者，同一例也。

【现代研究】

药理及有效成分研究：虽然钟乳石主为碳酸钙，但至今人们对其治各种病症的有效成分和其药理尚缺乏足够的研究。

水银

味辛，寒。

主治疥瘙、痂疡①白秃，杀皮肤中虫虱②，堕胎，除热。杀③金银铜锡毒。镕化还复为丹④。久服神仙不死。生符陵平土⑤。

【注释】

① 痂疡：尚志钧《神农本草经校注》："犹结痒痂头疮，实即头癣。"

② 虫虱(shī 失)：寄生在人、畜身上的一种小虫。

③ 杀：抑制，压抑。水银又可以溶解多种金属元素如金银等，并形成合金，被称为"汞齐"。古人因此认为水银有"杀"其他金属的效用。

④ 还复为丹：方士用语。曹元宇《神农本草经辑注》："窃疑古时水银因含少量锡等金属，在常温为固体，热之则熔化而为液体。'还复为丹'者，水银本由丹砂制出，加热又变成丹也。由于水银制丹砂必先加硫黄，窃疑此丹或是红色氧化汞，可由水银加热（与空气接触）直接制成，色红似丹砂，古不能辨，故云。"

⑤ 平土：平原之地。

【译文】 水银，味辛，性寒。主治疥瘙、头癣、白秃疮，能驱除体表寄生的小虫、堕胎、清除热邪、抑制金银铜锡的毒性。加热熔化后变回红色。长期服用，能长生不老以至成仙。产于涪陵的平土中。

【按语】 《中药大辞典》记载本品为自然元素类液态矿物自然汞Mercury or Quicksilver，主要从辰砂 Cinnabar 矿经加工提炼制成。

【民俗文化】

《本草纲目》：唐代韩愈云：太学士李干遇方士柳泌，能烧水银为不死药，以铅满一鼎，按中为空，实以水银，盖封四际，烧为丹砂。服之下血，四年病益急，乃死。余不知服食说自何世起，杀人不可计，而世慕尚之益至，此其惑也。在文书所记及耳闻者不说。今直取目见，亲与之游，而以药败者六七公，以为世诫。工部尚书归登，自说服水银得病，有若烧铁杖自颠贯其下，摧而为火，射窍节以出，狂痛呼号泣绝，其裀席得水银，发且止，唾血十数年以毙。殿中御史李虚中，疽发其背死。刑部尚书李逊谓余曰：我为药误。遂死。刑部侍郎李建，一旦无病死。工部尚书孟简，邀我于万州，屏人曰：我得秘药，不可独不死，今遗子一器，可用枣肉为丸服之。别一年而病。后有人至，讯之，曰：前所服药误，方且下之，下则平矣。病二岁卒。东川节度御史大夫卢坦，溺血，肉痛不可忍，乞死。金吾将军李道古，以柳泌得罪，食泌药，五十死海上。

【医案】

《本草纲目》：恶肉毒疮。一女年十四，腕软处生物如黄豆大，半在肉中，红紫色，痛甚，诸药不效。一方士以水银四两，白纸二张揉熟，蘸银擦之，三日自落而愈。李楼《怪症方》。

【现代研究】

水银学名汞（Hg），是一种有毒的银白色一价和二价重金属元素,它是常温下唯一的液体金属,游离存在于自然界并存在于辰砂、甘汞及其他几种矿中。使用水银历史悠久,杀虫镇痛消炎的功效,蒙医用来治疗风湿性关节炎、痛风、游痛症、结喉、梅毒、疥癣、黄水疮、秃疮、痘疹、淋巴结肿大等疾患[1]。

现代药理研究:元素汞不引起药理作用,解离后的汞离子能与巯基结合而干扰细胞的代谢及功能。元素汞不能自胃肠道吸收,但其表面暴露于空气中时可形成氧化物或硫化物,因而吞食后有时可引起轻度泻下、利尿。吞食水银的人,大多数并无症状,水银自粪便排出,少数人可有某些症状,而极少数(敏感或其他未知原因)可引起立即死亡。汞剂排泄主要由肾,其次是大肠。水银的毒性研究:汞剂对消化道有腐蚀作用,对肾脏、毛细血管均有损害作用。急性中毒多半由误服升汞引起,有消化道腐蚀所致的症状,吸收后产生肾脏损害而致尿闭和毛细血管损害而引起血浆损失,甚至发生休克。早期应用二巯基丙醇及其他对症措施,多数有效。慢性中毒一般见于工业中毒,发生口腔炎和中毒性脑病,后者表现为忧郁、畏缩等精神症状和肌肉震颤[2]。

雄黄

味苦,平、寒。

主治寒热、鼠瘘、恶疮、疽痔、死肌,杀精物、恶鬼、邪气、百虫、毒肿,胜五兵①。炼食之,轻身神仙。一名黄食石。生武都山谷。

【注释】

① 五兵:古代指五种兵器,各书说法不一。此处泛指各种兵器和战乱。

---

[1] 侯敏,石文宏,盛惟.水银不同炮制方法与急性毒性的相关性研究[J].中国民族医药杂志,2012,1:63-64.

[2] 国家中医药管理局《中华本草》编委会.中华本草[M].上海:上海科学技术出版社,1999:395.

【译文】　雄黄,味苦,性平、寒。主治恶寒发热、鼠瘘、恶疮、疽、痔、身体肌肉坏死或失去感觉,能驱除精物、恶鬼、百虫、毒肿等邪物。其驱邪治病之功,较之精兵杀敌,更胜一筹。制成药饵或食物服用,能使身体轻健以至成仙。又名黄食石,产于武都的山谷中。

【按语】　《中华人民共和国药典》规定本品为硫化物类矿物雄黄族雄黄,主含二硫化二砷(As_2S_2)。采挖后,除去杂质。

【历代名医汇讲】

1. **药名释名**　《本草乘雅半偈》:雄,大也,武也,以将群也。黄,中色,男女之始生也。雄而黄,纯而健者也。

2. **性味运气**　《本草发明》:中品,臣。平寒,味苦、甘、辛。有小毒。一云性温。有毒。想经火煅则然。大抵丹石遇火煅则燥,而毒居多。

3. **功效主治**　《本草崇原》:雄黄色黄质坚,形如丹砂,光明烁烁,乃禀土金之气化,而散阴解毒之药也。水毒上行,则身寒热,而颈鼠瘘。雄黄禀土气而胜水毒,故能治之。肝血壅滞,则生恶疮而为疽痔,雄黄禀金气而平肝,故能治之。死肌乃肌肤不仁,精物恶鬼乃阴类之邪,雄黄禀火气而光明,故治死肌,杀精物恶鬼。邪气百虫之毒,逢土则解,雄黄色黄,故杀百虫毒。胜五兵者,一如硫黄能化金银铜铁锡也。五兵,五金也。胜五兵,火气盛也。炼而食之,则转刚为柔,金光内藏,故轻身神仙。

4. **服食养生**　《本草经集注》:炼食之,轻身,神仙。饵服之,皆飞入人脑中,胜鬼神,延年益寿,保中不饥。

【医案】

《本草纲目》:《唐书》云:甄立言究习方书,为太常丞。有尼年六十余,患心腹鼓胀,身体羸瘦,已二年。立言诊之,曰:腹内有虫,当是误食发而然。令饵雄黄一剂,须臾吐出一蛇,如拇指,无目,烧之犹有发气,乃愈。又《明皇杂录》云:有黄门奉使交广回。太医周顾曰:此人腹中有蛟龙。上惊问黄门有疾否?曰:臣驰马大庾岭,热困且渴,遂饮涧水,竟腹中坚痞如石。周遂以消石、雄黄煮服之。立吐一物，长数寸，大如指，视之鳞甲皆具。此皆杀蛊毒之验也。

〔颂曰〕雄黄治疮疡尚矣。《周礼》：疡医，疗疡以五毒攻之。郑康成注云：今医方有五毒之药，作之，合黄堥，置石胆、丹砂、雄黄、矾石、磁石其中，烧之三日三夜，其烟上着，鸡羽扫取以注疮，恶肉破骨则尽出也。杨亿《笔记》载：杨嵎少时，有疡生于颊，连齿辅车，外肿若覆瓯，内溃出脓血，痛楚难忍，百疗弥年不瘥。人令依郑法烧药注之，少顷，朽骨连牙溃出，遂愈。信古方攻病之速也。黄堥音武。即今有盖瓦合也。

按洪迈《夷坚志》云：虞雍公允文感暑痢，连月不瘥。忽梦至一处，见一人如仙官，延之坐。壁间有药方，其辞云：暑毒在脾，湿气连脚；不泄则痢，不痢则疟。独炼雄黄，蒸饼和药；别作治疗，医家大错。公依方。用雄黄水飞九度，竹筒盛，蒸七次，研末，蒸饼和丸梧子大。每甘草汤下七丸，日三服。果愈。《太平广记》载成都刘无名服雄黄长生之说，方士言尔，不可信。

【现代研究】

药理作用：① 抗肿瘤作用，雄黄诱导肿瘤细胞凋亡，郝红缨等应用雄黄作用于 NB4 细胞，使 PML 融合蛋白降解，快速调变 PML - RARα 融合蛋白的亚细胞定位。② 促进肿瘤细胞成熟、分化，雄黄对 NB4 细胞有不完全的分化诱导作用。③ 抑制肿瘤细胞核酸的合成，抑制血管内皮细胞的生长及直接杀瘤作用。④ 增加细胞膜 HSP70 及 MT 蛋白表达，汤毅珊等将雄黄和安宫牛黄散分别灌胃于 SD 大鼠试验中，发现用药后 8 小时大鼠脑组织内的 HSP70mRNA 表达显著高于正常对照组，并能抑制外伤性脑水肿模型大鼠血清中炎性细胞因子 TNF - α 的释放。⑤ 抗菌、抗病毒作用雄黄具有广泛的抗菌谱，如对金黄色葡萄球菌、链球菌、白念珠菌、痢疾杆菌、结核杆菌等有较强的抗菌作用[1]。

毒性研究：梁爱华等研究结果提示，雄黄一次性用药毒性较低，

---

［1］ 刘嵘，濮德敏.雄黄的研究进展[J].时珍国医国药，2007,18(4)：982-983.

但长期用药在一定剂量下可能对肝肾造成损害,故临床应用时应合理用药,注意控制用药剂量和用药时间。雄黄容易蓄积,从而产生蓄积毒性。其研究结果提示,随着给药时间的延长,引起肝肾损害的剂量大幅度下降,毒性明显增强。因此,建议《中国药典》制定雄黄的剂量标准时应考虑用药时间[1]。

雌黄

味辛,平。

主治恶疮头秃①、痂疥②,杀毒虫虱、身痒、邪气、诸毒。炼之,久服轻身,增年不老。生武都山谷。

【注释】

① 头秃:即白秃。

② 痂疥:尚志钧考证即干疥。《诸病源候论·疥候》:"干疥者,但痒,搔之皮起作干痂。"

【译文】 雌黄,味辛,性平。主治恶疮、白秃疮、干疥、身痒,能驱除虫虱、邪气、诸毒。制成药饵或食物长期服用,能使身体轻健、寿命长久以至长生不老。产于武都的山谷中。

【按语】 《中药大辞典》记载本品为硫化物类雌黄族矿物雌黄Orpiment 矿石。

【历代名医汇讲】

1. **药名释名** 《本草乘雅半偈》:出武都仇池者,曰仇池黄,色小赤。出扶南林邑者,曰昆仑黄,色如金。舶上来如喫血者为上,湘南者次之。似云母甲错,层层可拆,软如烂金者尤佳。雌雄二品同生,山之阳生雄,山之阴生雌。雌者金精所熏,一曰金之苗也。

2. **性味运气** 《本草经集注》:味辛、甘,平,大寒,有毒。

3. **功效主治** 《本草发明》:专治外科功多,入药最稀,服者宜

---

[1] 梁爱华,李春英,王金华.雄黄的毒性研究[J].中国中药杂志,2011,36(14):1892.

审。主去身面白驳，一切恶疮等，杀诸般虫毒，辟邪并与雄黄同。

《本经逢原》：《本经》主恶疮头秃痂疥，杀毒虫虱身痒，邪气诸毒。《发明》雌黄出山之阴，故单治疮杀虫，而不能治惊痫痰疾。《本经》治恶疮头秃痂疥，与雄黄之治寒热鼠瘘，迥乎阴阳之分矣。其杀毒虫虱身痒，较雄黄之杀精物恶鬼邪气，解毒辟恶之性则一，而功用悬殊。治狂痴胜金丹用之，不过借为搜阴邪之响导耳。《别录》治鼻中息肉。不宜久服，令人脑漏。

4. 产地生境　《本草经集注》：生武都山谷，与雄黄同山生。其阴山有金，金精熏则生雌黄，采无时。

【现代研究】

药理研究：Singh P(1994)研究了口服雌黄对大鼠的影响，结果显示雌黄具有肝毒性质[1]。林梅(2008)用 MTT 法、细胞形态学观察和流式细胞术检测纳米雌黄对白血病 K562 细胞生长的影响；通过免疫组化、RT－PCR 方法检测雌黄纳米粒处理 K562 细胞后凋亡相关基因的表达变化。结果表明雌黄纳米粒能强烈抑制 K562 细胞增殖并诱导其凋亡，效果明显优于普通雌黄[2]。Liu J(2008)对雌黄进行了药理毒理研究，认为雌黄可以有效地治疗某些恶性肿瘤和外部皮肤疾病，但会对胃肠道、心血管产生毒副作用[3]。

殷孽

味辛，温。

[1] Singh P，Sharma R.Effect of orpiment(As2S3)on cytochrome P－450，glutathione and lipid peroxide levels of rat liver[J].The Journal of Environmental Pathology， Toxicology and Oncology，1994，13(3)：199-203.

[2] 林梅，张东生，李华.雌黄纳米粒对 K562 细胞的体外治疗作用及其机制[J].纳米技术与精密工程，2008,6(1)：14-19.

[3] LiuJ，LuYF，WuQ，et al. Mineral arsenicals in traditional medicines：Orpiment，realgar and arsenolite[J].Journal of Pharmacology And Experimental，2008,326(2)：363-368.

主治烂伤[1]、瘀血、泄痢、寒热、鼠瘘、癥瘕、结气。一名姜石[2]。生赵国[3]山谷。

【注释】

① 烂伤：尚志钧《神农本草经校注》认为指汤火灼烂伤。《诸病源候论·汤火疮候》："汤火热气深搏至骨,烂人筋也。"

② 姜石：《新修本草》："此即石堂下孔公孽根也。盘结如姜,故名姜石。"

③ 赵国：战国时国名,国都在今河北省邯郸。

【译文】 殷孽,味辛,性温。主治烧伤烫伤、瘀血、泄泻、痢疾、恶寒发热、鼠瘘、腹部积块、结气。又名姜石。产于赵国的山谷中。

【按语】 参见石钟乳条。

【历代名医汇讲】

功效主治 《本草经集注》：主治烂伤,瘀血,泄痢,寒热,鼠瘘,癥瘕,结气,脚冷疼弱。

孔公孽

味辛,温。

主治伤食不化、邪结气、恶疮、疽、瘘、痔,利九窍,下乳汁。生梁山[1]山谷。

【注释】

① 梁山：《本草经集注》："梁山属冯翊郡。"冯翊是西汉时地名,东汉末始改置冯翊郡,治所高陵县。后移治临晋,即今陕西大荔县。

【译文】 孔公孽,味辛,性温。主治脾胃受损饮食难以消化、邪气结滞、恶疮、疽、瘘、痔,能通利九窍、催生乳汁。产于陕西梁山的山谷中。

【按语】 参见"石钟乳"条。

【历代名医汇讲】

1. 功效主治 《本草经集注》：主治伤食不化,邪结气,恶疮,疽,瘘痔,利九窍,下乳汁。治男子阴疮,女子阴蚀,及伤食病,恒欲眠睡。

2. 产地生境 《本草经集注》：生梁山山谷(木兰为之使,恶细辛)。梁山属冯翊郡,此即今钟乳床也,亦出始兴,皆大块折破之。凡钟乳之类,三种同一体,从石室上汁溜积久盘结者,为钟乳床,即此孔公孽也。

磁石

味辛,寒。

主治周痹、风湿肢节中痛、不可持物[1]、洗洗酸瘠[2],除大热烦满及耳聋。一名玄石[3]。生太山川谷。

【注释】

① 持物:拿、握东西。

② 酸瘠(xiāo 消):酸痛。瘠,酸痛。

③ 玄石:森立之《本草经考注》:"磁石,其色黑,故一名玄石。"

【译文】 磁石,味辛,性寒。主治周痹、风湿所致肢体关节疼痛而不能拿取物品、恶寒颤栗而酸痛,能清除高热、烦闷与耳聋。又名玄石,产于泰山的川谷中。

【按语】 磁石,《中华人民共和国药典》规定品种为氧化物类矿物尖晶石族磁铁矿,主含四氧化三铁(Fe_3O_4)。采挖后,除去杂石。

【历代名医汇讲】

1. **功效主治** 《本草发明》:磁石重而去怯之剂,故《本草》除大热烦满及耳聋,养肾脏,强骨气,益精除烦,通关节风湿、肢节中痛不可持物,消痈肿、鼠瘘,疗颈核喉痛、小儿惊痫。炼水饮之,使人有子。和药点眼,去目翳。绵裹豆大塞耳中,口含生铁少许,觉内有风雨声即效。若误吞针入喉,急取系线吞下,引针自出。

2. **产地生境** 《本草发明》:磁石乃铁之母,有铁处则生,能悬虚吸铁引针者方真。制用火煅,醋淬七次,研细,水飞数次,才可服饵,专杀铁毒。

【现代研究】

化学成分:检测分析测得磁石中含有大量铁,还含有一定量镁、硅、铝等。用 X 射线衍射法分析磁石的主要物相,发现磁石主要含有

Fe_3O_4，其次为 Fe_2O_3，$\alpha - SiO_2$，$Al_2Si_2O_5(OH_4) \cdot 2H_2O$ 及少量 MgO 等，还可能含有 $MgFe_2O_4$。现代研究还发现磁石中主要含有钙、镁、钾、钠、锰、铬、镉、铜、锌、钴、镍、钼等元素[1]。

凝水石

味辛，寒。

主治身热、腹中积聚邪气、皮中如火烧烂、烦满，水饮之①。久服不饥。一名白水石。生常山山谷。

【注释】

① 水饮之：用水冲饮服用凝水石。又，森立之认为是止渴。

【译文】 凝水石，味辛，性寒。主治身体发热，腹中邪气积聚、肌肤蕴热如同火烧、烦闷，当以水冲服凝水石。长期服用能使人耐饥。又名白水石，产于恒山的山谷中。

【按语】《中药大辞典》本品通用名为寒水石，为硫酸盐类石膏族矿物石膏 *Gypsum* 或为碳酸盐类方解石族矿物方解石 *Calcitum*。石膏采出后选出粉红色、灰白色、块状或纤维状集合体即红石膏药用，称北寒水石。方解石采出后多选无色、透明或白色解理状块体药用，称南寒水石。

据王家葵[2]考证，《名医别录》说："色如云母，可析者良，盐之精也。"按照陶弘景的意见，这种凝水石"碎之亦似朴硝"，其原矿物当是芒硝（$Na_2SO_4 \cdot 10H_2O$）的天然结晶。含水结晶硫酸钠溶解时能够吸热，故陶弘景说："此石末置水中，夏月能为冰者佳。"因为凝水石出在产盐地区，常与石膏共生，唐代开始便有混淆。

【历代名医汇讲】

1. 功效主治 《神农本草经疏》：凝水石生于卤地，案积阴之气

［1］ 吴锦斌,巩江,倪士峰,等.磁石的药用研究概况[J].安徽农业科学,2010,
38(17)：9375 - 9376.

［2］ http://blog.sina.com.cn/s/blog_5b2329d70100bs68.html

而成。《本经》味辛气寒。《别录》加甘，大寒无毒。《经》曰：小热之气，凉以和之；大热之气，寒以取之。又曰：热淫于内，治以咸寒。大寒微咸之性，故主身热邪气，皮中如火烧，烦满，及时气热盛，五脏伏热，胃中热也。易饥作渴，亦胃中伏火也。甘寒除阳明之邪热，故能止渴。不饥水肿者，湿热也。小便多不利，以致水气上滋于腹，而成腹痹。辛咸走散之性，故能除热利窍消肿也。疗腹中积聚者，亦取其辛散咸软之功耳。

2. 产地生境　《本草发明》：有二种，有纵理、横理不同。惟润泽清明如云母，置水中，与水一色，其水凝动者佳。或曰纵理为寒水，横理为凝水。用之研极细，服加姜汁，或加姜汁煮。又云：盐之精也。恶地榆。有一种冷油石，与此全类，投沸油中，油即冷，此石有毒。若误用之，令腰以下不能举，须审辨之。

石膏

味辛，微寒。

主治中风寒热、心下逆气①、惊喘②、口干舌焦、不能息③、腹中坚痛，除邪鬼、产乳④、金创。生齐山⑤山谷。

【注释】

① 心下逆气：指胃气上逆，症见恶心欲吐等。

② 惊喘：指因高热引起的惊风、呼吸急促等。

③ 不能息：不能安宁休息。

④ 产乳：分娩。此指分娩前后诸症。

⑤ 齐山：在今山东历城西北。

【译文】　石膏，味辛，性微寒。主治感染风邪而恶寒发热、胃气上逆、高热引起的惊风喘急、口干舌燥、无法休息、腹部坚硬疼痛、邪鬼侵扰、分娩前后诸症、外伤。产于山东齐山的山谷中。

【按语】　石膏是历史上最复杂的矿物药，从《本草经集注》到《本草纲目》，将近千年时间，十余位本草学者为兹聚讼，而古代石膏究竟为何物，仍然没有定论。混乱的品种有石膏、寒水石、凝水石、理石、长石和方解石等矿物药[1][2]。

《中华人民共和国药典》规定品种为硫酸盐类矿物硬石膏族石膏，主含含水硫酸钙（$CaSO_4 \cdot 2H_2O$），采挖后，除去杂石及泥沙。

【历代名医汇讲】

1. 性味运气 《本草发明》：中品，臣。气寒，味辛、甘，气味俱薄，体重，沉降也。阴中之阳。无毒。入手太阴经、少阳经、足阳明经。

2. 功效主治 《本草发明》：石膏入肺、胃、三焦之剂者何？惟辛也，而气味俱轻，故能解肌上行而理头痛。《本草》所谓主中风、伤寒时气、头痛身热是也。惟甘也，下乳，生津止渴，所谓口干舌焦者主之。又云：能缓脾益气，若心下逆气惊喘、暴气喘息、咽热能除者，清火之功也。若腹坚痛，肠胃隔气，胃热能食，胃热不能食，与夫下齿痛者，泻胃火之力也。下牙痛属胃，香白芷为使。又治三焦皮肤大热者，入手少阳经也。要之，主肺胃居多。仲景治伤寒阳明经病，身热目痛，鼻干不眠。身已前，胃之经也；胸膈，肺之室。邪在阳明，肺受火制，故用辛寒以清肺，所以有白虎汤之名。

【医案】

《本草纲目》：《名医录》言，睦州杨士丞女，病骨蒸内热外寒，众医不瘥，处州吴医用此方而体遂凉。愚谓此皆少壮肺胃火盛，能食而病者言也。若衰暮及气虚血虚胃弱者，恐非所宜。

广济林训导年五十，病痰嗽发热。或令单服石膏药至一斤许，遂不能食，而咳益频，病益甚，遂至不起。此盖用药者之瞀瞀也，石膏何与焉。

按刘跂《钱乙传》云：宗室子病呕泄，医用温药加喘。乙曰：病本中热，奈何以刚剂燥之，将不得前后溲，宜与石膏汤。宗室与医皆不信。后二日果来召。乙曰：仍石膏汤证也。竟如言而愈。

［1］　http://blog.sina.com.cn/s/blog_5b2329d70100bs68.html
［2］　肖正国.石膏本草考证[J].中国中医药现代远程教育，2010,8(1)：85-86.

【现代研究】

化学成分上,研究表明:生石膏为含水硫酸钙($CaSO_4 \cdot 2H_2O$),其中 CaO 31.44%~32.5%,SO_3 46.6%~47%,H_2O 20.9%,其他化合物 1.43%左右,尚夹杂微量的 Fe^{2+} 及 Mg^{2+}。煅石膏为无水硫酸钙($CaSO_4$),其中 SO_3 平均含量 56.95%,CaO 平均含量 38.63%,$CaSO_4$ 平均含量 97.35%。

石膏的药理作用,解热机制尚未完全明确,一些人认为石膏的解热机制是石膏内服后,在胃酸作用下,生成一部分可溶性钙盐,到肠被吸收后,增加血钙浓度,钙离子能够抑制神经元的应激性,通过体温调节中枢,骨骼肌兴奋性降低,肌肉痉挛减轻来实现[1]。

阳起石

味咸,微温。

主治崩中漏下,破子脏中血①、癥瘕结气、寒热腹痛,无子,阴阳痿不合②,补不足。一名白石③。生齐山山谷。

【注释】

① 破子脏中血:祛除子宫中瘀血。子脏,子宫。

② 阴阳痿不合:《证类》本作"阴痿不起"。《御览》作"阴阳不合"。

③ 白石:《新修本草》:"此石以白色,肌理似阴孽,仍夹带云母,滋润者为良,故《本经》一名白石。"

【译文】 阳起石,味咸,微温。主治女子阴道忽然大量流血或月经停止后又见下血淋漓不断、子宫瘀血、腹部积块、恶寒发热、腹痛、不孕不育、阳痿不举,能补虚强体。又名白石,产于山东齐山的山谷中。

【按语】 《中药大辞典》记载本品为硅酸盐类角闪石族矿物透闪石 Tremolite 及其异种透闪石石棉。采挖后去净泥土,选择浅灰白

[1]　王凤霞.石膏的药性功效及临床应用文献整理与研究[D].北京:北京中医药大学,2015:13.

色或淡绿白色的纤维状或长柱状集合体入药。

王家葵[1]考证发现,《神农本草经》记载阳起石主治阴痿不起。此石生阳起山,山在济南,一名卢山、云山、药山、阳起山。究竟是山因产阳起石得名,还是石因出阳起山得名,已经难以索考。另外,《名医别录》中阳起石一名"羊起石",这究竟是本名"羊起石"讹变成"阳起石";还是本名"阳起石",讳言性事遂改称"羊起石",同样不得而知。不过这种属于硅酸盐矿的透闪石 tremolite,或阳起石石棉 actinolite asbestos,迄今为止确实没有药理学家能够证明其果然具有治疗 ED 的作用。

【历代名医汇讲】

1. **性味运气** 《本草发明》:中品,臣,气微温,味咸,无毒。一云味酸。云云母石根也。

2. **功效主治** 《本草发明》:阳起石性温而味咸,助阳气、暖水脏之用也,故《本草》主阴痿不起,补不足,疗男子茎头寒、阴下湿痒,去臭汗,消水肿,女人下部虚冷,肾气乏绝,子脏久寒,主崩中漏下,破子脏中血癥瘕结气,寒热腹痛无子。《药性》云:补肾气精乏、腰痛膝冷、湿痹,暖女人子宫久冷,止月水不定。

《本经逢原》:《本经》主崩中漏下,破子脏中血,癥瘕结气,寒热腹痛,无子,阴痿不起,补不足。

《发明》阳起石乃云母之根,右肾命门药,下焦虚寒者宜之。黑锡丹用此,正以补命门阳气不足也。《本经》治崩中漏下,阳衰不能统摄阴血也。又言破子脏中血,癥瘕结气,是指阴邪蓄积而言。用阳起石之咸温,散其所结,则子脏安和,孕自成矣。阴虚火旺者忌用,以其性专助阳也。

【现代研究】

研究结果显示:阳起石通过其对小鼠交尾作用和血清睾酮水平的影响,以及对幼年雄性小鼠的促雄激素样作用。结果高剂量阳起

---

［1］ http://blog.sina.com.cn/s/blog_5b2329d70100bvt4.html

石能显著增加正常小鼠交尾次数,提高雄性小鼠血清睾酮含量。阳起石对幼年雄性小鼠无促雄激素样作用[1]。阳起石的药理药效研究相对缺乏。

理石

味辛,寒。

主治身热,利胃,解烦,益精,明目,破积聚,去三虫。一名立制石。生汉中山谷。

【译文】 理石,味辛,性寒。主治身体发热,能调畅胃气、清心除烦、补益阴精、增强视力、破除腹部积块、驱除多种寄生虫。又名立制石,产于陕西汉中的山谷中。

【按语】 理石,也是古代石膏的混乱品种之一。王家葵根据《名医别录》考证,理石"一名肌石,如石膏,顺理而细"。这种理石应该是呈纤维集合体的天然石膏,因作纤维状解理而得名。理石的成分为硫酸钙,属于软石膏 $CaSO_4 \cdot 2H_2O$ 一类。

《中药大辞典》记载本品为硫酸盐类石膏族矿物石膏 Gypsum ($CaSO_4 \cdot 2H_2O$)与硬石膏 Anhydrite($CaSO_4$)的集合体。

【历代名医汇讲】

功效主治 《本草经集注》:主治身热,利胃,解烦,益精,明目,破积聚,去三虫。除荣卫中去来大热,结热,解烦毒,止消渴,及中风痿痹。

长石

味辛,寒。

主治身热、四肢寒厥[①],利小便,通血脉,明目,去翳眇[②],

---

[1] 杨明辉,王久源,张蜀武.中药阳起石壮阳作用实验研究[J].中国药业,2010,19(6):17.

去三虫,杀蛊毒。久服不饥。一名方石。生长子③山谷。

【注释】

① 寒厥:中医病名。指肢体厥冷由于阳衰阴盛所致。《素问·厥论》:"阳气衰于下,则为寒厥。"

② 翳眇(yì miǎo 亿秒):眼翳导致偏盲。《诸病源候论·目眇候》:"其经络有偏虚者,翳障则偏覆一瞳子,故偏不见物,谓之眇目。"翳,眼角膜上所生障碍视线的白斑;眇,瞎了一只眼。

③ 长子:古代县名。因尧王长子丹朱受封于此而得名。在今山西长子县西。

【译文】 长石,味辛,性寒。主治身体发热、四肢厥冷,能通利小便、疏畅血脉、增强视力、去除翳膜使偏盲恢复视力、驱除多种寄生虫与蛊毒。长期服用能使人耐饥。又名方石,产于山西长子的山谷中。

【按语】 长石,也是古代石膏的混乱品种之一。王家葵[1]同意李时珍的意见,《本草纲目》:"长石即俗呼硬石膏者,状似软石膏而块不扁,性坚硬洁白,有粗理起齿棱,击之则片片横碎,光莹如云母、白石英,亦有墙壁,似方解石,但不作方块尔。"日本正仓院保存的标本也印证此为硬石膏 $CaSO_4$ 之成层片状者。

《中药大辞典》记载本品为硫酸盐类硬石膏族矿物硬石膏 Anhydrite。挖取后,去尽附着泥沙、杂石,洗净晒干。

【历代名医汇讲】

功效主治 《本草经集注》:主治身热,胃中结气,四肢寒厥,利小便,通血脉。明目,去翳眇,去三虫,杀蛊毒。止消渴,下气,除胁肋肺间邪气。

肤青

味辛,平。

主治蛊毒、毒蛇、菜肉诸毒、恶疮。生益州川谷。

【译文】 肤青,味辛,性平。主治蛊毒、蛇毒、各种菜类肉类之

[1] http://blog.sina.com.cn/s/blog_5b2329d70100bs68.html

毒、恶疮。产于益州的川谷中。

【按语】 王家葵[1]考证，肤青虽是《本草经》药，但陶弘景已不识其物，陶说："俗方及《仙经》并无用此者，亦相与不复识。"《本草纲目》将肤青附在白青条，称为"绿肤青"，或许可以据以认为是蓝铜矿。

【历代名医汇讲】

1. **功效主治** 《本草经集注》：主治蛊毒、毒蛇、菜肉诸毒，恶疮。

2. **服食养生** 《本草经集注》：不可久服。令人瘦。

铁落

味辛，平。

主治风热、恶疮、疡疽、疮痂、疥气在皮肤中。生牧羊①平泽。

【注释】

① 牧羊：本书下品药"出东海牧羊山谷中"。东海郡，又名郯郡、东晦郡，古郡名。秦代始置，郡治在郯县（今山东郯城）。西汉时其辖境在今山东省临沂市南部与江苏省东北部一带，属徐州刺史部。东汉、三国魏置东海国。

【译文】 铁落，味辛，性平。主治风热、恶疮、溃疡、疽、疮痂、疥瘙等皮肤病。产于东海郡牧羊一带的平泽中。

【按语】 铁落，据《新修本草》："铁落是煅家烧铁赤沸，砧上煅之，皮甲落者。"铁落使用历史久远，《素问·病能论》以生铁落为饮治疗怒狂之疾。

《中药大辞典》记载本品为生铁（磁铁矿 Magnetite）煅至红赤、外层氧化时被锤落的铁屑。

【历代名医汇讲】

功效主治 《神农本草经疏》：铁落是煅家烧铁赤沸，砧上煅之，如皮甲落下者。本出于铁，不离金象，体重而降。故《素问》有生铁落饮，以疗病狂怒者，云生铁落，下气疾也。又狂怒属肝气暴升，故取金

气以制之也。其主气在皮肤中，及除胸膈中热气，食不下，止烦者，皆制木散热之功也。《本经》又主风热恶疮，疡疽疮痂疥者，皆肝心火热所致，辛平能除二经之火热，故主之也。苏恭以之炒热投酒中饮，疗贼风痉。大明：治惊邪癫痛，小儿客忤，并煮服之。悉此意耳。

铁

主坚肌，耐痛。

【译文】　铁，主要能充实肌肉、使人不惧疼痛。

【按语】　《中药大辞典》记载本品为赤铁矿 Haematite、褐铁矿 Limonite、磁铁矿 Magnetite 等冶炼而成的灰黑色金属。

【历代名医汇讲】

1. 性味运气　《本草发明》：柔铁：即熟铁。味辛平。有毒。畏磁石、灰炭，能制石亭脂毒。

2. 功效主治　《本草经集注》：主治坚肌耐痛。

铁精

平。

主明目，化铜。

【译文】　铁精，性平。主要能增强视力，能化为铜。

【按语】　铁精，《本草经集注》："铁精出煅灶中，如尘，紫色轻者为佳，亦以摩莹铜器用之。"

《中药大辞典》记载本品为炼铁炉中的灰烬，多是崩落的赤铁矿质 Haematite 细末。收集经久使用的铁匠烘炉中的灰烬。若有混杂的铁末和煅灶灰，可利用磁性和相对密度区分。

【历代名医汇讲】

功效主治　《本草经集注》：主明目，化铜。治惊悸，定心气，小儿风痫，除颊，脱肛。

《本经逢原》：《本经》明目化铜。

《发明》铁之精华也。出煅灶中，紫色轻如尘者佳，取至阴沉重之性。得纯阳火炼而轻浮上升，故可以疗惊悸、定风痫、破胃脘积血作痛。《本经》主明目，取其镇摄虚火之义，以其得火气之多也。但胃气虚寒人服之，往往有夺食发呃之虞；以纯阴镇摄太过，而伤犯阳和之气也。

铅丹

味辛，微寒。

主治咳逆、胃反、惊痫、癫疾，除热，下气。练化还成九光①。久服通神明。生蜀郡②平泽。

【注释】

① 还成九光：炼丹术语。《本草经集注》："云化成九光者，当为九光丹以为釜耳，无别变炼法。"

② 蜀郡：古代郡名。秦置，成都为蜀郡治所。汉承秦制。

【译文】 铅丹，味辛，性微寒。主治咳逆、反胃、惊痫、癫病，能清除热邪、导气下行。炼制能使之变化出多种光彩。长期服用能与神明相通。产于蜀郡的平泽中。

【按语】《本草经集注》指出：铅丹"即今熬铅所作黄丹画用者，世方亦稀用，唯《仙经》涂丹釜所须此。云化成九光者，当为九光丹以为釜耳，无别变炼法。"

王家葵[1]考证，"铅"又写作"鈆"，故炼丹家以"金公"隐射之。《本草纲目》引《土宿真君本草》云："金公变化最多：一变而成胡粉；再变而成黄丹；三变而成密陀僧；四变而为白霜。"

胡粉，在《神农本草经》名粉锡，一名解锡。古人不太区别铅与锡，铅一名黑锡，故铅粉亦名粉锡。陶弘景说："即今化铅所作胡粉也。"《开宝本草》也说："《本经》呼为粉锡，然其实铅粉也。"铅粉为碱式碳酸铅[$2PbCO_3 \cdot Pb(OH)_2$]，其色白腻，多作绘画用白色颜料以及化妆品。铅粉的使用历史悠久，考古研究者证实，秦陵兵马俑的白

[1] http://blog.sina.com.cn/s/blog_5b2329d70100bvva.html

颜料即是铅粉。《释名》卷 4 云："胡粉。胡,糊也。脂和以涂面也。"故知所谓"胡粉",并非舶来之意。

黄丹《本草经》名铅丹,一名铅华。陶弘景说："即今熬铅所作黄丹也。"在炼丹家眼中,铅与汞有着同样重要的地位,其中一项原因是,铅与汞一样,炉燧生成物存在红白之间的转化,同样可以得到红色,乃至红紫色的"丹"——铅丹,成分为四氧化三铅 Pb_3O_4。

《中药大辞典》记载本品为用纯铅加工制成的四氧化三铅(Pb_3O_4)。

【历代名医汇讲】

功效主治 《本草发明》:涩可去脱而固气也。铅丹收敛神气,镇惊,故《本草》主惊痫癫疾,止小便利。其辛寒能除毒热、脐挛,下气,止反胃吐逆及久积。煎膏止痛生肌,敷金疮溢血,长肉,外科之要药也。

《本经逢原》:《本经》治吐逆胃反,惊痫癫疾,除热下气。

《发明》铅丹体重性沉,味兼盐矾,而走血分,能坠痰止疟。《本经》言,止吐逆胃反,治惊痫癫疾,除热下气,取其性重以镇逆满也。仲景柴胡龙骨牡蛎汤用之,取其入胆以祛痰积也;但内无积滞,误服不能无伤胃夺食之患。敷疮长肉、坠痰杀虫,皆铅之本性耳。目暴赤痛,铅丹蜜调贴太阳穴立效。

【现代研究】

化学成分:主要含四氧化三铅(Pb_3O_4)。

药理作用:能直接杀灭细菌、寄生虫,并有抑制黏膜分泌作用[1]。由于铅丹毒性较大,稍微过量即可能造成中毒,现在已极少内服,主供外用作为中医骨伤科、外科熬制硬膏药的常用基础原料。

当归

味甘,温。

---

［1］ 刘召红.含铅类中药的合理方用及中毒防治[J].中国误诊学杂志,2009,9(7):1755.

主治咳逆上气、温疟寒热洗洗在皮肤中、妇人漏下绝子[①]、诸恶疮疡、金创。煮饮之。一名干归。生陇西川谷。

【注释】

① 绝子：长期不孕。

【译文】 当归，味甘，性温。主治咳逆气喘、温疟而有恶寒发热及肤冷颤栗、女子月经停止后又见下血淋漓不断及长期不孕、各种较为严重的疮疡、外伤。宜煎汤服用。又名干归。产于陇西的川谷中。

【按语】 当归，古代使用品种很混乱。《中华人民共和国药典》规定品种为伞形科植物当归 *Angelica sinensis*（Oliv.）Diels 的干燥根。秋末采挖，除去须根和泥沙，待水分稍蒸发后，捆成小把，上棚，用烟火慢慢熏干。

【历代名医汇讲】

功效主治 《本草经集注》：主治咳逆上气，温疟寒热洗洗在皮肤中，妇人漏下绝子，诸恶疮疡，金疮，煮饮之。温中止痛，除客血内塞，中风痓，汗不出，湿痹，中恶，客气虚冷，补五脏，生肌肉。

《本草发明》：当归随经主诸血通用。入手少阴，以心主血也；入足太阴，以脾裹血也；入足厥阴，以肝藏血也，故《本草》主漏下、绝子、咳逆上气，温中，补五脏，生肌肉，及一切虚劳，由其身能养血也。云止冷痢腹痛、女人沥血腰痛，除血刺痛及齿痛，以其甘能和血也。又云：诸恶疮疡、金疮、皮肤涩痒湿痹、一切风与客血内塞、宿血恶血及瘕癖等候，以其辛能活血行血也。又温疟寒热、中风、痓汗不出、中恶、客气虚冷、呕逆等候，由其辛温以润内寒，苦以助心散寒，宜血中气药也，故补女人诸血不足、胎产备急，男子血虚及气血昏乱，服之即定，有各归气血之功，足以尽当归之用矣。

《长沙药解》：养血滋肝，清风润木，起经脉之细微，回肢节之逆冷，缓里急而安腹痛，调产后而保胎前，能通妊娠之小便，善滑产妇之大肠，奔豚须用，吐蛔宜加，寒疝甚良，温经最效。

【民俗文化】

《本草名释与传说故事》：据《吴志》中记载，曹公听说太史以心地慈善而出名,就给他写信,用箧封住。太史打开信后,无一文字,只放有药物当归,太史心领神会,随即而归。这正是寄信文无,但有当归,而知其义也。故当归有"文无"之别名。

【现代研究】

化学研究:当归的主要成分为挥发油,含量超过 1%。其次含有丰富的多糖、有机酸类(主要为阿魏酸)、氨基酸类(至少 16 种)、香豆素、微量元素、维生素 A、维生素 E 等[1]。

药理研究:当归的药理作用广泛,表现在呼吸、循环、血液、免疫、神经等各个系统。包括抗动脉粥样硬化、抑制肺纤维化、促进造血、增强免疫功能、中枢抑制、镇痛、抗惊厥、神经修复、抗衰老、抗肿瘤等[2]。

秦艽①

味苦,平。

主治寒热邪气、寒湿风痹、肢节痛、下水、利小便。生飞乌②山谷。

【注释】

① 艽(jiāo):音"娇"。

② 飞乌:古地名,据尚志钧《神农本草经校注》:"西汉时地名。今四川中江县西南。"

【译文】　秦艽,味苦,性平。主治寒热邪气、风寒湿痹、肢体关节疼痛,能利水通小便。产于飞乌的山谷中。

【按语】　秦艽,《中华人民共和国药典》规定品种为龙胆科植物秦艽 *Gentiana macrophylla* Pall.、麻花秦艽 *Gentiana straminea* Maxim.、粗茎秦艽 *Gentianacrassicaulis* Duthie ex Burk. 或小秦艽

[1]　董晴,陈明苍.当归化学成分及药理作用研究进展[J].亚太传统医药,2016,2：32-34.
[2]　刘医辉,杨世英,马伟林,等.当归药理作用的研究进展[J].中国当代医药,2014,22：192-193,196.

Gentiana dahurica Fisch.的干燥根。前三种按性状不同分别习称"秦艽"和"麻花艽",后一种习称"小秦艽"。春、秋两季采挖,除去泥沙;秦艽和麻花艽晒软,堆置"发汗"至表面呈红黄色或灰黄色时,摊开晒干,或不经"发汗"直接晒干;小秦艽趁鲜时搓去黑皮,晒干。

【历代名医汇讲】

1. **性味运气** 《本草发明》:中品之上,臣。气平微温,味苦、辛。无毒。可升可降,阴中微阳,手阳明药。

2. **功效主治** 《本草发明》:秦艽主风湿之药,而活血荣筋、手足不随妙药。盖活血则风灭,湿去则筋荣,故《本草》主寒热、寒湿风痹,利水,由辛散风邪、苦降湿热也。疗风不问新久,通身挛急,肢节痛,为专治头风口噤,皆阳明风热。又五种黄病酒疸,解酒毒及肠风泻血等候,皆阳明湿热也。又治手阳明下牙口疮,本经风湿。又云:主传尸骨蒸,治疳及时气,抑以苦能解热欤?

《本草求真》:凡人感冒风寒与湿,则身体酸痛,肢节烦疼,拘挛不遂。如风胜则为行痹(痹兼三气皆有,兹止就其胜者而言),寒胜则为痛痹,湿胜则为着痹。痹在于骨则体重;痹在于脉则血涩;痹在于筋则拘挛;痹在于肉则不仁;痹在于皮则肤寒。至于手足酸疼,寒热俱有,则为阳明之湿;潮热骨蒸,则为阳明之热。推而疸黄便涩,肠风泻血,口噤牙痛(上龈属胃,下龈属大肠,秦艽能除风湿牙痛),亦何莫不由阳明湿热与风所成。用此苦多于辛,以燥阳明湿邪,辛兼以苦,以除肝胆风热,实为祛风除湿之剂(风除则润,故秦艽为风药中润剂。湿去则补,故秦艽为散药中补剂。《圣惠方》治急痨烦热,身体酸疼,用秦艽、柴胡一两,甘草五钱,为末,每服三钱,白汤调下。治小儿骨蒸潮热,减食瘦弱,用秦艽、炙甘草各一两,每用一二钱,水煎服之,加薄荷叶五钱)。然久痛虚羸,血气失养,下体虚寒,酸疼枯瘦,小便利者,咸非所宜。

【现代研究】

化学成分:秦艽含有龙胆苦苷、秦艽苷 A 等多种成分,秦艽本身不含生物碱,在提取分离过程中使用氨水,使得化学很不稳定的龙胆苦苷(裂环烯醚萜类)与氨水反应,形成矫作物,早期均以生物碱作为秦艽药材的主要成分。[1]

药理作用:秦艽具有镇静、镇痛、解热、抗炎作用;能抑制反射性肠液的分泌;能明显降低胸腺指数,有抗组胺作用;对病毒、细菌、真菌皆有一定的抑制作用。秦艽碱甲能降低血压、升高血糖;龙胆苦苷能抑制 CCl_4 所致转氨酶升高,具有抗肝炎作用[2]。

黄耆①

味甘,微温。

主治痈疽、久败疮②,排脓③止痛,大风癞疾④、五痔⑤、鼠瘘,补虚,小儿百病。一名戴糁⑥。生蜀郡山谷。

【注释】

① 耆(qí):音"齐"。

② 久败疮:疮疡溃烂,久不收口。败,损害、损伤。

③ 排脓:溃疡成脓时,用中医内外科方法排除溃疡内脓液。

④ 癞(lài 赖)疾:麻风病。

⑤ 五痔:中医病名。《备急千金要方》:"夫五痔者,一曰牡痔,二曰牝痔,三曰脉痔,四曰肠痔,五曰血痔。"

⑥ 戴糁(sǎn 伞):森立之《本草经考注》:"因考戴糁者,浅黄小花,簇簇成丛,似上戴饭糁之状,故名。"糁,米粒、饭粒。

【译文】 黄耆,味甘,性微温。主治痈疽、疮疡溃烂久不收口、强烈风邪所致疾病如麻风病、五痔、鼠瘘、小儿百病,能排除溃疡内的脓液以止痛、补虚强体。又名戴糁,产于蜀郡的山谷中。

【按语】 黄耆,现今通用名为黄芪。《中华人民共和国药典》规定品种为豆科植物蒙古黄芪 Astragalus membranaceus (Fisch.) Bge. var. mongholicus (Bge.) Hsiao 或膜荚黄芪 Astragalus

［1］ 苏晓聆,李福安,魏全嘉.秦艽临床应用研究概况[J].青海医药杂志,2009,39(6):93-95.

［2］ 蔡秋生,张志红,高慧琴.秦艽药理作用及临床应用研究进展[J].甘肃中医学院学报,2010,27(6):55-56.

membranaceus（*Fisch.*）Bge.的干燥根。春、秋两季采挖,除去须根和根头,晒干。

【历代名医汇讲】

1. **功效主治**　《本草发明》:黄芪虽属内外三焦通用之药,其实托里固表为专,而补中益气兼之,故《本草》云:补肺气,温分肉,实皮毛。阳虚自汗,盗汗,此能敛之。痈疽、肺痈、痔瘘已溃,久败疮疡用此,从里托毒而出,能生肌收口,皆护表以补里也。若表邪旺,腠理实用之,反助邪气。所谓泻阴火,非阴经相火也。以内伤者,上焦阳气下陷于阴分,为虚热耳,故三焦火动者不可用。云补三焦、实卫气、敛汗,与桂枝同,但桂枝能通血、破血而实卫,乃荣中药。黄芪只实卫益气,为异耳。若表虚有邪,发汗不出,服之自汗也。如伤寒脉虚涩,血少,不能作汗,春夏秋三时,用黄芪建中汤和荣卫,自然汗出邪退之类。《本草》又谓:疗虚损、五痨、羸瘦,补肾脏元气,柔脾胃,利阴气,止消渴、腹痛泄痢,妇人子脏风邪,逐脏间恶血,月候不匀,崩,带下,伤寒尺脉不至,小儿百病等,皆里气虚也,此为托里。要之,固表亦所以固里也。东垣云:人参、黄芪、甘草三味,甘温退热之圣药也,故补中益气以人参为君,黄芪为臣。若系表汗多亡阳,并诸溃疮疡及痘疹未贯全浆,并一切阴毒不起,而实卫护荣,又让黄芪为主,人参辅之。若补中补脾胃,此能佐茯苓、白术。

《长沙药解》:入肺胃而补气,走经络而益营,医黄汗血痹之证,疗皮水风湿之疾。历节肿痛最效,虚劳里急更良,善达皮腠,专通肌表。

2. **产地生境**　《本草发明》:黄芪出绵上者良,故云绵芪。皮微黄褐色,其中肉色白,味甘,至柔韧为真。若坚实干脆、味苦者,不真也。

【医案】

《本草纲目》:〔宗奭曰〕防风、黄耆,世多相须而用。唐许胤宗初仕陈为新蔡王外兵参军时,柳太后病风不能言,脉沉而口噤。胤宗曰:既不能下药,宜汤气蒸之,药入腠理,周时可瘥。乃造黄耆防风汤数斛,置于床下,气如烟雾,其夕便得语也。

【现代研究】

黄芪的化学成分主要有黄酮类、皂苷类和多糖等,其中黄酮类化合物有黄酮、异黄酮、异黄烷和紫檀烷四大类,皂苷类化合物有黄芪皂苷及其大豆皂苷。另外尚含单糖、氨基酸、蛋白质、核黄素、叶酸、尼克酸、维生素 D、亚油酸、亚麻酸、微量元素、香草酸、阿魏酸、异阿魏酸、对羟苯基丙烯酸、咖啡酸、绿原酸、棕榈酸、β 谷甾醇、胡萝卜苷、羽扇豆醇、正十六醇等成分[1]。

药理作用:提高免疫功能,增强抗氧化、抗辐射和抗癌作用,保护心脑血管、肝脏、肾脏和肺脏作用,保护脑细胞、提高记忆力,舒张血管平滑肌,激素样作用,抗菌及抑制病毒作用,降血脂、降血糖、减少糖尿病并发症等;临床上黄芪广泛用于治疗循环系统、神经系统、消化系统、呼吸系统、内分泌和血液系统疾病;临床上未见明显肝肾毒性,但有妊娠晚期误用致难产,静滴黄芪制剂出现轻度过敏反应等临床报道[2]。

黄芩

味苦,平。

主治诸热、黄疸、肠澼泄痢,逐水,下血闭,恶疮疽蚀①、火疡②。一名腐肠。生秭归③川谷。

【注释】

① 疽蚀:痈疽溃烂。

② 火疡:尚志钧《神农本草经校注》:"即汤火灼伤。"

③ 秭(zǐ 紫)归:汉置县,位于中国湖北省宜昌市。《水经注》"屈原有贤姊,闻原放逐,亦来归,因名曰姊归","秭"由"姊"演变而来。

【译文】 黄芩,味苦,性平。主治各种热证、黄疸、泄泻痢疾及便

[1] 温燕梅.黄芪的化学成分研究进展[J].中成药,2006,28(6):879.

[2] 陈国辉,黄文凤.黄芪的化学成分及药理作用研究进展[J].中国新药杂志,2008,17(17):1482.

有脓血、闭经、恶疮、痈疽溃烂、烧伤烫伤,能驱除水湿。又名腐肠,产于湖北宜昌的川谷中。

【按语】 黄芩,《中华人民共和国药典》规定品种为唇形科植物黄芩 *Scutellaria baicalensis* Georgi 的干燥根。春、秋两季采挖,除去须根和泥沙,晒后撞去粗皮,晒干。

【历代名医汇讲】

1. 药名释名 《本草乘雅半偈》:曰子芩,根圆;曰条芩,即小根之内实者。破者曰宿芩、曰片芩,即大根之内虚者。其腹皆烂,故有腐肠、妒妇诸名,谓妒妇心黯,芩腹心黑也。黄芩,一曰腐肠,一曰内虚,有黄离之象。

《本草求真》:中虚者为枯芩,即片芩;内实者名条芩,即子芩。

2. 功效主治 《长沙药解》:清相火而断下利,泄甲木而止上呕,除少阳之痞热,退厥阴之郁蒸。

《本经疏证》:主诸热,黄疸,肠澼,泄痢,逐水,下血闭,恶疮,疽蚀,火疡,疗痰热、胃中热、小腹绞痛,消谷,利小肠,女子血闭,淋露,下血,小儿腹痛。其子主肠澼、脓血。得厚朴、黄连,止腹痛;得五味子、牡蒙、牡蛎,令人有子;得黄芪、白蔹、赤小豆,疗鼠瘘。

【现代研究】

黄芩的化学成分有黄酮类、酚酸类、苯乙醇、氨基酸、甾醇、精油、微量元素等。其中黄酮是其最主要的有效成分,鉴定出结构的黄酮类成分已超过 40 种,主要为黄芩苷、黄芩素、汉黄芩苷、汉黄芩素等。

黄芩是重要的清热中药,化学成分以黄酮类为主,具有抗菌、抗病毒、抗炎、抗氧化、抗肿瘤、神经保护、心血管保护、抗高血糖等生物活性[1]。

[1] 王雅芳,李婷,唐正海.中药黄芩的化学成分及药理研究进展[J].中华中医药学刊,2015,33(1):206.

黄连

味苦,寒。

主治热气、目痛、眦伤[①]、泣出,明目,肠澼、腹痛、下痢、妇人阴中肿痛[②]。久服令人不忘。一名王连[③]。生巫阳[④]川谷。

【注释】

① 眦(zì 自)伤:眦,眼角、眼眶;伤,马继兴《神农本草经辑注》认为伤通"疡",溃烂之意。眦伤即眦疡,谓眼角溃烂。《素问·气交变大论》:"目赤痛,眦疡。"

② 阴中肿痛:《诸病源候论·阴肿候》:"虫食则痛,其状成疮;风痛,无疮,但痛而已。"

③ 王连:森立之《本草经考注》:"王、黄古多通用,王连即黄连。"

④ 巫阳:尚志钧《神农本草经校注》:"西汉时地名。今四川巫山县。"

【译文】　黄连,味苦,性寒。主治热邪之气、目痛、眼角溃烂、多泪、泄泻痢疾及便有脓血、腹痛、女子阴部肿痛,能增强视力。长期服用能增强记忆力。又名王连,产于四川巫山的川谷中。

【按语】　黄连,《中华人民共和国药典》规定品种为毛茛科植物黄连 *Coptis chinensis* Franch.、三角叶黄连 *Coptis deltoidea* C.Y. Cheng et Hsiao 或云连 *Coptisteeta* Wall.的干燥根茎。以上三种分别习称"味连""雅连""云连"。秋季采挖,除去须根和泥沙,干燥,撞去残留须根。

赵宝林等[1]考证认为东汉及之前使用的黄连为三角叶黄连和峨眉黄连。

【历代名医汇讲】

1. **药名释名**　《本经疏证》:黄连根株丛延,蔓引相属,有数百株共一茎者,故名连。其治亦多蔓延淹久之证,如浸淫疮,黄连粉主之是矣。夫名浸淫,则非初起暴得之疾,亦非一治可瘳之候,故《伤寒论》《金匮要略》两书,从未有新得之病用黄连者。

[1]　赵宝林,刘学医.黄连的本草考证[J].中药材,2013,36(5):832-835.

2. **功效主治** 《本草发明》：黄连泻心火，又除脾家湿热，非有二也，盖苦以泻心实，所以泻脾，为子能令母实。脾乃心之子也。实则泻其子，泻脾即所以泻心也。《本草》主口疮、诸疮肿毒，皆属心火乘脾土而生湿热为热毒，黄连能解毒也；又益胆。目痛眦伤泣出及小儿疳气，妇人阴中肿痛，皆属肝火，此能泻心火，而肝胆之火自清。亦泻子之义。又消渴，烦躁恶心，郁热在中焦，呕吐，心下痞者，清心胃之火也，故仲景治九种痞，五等泻心汤皆用之。云厚肠胃者，以肠胃为湿热所扰，为肠澼、下痢脓血、腹痛，得此苦寒泻湿热，则利止痛除，肠胃自厚矣，故脏连、香连等尤皆用之。宁神，定惊悸、健忘，以能泻心火也，故安神、定惊等丸皆用之。又主形瘦气急，以瘦人多火，气急由火升也。兼之安蛔，以味苦也。

《神农本草经百种录》：主热气，除热在气分者。目痛，眦伤泪出，明目，除湿热在上之病。肠澼，腹痛下痢，除湿热在中之病。妇人阴中肿痛。除湿热在下之病。

【民俗文化】

《本草纲目》：〔时珍曰〕《本经》《别录》并无黄连久服长生之说，惟陶弘景言道方久服长生。《神仙传》载封君达、黑穴公，并服黄连五十年得仙。窃谓黄连大苦大寒之药，用之降火燥湿，中病即当止。岂可久服，使肃杀之令常行，而伐其生发冲和之气乎？《素问》载岐伯言：五味入胃，各归所喜攻。久而增气，物化之常也。

【医案】

《本草纲目》：刘禹锡《传信方》羊肝丸治男女肝经不足，风热上攻，头目昏暗羞明，及障翳青盲。用黄连末一两，羊子肝一具，去膜，擂烂和丸梧子大。每食后暖浆水吞十四丸，连作五剂瘥。昔崔承元活一死囚，囚后病死。一旦崔病内障，逾年半夜独坐，闻阶除悉窣之声，问之。答曰：是昔蒙活之囚，今故报恩。遂告以此方而没。崔服之，不数月，眼复明。因传于世。

【现代研究】

黄连主要含原小檗碱型生物碱，已经分离出来的生物碱有小檗碱、巴马丁、黄连碱、甲基黄连碱、药根碱、木蓝碱等。其中小檗碱含量最高,可达 10%。这些生物碱除木兰碱为阿朴菲外,均为原小檗碱型生物碱,又都是季铵型生物碱。酸性成分有阿魏酸、氯原酸等[1]。

药理作用:黄连对许多细菌、真菌以及病毒均有较好的拮抗作用;近几年来,随着老药新用的提出,黄连抗癌、降糖、调节免疫功能、改善心血管功能、降血压、抗血小板聚集等药效不断被发现,其中降低血糖、调节心血管功能和抗癌作用是黄连药理研究的重点。随着对黄连药理研究的不断深入,药理机制不断地被发现,新配方和新制剂也将在临床中得到广泛的应用。[2]

升麻

味甘,平。

解百毒,杀百精老物①殃鬼②,辟温疫、瘴气、邪气、蛊毒。久服不夭。一名周麻③。生益州山谷。

【注释】

① 百精老物:与徐长卿条中的"鬼物百精"义同,是古人对某些原因不明的神经疾患或精神疾患,以及慢性传染病的认识。

② 殃鬼:古人认为如果无辜被灾祸横祸波及而死的灵魂即为殃鬼。

③ 周麻:《吴普本草》作周升麻。李时珍曰:周升麻,用或谓周地所产,如今人呼川升麻之类。

【译文】 升麻,味甘,性平。能解各种毒,驱除百精老物殃鬼、温疫、瘴气、邪气、蛊毒等不祥之气。长期服用能使寿命长久。又名周麻,产于益州的山谷中。

【按语】 升麻,《中华人民共和国药典》规定品种为毛茛科植物大三叶升麻 *Cimicifuga heracleifolia* Kom.、兴安升麻 *Cimicifuga dahurica* (Turcz.) Maxim. 或升麻 *Cimicifuga foetida* L. 的干燥根

[1] 田智勇,李振国.黄连的研究新进展[J].时珍国医国药,2004,15(10):704.
[2] 余园媛,王伯初,彭亮,等.黄连的药理研究进展[J].重庆大学学报(自然科学版),2006,29(2):107.

茎。秋季采挖,除去泥沙,晒至须根干时,燎去或除去须根,晒干。

【历代名医汇讲】

1. **药名释名** 《本草崇原》:一名周麻。具升转周遍之功,故又名周麻。

《本草求真》:里白外黑,紧实者良,名鬼脸升麻。细削,皮青绿色,谓鸡骨升麻。

2. **功效主治** 《长沙药解》:利咽喉而止疼痛,消肿毒而排脓血。升麻辛凉升散,清利咽喉,解肌发表,善治风寒侵迫,咽喉肿痛,呕吐脓血之病。最能解毒,一切蛊毒邪秽之物,入口即吐。避疫疠烟瘴之气,断泄利遗带之恙,止吐衄崩淋诸血,消痈疽热肿,平牙根臭烂,疗齿疼,医口疮,胥有良效。

《本草求真》:升阳散热。似与葛根一类。但此辛甘微苦,能引葱白入肺,发散风寒出汗;引石膏能治阳明顶巅头痛齿痛;引参、芪能入脾胃补脾;且同柴胡能引归、芪、白术甘温之药,以补卫气之散,而实其表。并治一切风陷下痢(后重里急,证不一端,有应用承气大下者,有应用升、柴上升者,要在辨证明确,以识升降之宜耳,不得概以升举为事也),久泄(《经》曰:清气在下,则生飧泄),脱肛,足寒阴痿,暨蛊毒精鬼(阳升则阴散)与一切风热斑疹(斑疹有虚有实,须审兼症以治)。

【现代研究】

化学成分:迄今为止,主要有日本的学者,中国的肖培根、田泽以及陈迪华领导的研究小组对升麻属植物的化学成分进行系统的研究,已从升麻属中分离得到 200 多个化合物,主要含有三萜及其苷类(例如升麻醇、升麻亭)、酚酸类及其衍生物(如阿魏酸、异阿魏酸、咖啡酸),另外还有色原酮、挥发油及其他化合物(如升麻酰胺、异升麻酰胺)等[1]。

---

[1] 刘蓓蓓,陈胜璜,陈四保.升麻化学成分及其抗肿瘤活性研究进展[J].中南药学,2012,10(1):53.

药理作用：升麻中富含多种活性成分，具有抑制核苷运转、抗病毒、抗肿瘤、调节神经内分泌功能、抗骨质疏松、消炎等多种生理活性[1]。

木香

味辛，温。

主治邪气，辟毒疫温鬼①，强志，治淋露②。久服不梦寤魇寐③。生永昌山谷。

【注释】

① 毒疫温鬼：泛指流行性传染病的病源。《诸病源候论·疫疠病候》："其病与时气、温、热等病相类，皆由一岁之内，节气不和，寒暑乖候，或有暴风疾雨，雾露不散，则民多疾疫。病无长少，率皆相似，如有鬼厉之气，故云疫疠病。"

② 淋露：中医病名。《灵枢·九宫八风》："两实一虚，病则为淋露寒热。"淋，原指小便急迫、短、数、涩、痛的病证。欲尿而不能出，胀急痛甚；不欲尿而点滴淋沥。

③ 梦寤魇寐：即寤寐梦魇，意为昼夜受到"鬼压床"的惊扰。寤寐，意思是醒和睡，指日夜；梦魇俗称鬼压床，指在睡眠时，因梦中受惊吓而喊叫；或觉得有什么东西压在身上，不能动弹。

【译文】 木香，味辛，性温。主治邪气、小便不畅而胀痛或尿有余沥不净，能驱除毒疫温鬼等邪毒之气、增强记忆力。长期服用能使睡眠安稳祥和。产于永昌的山谷中。

【按语】 《中华人民共和国药典》记载本品为菊科植物木香 *Aucklandia lappa* Decne.的干燥根。秋、冬两季采挖，除去泥沙和须根，切段，大的再纵剖成瓣，干燥后撞去粗皮。

《神农本草经》中之木香，与今日所言木香名实相符。青木香为《本草经集注》中木香的别名，至明代时，青木香成为马兜铃根的正名。明清时期，木香与青木香多有混用。但青木香含有马兜铃酸，长

［1］ 刘勇，陈迪华，陈雪松.升麻属植物的化学、药理与临床研究[J].国外医药植物药分册，2001，16(2)：55.

期使用易引起肾毒性,需要严格区分。

【历代名医汇讲】

1. *功效主治* 《本草发明》:木香苦辛,调诸气之要药也,故凡胸腹中壅滞及冷气,经络中气滞痰结,皆用之,正谓调诸气也。惟寒气滞气为宜,故《本草》主邪气,辟疫鬼精物、温疟蛊毒,主淋露,行药之精。又治女人血气刺心痛、九种心疼、积冷气、疝癖癥块、霍乱吐泻、心腹疠痛、痢疾、呕逆反胃等候,皆散滞调气之用也。又云:行肝气,和胃气,非有二也,盖肺主持诸气,肺气调,肝家动火自伏,凡怒拂郁攻冲,得此辛散之,而肝气自顺,胃气亦和矣。《本草》又疗气劣,强志,久服不梦寤魇寐,轻身,安胎,健脾,膀胱冷痛,此岂真有补哉!抑以能散滞调气,而补益在其中,须佐以补药可也。散寒滞,得陈皮、生姜、豆蔻更佳;破气、降气,使槟榔尤速。

2. *产地生境* 《本草经集注》:生永昌山谷。永昌不复贡,今皆从外国舶上来,乃云大秦国。

《本草发明》:出广州舶上,形如枯骨良。

【民俗文化】

《本草纲目》:〔权曰〕《隋书》言樊子盖为武威太守,车驾入吐谷浑,子盖以彼多瘴气,献青木香以御雾露之邪。

【现代研究】

化学成分:云木香含挥发油。油中成分为紫杉烯、α紫罗兰酮、木香烯内酯、α及β木香烃、木香内酯、二氢脱氢木香内酯、木香醇、水芹烯等。有机酸成分有棕榈酸、天台乌药酸,其他还有甘氨酸、瓜氨酸等20种氨基酸及胆胺、木香碱等成分[1]。

药理作用:随着木香植物化学成分、药理活性及临床应用等方面研究的日趋深入,证明其在抗心血管疾病、抗炎、抗癌、抗溃疡、抗病原微生物以及其他多方面表现出良好的药理活性。木香还具有抗

---

［1］ 张建春,蔡雅明,周德斌,等.木香的研究进展[J].甘肃科技,2010,26(20):171.

血管生成、免疫调节、调控中枢神经系统(CNS)、抗氧化、抗寄生虫、昆虫拒食以及调节植物生长等方面的作用[1]。

青木香生品中,高剂量连续长期用药后,随给药时间的延长,逐渐显示出对肾脏、肝脏细胞的毒性,并使胃黏膜表面出现病理性改变。证明青木香生品连续长期大剂量用药主要的毒性靶器官为肝、肾、胃[2]。

巴戟天

味辛,微温。

主治大风、邪气、阴痿不起,强筋骨,安五脏,补中,增志,益气。生巴郡①山谷。

【注释】
① 巴郡:古代郡名。秦惠文王后元 9 年(前 316 年)置,辖今天重庆和四川两省部分区域。

【译文】 巴戟天,味辛,性微温。主治强烈的风邪等邪气、阳痿不举,能坚实筋骨、安养五脏、调养中焦脾胃、增强记忆力、补益气力。产于巴郡的山谷中。

【按语】 巴戟天,古今药用植物发生变化,得到了学者的普遍认同。郑仰钦等[3]考证认为本草记载的巴戟天(即归州巴戟天)应是四川所习用香巴戟(铁箍散)*Schisandra propinqua* (Wall) Baill var. *sinensis* Oliv.的根。

陈彩英等[4]考证认为古代药用植物巴戟天很可能是现今所用巴戟天在分类系统上具亲缘关系相近的种类。现今药用之巴戟天已

［1］ 魏华,彭勇,马国需.木香有效成分及药理作用研究进展[J].中草药,2012,43(3):613-617.
［2］ 张建春,蔡雅明,周德斌,等.木香的研究进展[J].甘肃科技,2010,26(20):172-173.
［3］ 郑仰钦,蔡秀英.巴戟天古今考[J].时珍国药研究,1997,8(4):291.
［4］ 陈彩英,詹若挺,陈蔚文.南药巴戟天源流考证[J].广州中医药大学学报,2009,26(2):181-184,187.

非古代记载之巴戟天,而是清末发展的"新兴品种"。巴戟天今主产于广东、广西、福建,且以广东产为地道药材。

程春松等[1]通过古文献中的药用植物图版考证和药材市场的调查认为,归州巴戟天是现在的葡萄科三叶崖爬藤的地下块根;滁州巴戟天则是开口箭属植物的地下根茎。

《中华人民共和国药典》规定品种为茜草科植物巴戟天 *Morirtda officinalis* How 的干燥根。全年均可采挖,洗净,除去须根,晒至六七成干,轻轻捶扁,晒干。

【历代名医汇讲】

1. **药名释名**　《本草乘雅半偈》:不曰巴戟地,而曰巴戟天,虽似弄巧,实出至理。如是乃可合天有八风,经有五风,御五位,触五藏也。

2. **功效主治**　《本草发明》:巴戟天甘温,补肾家虚寒为最,辛兼润肺而散风邪,故《本草》云益精,利男子阴痿,小腹及阴中引痛,治遗精,其补肾虚可知矣。云安五脏、补劳补中、增志益气、强筋骨者,盖肾主五脏津液,主骨藏志故耳。云主大风邪气,头面游风,风血癞,抑辛润肺以平肝而散其邪欤? 若肾有伏火,致阴痿泄精等,不宜服。

《本经逢原》:《本经》主大风邪气,阴痿不起,强筋骨,安五脏,补中,增志,益气。

《发明》:巴戟天严冬不凋,肾经血分及冲脉药也。故守真地黄饮子用之,即《本经》治大风邪气之谓,以其性补元阳而兼散邪,真元得补,邪安所留,是以可愈大风邪气也。主阴痿不起,强筋骨,安五脏,补中、增志、益气者,脾胃二经得所养,而诸虚自瘥矣。又治脚气,补血海,病患虚寒加用之。有人嗜酒患脚气甚危,或教以巴戟半两、糯米同炒,去米,大黄一两炒为末,熟蜜丸,温水下七十丸,仍禁酒遂愈。惟阴虚相火炽盛者禁用。

---

[1]　程春松,程明,郭友平,等.基于古文献中图版的药用植物巴戟天考证[J].中国实验方剂学杂志,2014,20(24):237-242.

茜根

味苦,寒。

主治寒湿风痹、黄疸,补中。久服益精气,轻身。生乔山川谷。

【译文】　茜根,味苦,性寒。主治风寒湿痹、黄疸,能调养中焦脾胃。长期服用,能补益精气,使身体轻健。产于乔山的川谷中。

【按语】　茜根,现今通用名为茜草,《中华人民共和国药典》规定品种为本品为茜草科植物茜草 *Rubia cordifolia* L.的干燥根和根茎。春、秋两季采挖,除去泥沙,干燥。

【历代名医汇讲】

1. 性味运气　《本草发明》:上品下,君。气寒,味苦。无毒。阴中微阳。一名地血。

2. 功效主治　《本草发明》:茜根,血分中气药,然治蛊为最。《本草》主止血崩,中蛊毒,吐衄下血,跌损伤,瘀血,经带不止,产后血晕,乳结,肠风痔漏,排脓及尿血,酒煎服。又主寒湿风痹,黄疸,理膀胱不足,补中。久服益精气。又云味甘,治六极,伤心肺,吐血泻血用之。陈藏器以蘘荷与茜根主蛊为最。一方治中蛊毒,吐下血如烂肝,茜草根、蘘荷叶等分,水煮服。又治心痹心烦,必中热,茜根主之。

3. 产地生境　《本草乘雅半偈》:出乔山山谷,今圃人作畦种莳矣。《史记》云:千亩卮茜,其人与千户侯等。言其利溥厚也。季冬生苗,蔓延数丈。方茎中空,外有细刺,数寸作节,每节五叶,似枣叶,头尖下阔。七月开花,结实如小椒,中有细子。修事:用铜刀于槐砧上剉细,日干。勿犯铅铁器,勿用赤柳草根,形状相似,只是味酸涩。误服令人患内瘴,速服甘草水,其毒即散。畏鼠黏,汁制雄黄。

【现代研究】

茜草主要的化学成分为水溶性的环己肽类、脂溶性的蒽醌及其

糖苷类,还原萘醌及其糖苷类,还含有多糖类、萜类、微量元素及 β 谷
甾醇、茜草素、茜草酸等[1]。

药理作用:研究证明茜草具有止血作用;抗癌作用;对造血系统
的作用有明显的抗辐射和升高白细胞的作用,茜草双酯促进机体造
血功能的作用;抗氧化作用、清除自由基作用;祛痰和抗乙酰胆碱作
用;抗菌消炎作用;护肝作用等[2]。

营实

味酸,温。

主治痈疽、恶疮、结肉、跌筋、败疮、热气、阴蚀不瘳,利关
节。一名蔷薇,一名蔷麻,一名牛棘。生零陵①川谷。

【注释】

① 零陵:古代郡名。得名于舜葬九疑。秦始皇始设零陵县,汉文帝末年析
长沙国置零陵郡,郡治首先设在零陵县,治所在今湖南永州市零陵区。

【译文】 营实,味酸,性温。主治痈疽、恶疮、肌肉气血结滞、筋
脉伤损、疮疡溃烂、热邪、女子阴中生疮迁延不愈,能通利关节。又名
蔷薇、蔷麻、牛棘。产于零陵的川谷中。

【按语】 《中药大辞典》记载本品为蔷薇科蔷薇属植物野蔷薇
Rosa muftiflora Thunb.的果实。8~9 月采收,以半青半红未成熟时
为佳,鲜用或晒干。

【历代名医汇讲】

1. 药名释名 《本草经集注》:一名蔷薇,一名蔷麻,一名牛棘,
一名牛勒,一名蔷蘼,一名山棘。营实即是蔷薇子,以白花者为良。

2. 功效主治 《本草发明》:此多主外科药,故主痈疽,恶疮结
肉,跌筋,败疮热气,阴蚀,利关节。久服轻身益气,治头疮白秃,小儿

[1] 杨连荣,周庆华,张哲锋.茜草的化学成分与药理作用研究进展[J].中医药
信息,2007,24(1):21.
[2] 张振英,黄显峰.茜草药理作用研究进展[J].现代中西医结合杂志,2007,
16(15):2172-2173.

疳虫肚疼。

《本经逢原》：《本经》营实主痈疽恶疮，结肉跌筋，败疮热气，阴蚀不瘳，利关节。《发明》蔷薇乃野生之白花者。性专解毒，其实兼能散结，结肉跌筋败疮阴蚀，皆得疗之。《千金》治消渴尿多，以根煮饮。《圣惠》治小儿遗尿，酒煮服。皆取其温足阳明，而足太阳受荫矣。

五味子

味酸，温。

主益气，咳逆上气、劳伤^①羸瘦，补不足，强阴，益男子精。生齐山山谷。

【注释】

① 劳伤：中医指因过度劳累而引起的内伤。包括劳力过度、劳神过度和房劳过度三个方面。

【译文】 五味子，味酸，性温。主治咳逆气喘、过度劳累而引起的内伤及身体瘦弱，能补益气力、补虚强体、滋补阴精、充实男子肾精。产于山东齐山的山谷中。

【按语】 五味子，据王家葵考证[1]汉代以前使用北五味子为主，宋代以后南五味子也被使用。明代正式提出南五味子之名。

《中华人民共和国药典》规定品种有南北两种，北五味子为木兰科植物五味子 *Schisandra chinensis* (Turcz.) Baill. 的干燥成熟果实，习称"北五味子"。秋季果实成熟时采摘，晒干或蒸后晒干，除去果梗和杂质。南五味子为木兰科植物华中五味子 *Schisandra sphenanthera* Rehd. et Wils. 的干燥成熟果实。秋季果实成熟时采摘，晒干，除去果梗及杂质。

【历代名医汇讲】

1. **功效主治** 《本草发明》：五味子为肺肾二经之药，在上则滋

---

[1] 王家葵，王佳黎，贾君君.中药材品种沿革及道地性[M].北京：中国医药科技出版社，2007：55-58.

源,在下则补肾,以酸苦之味专收敛肺气而滋肾水,故《本草》主咳嗽上气,能益气。此收肺气之功也。除烦热,生津止渴,补虚劳,强阴益精,暖水脏,壮筋骨,明目,滋肾水之力也。谓能强筋者,盖筋缓借酸以收之。又治痃癖,霍乱转筋,皆由滋肺以平肝也。消酒毒者,酒性热,伤肺,得此则热邪释矣。又消水肿腹胀者,能收湿也。又云养五脏,抑以五味兼能入五脏欤? 须佐以各经药。

《本草思辨录》:喘与咳皆肺病,其有肾气逆而为喘咳者,则不得独治肺。五味子敛肺气摄肾气,自是要药。然但能安正不能逐邪,有邪用之,须防收邪气在内。

2. 服食养生 《本草发明》:孙真人云:五六月常服五味子,益肺气,能除热生津,故夏月困乏无力用此。与参、芪、麦门冬,稍加黄柏煎服,使精神顿加,两足精力涌出。寒月与干姜同用,治肺寒咳嗽。又火盛嗽,用寒药恐相逆,须此酸敛而降之。宜少用,多则敛之骤,反致虚热,小儿尤甚,酸能吊痰引嗽也。肺火郁者禁用。肺邪甚及风寒咳嗽、痰火,宜用黄色南五味,取其甘辛能散耳。虚损劳伤,北五味最妙。

【现代研究】

化学成分:现代科学研究证明,五味子中含有挥发油、有机酸、维生素、木脂素、三萜、倍半萜及多糖等多种化学成分[1]。

药理作用:本品对神经系统各级中枢均有兴奋作用,对大脑皮质的兴奋和抑制过程均有影响,使之趋于平衡。对呼吸系统有兴奋作用,有镇咳和祛痰作用。能增加细胞免疫功能,使脑、肝、脾脏SOD 活性明显增强,故具有提高免疫,抗氧化、抗衰老作用。能降低血压。能利胆,降低血清转氨酶,对肝细胞有保护作用。对金色葡萄球菌、肺炎杆菌、肠道沙门氏菌、铜绿假单胞菌等均有抑制作用。有与人参相似的适应原样作用,能增强机体对非特异性刺激

[1] 郑占虎,董泽宏,佘靖.中药现代研究与临床应用(第一卷)[M].北京:学苑出版社,1997,148-156.

的防御能力。[1]

白兔藿

味苦,平。

主治蛇虺①、蜂虿②、猘狗③、菜肉、蛊毒、鬼注。一名白葛。生交州山谷。

【注释】

① 蛇虺(huǐ 悔):泛指毒蛇。虺,古书上说的一种毒蛇。

② 蜂虿(chài "柴",入声):泛指毒虫。虿,古书上说的蝎子一类的毒虫。

③ 猘(zhì 制)狗:狂犬、疯狗。

【译文】 白兔藿,味苦,性平。主治各种毒蛇、毒虫、疯狗、菜类肉类、蛊毒、鬼疰之毒邪。又名白葛,产于交州的山谷中。

【按语】 白兔藿究为何物,尚不清楚。尚志钧[2]曾考证怀疑白兔藿为豆科的越南葛藤 Pueraria montana(Lour.)Merr.。

【历代名医汇讲】

功效主治 《本草经集注》:主治蛇、虺、蜂、虿、猘狗、菜、肉、蛊毒,鬼疰,风疰,诸大毒不可入口者,皆消除之。又去血,可末着痛上,立消。毒入腹者,煮饮之即解。此药治毒,莫之与敌。

芍药

味苦,平。

主治邪气腹痛,除血痹,破坚积、寒热、疝瘕,止痛,利小便,益气。生中岳①川谷。

【注释】

① 中岳:即嵩山,在今河南登封。

[1] 王文燕,陈建光.五味子的药理作用及开发研究[J].北华大学学报(自然科学版),2007,8(2):128-133.

[2] 尚志钧.《本草经》"白兔藿、鹿藿"的试释[J].中药材,1988,11(3):48-49.

【译文】 芍药，味苦，性平。主治邪气结滞所致腹痛、血痹、腹内积块、恶寒发热、疝瘕，能止痛、利小便、补益气力。产于嵩山的川谷中。

【按语】 宋以前芍药没有白芍药和赤芍药之分。刘晓龙等[1]对《神农本草经》记载的芍药作了深入考证，通过研究认为：《神农本草经》记载的芍药，即现今药用之毛茛科芍药属植物，其品种除了芍药 *Paeonia lactiflora* Pall. 外，至少还应包括有草芍药 *Paeonia obovata* Maxim. 及其变种。

《中华人民共和国药典》分别收录白芍和赤芍。白芍规定品种为毛茛科植物芍药 *Paeonia lactiflora* Pall. 的干燥根，夏、秋两季采挖，洗净，除去头尾和细根，置沸水中煮后除去外皮或去皮后再煮，晒干；赤芍规定品种为毛茛科植物芍药 *Paeonia lactiflora* Pall. 或川赤芍 *Paeonia veitchii* Lynch 的干燥根，春、秋两季采挖，除去根茎、须根及泥沙，晒干。

【历代名医汇讲】

1. **药名释名** 《本草乘雅半偈》：入药只宜白花单瓣之根，气味全厚，然根之赤白，亦随花之赤白也。白者曰金芍药，赤者曰木芍药。概根茎花叶，统名曰离草，一名曰将离。

2. **功效主治** 《本草发明》：芍药酸寒收敛之剂，扶阳收阴、助脾泻肝之要药也，故《本草》主诸腹痛，急能缓之，脾气之散能收之；肺气燥、烦热、时行寒热，肠胃湿热及肠风泻血、痔瘘，得此酸寒敛而和之。此收敛停湿之剂，故主手足太阴而润燥健脾。本收降之体，又能下行血海至厥阴而抑肝调血，故又治疝瘕，除血痹、腹中虚痛。本属脾，以泻肝经之邪，而补中焦脾气也。云利水道，通顺血脉者，本非通行之性，以益阴滋湿而益津液，则血脉顺而小便自利。《心》云：下利必用之药也，故白者补虚止痛，散血；赤者泻肝火，祛烦热，治暴赤眼，利膀

[1] 刘晓龙,刘大培,尚志钧.白芍、赤芍的本草考证[J].中国药学杂志,1993,28(10): 626-628.

胱大小肠,消瘀,通经下行。

《长沙药解》：入肝家而清风,走胆腑而泄热。善调心中烦悸,最消腹里痛满,散胸胁之痞热,伸腿足之挛急,吐衄悉瘳,崩漏胥断,泻痢与淋带皆灵,痔瘘共瘰疬并效。

【现代研究】

白芍：

化学成分：白芍含有芍药苷、牡丹酚芍药花苷,还含芍药内酯、苯甲酸等。此外,还含挥发油、脂肪油、树脂糖、淀粉、黏液质、蛋白质和三萜类成分。

药理作用：抗炎、免疫调节、抗类风湿关节炎和保护内皮细胞等药理作用[1]。

赤芍：现代研究表明,赤芍包含萜类及其苷、黄酮类及其苷、挥发油类等多种化学成分,具有保肝、抗肿瘤、神经保护、心脏保护、抗血栓、抗氧化、抗内毒素等多种药理作用,其对心血管系统、神经系统及血液系统等均有良好的临床治疗效果,尤以重用赤芍治疗瘀胆型肝炎及重度黄疸型肝炎为特效[2]。

景天

味苦、酸,平。

主治大热、火疮①、身热烦、邪恶气。

花：主治女人漏下赤白。

轻身,明目。一名戒火,一名慎火。生太山川谷。

【注释】

① 火疮：即烧伤。

[1] 李文艳,黄山君,王瑞.中药白芍的药理作用和质量控制研究进展[J].药学服务与研究,2012,12(2)：118-119.
[2] 陆小华,马骁,王建,等.赤芍的化学成分和药理作用研究进展[J].中药药理,2015,46(4)：595-596.

【译文】　景天,味苦、酸,性平。主治壮热、烧伤、身体发热而烦躁、各类邪毒之气。景天的花,主治女子月经停止后又见下血淋漓不断及带下赤白。能使身体轻健、视力增强。又名戒火、慎火,产于泰山的川谷中。

【按语】　陈京等[1]考证认为《神农本草经》中景天系景天属植物八宝景天 *Hylotelephium erythrostictum*（Miq.）H. Ohba。

《中药大辞典》记载本品为景天属植物景天 *Hylotelephium erythrostictum*（Miq.）H. Ohba［*Sedum erythrostictum* Miq.］的全草。7～8 月间采收。

【历代名医汇讲】

1. *功效主治*　《本草发明》:景天清热消毒,故主大热火疮,身热烦,邪恶气,诸蛊毒金疮痂疮,寒热风痹,诸不足。花:主女人漏下赤白,轻身明目,久服通神。又疗金疮止血,风疹恶痒。煎汤浴小儿热刺痱疮,捣烂傅赤游丹毒。

《本经逢原》:《本经》主大热火疮,身热诸邪恶气。

《发明》慎火草性能凉血解毒,故《本经》治大热火疮。《日华》治热狂赤眼,头痛,寒热游风,女子带下,《千金》慎火散以之为君,专主血热崩中带下之病,捣汁涂。小儿丹毒发热及游风热疮,外用并效。一切病得之寒湿,恶寒喜热者勿投。

2. *产地生境*　《本草发明》:俗名挂壁青,无土养不瘁,养屋上能避火,园亭多植之。

芎䓖[1]

味辛,温。

主治中风入脑头痛、寒痹、筋挛缓急[2]、金创、妇人血闭、

---

[1]　陈京,王静波,徐攀,等.景天属药物的本草考证[A].见：第十八届全国药学史暨本草学术研讨会学术论文集[C].合肥：中国药学会药学史分会,2015：59 - 62.

无子。生武功③川谷。

【注释】

① 芎䓖(xiōng qióng)：音"兄穷"。

② 筋挛缓急：筋脉痉挛拘急。

③ 武功：秦孝公置县，治所在渭河南今陕西周至、眉县之间。东汉永平八年(公元65年)，复武功旧名，县治所由渭河南迁至渭河北原郜县治所——郜城(今杨陵西南)。

【译文】 芎䓖，味辛，性温。主治风邪侵入脑部所致头痛、寒痹、筋脉痉挛拘急、外伤、女子闭经、不孕不育。产于武功的川谷中。

【按语】 单锋等[1]考证认为，古之芎䓖最早源于藁本 *L. sinense* Oliv.，南朝梁代历阳即出现了栽培，形成"马衔芎䓖"。唐代以后由于秦地芎䓖出现栽培而分化，形成西芎与川芎。抚芎则是在南宋以后，东部芎䓖的再次利用后产生，并在近代出现了形态上的变化。西芎的原植物实为藁本，川芎极可能为藁本在长期的栽培下形成的园艺类型。因而，笔者赞成溥发鼎等将川芎作为藁本的栽培变种处理，为 *L. sinense* cv. *chuanxiong*。

《中华人民共和国药典》用名为川芎，规定品种为伞形科植物川芎 *Ligusticum chuanxiong* Hort.的干燥根茎。夏季当茎上的节盘显著突出，并略带紫色时采挖，除去泥沙，晒后烘干，再去须根。

【历代名医汇讲】

1. 性味运气 《本草发明》：上品之下，君。气温，味辛。无毒。浮而升，阳也。少阳本经药，入手足厥阴经。芎者，穹也，主至高之位头病。

2. 功效主治 《本草发明》：川芎一味辛散，能助血流行，血中之气药也。上行头目，助清阳，故《本草》主风邪头痛，中风入脑，头面游风去来，目泪及寒痹筋挛。治风通用，内而寒气、郁气、中恶卒痛、心腹坚痛、疝气，皆能散之。又助心肺气而行气血，则邪气不留。凡夫

---

[1] 单锋，郝近大.川芎(芎䓖)的本草源流考[J].中国中药杂志，2011，36(16)：2306-2310.

癥结痈肿、瘿瘤等候，亦散矣。所云下行血海，养新生之血者，必兼补药，非专用此辛散之味真能补也，以其能破滞、消宿血血闭而引清血下行耳。女人胎产、调经必用之药，不可单服。多服久服，恐走散胆中元阳真气。丹溪云：久服能致暴亡。甚言走散之故也。凡心虚血少、汗多怔忡等候，俱禁用。

【民俗文化】

《本草纲目》：〔宗奭曰〕沈括《笔谈》云：一族子旧服芎劳，医郑叔熊见之云：芎劳不可久服，多令人暴死。后族子果无疾而卒。又朝士张子通之妻，病脑风，服芎劳甚久，一旦暴亡。皆目见者。此皆单服既久，则走散真气。若使他药佐使，又不久服，中病便已，则焉能至此哉？〔虞抟曰〕骨蒸多汗，及气弱之人，不可久服。其性辛散。令真气走泄，而阴愈虚也。

【现代研究】

川芎含有苯酞类、萜烯类、有机酸及其酯、生物碱、多糖等多种类型的化学成分。川芎中的挥发油和生物碱类成分是研究的热点。苯酞类化合物是挥发油中的主要成分。川芎中的生物碱成分主要有川芎嗪(tetramethylrazine)、黑麦碱(perlolyrine)、三甲胺、腺嘌呤、腺苷、胆碱、尿嘧啶等[1]。

现代研究表明川芎的有效成分川芎嗪和阿魏酸等具有清除氧自由基、钙拮抗、扩血管、抗血小板聚集和血栓形成等多种作用，从而逐渐揭示出其对多系统、多器官、多种病症的治疗机制[2]。

蘼芜①

味辛，温。

---

［1］ 金玉青,洪远林,李建蕊.川芎的化学成分及药理作用研究进展[J].中药与临床,2013,4(3)：44-45.
［2］ 舒冰,周重建,马迎辉,等.中药川芎中有效成分的药理作用研究进展[J].中国药理学通报,2006,22(9)：1043.

主治咳逆，定惊气，辟邪恶，除蛊毒鬼疰，去三虫，久服通神。一名薇芜。生雍州川泽。

【注释】

① 蘼芜(mí wú)：音"迷无"。

【译文】 蘼芜，味辛，性温。主治咳逆，能安定情绪、消除惊恐，能驱除蛊毒、鬼疰、寄生虫等多种秽恶邪毒。长期服用能与神明相通。又名薇芜。产于雍州的川泽中。

【按语】 孙启明[1]考证认为，在上古时代，蘼芜可能系多种外形与香味相似的伞形科植物的混称。如《淮南子》："乱人者，若芎䓖之与藁本，蛇床之与蘼芜。"又如陶弘景说："（藁本）俗中皆用芎䓖根须，其形气乃相类。"可见，古代伞形科植物由于人们分辨不清，鉴别不真，导致实际上的误认和误用。后来由于人们鉴别能力日益提高，认识不断深化，从而正本清源，使芎䓖、白芷、当归、藁本、蛇床各有专名，而蘼芜由于无所着落，也就名存实亡。

《中药大辞典》记载本品为伞形科菜本属植物川芎 *Ligusticum chuanxiong* Hort.的幼嫩茎叶。春、夏季采收幼嫩茎叶，鲜用或晒干。

【历代名医汇讲】

功效主治 《本草经集注》：主治咳逆，定惊气，辟邪恶，除蛊毒鬼疰，去三虫。

主身中老风，头中久风，风眩。骚人借以为譬，方药用甚稀。

《本草乘雅半偈》：主咳逆，定惊气，辟邪恶，除蛊毒鬼疰，去三虫。久服通神。可辟除邪恶鬼疰，蛊毒三虫，兰有国香，人服媚之，古以为生子之祥，而蘼芜之根，主妇人无子也。客曰：主身中老风、头中久风、风眩者。

藁本

味辛，温。

---

[1] 孙启明.蘼芜已名存实亡[J].湖南中医学院学报，1989，9(1)：29 - 30.

主治妇人疝瘕、阴中寒肿痛、腹中急,除风头痛,长肌肤,悦颜色^①。一名鬼卿,一名地新。生崇山^②山谷。

【注释】

① 悦颜色:使面色美好润泽。悦,悦泽、美好润泽的样子。

② 崇山:山名,即嵩山。

【译文】 藁本,味辛,性温。主治女子疝瘕、阴部寒凝肿痛、腹部挛急、伤风头痛,能使肌肤坚实、面色润泽悦目。又名鬼卿、地新,产于嵩山的山谷中。

【按语】 藁本,《中华人民共和国药典》规定品种为伞形科植物藁本 Ligusticum sinense Oliv.或辽藁本 Ligusticum jeholense Nakai et Kitag.的干燥根茎和根。秋季茎叶枯萎或次春出苗时采挖,除去泥沙,晒干或烘干。

【历代名医汇讲】

功效主治 《本草发明》:藁本味辛气雄,上行巅顶,太阳经风药,治寒邪郁结于本经是也,故《本草》主风头痛,辟雾露风邪。太阳头脑痛,大寒犯脑连齿痛,此专治也。又妇人疝瘕,阴中寒肿痛,腹中急及弹曳金疮,皆辛温散邪开结之力也。又长肌肉,悦颜色,作面脂,能上升头面也。须兼白芷同用。仲景云:清邪于上焦雾露之气,神木白术汤用,加木香同治之。《药性》云:治诸恶风,鬼疰流入,腰痛冷,能化小便,通血。此既治风又治湿,故东垣治头面及遍身皮肤风湿也。恶蕳茹。

【民俗文化】

《本草纲目》:〔时珍曰〕《邵氏闻见录》云:夏英公病泄,太医以虚治不效。霍翁曰:风客于胃也。饮以藁本汤而止。盖藁本能去风湿故耳。

【现代研究】

藁本的主要活性部位为挥发油,含有萜类、香豆素类、苯酞类、烯丙基苯类等。藁本根及根茎挥发油含量为 $0.38\% \sim 0.65\%$,辽藁本挥发油含量高于藁本为 1.5%。气相色谱分析结果提示:挥发油主要成分为 3-丁基苯酞、蛇床酞内酯、新蛇床酞内酯、β 水芹烯、反式罗勒烯、薰衣草醇、α 水芹烯、α 蒎烯、柠檬烯、异松油烯、榄香素、肉豆蔻醚、γ 木罗烯、甲基丁香酚等。

藁本的现代研究发现：藁本具有抗炎、解热、镇痛、中枢抑制、抗血栓等药理作用，对心、脑血管、胃肠道也具有药理活性。药理实验研究表明：藁本水提取物、乙醇提取物、中性油对多种动物疼痛模型都具有良好的镇痛作用。其镇痛机制比较复杂，目前尚未完全阐明，可能与痛觉传导通路中的多个环节有关。有研究提示阿片受体和单胺类神经递质与其发挥镇痛作用密切相关。藁本乙醇提取物可以抑制血小板聚集，对抗血栓形成，与传统医学认为的温通血脉功效一致。藁本具有良好的对抗胃溃疡、促进胆汁分泌的作用，与传统医学认为的温中散寒功效一致。现代药理研究表明：藁本中性油可明显延长小鼠常压状态下耐缺氧时间，起到扩张血管、改善脑部微循环、抗心肌缺血、缺氧的作用[1]。

麻黄

味苦，温。

主治中风、伤寒头痛、温疟，发表出汗，去邪热气，止咳逆上气，除寒热，破癥坚积聚。一名龙沙[①]。生晋地。

【注释】

① 龙沙：森立之《本草经考注》："沙即须之假借，龙沙者，龙须之义。"

【译文】　麻黄，味苦，性温。主治感染风寒之头痛、温疟，能发汗以使体表之邪气随汗液排出体外、止咳逆气喘、消除恶寒发热之症、破除腹部积块。又名龙沙，产于山西境内。

【按语】　杨继荣等[2]考证认为古时所用麻黄主要是草麻黄

［1］　唐忠.藁本化学成分及药理研究[J].中国医药南.2011,9(30)：34-35.

［2］　杨继荣,王艳宏,关枫.麻黄本草考证概览[J].中医药学报,2010,38(2)：51-52.

Ephedra sinica Stapf，可能也包括木贼麻黄 *Ephedra equisetina* Bge. 及异株矮麻黄 *Ephedra minuta* Florin. var. *dioeca* C. Y. Cheng。

《中华人民共和国药典》规定品种为麻黄科植物草麻黄 *Ephedra sinica* Stapf、中麻黄 *Ephedra intermedia* Schrenk et C.A.Mey. 或木贼麻黄 *Ephedra equisetina* Bge. 的干燥草质茎。秋季采割绿色的草质茎，晒干。

【历代名医汇讲】

功效主治 《长沙药解》：麻黄发表出汗，其力甚大，冬月伤寒，皮毛闭塞，非此不能透发。一切水湿痰饮，淫溢于经络关节之内，得之霍然汗散，宿病立失。但走泄真气，不宜虚家。

《神农本草经读》：心主汗，肝主疏泄，故为发汗上药。其所主皆系无汗之症。太阳证中风伤寒头痛、发热、恶寒、无汗而喘系宜麻黄以发汗。但热不寒，名曰温疟，热甚无汗、头痛，亦宜麻黄以发汗。咳逆上气，为手太阴之寒证；发热恶寒，为足太阳之表证；亦宜麻黄以发汗。即症坚积聚为内病，亦系阴寒之气，凝聚于阴分之中，日积月累而渐成；得麻黄之发汗，从阴出阳，则症坚积聚自散。凡此皆发汗之功也。

根节古云止汗，是引止汗之药，以达于表而速效，非麻黄根节自能止汗，旧解多误。

【医案】

《本草纲目》：一锦衣夏月饮酒达旦，病水泄，数日不止，水谷直出。服分利消导升提诸药则反剧。时珍诊之，脉浮而缓，大肠下䘌，复发痔血。此因肉食生冷茶水过杂，抑遏阳气在下，木盛土衰，《素问》所谓久风成飧泄也。法当升之扬之。遂以小续命汤投之，一服而愈。

痘疮倒黡。〔寇宗奭曰〕郑州麻黄去节半两，以蜜一匙同炒良久，以水半升煎数沸，去沫再煎去三分之一，去滓乘热服之，避风，其疮复出也。一法：用无灰酒煎，其效更速。仙源县笔工李用之子，病斑疮风寒倒靥已困，用此一服便出，如神。

【现代研究】

化学研究：麻黄含有生物碱类、黄酮类、挥发油、多糖、酚酸类等多种成分。生物碱为麻黄的主要活性成分，其中含量最高的为三对立体异构的苯丙胺类生物碱，即：左旋麻黄碱、右旋伪麻黄碱、左旋去甲基麻黄碱、右旋去甲基伪麻黄碱、左旋甲基麻黄碱和右旋甲基伪麻黄碱[1]。

药理研究：研究发现，麻黄中生物碱类与非生物碱类具有明显不同的药理作用。生物碱类成分具有调节血压、利尿、平喘、发汗、兴奋中枢神经系统等药理作用，而非生物碱类成分抗凝血、抗病毒、抗癌、免疫抑制、抗氧化、降血压、保肝等药理作用[1][2]。

葛根

味甘，平。

主治消渴、身大热、呕吐、诸痹，起阴气①，解诸毒。

葛谷②：治下痢十岁已③上。

一名鸡齐根。生汶山④川谷。

【注释】

① 起阴气：尚志钧《神农本草经校注》："病有向上、向下趋势。向上为阳，如高血压；向下为阴，如痿弱、子宫下垂。葛根能改变向下趋势，使其向上，称之为起阴气。"

② 葛谷：为豆科植物野葛 *Pueraria lobata* (Willd.) Ohwi、甘葛藤 P. thomsonii Benth. 的种子。

③ 已：古同"以"。

④ 汶山：古代郡名。西汉武帝元鼎六年(前 111)以冉駹部落之地置汶山郡，治所在汶江县(今四川茂县北)，辖广柔等五县。属益州。

［1］ 李佳莲,方磊,张永清,等.麻黄的化学成分和药理活性的研究进展[J].中国现代中药,2012,07：21-27.

［2］ 丁丽丽,施松善,崔健,等.麻黄化学成分与药理作用研究进展[J].中国中药杂志,2006,20：1661-1664.

【译文】 葛根,味甘,性平。主治消渴、身壮热、呕吐、各种痹证,能导气上行、解各种毒。葛根的种子,主治痢疾十年以上者。又名鸡齐根,产于汶山的川谷中。

【按语】 罗琼等[1]考证指出,古代药用的葛根不是一种,在唐代以前认为野葛入药最好,而食用葛和甘葛主要用作食疗方面,也可入药用,品质不及野葛。

《中华人民共和国药典》规定品种为豆科植物野葛 *Pueraria lobata* (Willd.)Ohwi 的干燥根,习称野葛。秋、冬两季采挖,趁鲜切成厚片或小块;干燥。

【历代名医汇讲】

1. 功效主治 《本草发明》:葛根甘平之味入阳明,升胃气,除胃热而生津液也。轻浮之能解肌发表,开腠理出汗,故《本草》主身大热、呕吐,解诸毒,疗金疮,止痛胁风痛,起阴气,由能除胃热、升胃气也。主消渴,解酒毒,治脾虚而渴,以能升胃生津也。主疗伤寒中风、头痛,大热温疟及诸痹,以能解肌发表,开腠理出汗也,故解肌发表,葛根先而柴胡次之。仲景治伤寒中风属阳明要药。初病太阳症,不可便服葛根、升麻,说见前条。金疮中风痉欲死,捣生葛根汁,煮服。口噤,灌下即省。干者捣末,温酒调服。口噤不开,多服竹沥、生葛根自愈。

2. 产地生境 《本草崇原》:葛处处有之,江浙尤多,春生苗,延引藤蔓,其根大如手臂,外色紫黑,内色洁白,可作粉食,其花红紫,结实如黄豆荚,其仁如梅核,生嚼腥气。

【现代研究】

葛根的主要成分为如下几类:① 异黄酮类主要包括大豆苷元(大豆素、大豆黄素、黄豆苷元)、大豆苷、葛根素等,其中葛根素为葛属植物特有成分,含量最高,大豆苷元和大豆苷次之;② 葛根苷类,

[1] 罗琼,郝近大,杨华,等.葛根的本草考证[J].中国中药杂志,2007,32(12):1141 - 1144.

主要包括葛根苷 A、B、C 3 种,它们被认为是二氢查尔酮的衍生物;
③ 三萜皂苷类,主要包括以葛根皂苷 A、B、C 命名的 7 种新型齐墩
果烘型皂角精醇、槐二醇、大豆皂醇 B、大豆苷醇 A 等;④ 生物碱及
其他化合物氯化胆碱、二氯化乙酰胆碱、长塞因、辣质、乙酰胆碱、胡
萝卜苷等[1]。

药理作用:具有抗心律失常、抑制血小板聚集、抗氧化自由基、
抗肿瘤、β 受体阻断及降血糖、降血脂、降血压等多种药理药效
作用[2]。

知母

味苦,寒。

主治消渴、热中,除邪气、肢体浮肿、下水,补不足,益气。
一名蚔母①,一名连母②,一名野蓼,一名地参,一名水参,一
名水浚,一名货母,一名蝭母③。生河内川谷。

【注释】

① 蚔(qí 齐)母:森立之《本草经考注》:“《说文》:芪,芪母也。《广雅》:芪
母儿,踵东根也。是蚔字去虫从艸者,为晚出之字。盖蚔即载假借,根多毛似载
虫,故名。母音之字亦自有根义。”

② 连母:森立之《本草经考注》:“连母者,其根横行相连之义。白及一名连
及草,盖与此同义。”

③ 蝭(dì 第)母:《尔雅注》:“蝭母,药草,知母也。”

【译文】 知母,味苦,性寒。主治消渴、内热、肢体浮肿,能除邪
气、逐水湿、补虚损、益气力。又名蚔母、连母、野蓼、地参、水参、水
浚、货母、蝭母,产于河内的川谷中。

【按语】《中华人民共和国药典》规定品种为百合科植物知母

[1] 李天星,李新民.中药葛根的研究进展[J].湖南中医杂志,2013,29(8):
151.
[2] 徐轶尔,李秋红,杨菲菲.中药葛根的药理药效研究[J].吉林中医药,2010,
30(11):993.

Anemarrhena asphodeloides Bge.的干燥根茎。春、秋两季采挖,除去须根和泥沙,晒干,习称"毛知母";或除去外皮,晒干。

陈万生等[1]考证认为,历代本草所用知母都是百合科植物知母的根茎,《中药志》谓古代有多种来源,有误。

【历代名医汇讲】

功效主治　《本草崇原》:知母质性滋润,得寒水之精,故气味苦寒,有地参、水参之名。又名连母、蚳母者,皮有毛而肉白色,禀秋金清肃之气,得寒水之精,而禀秋金之气,须知水之有母也。禀寒水之精,故主治消渴热中。皮外有毛,故除皮毛之邪气。肉浓皮黄,兼得土气,故治肢体浮肿,下水。补不足者,补肾水之不足。益气者,益肺气之内虚。夫金生其水,故补肾水之不足。土生其金,故益肺气也。

《长沙药解》:知母苦寒之性,专清心肺而除烦躁,仲景用之以泄上焦之热也。甚败脾胃而泄大肠,火衰土湿、大便不实者忌之。后世庸工以此通治内伤诸病,滋水灭火,误人性命,至今未绝。其诸主治,泄大肠,清膀胱。

【现代研究】

知母化学成分主要为甾体皂苷、双苯毗酮类(芒果苷、异芒果苷)、木脂素类、多糖类(知母多糖 A～D)、有机酸类(烟酸、鞣酸等)、大量的黏液质、微量元素(铁、锌、铜、锰、铬、镍等,其中以铁、锌含量最高)、其他(二十五烷酸乙烯酯、p 谷甾醇、p 豆甾醇)[2]。

药理作用:① 防治心脑血管系统疾病的作用。目前,知母中单一成分的甾体皂苷直接应用于临床的药物还没有,但总甾体皂苷作为治疗心脑血管系统疾病的药物在临床应用较多,且疗效显著。包括抗血小板聚集作用、对磷酸二酯酶的抑制作用、具有捕获自由基功能、降低胆固醇作用。② 抗肿瘤抗病毒的作用。③ 提高免疫力的作

[1]　陈万生,乔传卓.知母本草学研究[J].中药材,1997,20(1):53-54.
[2]　杨丽蓉.知母的化学成分及药理作用研究进展[J].国外医学中医中药分册,2002,24(4):207.

用。④ 降低血糖的作用。[1]

贝母

味辛，平。

主治伤寒、烦热、淋沥①、邪气、疝瘕、喉痹、乳难、金创、风痉②。一名空草。生晋地。

【注释】

① 淋沥：中医病名。小便滴沥涩痛之证。淋病主证之一。《诸病源候论·诸淋候》：“肾虚则小便数，膀胱热则水下涩，数而且涩，则淋沥不宣，故谓之为淋。”

② 风痉：风伤太阳经脉，复遇寒湿所致的痉证。《灵枢·热论》：“风痉身反折，先取足太阳及腘中及血络出血。”

【译文】 贝母，味辛，性平。主治感染寒邪、烦热、小便滴沥涩痛、邪气、疝瘕、喉痹、难产、外伤、风痉。又名空草，产于山西境内。

【按语】 尚志钧等[2]考证认为，《诗经》《神农本草经》贝母应是葫芦科植物土贝母 *Bolbostemma paniculatum* （Maxim.）Franq.，该品种是我国汉以前药用贝母的主流品种。《名医别录》是最早收载百合科贝母属植物入药的文献，其入药品种是浙贝母 *Fritillaria thunbergii* Miq.，根据产地及采收时月分析，记载品种还包括土贝母。川贝母入药用出现于明代《本草汇言》，其原植物来源主要是暗紫贝母 *Fritillaria unibracteata* Hsiao et K. C. Hsia 和川贝母 *Fritillaiacirrhosa* D.Don.。

《中华人民共和国药典》将贝母分为川贝母和浙贝母，另外也有土贝母。

川贝母规定品种为百合科植物川贝母 *Fritillaiacirrhosa* D.

---

[1] 徐爱娟，韩丽萍，蒋琳兰.知母的研究进展[J].中药材，2008，31（4）：625-626.

[2] 尚志钧，刘晓龙.贝母药用历史及品种考察[J].中华医史杂志，1995，25（1）：38-42.

Don、暗紫贝母 *Fritillaria unibracteata* Hsiao et K.C.Hsia、甘肃贝母 *Fritillaria przezvalskii* Maxim.、梭砂贝母 *Fritillariadelavayi* Franch.、太白贝母 *Fritillaria taipaiensis* P.Y.Li 或瓦布贝母 *Fritillaria unibracteata* Hsiao et K.C.Hsiavar.*wabuensis*(S.Y.Tang et S.C.Yue) Z.D.Liu, S.Wang et S.C.Chen 的干燥鳞茎,按性状不同分别习称"松贝""青贝""炉贝"和"栽培品"。夏、秋两季或积雪融化后采挖,除去须根、粗皮及泥沙,晒干或低温干燥。

浙贝母规定品种为百合科植物浙贝母 *Fritillaria thunbergii* Miq.的干燥鳞茎。初夏植株枯萎时采挖,洗净。大小分开,大者除去芯芽,习称"大贝";小者不去芯芽,习称"珠贝"。分别撞擦,除去外皮,拌以锻过的贝壳粉,吸去擦出的浆汁,干燥;或取鳞茎,大小分开,洗净,除去芯芽,趁鲜切成厚片,洗净,干燥,习称"浙贝片"。

土贝母规定品种为葫芦科植物土贝母 *Bolbostemma paniculatum*(Maxim.) Franquet 的干燥块茎。秋季采挖,洗净,掰开,煮至无白心,取出,晒干。

【历代名医汇讲】

1. 性味运气 《神农本草经读》:贝母气平味辛,气味俱属于金,为手太阴、手阳明药也。

2. 功效主治 《长沙药解》:贝母苦寒之性,泄热凉金,降浊消痰,其力非小,然轻清而不败胃气,甚可嘉焉。其诸主治,疗喉痹,治乳痈,消瘿瘤,去弩肉,点翳障,傅疮痈,止吐衄,驱痰涎,润心肺,解燥渴,清烦热,下乳汁,除咳嗽,利水道。

《神农本草经读》:其主伤寒烦热者,取西方之金气以除酷暑;《伤寒论》以白虎汤命名,亦此意也。其主淋沥邪气者,肺之治节行于膀胱,则邪热之气除,而淋沥愈矣。疝瘕为肝木受病,此则金平木也。喉痹为肺窍内闭,此能宣通肺气也。乳少为阳明之汁不通,金疮为阳明之经脉受伤,风痉为阳明之宗筋不利,贝母清润而除热,所以统治之。今人以主治痰嗽,大失经旨。且李士材谓:贝母主燥痰,半夏主湿痰,二物如水炭之反,皆臆说也。

【民俗文化】

《本草纲目》：唐人记其事云：江左尝有商人，左膊上有疮如人面，亦无他苦。商人戏以酒滴口中，其面赤色。以物食之，亦能食，多则膊内肉胀起。或不食，则一臂痹焉。有名医教其历试诸药，金石草木之类，悉无所苦，至贝母，其疮乃聚眉闭口。商人喜，因以小苇筒毁其口灌之，数日成痂遂愈，然不知何疾也。《本经》言主金疮，此岂金疮之类欤。

【现代研究】

各种贝母化学成分的研究陆续有报道，到目前为止已从贝母属植物中先后分离出 97 种生物碱，弄清了 73 种生物碱的化学结构，其中异渊体生物碱就有 55 种，其生物碱成分研究得比较清楚的要数浙贝母，又称象贝。如张氏报道[1]：浙贝母中，含有浙贝甲素、浙贝乙素、贝母辛、贝母芬，贝母定、贝母替定、原贝母碱、浙贝母苷、异浙贝甲素。川贝母包括川贝、暗紫贝母、甘肃贝母、太白贝母，按鳞茎大小加工为 2 种商品：松贝和青贝，其生物碱成分为川贝碱、山民贝碱、松贝碱、青贝碱、西贝素，梭砂贝母中除川贝碱外还分离出炉贝碱。伊贝母为百合科植物新疆贝母或伊犁贝母的干燥鳞茎。经分析鉴定有西贝素、西贝素贰、贝母辛、西贝素氮氧化物、新疆贝母中还含有新贝甲素及几种结构未定的生物碱，木贝母中除含西贝素外，还有西贝素苷、贝母辛、西贝素氮氧化物、平贝碱甲、平贝碱乙。彭泽贝母含有浙贝乙素、贝母辛、浙贝甲素、湖贝甲素、β 甾谷醇等。东贝母含有浙贝甲素、浙贝乙素、异浙贝甲素、浙贝双酮，β 谷甾醇、胡萝卜苷。优异贝母含有湖贝乙素、湖贝嗪、湖贝甲素、湖贝甲素苷。湖北贝母含有湖北啶、C-去甲-D 高甾体，生物碱甾醇、对映一贝壳杉烷型二萜。宁夏贝母含有宁贝素、川贝酮、西贝素、贝母宁、异贝母甲素。午阳贝母含有浙贝甲素、午贝甲素、浙贝乙素、5α-甲基午贝甲素、午贝乙素、

---

［1］　张建兴.浙贝母新鲜鳞草化学成分的研究［J］.中国中药杂志，1993，18(6)：354.

午贝丙素。安徽贝母含有皖贝甲素、异浙贝甲素、浙贝乙素、贝母辛。宁国贝母含有浙贝甲素、浙贝乙素、异浙贝甲素、贝母辛、宁贝辛。[1]

药理研究证明：贝母确有镇咳、祛痰、平喘之功效，其镇静、耐缺氧作用对于哮喘病人非常有利，其消炎抗菌作用能协同治疗呼吸道感染[1]。

栝楼

味苦，寒。

主治消渴、身热烦满、大热，补虚，安中①，续绝伤。一名地楼②。生弘农川谷。

【注释】

① 安中：使中焦脾胃安定。义同"理中"。

② 地楼：森立之《本草经考注》："楼，即栝楼之略，而蒌字假借也。地楼即地蒌，谓草实在地上也。"

【译文】 栝楼，味苦，性寒。主治消渴、身热烦闷、壮热，能补虚、调养中焦脾胃、续补筋骨损伤或折断。又名地楼，产于弘农的川谷中。

【按语】 栝楼，《神农本草经》药用的是根，现今通用名为天花粉，《中华人民共和国药典》规定品种为葫芦科植物栝楼 *Trichosanthes kirilowii* Maxim. 或双边栝楼 *Trichosan-thes rosthornii* Herms 的干燥根。秋、冬两季采挖，洗净，除去外皮，切段或纵剖成瓣，干燥。

【历代名医汇讲】

功效主治 《神农本草经疏》：栝楼根禀天地清寒之气，故味苦气寒而无毒。能止渴清身热，烦满大热。热散则气复，故又主补虚安中。凉血则血和，故主续绝伤，并除肠胃中痼热。苦寒能除热，故主八疸身面黄，唇干口燥，短气。血凉则不瘀，故通月水。膀胱热解则

[1] 陈梅花，王慧春，朱艳媚.贝母的药理研究[J].安徽农学通报，2007，13(1)：103-104.

小便不频,故能止小便利。

《长沙药解》:栝楼根:清肺生津,止渴润燥,舒痉病之挛急,解渴家之淋癃。清肺之药,最为上品,又有通达凝瘀,清利湿热之长。其诸主治,下乳汁,通月水,医吹奶,疗乳痈,治黄疸,消囊肿,行仆损瘀血,理疮疡肿痛。

瓜蒌实:清心润肺,洗垢除烦,开胸膈之痹结,涤涎沫之胶黏,最洗瘀浊,善解懊憹。瓜蒌实肃清凉润,善解郁烦。浊气郁蒸,涎沫粘连,心绪烦乱,不可言喻者得之,肺腑清洁,神气慧爽,洗心涤肺之妙药也。其诸主治,消咽痛,治肺痿,涤痰涎,止咳嗽,通乳汁,下胞衣,理吹奶,调乳痈,解消渴,疗黄疸,通小便,润大肠,断吐血,收脱肛,平痈肿,医疮疡。

【现代研究】

研究结果显示,果实与果皮、种子成分主要为脂肪油、脂肪酸、甾醇、三萜皂苷、氨基酸、蛋白质、氨基酸和无机元素等,天花粉成分主要为天花粉植物凝集素、天花粉蛋白质、淀粉、皂苷、多糖类、氨基酸类、酶类等。研究表明,瓜蒌、瓜蒌皮及其制剂具有抗心肌缺血、抗炎镇痛等作用;瓜蒌子有降血脂、抗血栓形成、减少动脉粥样硬化和胆固醇等作用;天花粉蛋白具有引产或终止妊娠等作用[1]。

丹参

味苦,微寒。

主治心腹邪气、肠鸣幽幽①如走水、寒热积聚,破癥除瘕,止烦满,益气。一名郤②蝉草。生桐柏山③川谷。

【注释】

① 幽幽:声音微弱的样子。

② 郤(xì):音"戏"。

[1] 王玲娜,于京平,张永清.栝楼化学成分研究概述[J].环球中医药,2014,7(1):72-74.

③ 桐柏山：位于我国河南省、湖北省边境地区，其主脊北侧大部在河南南阳境内。

【译文】 丹参，味苦，性微寒。主治心腹邪气、胃肠蠕动时有轻微的流水样肠鸣音、恶寒发热、腹部积块，能破除气滞血瘀所致各类积块、清除烦闷、补益气力。又名郄蝉草，产于桐柏山的川谷中。

【按语】 丹参，《中华人民共和国药典》规定品种为唇形科植物丹参 *Salviamiltiorrhiza* Bge.的干燥根和根茎。春、秋两季采挖，除去泥沙，干燥。

【历代名医汇讲】

功效主治 《本草发明》：丹参色赤味苦，入心而益血行气之药，以心主血脉也，故《本草》主益气养血，去心腹邪气，寒热痼疾结气，破积聚癥，坚腰脊，强脚痹，肠鸣幽幽如走水。又云：养神定志，通关脉骨节痛，四肢不随，散瘿赘恶疮，排脓生肌，调经，止崩带，去宿血，生新血，安胎，此皆益血气之用也。又主风邪留热烦满，丹毒赤眼，热温狂闷，谓非苦入心，寒治热欤？旧方治寒疝，小腹引阴痛，自汗出欲死，用之为末，热酒调二钱，妙。

《神农本草经读》：张隐庵曰：丹参、元参皆气味苦寒，而得少阴之气化。但元参色黑，禀少阴寒水之精而上通于天；丹参色赤，禀少阴君火之气而下交于地；上下相交，则中土自和。故元参下交于上，而治腹中寒热积聚；丹参上交于下，而治心腹寒热积聚。君火之气下交，则土温而水不泛溢，故治肠鸣幽幽如走水。破症除瘕者，治寒热之积聚也；止烦满益气者，治心腹之邪气也。夫止烦而治心邪，止满而治腹邪，益正气，所以治邪气也。

陈修园曰：今人谓一味丹参，功兼四物汤，其认为补血行血之品，为女科之专药，而丹参之真功用掩矣。

【现代研究】

化学成分：主含脂溶性成分和水溶性成分。脂溶性成分包括丹参酮Ⅰ、丹参酮ⅡA、丹参酮ⅡB、丹参酮Ⅲ、隐丹参酮、羟基丹参酮、丹参酸甲酯、紫丹参甲素、紫丹参乙素、丹参新酮、丹参醇Ⅰ、丹参醇Ⅱ、丹参醇Ⅲ、丹参酚、丹参醛等。水溶性成分主要含有丹参素,丹参酸甲、乙、丙,原儿茶酸、原儿茶醛等[1]。

药理作用:能扩张冠脉,增加冠脉血流量,改善心肌缺血,促进心肌缺血或损伤的恢复,缩小心肌梗死范围;能提高耐缺氧能力,对缺氧心肌有保护作用;能改善微循环,促进血液流速;能扩张血管,降低血压。能改善血液流变性,降低血液黏度,抑制血小板和凝血功能,激活纤溶,对抗血栓形成;能保护红细胞膜。能调节血脂,抑制动脉粥样硬化斑块的形成。能保护肝细胞损伤,促进肝细胞再生,有抗肝纤维化作用。能促进骨折和皮肤切口的愈合。能保护胃黏膜、抗胃溃疡。对中枢神经有镇静和镇痛作用。具有改善肾功能、保护缺血性肾损伤的作用。具有抗炎、抗过敏的作用。对金黄色葡萄球菌、多种杆菌、某些癣菌以及钩端螺旋体等有不同程度的抑制作用[2,3]。

玄参

味苦,微寒。

主治腹中寒热积聚、女子产乳余疾,补肾气,令人目明。一名重台①。生河间川谷。

【注释】

① 重台:森立之《本草经考注》:"直茎数尺,两两叶相对,叶间出花,重重成层故名重台。"

【译文】 玄参,味苦,性微寒。主治腹部寒热积聚、女子产后各

［1］ 赵娜,郭治昕,赵雪.丹参的化学成分与药理作用[J].国外医药·植物药分册,2007,22(4):155-156.
［2］ 王炜辰,吴学辉,郑芳.丹参药理学研究进展[J].海峡药学,2013,25(10):24-25.
［3］ 杜冠华,张均田.丹参现代研究概况与进展[J].医药导报,2004,23(7):435-437.

类疾病,能补益肾气、增强视力。又名重台,产于河北河间的川谷中。

【按语】 玄参,《中华人民共和国药典》规定品种为玄参科植物玄参 *Scrophularia ningpoensis* Hemsl. 的干燥根。冬季茎叶枯萎时采挖,除去根茎、幼芽、须根及泥沙,晒或烘至半干,堆放 3～6 天,反复数次至干燥。

【历代名医汇讲】

1. 功效主治 《本草发明》:玄参咸入肾而苦降火,足少阴之剂,故《本草》主补肾气,久服明目,补虚强阴,益精,补虚劳骨蒸,以其入阴经也。又暴中风寒,身热肢满,狂忽不知人,温疟洒洒,除胸中气,下水,止烦渴结热、热风头痛、热毒,由苦寒能降火也。又主寒热积聚,血瘕,下寒血,女子产乳余疾,散颈下核、痈肿,以咸能走荣而软坚也。咽中痛用之。因下乃少阴经穴道,故云足少阴药乃枢机之剂,管领上下清肃而不浊,得水之气,为玄武之象,治空中氤氲气、无根火,此为圣药。风药中多用之。

《本草崇原》:玄乃水天之色,参者参也,根实皆黑。气味苦寒,禀少阳寒水之精,上通于肺,故微有腥气。主治腹中寒热积聚者,启肾精之气,上交于肺,则水天一气,上下环转,而腹中之寒热积聚自散矣。女子产乳余疾者,生产则肾脏内虚,乳子则中焦不足,虽有余疾,必补肾和中。玄参滋肾脏之精,助中焦之汁,故可治也。又曰补肾气,令人明目者,言玄参补肾气,不但治产乳余疾,且又令人明目也。中品治病,则无久服矣,余俱仿此。

2. 服食养生 《本草崇原集说》:仲氏曰:中品治病,病治当止,故无久服明文。若中品之玄参,配上品之兔丝,为玄兔丸。婴儿久服,可免痘患。惟子由得其所以然,详见《类辨》。

【现代研究】

玄参主要含环烯醚萜类、苯丙素苷类,尚含植物甾醇、有机酸类、黄酮类、三萜皂苷、挥发油、糖类、生物碱及微量的单萜和二萜成分等。玄参还含有微量挥发油、氨基酸、油酸、亚麻酸、硬脂酸、天冬氨酸、多酚类、生物碱、糖类、脂肪油、黄酮、三萜皂苷、有机酸等[1]。

玄参药理作用包括：抗心肌缺血、抗动脉粥样硬化、抗心肌肥大、抗脑缺血、抗血小板聚集、抗炎、保肝、调节免疫、抗细菌、保护神经元、催眠、抗高尿酸血症等药理活性[2]。

沙参

味苦，微寒。

主治血积①、惊气，除寒热，补中，益肺气。久服利人。一名知母。生河内川谷。

【注释】

① 血积：中医病症名，瘀血凝结成积。

【译文】 沙参，味苦，性微寒。主治血积、受惊所致气恼、发热恶寒，能调养中焦脾胃、补益肺气。长期服用有利于人。又名知母，产于河内的川谷中。

【按语】 沙参，古代原不分南北。南北沙参最早见于清初张璐《本经逢原》："沙参有南北二种，北者质坚性寒，南者体虚力微，功同北沙参而力稍逊。"吴仪洛《本草从新》首次把南沙参与北沙参分别列出。屠鹏飞等[3]考证认为古时候的南北沙参都是沙参属植物，只是产地不同。而把珊瑚菜根作为北沙参是不妥的，应该取消南北沙参的名称。

孙启明[4]、王大观[5]认为"北沙参是清代发现的新品种，清代前本草中的沙参是指南沙参。"

［1］ 张召强，李明.玄参的化学成分及药理作用的研究进展[J].中国医药指南，2013,11(26)：49.

［2］ 许福泉，许旭东，陈士林.玄参化学成分及药理活性研究进展[J].中国现代中药，2013,15(9)：752.

［3］ 屠鹏飞，徐国钧，徐珞珊，等.沙参和荠苨的本草考证[J].中国中药杂志，1991,16(4)：200－201.

［4］ 孙启明.南北沙参说同异[J].家庭中医药，1999,6：47.

［5］ 王大观.本草经义疏[M].北京：人民卫生出版社，1990：98.

陆维承[1]认为，清代以前虽然不分南、北沙参，但两种沙参在实际中已形成了混用。完全有可能《神农本草经》中记载的沙参就是指南、北沙参两种。

《中华人民共和国药典》将沙参分为南北，北沙参规定品种为伞形科植物珊瑚菜 Glehnia littoralis Fr.Schmidtex Miq.的干燥根，夏、秋两季采挖，除去须根，洗净，稍晾，置沸水中烫后，除去外皮，干燥，或洗净直接干燥。

南沙参规定品种为桔梗科植物轮叶沙参 Adenophora tetraphylla (Thunb.)Fisch.或沙参 Adenophora stricta Miq.的干燥根。春、秋两季采挖，除去须根，洗后趁鲜刮去粗皮，洗净，干燥。

【历代名医汇讲】

功效主治　《本经逢原》：《本经》主血结，惊气，除寒热，补中益肺气。

《发明》沙参专泄肺气之热，故喘嗽气壅，小便赤涩不利，金受火克。阴虚失血，或喘咳寒热及肺痿等疾宜之。《本经》主血结惊气者，因惊气入心，心包热郁而血结也。除寒热者，郁热解而寒热除也。补中益肺气者，用以清理脾胃之虚热，则津液复而正气受益矣。洁古言：肺寒用人参，肺热用沙参。好古言：沙参性寒，补五脏之阴，总未达轻虚泄热之义也。

《本草思辨录》：《本经》沙参主血积、惊气、除寒热。血积二字，惟徐氏最为得解，云沙参为肺家气分中理血之药，色白体轻，疏通而不燥，润泽而不滞，血阻于肺者，非此不能清之。曰理血，曰血阻，曰清之，恰合沙参治血之分际。与桃仁为肺药而主瘀血之闭者，大有不同。热伤其气，斯气阻而血亦阻，心以扰乱而有惊气，营卫愆其度而有寒热，非甚重之证，故得以沙参主之。别录演之为疗胸痹，则失其实矣。

【现代研究】

化学成分：轮叶沙参含三萜类皂苷、黄酮类化合物、多种萜类和

[1]　陆维承.南、北沙参出典考证[J].海峡药学，2007，19(5)：55-56.

烃类混合物、蒲公英萜酮、β谷甾醇、胡萝卜苷、饱和脂肪酸、沙参酸甲酯和沙参醇。沙参中含呋喃香豆精类。

药理作用：免疫调节作用，抗辐射作用，抗衰老作用，改善学习记忆障碍的作用，清除自由基的作用，保肝作用，其他还有强心、祛痰、抗真菌作用[1]。

苦参

味苦，寒。

主治心腹结气、癥瘕积聚、黄疸、溺有余沥，逐水，除痈肿，补中，明目止泪。一名水槐①，一名苦薏②。生汝南山谷。

【注释】
① 水槐：苦参叶似槐叶，故以槐名之。
② 苦薏(shí 实)：尚志钧《神农本草经校注》："既是苦参异名，又是酸浆、败酱的别名。"

【译文】 苦参，味苦，性寒。主治心腹结气、腹部积块、黄疸、尿有余沥不净，能逐水湿、除痈肿、调养中焦脾胃、增强视力、止泪。又名水槐、苦薏。产于汝南的山谷中。

【按语】 苦参，《中华人民共和国药典》规定品种为豆科植物苦参 *Sophora flavescens* Ait.的干燥根。春、秋两季采挖，除去根头和小支根，洗净，干燥，或趁鲜切片，干燥。

【历代名医汇讲】
功效主治 《本草崇原》：苦参气味苦寒，根花黄白，禀寒水之精，得中土之化，水精上与君火相参，故主治心腹结气，参伍于中土之中，故治癥瘕积聚而清黄胆。禀水精，则能资肾，故治溺有余沥。苦主下泄，故逐水。苦能清热，故除痈肿。得中土之化，故补中。水之精，上通于火之神，故明目止泪。

---

[1] 魏巍,吴疆,郭章华.南沙参的化学成分和药理作用研究进展[J].药物评价研究,2011,34(4)：298.

《神农本草经读》：徐灵胎曰：此以味为治也。苦入心，寒除火，故苦参专治心经之火，与黄连功用相近。但黄连似去心脏之火为多，苦参似去心府小肠之火为多；则以黄连之气味清，而苦参之气味浊也（按："补中"二字，亦取其苦以燥脾之义也）。

【民俗文化】

《本草纲目》：〔宗奭曰〕沈存中《笔谈》，载其苦腰重久坐不能行。有一将佐曰：此乃病齿数年，用苦参揩齿，其气味入齿伤肾所致也。后有太常少卿舒昭亮，亦用苦参揩齿，岁久亦病腰。自后悉不用之，腰疾皆愈。此皆方书不载者。

又按：《史记》云：太仓公淳于意医齐大夫病龋齿，灸左手阳明脉，以苦参汤日漱三升，出入五六日，其风愈。此亦取其去风气湿热、杀虫之义。

【现代研究】

苦参中的生物碱类化合物大多为喹嗪生物碱。从其总碱部分分离和鉴定了 30 余个生物碱，显示活性的主要有苦参碱（matrine）、氧苦参碱（ox yma trine）、槐果碱（sophocarpine）、槐胺碱（sophoramine）、槐定碱（sopho ridine）、拉马宁碱（lehmannine）、别苦参碱（allomatrine）、臭豆碱（anag yrine）等。黄酮类，苦参中的黄酮类化合物大多为二氢黄酮（黄烷酮）、二氢黄酮醇（黄烷酮醇）。从该植物总黄酮部分分离和鉴定了约 60 余个黄酮类化合物，显示活性的主要有苦参酮（kura rinone）、去甲苦参酮（no rkurarinone）、槐黄烷酮 G（sophoraflavanone G）、槐黄醇（so phof lavescenol）、苦参啶（kuraridin）、苦参啶醇（kuraridinol）、苦参醇（kurarinol）、高丽槐素（maackiain）、苦醇（kushenol）、三叶豆紫檀苷（trifolirhizin）、芒柄花素（formononetin）、黄腐酚（xanthohumol）、勒奇黄烷酮 A（leachianone A）等。其他从苦参中还分得植物血凝素、脂肪酸、挥发油、大黄酚、大豆甾醇 B、胞嘧啶等[1]。

[1] 顾关云,肖年生,蒋昱.苦参的化学成分、生物活性和药理作用[J].现代药物与临床,2009,24(5):265.

苦参药理作用有：抗肿瘤活性及抗肝损伤、抗溃疡、抗生育、抗炎抑菌、抗心律失常、抗病毒和治疗慢性肝炎等作用[1]。

紫参

味苦、辛，寒。

主治心腹积聚、寒热邪气，通九窍，利大小便。一名牡蒙。生河西山谷。

【译文】　紫参，味苦、辛，性寒。主治心腹邪气积聚、发热恶寒，能通九窍、利大小便。又名牡蒙，产于黄河以西地区的山谷中。

【按语】　陈重明等[2]考证认为紫参在历史上种类多有分歧，包括了蓼科、唇形科、百合科、伞形科、毛茛科、蕨类植物等，把紫参原植物定为唇形科华鼠尾草是错误的。

郝近大等[3]考证认为：《神农本草经》中紫参的基源源应为蓼科植物拳参 *Polygonum bistorta* L.。

《中华人民共和国药典》规定拳参品种为蓼科植物拳参 *Polygonum bistorta* L.的干燥根茎。春初发芽时或秋季茎叶将枯萎时采挖，除去泥沙，晒干，去须根。

【历代名医汇讲】

功效主治　《长沙药解》：消胸中之痞结，止肺家之疼痛。紫参苦寒，清金泄热，降冲逆而破凝塞，清咳嗽而止疼痛。金清则肺气收摄，故长于敛血；金清则肺气通调，故长于行瘀。其诸主治，止吐衄，消痈肿，利小便，滑大肠，治金疮，调血痢，破瘀血，通闭经，开胸膈积聚，散腹胁坚满。

《本草求真》：功专入肝逐瘀破血，兼入胃腑、膀胱，使血自为通

[1]　张宏利,张跃进,韩崇选.苦参生物活性研究进展[J].西北农林科技大学学报(自然科学版),2004,32(5):31.
[2]　陈重明,俞秀媛.紫参的本草考证[J].中药材,1988,(11)2:49-50.
[3]　郝近大,谢宗万.紫参古今名实考[J].中国中药杂志,1994,19(3):131-133.

利。故凡寒热血痢,痈肿积块,心腹积聚,因于血瘀阻滞而成者,无不可以调治。以其味苦则泄,味辛入肝,寒则胜热,而使血从二便出矣。仲景治下痢腹痛,而用紫参汤以除,亦取散其积血之意。

【现代研究】

拳参的地下部分的化学成分有没食子酸、丁二酸、槲皮素、γ 谷甾醇、木栓醇、3β 木栓醇、阿魏酸等 50 多种,利用原子吸收光谱法测定复方拳参片中钙、镁、铁、锌、钾、钠、锰、铜、铬、镍、钴、锶、镉、铅等14 种微量元素。

药理作用:拳参有收敛和抗病毒之功效,服用方便,治疗剂量无副作用。利用复方拳参片治疗胃十二指肠炎及溃疡,结果发现效果明显,无毒副作用。对拳参的正丁醇的提取物进行药理活性的研究,通过观察拳参正丁醇提取物对小鼠实验,发现拳参正丁醇提取物具有明显的中枢抑制作用,明显的抗心律失常作用,对大鼠结扎冠状动脉的损伤均有保护作用,并且通过提高心肌组织的超氧化物歧化酶和降低丙二醛,降低血清乳酸脱氢酶和磷酸肌酸激酶,清除自由基,防止脂质过氧化而产生保护心肌的作用,该作用随着拳参正丁醇提取物剂量增大而增强,通过醋酸扭体法、热板致痛法、电刺激致痛法研究发现拳参正丁醇提取物有明显的镇痛作用;拳参的水提取液也具有明显的镇痛作用。通过滤纸片对拳参提取物进行了抑菌试验,结果发现不同浓度的拳参提取物对金黄色葡萄球菌和大肠杆菌有一定的抑菌效果,随着拳参提取物浓度的增加,其对金黄色葡萄球菌和大肠杆菌的抑菌作用增强,呈一定的剂量依赖性。拳参的提取液具有抗突变、抗炎的作用[1]。

续断

味苦、微温。

[1] 梁波,张小丽.中药拳参化学成分及药理活性研究进展[J].甘肃高师学报,2008,13(5):53-55.

　　主治伤寒，补不足，金创、痈伤、折跌，续筋骨，妇人乳难。久服益气力。一名龙豆，一名属折①。生常山山谷。

【注释】

　　① 属（zhǔ 主）折：森立之《本草经考注》："属折、接骨者，共是以功用名之。白字所云折跌续筋骨之义。"属，本义为连接。

【译文】　续断，味苦，性微温。主治感染寒邪、外伤、痈肿溃烂、跌打损伤、女子难产，能补虚、接续筋骨。长期服用能补益气力。又名龙豆、属折。产于恒山的山谷中。

【按语】　据王家葵等[1]考证，古代续断来源于多个科的十数种植物。明代以后川续断成为药用主要品种。而汉代续断虽然常用，但记载不详，仅能考证出可能系一种豆科植物，与现今品种不同。

　　《中华人民共和国药典》规定续断品种为川续断科植物川续断 *Dipsacus asper* Wall. ex Henry 的干燥根。秋季采挖，除去根头和须根，用微火烘至半干，堆置"发汗"至内部变绿色时，再烘干。

【历代名医汇讲】

　　功效主治　《本经逢原》：《发明》续断入肝，主续筋骨，为妇人胎产崩漏之首药。又主带脉为病，久服益气力，利关节、治腰痛，暖子宫，疗金疮折伤，散痈肿瘀血，疗妇人乳难。《本经》治伤中补不足等病，总取和血通经之义。又能止小便多，治遗泄。古方血痢用平胃散一两、续断三钱为末，每服三钱，水煎服即愈，宁无顾名思义之实乎。

【医案】

　　《本草纲目》：〔时珍曰〕宋张叔潜秘书，知剑州时，其阁下病血痢。一医用平胃散一两，入川续断末二钱半，每服二钱，水煎服即愈。绍兴壬子，会稽时行痢疾。叔潜之子以方传人，往往有验。小儿痢服之皆效。

---

[1]　王家葵，王佳黎，贾君君.中药材品种沿革及道地性[M].北京：中国医药科技出版社，2007：239 - 244.

【现代研究】

化学成分：① 三萜皂苷类：从川续断中共分出了 22 种三萜皂苷类成分，均为齐墩果烷型，分别于 C‑23、C‑28 位连接不同的糖链。② 生物碱类：杨尚军等对川续断中的生物碱成分进行了研究，薄层层析仅发现两个生物碱斑点，并经分离，鉴定为 venoterpine 和 eatttleyine。③ 环烯醚萜类：从川续断中首次分得一环烯醚萜苷类成分林生续断苷Ⅰ（sytvestroside Ⅱ）。④ 挥发油类：对川续断挥发油进行了成分分析，共鉴定出 41 种化合物，其中含量最高的组分为 carrotamaeeton，达 8.54%。萜类种类较少，而酚类化合物种类较多。⑤ 其他成分：从川续断中分到蔗糖、β 谷甾醇、胡萝卜苷。此外还含钙、铁、镁、钠、锌、铜等微量元素[1]。

续断具有增强免疫功能、抗衰老、抗骨质疏松等药理作用，同时在临床上也应用于骨折、腰椎骨质增生、跌打损伤等症状。应用续断也曾有报导出现过敏性红斑等不良反应[2]。

桑根白皮

味甘，寒。

主治伤中、五劳六极①、羸瘦、崩中、脉绝②，补虚，益气。

叶：主除寒热、出汗。

桑耳③：黑者主女子漏下赤白汁、血病癥瘕、积聚、腹痛、阴阳寒热、无子。

五木耳④：名檽⑤。益气，不饥，轻身，强志。

生犍为⑥山谷。

【注释】

① 六极：指六种极度虚损的病症。《诸病源候论·虚劳候》：“六极者，一曰气极，令人内虚，五脏不足，邪气多，正气少，不欲言。二曰血极，令人无颜色，眉

［1］ 钟美英,申玉华.川续断的研究现状［J］.中医药导报,2008,14(6)：137.
［2］ 白玫,胡生福,刘婧.中药续断的研究进展［J］.中外医疗,2014,22(7)：197.

发堕落,忽忽喜忘。三曰筋极,令人数转筋,十指爪甲皆痛,苦倦不能久立。四曰胃极,令人酸削,齿苦痛,手足烦疼,不可以立,不欲行动。五曰肌极,令人羸瘦,无润泽,饮食不为肌肤。六曰精极,令人少气吸吸然,内虚,五脏气不足,发毛落,悲伤喜忘。"

② 脉绝:中医病名。血脉枯涩败绝的疾患。《备急千金要方·心脏》:"扁鹊云:脉绝不治三日死,何以知之?脉气空虚,则颜焦发落。脉应手少阴,手少阴气绝,则脉不通血先死矣。"

③ 桑耳:别名桑菌、木麦、桑上寄生、桑檽等。为寄生于桑树上的木耳。

④ 五木耳:《新修本草》:"柠耳,人常食;槐耳,用疗痔;榆、柳、桑耳,此为五耳,软者并堪啖。"

⑤ 檽(ruǎn 软):木耳。

⑥ 犍为:古代郡名。武帝建元六年(公元前135年)设立,初只领"南夷"之夜郎地两县,元鼎六年(前111)平南夷并设牂牁郡后领县十二。包括今四川、云南部分地区。

【译文】 桑根白皮,味甘,性寒。主治中焦脾胃损伤、五劳六极、身体瘦弱、女子阴道忽然大量流血、血脉枯涩败绝,能补虚损、益气力。桑叶,主治恶寒发热、汗出。桑上寄生,黑色者主治女子月经停止后又见下血淋漓不断及带下赤白、气滞血瘀所致各类腹部积块、腹痛、阴阳失调之恶寒发热、不孕不育。五木耳,名檽,能使气力充沛、耐饥、身体轻健、记忆力增强。产于犍为的山谷中。

【按语】 桑根白皮现今通用名为桑白皮,《中华人民共和国药典》规定为桑科植物桑 Morus alba L.的干燥根皮。秋末叶落时至次春发芽前采挖根部,刮去黄棕色粗皮,纵向剖开,剥取根皮,晒干。桑叶为桑科植物桑 Morus alba L.的干燥叶。初霜后采收,除去杂质,晒干。

桑耳,《中药大辞典》记载为寄生于桑树 Morus alba L.上的木耳。

【历代名医汇讲】

功效主治 《本经逢原》:《发明》桑根白皮泻肺气之有余,止嗽而能利水。肺中有水气及肺火有余者宜之。肺虚无火,因风寒而嗽者服之,风邪反闭固不散而成久嗽者有之。甄权治肺中水气,唾血,热渴水肿,腹满胪胀,利水道,去寸白虫。可以缝金疮,缝后以热鸡血涂之,桑皮之功用尽矣。

《长沙药解》:桑根白皮甘辛敛涩,善泄湿气而敛营血。其诸主治,清肺火,利气喘,止吐血,断崩中,通小便,疗水肿,消痰饮,止吐泄,理金疮,傅石痈,生眉发,泽须鬓,去寸白虫,涂蛾口疮,汁搽口疮,沥搽疥疮。

《本草思辨录》:桑根白皮甘辛入脾肺,而气寒复入膀胱,能驱脾肺中之水气从小便出,故水肿腹满胪胀胥治之。咳嗽惟肺有水气及伏火者宜之。肺虚无火,因风寒而嗽者,服之则锢闭邪气而成久嗽。此仲圣于王不留行散,所以谓风寒勿取也。

【现代研究】

化学成分:桑白皮的化学成分包括以下几类:① 黄酮类化合物。桑白皮中黄酮类化合物主要包括:桑素(Mulberrin)、桑色烯(Mulberrochromene)、桑酮 A～V(Kuw anon)、桑酮醇(Kuwanol)、二氢黄酮类桑根酮(Sanggenone AP)、桑根酮醇(sanggenol)、桑根白皮素(Morusin)、桑根皮醇(Mo rusinol)、环桑根皮素(Cyclomorusin)、桑素(Cyclomulberrin)、环桑色烯素(Cy clomulbenochromene)、羟基二氢桑根皮素(Oxy diphydromorusin)等。② 香豆素类化合物。香豆素类化合物主要包括:5,7-羟基香豆素(5,7-dihy droxycoumarin)、伞形花内脂(Umbelliferone)、东莨菪素(Scopoletine)、skimmi、东莨菪内酯(6-甲氧基-7羟基-香豆素)等。③ 多糖类。黏液素、桑多糖(为干扰素诱发物 Interferon inducer)、甲壳素、壳聚糖等。④ 其他类化合物。丁醇、桑辛素(A、B、C、D、F、G)、3,4-二羟基苯甲酸乙酯、桑皮呋喃(mulberrofuran A-Z)、桦皮酸(Betulinic acid)、二苯乙烯苷类化合物、β谷甾醇、鞣质和挥发油等[1]。

药理作用:药理研究证实桑白皮具有:① 镇痛、抗炎和免疫调控作用。② 镇咳、祛痰和平喘作用。③ 抗血小板聚集作用。④ 扩血管

[1] 杨乐,陈泣.桑白皮研究进展[J].江西中医学院学报,2007,19(3):98-99.

作用。⑤ 利尿作用。⑥ 降血糖作用。⑦ 对消化道系统的作用[1]。

狗脊

味苦,平。

主治腰背强①、关机缓急②、周痹、寒湿膝痛,颇利老人。一名百枝。生常山川谷。

【注释】

① 强(jiāng 姜):僵硬。

② 关机缓急:尚志钧《神农本草经校注》:"机关,指人体可活动骨与骨之间连接处。犹如门开关枢纽部分。"关机缓急,指关节拘急。

【译文】 狗脊,味苦,性平。主治腰背僵硬、关节拘急、周痹、寒湿之邪所致膝痛,对老人非常有帮助。又名百枝,产于恒山的川谷中。

【按语】

杨建瑜[2]考证认为,南北朝及以前的药用狗脊为百合科菝葜属植物,与鞘柄菝葜 *Smilax stans* Maxim.相近,唯其刺较少。而今主流品种金毛狗脊是宋代的新兴品种。

《中华人民共和国药典》规定的狗脊品种为蚌壳蕨科植物金毛狗脊 *Cibotium barometz*(L.)J.Sm.的干燥根茎。秋、冬两季采挖,除去泥沙,干燥;或去硬根、叶柄及金黄色绒毛,切厚片,干燥,为"生狗脊片";蒸后晒至六七成干,切厚片,干燥,为"熟狗脊片"。

【历代名医汇讲】

1. 药名释名 《本草乘雅半偈》:根形如狗脊骨,凸凹巃嵸,金毛密布者是也。此以功用立名,亦因形相类也。狗,叩也,声有节,若叩物也;脊,积也,积续骨节筋脉上下也。

---

[1] 张明发,沈雅琴.桑白皮的药理研究进展[J].上海医药,2006,27(4):164-166.

[2] 杨建瑜.中药狗脊沿革考[J].兰州医学院学报,1996,22(2):33-34.

2. 功效主治　《本草发明》：狗脊，温经活血之药，故《本草》主腰背强，关节缓急，周痹，寒湿膝痛，坚脊利俯仰，颇利老人。疗失溺不节，男子脚弱，腰痛风邪，女子伤中，关节重，淋露，少气目暗。又主肾气虚弱，益男子，续筋骨。

《本草乘雅半偈》：主肝肾体用，权衡形藏之关机者也。故治寒湿周痹，致关机缓急，为腰背强及膝痛。颇利老人者，利老人之筋骨关机也。

【现代研究】

狗脊 *Cibotium barometz* 中主要含有挥发油类、蕨素类、芳香族类、酚酸类、黄酮类、皂苷类、糖苷类及氨基酸类成分，许重远等采用原子吸收分光光度法测定了金毛狗脊中的钾、钠、钙、镁、铁、锰等无机元素的量，其中钾的量最高，其次为钙。另外，还从金毛狗脊中还分离得到 β 谷甾醇、β 谷甾醇-3-O-($6'$-正十六酰氧基)-3-β-D-葡萄糖苷、β 谷甾醇-3-O-($6'$-正酰氧基)-β-D-葡萄糖苷、β 谷甾醇-β-D-葡萄糖苷即胡萝卜苷、硬脂酸、鞣质、对羟基乙酰苯胺、磷脂酰胆碱等化合物。

多年来的药理研究结果表明：狗脊具有多种药理作用，包括防治骨质疏松、抑制血小板聚集、止血与镇痛、抑菌、抗炎、抗风湿、保肝、抗氧化及抗癌等，极具应用前景和开发价值[1]。

草薢

味苦，平。

主治腰背痛，强骨节，风寒湿周痹、恶疮不瘳、热气。生真定山谷。

【译文】　草薢，味苦，性平。主治腰背痛、骨节僵硬、风寒湿邪所致周痹、恶疮迁延不愈、热邪。产于河北正定的山谷中。

---

[1]　时圣明,袁永兵,兰新新.狗脊的化学成分及药理作用研究进展[J].药物评价研究,2016,39(3)：489-492.

【按语】 萆薢,在历史上使用品种极为混乱,根据古代本草的记载,药用萆薢的植物来源至少为 2 个科的植物:一是薯蓣科薯蓣属 *Dioscorea* 植物,另一为百合科菝葜属 *Smilax* 植物。1949 年后以及现在商品中萆薢有粉萆薢、绵萆薢、红萆薢、白萆薢与土萆薢之分,且土茯苓与菝葜的各地使用及名称也与其相混,品种极为复杂。由于文献记载复杂和矛盾,难以确定《神农本草经》时期使用的品种。现今一般认为主流品种主要有粉萆薢和绵萆薢。

据白宇明等[1]考证,历代医药学家对粉萆薢在植物形态、药材性状和功能主治上的论述一致,证明粉萆薢其用药的延续性——植物形态与疗效应用古今一致。通过分析可以认为本品的基源为薯蓣科粉背薯蓣 *Dioscorea hypoglauca* Palibin. 的干燥根茎。

绵萆薢,正品的植物来源有 2 种,一为薯蓣科绵萆薢 *D. septemloba* Thumb 的干燥根茎。一为薯蓣科福州薯蓣 *D. futschauensis* Uline ex R. Kunth 的干燥根茎。

《中华人民共和国药典》规定品种粉萆薢为薯蓣科植物粉背薯蓣 *Dioscorea hypoglauca* Palibin 的干燥根茎。秋、冬两季采挖,除去须根,洗净,切片,晒干。

绵萆薢为薯蓣科植物绵萆薢 *Dioscorea spongiosa* J. Q. Xi. M. Mizuno et W. L. Zhao 或福州薯蓣 *Dioscorea futschauensis* Uline ex R. Kunth 的干燥根茎。秋、冬两季采挖,除去须根,洗净,切片,晒干。

【历代名医汇讲】

功效主治 《本草发明》:萆薢长于去湿,故《本草》主风寒湿周痹,恶疮,腰背冷痛,强骨节,伤中,关节老血,冷风痿痹,脚腰不遂,手足惊掣,凡此皆风湿所致。又治阴痿失溺,腰痛久冷,是肾间有膀胱宿水。又云补水脏,良有以也。盖水脏衰,肝挟相火而凌土,湿土主

---

[1] 白宇明,郝近大.土茯苓、菝葜及萆薢的本草考证及其鉴别[J].中国中药杂志,2013,38(16):2733-2737.

肌肉,湿郁肌腠而为疮疡,则荣卫不和,筋骨关节皆不利。《经》云湿气害人皮肉筋脉是也。此以渗去脾湿,则荣卫从,筋脉柔,肌肉长,拘挛痛,疮漏等皆愈矣。初服未效,以火盛而湿未郁耳。盖萆薢长于去湿,劣于去热,故云不疗热气。若病久火衰而气耗,则湿郁,用之去湿故效也,又主老人五缓痛,非去湿养脾之意欤?

【现代研究】

绵萆薢 *Dioscorea spongiosa* 作为一种常用中药,其含有甾体、二芳基庚烷、木脂素类、有机酸及酯等多种化学成分,临床上主要治疗慢性前列腺炎、乳糜尿、风湿及类风湿性关节炎、骨关节炎及骨质疏松等症状。药理研究表明绵萆薢及其有效成分具有抗肿瘤、抗骨质疏松、抗真菌、抗心肌缺血、降尿酸、调血脂、预防动脉粥样硬化等作用[1]。

粉萆薢的主要化学成分为呋甾烷醇和螺甾烷醇及其皂苷和酯类。药理实验表明其具有抗心肌缺血、抗肿瘤、降血脂抗病原微生物、预防动脉粥样硬化、预防麻疹、杀昆虫等作用,基本与绵萆薢的药理功效类似[2]。

石韦

味苦,平。

主治劳热①、邪气、五癃闭不通②,利小便水道。一名石䩿③。生华阴山谷。

【注释】

① 劳热:中医病名。指因五劳七伤等虚劳所产生的虚热。因中气不足,肺气虚弱,稍事劳累,即出现低热的症状。

② 五癃闭不通:即五癃。

［1］ 晁利平,刘艳霞,瞿璐.绵萆薢的化学成分及药理作用研究进展[J].药物评价研究,2015,38(3):325.
［2］ 李雪征,金光洙.萆薢的研究进展[J].中国野生植物资源,2002,21(5):8-10.

③ 石䩾(zhè 这)：《本草经考注》引《集韵》"石䩾,药草,一名石韦。"

【译文】 石韦,味苦,性平。主治虚劳发热、邪气、五种癃闭,能通水道、利小便。又名石䩾,产于华阴的山谷中。

【按语】 石韦,卫玉玲等[1]考证认为古代本草记载的石韦药用品种本身存在变迁,宋代以前使用的石韦主要指今之水龙骨科石韦属 *Pyrrosia* 植物。

《中华人民共和国药典》规定品种为水龙骨科植物庐山石韦 *Pyrrosia sheareri*（Bak.）Ching、石韦 *Pyrrosia lingua*（Thunb.）Farwell 或有柄石韦 *Pyrrosia petiolosa*（Christ）Ching 的干燥叶。全年均可采收,除去根茎和根,晒干或阴干。

【历代名医汇讲】

1. **药名释名** 《本草经集注》：蔓延石上,生叶如皮,故名石韦。

《本草发明》：又有生古瓦屋上者,名瓦韦,用治淋亦佳。

2. **功效主治** 《长沙药解》：清金泄热,利水开癃。石韦清肺除烦,利水泄湿,专治淋涩之证,并疗崩漏金疮,发背痈肿。

【现代研究】

石韦中主要含有里白烯、β谷甾醇、绿原酸、芒果苷、异芒果苷、槲皮素、异槲皮素、蔗糖等多种成分[2]。

药理研究：① 镇咳祛痰作用,异芒果苷是庐山石韦镇咳祛痰的有效成分,芒果苷也有较好的镇咳祛痰效果,两者可作为石韦属植物抗气管炎作用的活性成分。在抗气管炎生药选择上,以庐山石韦、光石韦、毡毛石韦、中间石韦为首选,尤以光石韦最佳;有柄石韦、北京石韦、绒毛石韦不宜作抗气管炎药物。② 降血糖活性,石韦多糖对正常小鼠的血糖水平无明显影响,表明其降血糖作用不是通过刺激胰岛素分泌实现的;石韦多糖对四氧嘧啶糖尿病小鼠有明显降糖作用;石韦多糖同时能增强糖尿病小鼠的负荷糖耐量,明显降低糖尿病小

[1] 卫玉玲,宋平顺.中药石韦的本草考证[J].中药材,2008,31(4)：614-616.
[2] 宋立人.现代中药学大辞典[M].北京：人民卫生出版社,2001：552.

鼠血液及胰腺组织中过高的 MDA 含量,表明其降血糖作用与其抗氧化损伤胰岛细胞有密切关系。③ 对肾结石的保护作用。④ 抗病毒作用。⑤ 增强免疫力的作用[1]。

通草

味辛,平。

主去恶虫①,除脾胃寒热,通利九窍、血脉、关节,令人不忘。一名附支②。生石城③山谷。

【注释】

① 恶虫:即三虫。泛指人体内的寄生虫。

② 附支:森立之《本草经考注》:"附支者附枝,附着树枝之义。"

③ 石城:古县名。汉置,亦作石成,后汉省,故治在今河北省承德县西北。

【译文】 通草,味辛,性平。主要能驱除各种寄生虫、清除脾胃之寒热邪气、利九窍、通血脉、畅关节,增强记忆力。又名附支,产于石城的山谷中。

【按语】 谢宗万[2]考证,《新修本草》以前的本草和《本草纲目》收载的通草是木通科木通 *Akebia quinata*(Thunb.)Decne.。唐代以后才开始有使用为五加科植物通脱木 *Tetrapanax papyrifer*(Hook.)K.Koch。

《中华人民共和国药典》规定品种为五加科植物通脱木 *Tetrapanax papyrifer*(Hook.)K.Koch 的干燥茎髓。秋季割取茎,截成段,趁鲜取出髓部,理直,晒干。

【历代名医汇讲】

1. 药名释名 《本草求真》:时珍曰:有细孔,两头皆通,故名通草,即今所谓木通也。今之通草,乃古之通脱木也。颂曰:古方所用通草,皆今之木通,其通脱木。稀有用者。

---

[1] 陈露,刘布鸣,马军花,等.中药石韦的研究概况[J].广西医学,2011,33(11):1488.

[2] 谢宗万.通草与木通品种的本草考证[J].中药通报,1986,11(5):13-15.

2. 功效主治 《本草发明》：通草甘淡,泻小肠火郁不散,利膀胱水闭不行,故《本草》利九窍、血脉关节,除脾胃寒热,脾疸嗜卧,心烦哕,去恶虫,出声音,耳聋,消痈肿诸结,积聚血块,金疮恶疮,鼠瘘,踒折,鼻衄,息肉,鼻塞,下水催生,堕胎,行经下乳,此皆由辛散火郁,甘淡能通利也。然除热结、利关窍为专。以其利小便通淋,导小肠热,故以上诸症兼疗之。盖心经移热于小肠,此能导之,心热清而脾胃热亦除,诸结热痈肿散而血脉通关节利矣。

《长沙药解》：行血脉之瘀涩,利水道之淋癃。通草疏利壅塞,开通坠道,善下乳汁,而通月水,故能治经络结涩,性尤长于泄水。其诸主治,通经闭,下乳汁,疗黄疸,消水肿,开淋涩,消痈疽,利鼻痈,除心烦。

3. 服食养生 《本草经疏》：简误：木通性通利,凡精滑不梦自遗,及阳虚气弱,内无湿热者,禁用。妊娠忌之。

【现代研究】

古代所名通草,实为木通科植物木通,而非现代来源于五加科植物通脱木的干燥茎髓的通草[1]。由于历史品种混用的原因,木通的现代研究还是相对缺乏的,研究的文献较少。

化学成分：木通中主要含有三萜皂苷成分,国内外学者已从木通种子中分离出 7 种三萜皂苷,藤茎中分离出 8 种三萜皂苷,果皮中分离得到 12 种三萜皂苷,愈伤组织中分离出 4 种三萜皂苷。木通中除含有皂苷类成分,藤茎中还含有豆甾醇、胡萝卜苷、白桦脂醇、肌醇、蔗糖等。根中含有豆甾醇、各甾醇及胡萝卜苷等,三叶木通和白木通果实中所含氨基酸达 17 种之多,其中天冬氨酸、谷氨酸、丙氨酸、亮氨酸、精氨酸和赖氨酸含量较高。

药理研究：① 利尿作用,利用充血性水肿的大鼠实验表明,木通具有抗水肿和利尿作用,与保泰松合用,结果会增加尿量,增加抗水肿作用。② 抗菌作用,木通醇浸液(1∶20)在体外对革兰阳性菌、革

---

[1] 付志荣,梁新松.通草品种的本草考证[J].时珍国医国药,2005,16(8)：752.

兰阴性菌如痢疾杆菌、伤寒杆菌均具有抑制作用。③ 抗肿瘤作用，白木通种子的乙醇提取物，经动物药理实验发现，对肿瘤细胞有抑制作用。④ 毒性，小鼠急性毒性实验表明，不同科 3 种木通（关木通、川木通、白木通）中以关木通毒性最大，白木通毒性最小[1]。

瞿麦

味苦，寒。

主治关格①、诸癃结②、小便不通、出刺，决③痈肿，明目去翳，破胎堕子，下闭血。一名巨句麦。生太山川谷。

【注释】

① 关格：中医病名。是指以脾肾虚衰，气化不利，浊邪壅塞三焦，而致小便不通与呕吐并见为临床特征的危重病症。

② 癃结：尚志钧《神农本草经校注》："指胃肠、大小便不通畅。"

③ 决：溃破。

【译文】 瞿麦，味苦，性寒。主治关格、各类大小便不通，能将肌表异物顶出、使痈肿溃破出脓、增强视力、去除眼内翳膜、堕胎、去除血脉闭阻所致瘀血。又名巨句麦，产于泰山的川谷中。

【按语】 周凤琴等[2]考证认为，古代瞿麦的原植物主要有两种：石竹 *Dianthus chinensis* L.是瞿麦的主流，而瞿麦 *Dianthus superbus* L.或为次要来源。

《中华人民共和国药典》记载本品为石竹科植物瞿麦 *Dianthus superbus* L.或石竹 *Dianthus chinensis* L.的干燥地上部分。夏、秋两季花果期采割，除去杂质，干燥。

【历代名医汇讲】

1. 药名释名 《本草崇原》：人家多栽莳，呼为洛阳花，结实如燕

[1] 刘桂艳，王晔，马双成.木通属植物木通化学成分及药理活性研究概况[J].中国药学杂志，2004,39(5)：331.

[2] 周凤琴，李建秀，张照荣，等.中药瞿麦的本草考证[J].中药材，1995,18(11)：581－582.

麦,内有小黑子,其茎叶穗实与麦相似,穗分两歧,故名瞿麦。瞿者,如道路通衢,有四通八达之意。麦者,肝之谷,有东方发生之意。

2. 功效主治 《本草发明》:瞿麦专主通利,故《本草》主关格,诸癃结,小便不通,逐膀胱邪逆,养肾气,下闭血,破胎出刺,决痈肿,明目去翳,止霍乱,皆其苦寒降火,兼辛能散气,专为通利之用也。《衍义》云:八正散用瞿麦为要药。若心经有热,小肠虚者,服之则心热未退,小肠别作病矣。夫其意以为心与小肠为传送,故用之入小肠。按经瞿麦不治心热,若心无大热,当止治心,若治之不尽,须求其属以衰之。用八正散者,其意如此。叶治小儿蛔虫、痔疾,煎服。丹石药发眼目肿痛及肿毒,捣傅浸淫疮、妇人阴疮。

《本经逢原》:《本经》主关格、诸癃结,小便不通,出刺,决痈肿,明目去翳,破胎堕子,下闭血。《发明》瞿麦利小便为君主之用。故《本经》专主关格、诸癃结、小便不通。《本经》又言出刺,取鲜者捣涂竹木刺也。破胎堕子下闭血,皆利窍所致。

《长沙药解》:利水而开癃闭,泄热而清膀胱。瞿麦渗利疏通,善行血梗而达木郁,木达而疏泄之令畅,故长于利水。其他主治,清血淋,通经闭,决痈脓,落胎妊,破血块,消骨鲠,出竹刺,拔箭镞,皆其疏决开窍之力也。

【现代研究】

化学成分:LuoJian-Guang 从瞿麦的干燥根中分离出了 3 种三萜皂苷类化合物。Chen Xia 从瞿麦中分离出了 2 种新的三萜皂苷类化合物。余建清从瞿麦挥发油中鉴定出了 34 个化合物,主要组分为 6,10,14 -三甲基- 2 -十五酮、植物醇、醋酸牻牛儿酯、正己醇和醋酸金合欢酯等。廖志雄用分光光度法测得瞿麦中总黄酮平均含量为 0.655 6 mg /g。Hsieh Pei-Wen 从瞿麦中发现了一种新的细胞毒环肽化合物。Hsieh Pei-Wen 报道瞿麦中含多肽类化合物。汪向海从瞿麦中分离出 6 种成分,分别为大黄素甲醚、大黄素、3,4 -二羟基苯甲酸甲酯、3 -(3′,4′-二羟基苯基)丙酸甲酯、β 谷甾醇苷和大黄素- 8 - O -葡萄糖苷。张照荣发现山东 4 种瞿麦的主要成分均为黄酮和皂苷类,并含有少量生物碱及挥发油等。

药理研究:① 免疫作用,Slotkin 报道瞿麦的水提取物和低极性提取物均能抑制人体 B 细胞免疫球蛋白的分泌。② 抑菌作用,杨红文报道瞿麦的水和乙醇提取物对大肠杆菌、副伤寒沙门氏菌、金黄色葡萄球菌、枯草杆菌和变形杆菌均有抑制作用。李建军检测出瞿麦具有抗衣原体活性。③ 杀虫作用,刘晟报道瞿麦乙酸乙酯提取液具有很强杀根结线虫活性。④ 利尿作用,李定格报道山东产的 4 种及 2 变种瞿麦均有利尿作用。⑤ 抗脂质过氧化作用,陈忻报道瞿麦煎剂对大鼠肝匀浆脂质过氧化抑制作用比较明显。⑥ 兴奋子宫作用,汪向海报道瞿麦所含的 3,4 -二羟基苯甲酸甲酯对受孕大鼠具有明显的抗早孕作用。郭连芳发现瞿麦对大鼠离体子宫、兔在体子宫有兴奋作用。⑦ 溶血作用,郭连芳报道低浓度瞿麦醇提取物(0.1%～10%)并无溶血反应,100%浓度下有轻微溶血反应,说明瞿麦毒性较低。⑧ 其他作用,郭连芳报道瞿麦能抑制心肌、扩张血管、降压及兴奋肠管等[1]。

败 酱

味苦,平。

主治暴热火疮、赤气①疥瘙、疽痔、马鞍热气②。一名鹿肠。生江夏③川谷。

【注释】

① 赤气:即火气。

② 马鞍热气:尚志钧《神农本草经校注》:"马鞍热气入疮,使疮肿痛烦热。《诸病源候论·马毒入疮候》:'人先有疮而乘马,汗并马毛及马屎尿及马皮鞯,并能有毒。毒气入疮,致焮肿,疼痛,烦热。'"

③ 江夏:古代郡名。元狩二年(前 121 年)置,治西陵县(今武汉市新洲区境内)。属荆州刺史。亦有前汉治于安陆(今湖北省安陆市),后汉治于西陵

[1] 刘晨,张凌珲,杨柳,等.瞿麦药学研究概况[J].安徽农业科学,2011, 39(33):20387 - 20388.

一说。

【译文】 败酱，味苦，性平。主治突然发生的高热、烧伤、火气、疥瘑、疽、痔、马鞍热气。又名鹿肠，产于江夏的川谷中。

【按语】 徐炳声[1]从本草考证发现历代以"败酱"为名的中药至少有 5 种，可以肯定的有白花败酱、黄花龙芽（黄花败酱）和苣荬菜。其中白花败酱应该是最早的品种。卢寅熹[2]、王立军[3]等认为黄花败酱及白花败酱为败酱正品。历史上混入的苣荬菜和薪蓂应当剔除。

《中药大辞典》记载本品为败酱科败酱属植物黄花败酱 *Patrinia scabiosaefolia* Fisch.和白花败酱 *P. villosa*（Thunb.）Juss.的全草。

【历代名医汇讲】

1. **药名释名** 《本草发明》：入甘草拌蒸如败酱气，故名之。

《本经逢原》：一名苦菜，又名鹿肠，根作败酱气，故名。

2. **功效主治** 《本经逢原》：《本经》主暴热火疮，赤气疥瘑，疽痔，马鞍热气。《发明》败酱乃手阳明、厥阴药。善除暴热火疮，皆取苦寒散毒之用。其治疽痔马鞍热气，以其性专下泄也。《金匮》薏苡附子败酱散，治肠痈固结未溃，故取薏苡下达，败酱苦降，附子开结，而为热因热用之向导，深得《本经》之旨。若脓成热毒势胀不可用也。而妇人下部疮蚀，方中亦恒用之。近世医师罕有识者，惟徽人采取筌干，曰苦筌菜，惜乎，不知治疗之功用也。

《长沙药解》：善破瘀血，最排痈脓。败酱苦寒通利，善破瘀血而消痈肿，排脓秽而化癥瘕。其诸主治，止心痛，疗腹疼，住吐衄，破癥瘕，催生产，落胎孕，收带下，平疥癣，除翳膜，去弩肉。

【现代研究】

黄花败酱及白花败酱，两者均含有丰富的化学成分，2011 年之前关于两者化学成分的研究报道较多。2011 年后，黄花败酱的化学

［1］ 徐炳声.中药败酱的原植物研究[J].药学学报,1965,12(8)：533-541.
［2］ 卢寅熹.败酱草的本草考证[J].时珍国药研究,1996,7(3)：129-130.
［3］ 王立军,李运景.败酱草的本草考证[J].中草药,2004,35(6)：696-697.

成分研究多为环烯醚萜类成分,白花败酱的分离鉴定主要集中于类黄酮类成分及对其微量元素的分析。至今从两种植物中鉴定出的化合物已经超过 100 种,它们所含的化学成分主要结构类型相似,均为三萜皂苷类、黄酮类及环烯醚萜类。但具体的单体成分又有较大差异。黄花败酱含有较为丰富的三萜皂苷和环烯醚萜类成分,而白花败酱草则含有较多的黄酮类成分,两者共有的化学成分报道并不多,黄酮类共有槲皮素和芦丁,五环三萜类成分共有 sulfapatrinoside Ⅱ和 3α-乌苏酸,环烯醚萜类共有马钱子苷。因此同做败酱草入药的黄花败酱草和白花败酱草药用植物资源,在其主要化学成分的类别、含量方面还是存在较大的差异。

现代药理学研究也证实了两者均具有抗肿瘤、抗菌和镇静的功效。但由于其所含有的具体活性成分存在差异,因此两者发挥镇静作用的极性部位不同,抑菌作用的菌种选择也不同。同时由于白花败酱含有较多的黄酮类成分而显示出较强的抗氧化作用,而黄花败酱未见此方面的功效报道,仅见其对胃肠道的双向调节功效报道。这说明关于黄花败酱和白花败酱的化学成分更需要与药材的作用功效相结合,进行活性追踪分离,从而深入阐明功效相近的两种药用植物的物质作用基础,求同存异,加速败酱草药材及其创新药物的开发利用[1]。

木兰

味苦,寒。

主治身有大热在皮肤中,去面热赤疱①、酒皶②、恶风癞疾、阴下痒湿,明目。一名林兰。生零陵山谷。

【注释】

① 赤疱(pào 炮):类似粉刺的颜面部小疙瘩。

［1］ 崔文燕,刘素香,宋晓凯.黄花败酱草和白花败酱草的化学成分与药理作用研究进展[J].药物评价研究,2016,39(3):482-487.

② 酒皶(zhā 渣)：酒糟鼻。

【译文】 木兰，味苦，性寒。主治体表壮热、颜面热邪所致红色疙瘩、酒糟鼻、强烈风邪所致疾病如麻风病、阴部湿痒，能增强视力。又名林兰，产于零陵的山谷中。

【按语】 关于木兰，现今已经不知其为何物，学者考证莫衷一是。曹元宇[1]认为：木兰为 *Magnolia obovata* Thunb.，与桂不同，而古时往往与桂类相乱。傅大立[2]认为木兰是木莲 *Mang lietia ford iana* Oliv. 或黄心夜合等，不为玉兰属树种。祁振声等[3]考证确认：《神农本草经》等古籍记载的木兰原植物，应为 *Magnolia sprengeri* Pamp.(今名武当木兰)。徐利国等[4]认为是金钗石斛。

《中药大辞典》记载有木兰皮，为木兰科植物辛夷的树皮。

【历代名医汇讲】

1. **性味运气**　《本草经集注》：味苦，寒，无毒。

2. **功效主治**　《本草经集注》：主治身有大热在皮肤中，去面热赤皰、酒齇，恶风，癫疾，阴下痒湿明目。治中风伤寒，及痈疽水肿，去臭气。

槐实

味苦，寒。

主治五内邪气热，止涎唾①，补绝伤，治五痔、火疮、妇人乳瘕②、子脏急痛。久服明目，益气，头不白，延年。生河南③平泽。

---

［1］　曹元宇.本草经[M].上海：上海科学技术出版社,1987：232-232.

［2］　傅大立.辛夷与木兰名实新考[J].武汉植物学研究,2002,20(6)：471-476.

［3］　祁振声,纪惠芳.发掘传统中药,延续中华文脉——为《本草经》中的木兰、溲疏、蜀羊泉正名[J].北京林业大学学报(社会科学版),2008,7(2)：24-34.

［4］　徐利国,钟国跃.木兰名物考[J].时珍国医国药,2004,15(12)：857-858.

【注释】

① 涎唾：口水。

② 妇人乳瘕：尚志钧《神农本草经校注》："一指妇人产乳（分娩）后所致瘦证。一指妇人乳房结块。"

③ 河南：古代郡名。汉置，为旧河南府及郑州之地，治洛阳，在今河南洛阳市东北三十里。

【译文】　槐实，味苦，性寒。主治五脏热邪、五痔、烧伤、女子乳瘕、子宫拘急疼痛，能止涎唾、续补筋骨折损。长期服用，能增强视力、补益气力，使头发不白、寿命长久。产于河南洛阳一带的平泽处。

【按语】　槐实，现今通用名为槐角，《中华人民共和国药典》规定品种为豆科植物槐 *Sophora japonica* L.的干燥成熟果实。冬季采收，除去杂质，干燥。

【历代名医汇讲】

1. 功效主治　《本草经集注》：主治五内邪气热，止涎唾，补绝伤，治五痔。火疮，妇人乳瘕，子脏急痛。以七月七日取之，捣取汁，铜器盛之，日煎，令可作丸，大如鼠屎，内窍中，三易乃愈。又堕胎。

《神农本草经疏》：槐实感天地阴寒之气，而兼木与水之化，故其味苦气寒，无毒。《别录》益以酸咸，宜矣。入手足阳明，兼入足厥阴经。其主五内邪气热者，乃热邪实也。涎唾多者，脾胃有热也。伤绝之病，其血必热。五痔由于大肠火热。火疮乃血为火伤。妇人乳瘕，肝家气结血热所成。子藏急痛，由于血热燥火。槐为苦寒纯阴之药，为凉血要品。故能除一切热，散一切结，清一切火。如卜诸病莫不由斯三者而成，故悉土之。久服明目益气，头不白，延年者，血分无热，则目自明矣。热能伤气，除火热则气自益矣。凉血则发不白，热去则阴精不损，故引年也。其花味以一苦胜，故除手足阳明，足厥阴诸热证尤长耳。

2. 产地生境　《本草经集注》：生河南平泽。可作神烛。槐子以多连者为好，十月上巳日采之。

【现代研究】

现代研究证明，槐角中含有多种多样的化学成分，包括黄酮、异黄酮、生物碱、三萜皂苷、氨基酸和磷脂类成分,其中以异黄酮及其苷类尤为突出。目前已从槐角中分离出的异黄酮有染料木素、染料木苷、槐属苷、槐属双苷等;槐角种子中含有多种生物碱,如金雀花碱、槐果宁碱、N甲基金雀花碱、槐根碱、苦参碱、黎豆胺和白金雀儿碱等;三萜皂苷类,目前已分得5个苷元为大豆皂醇B的齐墩果烷型三萜皂苷。槐角中含有多种氨基酸,主要有赖氨酸、天冬酰胺、精氨酸、丝氨酸、天冬氨酸、丙氨酸、脯氨酸、色氨酸、撷氨酸、苯丙氨酸、亮氨酸、异亮氨酸、谷氨酸和苏氨酸等游离氨基酸。

研究证明,槐角提取液能增强心肌收缩力和降低血压。家兔注射槐角浸膏后1小时血糖升高,同时出现尿糖,但此反应仅为一时性,注射后1日即恢复,槐角提取液能对抗葡萄球菌及大肠杆菌,表明槐角提取液有升高血糖、抗菌等作用。槐角有降低血清胆固醇、延长小鼠游泳时间、使小鼠耐缺氧能力提高等作用,表明槐角可增强小鼠的应激能力,提示槐角可作为防治冠心病构辅助治疗药物及保健饮料的原料。槐角提取液还具有保肝作用[1]。

橘柚①

味辛,温。

主治胸中瘕热逆气②,利水谷。久服去臭,下气通神。一名橘皮。生南山③川谷。

【注释】

① 橘柚:《本草衍义》云:“橘、柚自是两种,本草一名橘皮,后人误加柚字。”

② 瘕热逆气:尚志钧《神农本草经校注》:“多指肺、胃中痰引起咳逆、呃逆、呕逆。”

③ 南山:古时称南山者很多,此处或指南岳衡山。

【译文】 橘柚,味辛,性温。主治胸中痰热所致气逆,能开胃并

[1] 韦华梅,王剑波.中药槐角的研究进展[J].亚太传统医药,2010,6(3):115-118.

通利大小便。长期服用，能去除口臭、导气下行，并可与神明相通。又名橘皮，产于衡山的川谷中。

【按语】　吴焕等[1]考证提出，汉以前"橘柚"常并称，不是误写；古代的橘柚可能泛指今之柑橘；宋以后橘柚类药材才广泛使用。

橘柚，现今通用名为陈皮，《中华人民共和国药典》规定品种为芸香科植物橘 *Citrus reticulata* Blanco 及其栽培变种的干燥成熟果皮。药材分为"陈皮"和"广陈皮"。采摘成熟果实，剥取果皮，晒干或低温干燥。

【历代名医汇讲】

功效主治　《神农本草经百种录》：主胸中瘕热逆气，开达上焦之气。利水谷。通利中焦之滞。芳香辛烈，自能辟秽邪而通正气也。橘柚通体皆香，而皮辛肉酸，乃肝脾通气之药也。故凡肝气不舒，克贼脾土之疾，皆能已之，凡辛香之药皆上升，橘柚实酸，酸主敛，故又能降气，不专于散气也。

【医案】

《本草纲目》：外舅莫强中令丰城时得疾，凡食已辄胸满不下，百方不效。偶家人合橘红汤，因取尝之，似相宜，连日饮之。一日忽觉胸中有物坠下，大惊目瞪，自汗如雨。须臾腹痛，下数块如铁弹子，臭不可闻。自此胸次廓然，其疾顿愈，盖脾之冷积也。其方：用橘皮去穰一斤，甘草、盐花各四两，水五碗，慢火煮干，焙研为末，白汤点服。名二贤散，治一切痰气特验。

厚朴

味苦，温。

主治中风伤寒、头痛寒热、惊悸、气血痹、死肌。去三虫。生交阯①。

---

[1]　吴焕，李承祜.橘柚的本草学研究[J].中药通报，1985，10(11)：11-13.

【注释】

① 交阯：即交趾，古代地名。秦朝以后，交趾郡为今越南北部。

【译文】 厚朴，味苦，性温。主治感染风寒、头痛、恶寒发热、惊悸、气血痹阻、身体肌肉坏死或失去感觉，能驱除多种寄生虫。产于交阯。

【按语】 王家葵等[1]考证，《本草经集注》所描述之厚朴已接近今主流品种。说明之前所药用品种可能是现今正品。

《中华人民共和国药典》规定品种为木兰科植物厚朴 *Magnolia officinalis* Rehd. Et Wils.或凹叶厚朴 *Magnolia officinalis* Rehd. et Wils. var. *biloba* Rehd. et Wils.的干燥干皮、根皮及枝皮。4～6 月剥取，根皮和枝皮直接阴干；干皮置沸水中微煮后，堆置阴湿处，"发汗"至内表面变紫褐色或棕褐色时，蒸软，取出，卷成筒状，干燥。

【历代名医汇讲】

功效主治 《本草发明》：厚朴，气分中药，辛温能散，苦而能泄，故泄胃中之实，兼散寒湿之邪。是以《本草》主消痰下气，腹痛胀满。又云：去结水，破宿血，消化水谷，呕吐酸水，除惊悸烦闷等候，由其苦能泄胃实也。又主中风，伤寒头痛，寒邪，霍乱转筋，胃中冷逆，呕不止，泄痢，淋露，血气痹，死肌，疗积年冷气，腹内雷鸣等候，以其兼散寒湿也。云温中下气，厚肠胃者，非真能补脾胃也，以能走冷气故耳。佐以陈皮、苍术，去湿满，不使胃太过而复其平，以致于和而已。与枳实、大黄同用，能泄实满。与解利药同用，则伤寒发汗。与泄痢药同用，则去秽而肠胃厚矣。大抵专治腹胀结气者，以辛温散苦泄耳。气虚弱人与胃中无实邪胀气者不宜，孕妇忌之。

《长沙药解》：厚朴苦辛下气，善破壅塞而消胀满，下冲逆而定喘嗽，疏通郁迫，和解疼痛，除反胃呕吐，疗肠滑泄利，消宿食停水，调泄秽吞酸，止肠胃雷鸣，平霍乱转筋，下冲消滞之物也。

---

[1] 王家葵，王佳黎，贾君君.中药材品种沿革及道地性[M].北京：中国医药科技出版社，2007：207－212.

【现代研究】

厚朴中含有 5‰酚类物质,主要成分为木兰醇(Magnolol)和厚朴酚(Honokid)及 1‰的挥发油及生物碱,挥发油中含 β桉油醇体及其异构体。此外,还含有四氢厚朴酚、异厚朴酚、木兰箭毒碱、鞣质、皂苷等。无机成分含钙、钠、钾、镁、铁、锰、锌、铜等[1]。

现代药理学研究表明,厚朴具有影响胃肠活动、抗菌、抗病毒、肌肉松弛和中枢抑制、抗过敏等作用[2]。

竹叶

味苦,平。

主治咳逆上气、溢筋①急②、恶疡③,杀小虫。

根:作汤,益气止渴,补虚下气。

汁:治风痓④、痹。

实:通神明,轻身,益气。

生益州。

【注释】

① 溢筋:据沈澍农考证,与轶筋、胅筋、跌筋相同,都是指筋肉伤损错位甚或突出。

② 急:据尚志钧《神农本草经校注》:"傅本《新修》、罗本《新修》作'溢筋',无'急'字,森本同。"当是。

③ 恶疡:即恶疮。

④ 风痓(zhì 志):因风而致的痉挛等症。痓,痉挛。

【译文】

竹叶,味苦,性平。主治咳逆气喘、筋肉伤损、较为严重的疮疡,能驱除寄生虫。根,煎汤服,能益气止渴、补虚、导气下行。汁,治风痓、痹痛。果实,能与神明相通,使身体轻健、气力充沛。产

[1]　龚建明,林勇.厚朴的现代研究与进展[J].东南国防医药,2008,10(2):125.

[2]　张永太,吴皓.厚朴药理学研究进展[J].中国中医药信息杂志,2005,12(5):96.

于益州。

【按语】 因《中华人民共和国药典》自1963年版始历版只收载淡竹叶而未收录竹叶,目前临床上大多用淡竹叶代替竹叶使用,虽然两者功效有相似之处,但其来源和在临床应用时依然有诸多差别。

王磊等[1]考证发现明代以前的本草中,淡竹叶是多种竹叶中的一种,两者并无本质区别,至《本草纲目》始收载来源与竹叶不同的淡竹叶,并作为独立的药物被后世各家本草著作收载。从药物来源看,竹叶基源淡竹属于竹亚科,而淡竹叶属于禾亚科。

竹叶,《中药大辞典》记载为禾本科毛竹植物淡竹 *Phyllostachys nigra*（Lodd. ex Lindl.）Munro var. *henonis*（Mitf.）Stapf et Rendle 等的叶。随时采鲜叶入药。

【历代名医汇讲】

1. **功效主治** 《神农本草经疏》:竹叶禀阴气以生,《本经》:味辛平,气大寒无毒。甄权言:甘寒,气薄味厚,阴中微阳,降也。入足阳明、手少阴经。阳明客热则胸中生痰,痰热壅滞则咳逆上气,辛寒能解阳明之热结,则痰自消,气自下,而咳逆止矣。仲景治伤寒发热大渴,有竹叶石膏汤,无非假其辛寒散阳明之邪热也。

《长沙药解》:竹叶甘寒凉金,降逆除烦,泄热清上之佳品也。其诸主治,降气逆,止头痛,除吐血,疗发黄,润消渴,清热痰,漱齿衄,洗脱肛。

《本草崇原集说》:仲氏曰:竹叶禀厥阴风木之气,与太阳水寒之气,能治风热夹虚。故经方于妇人产后中风发热,有竹叶汤;伤寒解后有竹叶石膏汤。

2. **产地生境** 《本经疏证》:竹类甚多,入药惟取篁竹、淡竹、苦竹三种。篁竹坚而促节,体圆质劲,皮白如霜。苦竹有白有紫。甘竹似篁,即淡竹也。

［1］ 王磊,王安,徐文慧,等.竹叶与淡竹叶之源流效用辨析[J].中国医药导报, 2016,13(13):73-76.

【现代研究】

化学成分：竹叶中的化学成分，都含有生物碱、氨基酸、有机酸、鞣质、皂苷、还原糖、蛋白质、黄酮、香豆素、甾体等有机物质。竹叶含有铝、钡、锆、钛、锡、镓、锶、铁、锌、硼、镁、钙、锰、镍、铜和银等十多种元素[1]。

药理作用：竹叶药理研究还不是很深入，现有的研究主要集中在竹叶的黄酮类成分的研究，竹叶黄酮类成分药理作用有：改善心脑血管缺血、抗氧化、调节血脂、抗血小板聚集和血栓形成，其他还有抗前列腺炎和前列腺增生的作用、抗辐射、抗菌作用、抗炎等作用[2]。

枳实

味苦，寒。

主治大风在皮肤中，如麻豆苦痒①。除寒热热结，止痢，长肌肉，利五脏，益气，轻身。生河内川泽。

【注释】

① 如麻豆苦痒：像麻疹、痘疹般特别痒。

【译文】 枳实，味苦，性寒。主治体表感染强烈的风邪而如麻疹痘疹般奇痒，能去除恶寒发热之症、清除热结、止痢疾、充实肌肉、安养五脏、补益气力、使身体轻健。产于河内的川泽中。

【按语】 《本草经》记载的枳实与现今主流品种不同。谢宗万[3]考证指出：药用枳实，自先秦、汉魏六朝以至唐代，全以芸香科枸橘 *Poncirus trifoliata* （Linn.）Raf.为正品。

《中华人民共和国药典》规定的枳实品种为芸香科植物酸橙 *Citrus aurantium* L.及其栽培变种或甜橙 *Citrus sinensis* Osbeck 的

[1] 周兆祥.竹叶的化学成分研究[J].天然产物研究与开发,1992,4(1)：44.
[2] 刘利艳,张季林.竹叶黄酮的生物学作用研究进展[J].江西中医学院学报, 2009,21(4)：98－100.
[3] 谢宗万.论枳实、枳壳古今药用品种的延续与变迁[J].中医药研究,1991, 1：19－21.

干燥幼果。5～6月收集自落的果实,除去杂质,自中部横切为两半,晒干或低温干燥,较小者直接晒干或低温干燥。

【历代名医汇讲】

1. 药名释名　《神农本草经读》:按《本经》有枳实,无枳壳,唐《开宝》始分之。然枳壳即枳实之大者,性宣发而气散,不如枳实之完结,然既是一种,亦不必过分。

2. 功效主治　《本经逢原》:《发明》枳实入肝脾血分,消食泻痰,滑窍破气,心下痞及宿食不消并宜枳术。故洁古枳术丸以调脾胃,实祖《金匮》治心下坚大如盘。用枳实白术汤之法,腹即软消。洁古曰:心下痞及宿食不消发热并宜枳实、黄连。好古曰:益气则佐之以参、术、干姜,破气则佐之以大黄、芒硝,此《本经》所以言益气,而洁古复言消瘀也。李士材云,自东垣分枳壳治高,枳实治下。好古分枳壳治气,枳实治血。然究其功用皆利气也。凡气弱脾虚致停食痞满,治当补中益气,则食自化,痞自散。若用枳壳、枳实是抱薪救火也。

《长沙药解》:泄痞满而去湿,消陈宿而还清。枳实酸苦迅利,破结开瘀,泄痞消满,除停痰留饮,化宿谷坚癥,涤荡菀陈,功力峻猛,一切腐败壅阻之物,非此不消。

【现代研究】

化学成分:枳实的主要有效成分为挥发油类、生物碱类及其黄酮类成分。其中,挥发油类主要成分为右旋柠檬烯、枸橼酸等;生物碱类成分主要为辛弗林、N-甲基酪胺;黄酮类成分主要为柚皮苷、新橙皮苷及橙皮苷。基原不同的枳实其辛弗林、柚皮苷和橙皮苷的含量差异很大。酸橙果实未成熟时含新橙皮苷,在果实成熟时新橙皮苷消失。甜橙果实不含新橙皮苷。不同生长期采摘的枳实药材、不同粒径大小的枳实药材其有效成分的含量也不同。枳实挥发油中的成分除与品种有关外,还与产地有关[1]。

[1]　李辉,唐爱国,徐汉斌.枳实研究进展[J].内蒙古民族大学学报,2011,17(5):58.

枳实资源丰富,药理作用广泛,具有抗癌、抗氧化、抗炎、促进脂质代谢、抗菌等药理活性和作用[1]。药理研究证明枳实对胃肠平滑肌呈双相调节作用,既兴奋胃肠,使其蠕动增强,又有降低胃肠平滑肌张力和解痉作用。到目前为止对枳实中起双相调节作用的药效物质基础及各成分作用机制不甚明确,这将有待于我们进一步的采用药理实验示踪和现代分离分析手段的方法找寻枳实当中与中医临床主治相吻合的药效组分或组分群,为临床更好的用药奠定基础[2]。

白芷

味辛,温。

主治女人漏下赤白、血闭、阴肿、寒热、风头侵①目泪出,长肌肤,润泽。可作面脂②。一名芳香。生河东川谷。

【注释】
① 侵:侵蚀。
② 面脂:润面的油脂。

【译文】 白芷,味辛,性温。主治女子月经停止后又见下血淋漓不断及带下赤白、闭经、阴部肿胀、恶寒发热、风邪上犯头目致头痛泪出,能充实润泽肌肤,可作为润面的油脂。又名芳香,产于河东的川谷中。

【按语】 王梦月等[3]考证认为历代本草记载的白芷原植物的主流品种应为白芷 Angelica dahurica (Fisch. ex Hoffm.) Benth. et Hook.f.或与白芷极相近的植物。从清代起糙叶独活 Heracleum scabridum Franch.也混作白芷,并沿用至今,称滇白芷。川白芷和杭白芷在历史上早就存在种子互用的事实,从而使两产地的原植物

[1] 张霄潇,李正勇,马玉玲.中药枳实的研究进展[J].中国中药杂志,2015,40(2):185-190.
[2] 徐欢,陈海芳,介磊.枳实、枳壳的化学成分及胃肠动力研究概述[J].江西中医学院学报,2009,21(1):43.
[3] 王梦月,贾敏如.白芷本草考证[J].中药材,2004,27(5):382-385.

相同。

《中华人民共和国药典》规定品种为伞形科植物白芷 *Angelica dahurica*（Fisch. ex Hoffm.）Benth. et Hook. f. 或杭白芷 *Angelica dahurica*（Fisch. ex Hoffm.）Benth. et Hook. f. var. *formosana*（Boiss.）Shan et Yuan 的干燥根。夏、秋间叶黄时采挖，除去须根和泥沙，晒干或低温干燥。

【历代名医汇讲】

1. **功效主治** 《本经逢原》：《本经》主女人漏下赤白，血闭阴肿，寒热头风，侵目泪出，长肌肤，润泽颜色，可作面脂。今人用治肠痈，有败脓淋露不已，腥秽殊甚，遂致脐腹冷痛，须此排脓，脓尽乃以他药补之。烧烟辟虫蛇。

2. **服食养生** 《本草经疏》：白芷性升而温，呕吐因于火者，禁用。漏下赤白，阴虚火炽血热所致者，勿用。痈疽已溃，宜渐减去。

【医案】

《本草纲目》：按：王璆《百一选方》云：王定国病风头痛，至都梁求明医杨介治之。连进三丸，即时病失。恳求其方，则用香白芷一味，洗晒为末，炼蜜丸弹子大。每嚼一丸，以茶清或荆芥汤化下。遂命名都梁丸。其药治头风眩晕，女人胎前产后，伤风头痛，血风头痛，皆效。

毒蛇伤螫。临川有人被蝮伤，即昏死，一臂如股，少顷遍身皮胀，黄黑色。一道人以新汲水调香白芷末一斤，灌之。觉脐中撑撑然，黄水自口出，腥秽逆人，良久消缩如故云。以麦门冬汤调尤妙，仍以末搽之。又经山寺僧为蛇伤，一脚溃烂，百药不愈。一游僧以新水数洗净腐败，见白筋，挹干，以白芷末，入胆矾、麝香少许掺之，恶水涌出。日日如此，一月平复。洪迈《夷坚志》。

【现代研究】

化学成分：白芷与杭白芷的化学成分相似，主要含挥发油，并含欧前胡素、白当归素等多种香豆素类化合物，另含白芷毒素、花椒毒素、甾醇、硬脂酸等。微量元素中，含钙、铜、铁、锌、锰、镍、镁等人体必需的微量元素,其中钠、镁、铁、钙、磷含量较高[1]。

现代研究表明白芷具有解热、解痉、镇痛、平喘、降压、兴奋运动和呼吸中枢、抗菌、抑制脂肪细胞合成、光敏性等方面的药理作用[2]。

桑上寄生

味苦,平。

主治腰痛、小儿背强、痈肿,安胎,充肌肤,坚发齿①,长须眉②。

其实:明目,轻身,通神。

一名寄屑,一名寓木,一名宛童。生弘农川谷。

【注释】

① 坚发齿:使头发牙齿坚固。即不掉头发和牙齿。

② 长须眉:使胡子眉毛生长。古代认为须眉稠密是男子美的表现。

【译文】 桑上寄生,味苦,性平。主治腰痛、小儿脊背僵硬、痈肿,能安胎、充实肌肤、坚固头发牙齿、滋生胡须眉毛。果实,能使视力增强、身体轻健、与神明相通。又名寄屑、寓木、宛童。产于弘农的川谷中。

【按语】 龚祝南等[3]考证认为,南北朝以前使用的桑寄生从其特征及分布看,可能是现今的槲寄生 *Viscum coloratum* (Kom.) Nakai。

王惠民等[4]也认为《本经》与《集注》中的桑寄生实为槲寄生。

[1] 张富强,聂红,韦艺.白芷的化学与药理研究进展[J].南京中医药大学学报(自然科学版),2002,18(3):190-191.

[2] 吴媛媛,蒋桂华,马逾英.白芷的药理作用研究进展[J].时珍国医国药,2009,20(3):625.

[3] 龚祝南,王峥涛,徐洛珊,等.桑寄生的本草考证研究[J].时珍国药研究,1997,8(2):99-101.

[4] 王惠民,郝俊.桑寄生的本草考证[J].中药材,2000,23(10):649-651.

而且自汉代至唐代，"桑上寄生"来源单一，均为槲寄生。宋代起桑寄生药材中出现了桑寄生。现代寄生类中药主要有两种，均属桑寄生科，即桑寄生及槲寄生。前者仅南方少数省区使用，后者全国各地皆用。《中华人民共和国药典》已将桑寄生、槲寄生作为两种中药分别收载。

桑寄生，《中华人民共和国药典》规定品种为桑寄生科植物桑寄生 *Taxillus chinensis*（DC.）Danser 的干燥带叶茎枝。冬季至次春采割，除去粗茎，切段，干燥，或蒸后干燥。槲寄生为桑寄生科植物槲寄生 *Viscum coloratum*（Komar.）Nakai 的干燥带叶茎枝。冬季至次春采割，除去粗茎，切段，干燥，或蒸后干燥。

【历代名医汇讲】

1. **药名释名** 《本草乘雅半偈》：木性之易生者，榕、桑称最。桑虽曲直仆伛，靡不怒生；榕附水土沙木，莫不勃发。更异者，鸟啄榕实，遗出桑上，遂尔寄生。

先人云：寄生桑木身半，大似腰吕之象，则凡腰吕之疾为宜。一名寓木，寓木者，如胆寄肝，当治胆病，胎亦寄，发齿须眉亦寄也。实之通神，当切于魂，断决疑，斯释矣。又云：人世如寄，此复寄寄，取彼寄寄，以益其寄。

2. **性味运气** 《本草求真》：（专入肝、肾）感桑精气而生，味苦而甘，性平而和，不寒不热。

3. **功效主治** 《神农本草经疏》：桑寄生感桑之精气而生，其味苦甘，其气平和，不寒不热，固应无毒。详其主治，一本于桑，抽其精英，故功用比桑尤胜。腰痛及小儿背强，皆血不足之候。痈肿多由于荣气热。肌肤不充由于血虚。齿者骨之余也，发者血之余也，益血则发华，肾气足则齿坚而须眉长。血盛则胎自安。女子崩中及内伤不足，皆血虚内热之故。产后余疾，皆由血分，乳汁不下，亦由血虚。金疮则全伤于血。上来种种疾病，莫不悉由血虚有热所发，此药性能益血，故并主之也。兼能祛湿，故亦疗痹。

4. **产地生境** 《本草崇原》：桑寄生始出弘农川谷及近海州邑海

外之境,其地暖而不蚕。桑无剪伐之苦,气厚力充,故枝节间有小木生焉,是为桑上寄生。寄生之叶如橘而浓软。寄生之茎,如槐而肥脆。四月开黄白花,五月结黄赤实,大如小豆,有汁稠黏,断茎视之色深黄者良。寄生木枫槲樗柳水杨等树上皆有之。须桑上生者可用。世俗多以寄生他树者伪充,不知气性不同,用之非徒无益,而反有害。

【现代研究】

桑寄生中含黄酮类化合物:槲皮素、槲皮苷、萹蓄苷及少量的右旋儿茶酚。

药理作用:桑寄生有降压作用;桑寄生苷具有明显利尿作用;桑寄生有舒张冠状血管的作用,并能对抗脑垂体后叶素,对心肌收缩力则为先抑制后增加;抗病毒作用,桑寄生煎剂在体外,对脊髓灰质类病毒和其他肠道病毒有显著的抑制作用;镇静作用[1]。桑寄生的遗传毒理研究表明,在临床常用剂量范围内(0.3 g/kg)服用,对人体无遗传毒性作用[2]。

五加

味辛,温。

主治心腹疝气①、腹痛,益气,治躄②,小儿不能行、疽疮、阴蚀。一名犲③漆。生汉中。

【注释】

① 心腹疝气:心腹气痛。《说文》:"疝,腹痛也。"《素问·长刺节论》:"腹痛不得大小便,病名曰疝。"

② 躄(bì 壁):跛脚。王冰注《素问·痿论》:"躄,谓挛躄,足不得伸以行也。"

③ 犲(chái 柴):古同"豺"。

【译文】 五加,味辛,性温。主治心腹气痛、腹痛、跛足、小儿不

［1］ 陈乐生.桑寄生药理研究[J].陕西中医,2000,21(11):521.

［2］ 彭树新,李啸红.桑寄生的遗传毒理学研究[J].中国优生与遗传杂志,2008,16(12):48.

能走路、疽疮、阴中生疮,能益气。又名犳漆,产于陕西汉中。

【按语】　关于《神农本草经》使用的五加为何物,至今仍然没有定论。目前临床上作五加皮使用的药材主要有两类:一类是五加科植物细柱五加的干燥根皮,《中华人民共和国药典》规定其正名为五加皮,别名南五加皮;另一类为萝藦科植物杠柳的干燥根皮,《中华人民共和国药典》规定其正名为香加皮,别名北五加皮。此外还有一些植物如藤五加、白簕等也在混用。古代本草中五加没有南、北之分,统称为五加皮。现代普遍认为:《神农本草经》中所载五加皮多为今之细柱五加。

《中华人民共和国药典》规定品种为五加科植物细柱五加 *Acanthopanax gracilistylus* W.W.Smith 的干燥根皮。夏、秋两季采挖根部,洗净,剥取根皮,晒干。

【历代名医汇讲】

1. **功效主治**　《本经逢原》:《本经》主心腹疝气腹痛,益气疗躄,小儿三岁不能行,疽疮阴蚀。《发明》为风湿痿痹、壮筋骨、助阳气之要药。《别录》治男子阴痿囊下湿,小便余沥,女人阴痒,腰脊痛,脚痹风弱。《大明》治骨节拘挛。苏恭主四肢挛急种种,皆须酿酒,则力势易行,非汤药中所宜。

2. **服食养生**　《本草崇原》:是五加乃服食养生之上品,而《本经》不言久服延年,或简脱也。

【民俗文化】

《本草纲目》:〔慎微曰〕东华真人《煮石经》云:昔有西域真人王屋山人王常云:何以得长久?何不食石蓄金盐?母何以得长寿,何不食石用玉豉。玉豉,地榆也;金盐,五加也。皆是煮石而饵得长生之药也。昔孟绰子、董士固相与言云:宁得一把五加,不用金玉满车。宁得一斤地榆,不用明月宝珠。又昔鲁定公母服五加酒,以致不死,尸解而去。张子声、杨建始、王叔才、于世彦等,皆服此酒而房室不绝,得寿三百年。亦可为散以代汤茶。

【现代研究】

化学成分:五加皮的化学成分的研究文献不多,现已经提取分离出的主要成分有二萜类成分、苯丙素类成分、植物甾醇、挥发油、脂肪酸、维生素、大分子蛋白质、多糖等成分。

药理研究：五加皮的水提物有抑制肿瘤增殖，抗衰老，减肥和保肝的作用；其他，还有抗炎镇痛，对环氧化酶有抑制作用[1]。

檗木

味苦，寒。

主治五脏肠胃中结气热、黄疸、肠痔①，止泄痢、女子漏下赤白、阴阳蚀疮②。一名檀桓③。生汉中山谷。

【注释】

① 肠痔：中医病名。肛门部痈疽。出《诸病源候论·肠痔候》："肛边肿核痛，发寒热而血出者，肠痔也。"

② 阴阳蚀疮：中医古病名。蚀疮即阴蚀，阴阳蚀疮即男女阴蚀，指男女生殖器疮疡。

③ 檀桓（tán huán 谈环）：黄檗的根。《本草拾遗》："檀桓乃百岁檗之根。"

【译文】 檗木，味苦，性寒。主治五脏与肠胃内有热邪结聚、黄疸、肛门部痈疽、泄泻痢疾、女子月经停止后又见下血淋漓不断及带下赤白、男女生殖器疮疡。又名檀桓，产于陕西汉中的山谷中。

【按语】 王家葵等[2]考证认为，唐以前所称檗木包含了芸香科 *Phellodendron* 属和小檗科 Berberis 属植物。

檗木，现今通用名为黄柏，《中华人民共和国药典》规定品种为芸香科植物黄皮树 *Phellodendron chinense* Schneid. 的干燥树皮。习称"川黄柏"。剥取树皮后，除去粗皮，晒干。

【历代名医汇讲】

1. 功效主治 《本经逢原》：生用降实火。酒制治阴火上炎。盐

［1］ 郑婧，张贵君，韦敏，等.五加皮药材基原、化学成分及药理作用研究进展［J］.辽宁中医药大学学报，2015，8：107.

［2］ 王家葵，王佳黎，贾君君.中药材品种沿革及道地性［M］.北京：中国医药科技出版社，2007：225-228.

制治下焦之火。姜制治中焦痰火，姜汁炒黑治湿热。盐酒炒黑治虚火。阴虚火盛，面赤戴阳，附子汁制。《本经》主五脏肠胃中结热，黄疸肠痔，止泄痢，女子漏下赤白，阴伤蚀疮。

《长沙药解》：泄己土之湿热，清乙木之郁蒸，调热利下重，理黄疸腹满。黄柏清脏腑之湿热，柏皮清经络之湿热，故发热身黄用柏皮。

2. 服食养生　《本经逢原》：久服轻身延年通神。凡脾虚少食，或呕或泻或好热恶寒，或肾虚五更泄泻，小便不禁，少腹冷痛，阳虚发热，瘀血停止，产后血虚发热，痛疽肿后发热，阴虚小便不利，痘后脾虚小便不利，血虚烦躁不眠等证，法皆忌之。

【医案】

《本草纲目》：长安王善夫病小便不通，渐成中满，腹坚如石，脚腿裂破出水，双睛凸出，饮食不下，痛苦不可名状。治满、利小便、渗泄之药服遍矣。予诊之曰：此乃奉养太过，膏粱积热，损伤肾水，致膀胱久而干涸，小便不化，火又逆上，而为呕哕。《难经》所谓关则不得小便，格则吐逆者。洁古老人言：热在下焦，但治下焦，其病必愈。遂处以北方寒水所化大苦寒之药，黄蘖、知母各一两，酒洗焙碾，入桂一钱为引，熟水丸如芡子大。每服二百丸，沸汤下。少时如刀刺前阴火烧之状，溺如瀑泉涌出，床下成流，顾盼之间，肿胀消散。《内经》云：热者寒之。肾恶燥，急食辛以润之。以黄蘖之苦寒泻热、补水润燥为君，知母之苦寒泻肾火为佐，肉桂辛热为使，寒因热用也。

【现代研究】

化学成分：① 生物碱类。如小蘖碱、药根碱、四氢小蘖碱、四氢药根碱、木兰碱、黄柏碱、N-甲基大麦芽碱、巴马汀、四氢掌叶防己碱、蝙蝠葛碱等。② 甾醇类。如β谷甾醇、7-脱氢豆甾醇、菜油甾醇等。③ 柠檬苷素类。如黄柏酮、黄柏内酯、黄柏酮酸。④ 其他。如白鲜交酯。

黄柏有抗细菌作用，对心血管系统有降血压、抗心律失常等作用，对消化系统有抗消化道溃疡、收缩或舒张肠管、促进胰腺分泌等作用，并有抑制中枢神经系统、抑制细胞免疫反应、降血糖等作用[1]。

白薇

味苦,平。

主治暴中风、身热、肢满①、忽忽②不知人③、狂惑④邪气、寒热酸疼、温疟洗洗,发作有时。生平原川谷。

【注释】

① 肢满:四肢胀满、肿胀。

② 忽忽:迷糊,恍惚。

③ 不知人:不省人事。

④ 狂惑:精神错乱;疯癫。

【译文】 白薇,味苦,性平。主治突然感染强烈的风邪、身体发热、四肢胀满、恍惚而不省人事、神志错乱有如中邪、发热恶寒、酸疼、温疟而有恶寒颤栗,发作有规律性。产于平原的川谷中。

【按语】 《中华人民共和国药典》规定品种为萝藦科植物白薇 *Cynanchum atratum* Bge.或蔓生白薇 *Cynanchum versicolor* Bge.的干燥根和根茎。春、秋两季采挖,洗净,干燥。

【历代名医汇讲】

功效主治 《长沙药解》:凉金泄热,清肺除烦。白薇苦寒,长于清金而除烦热,利水而通淋涩。其诸主治,通鼻塞,止血淋,清膀胱热涩,断胎产遗尿。

《本草求真》:泻肺燥热。凡人阴虚火动,则内热生风,火气焚灼,身体壮热,支满痰涌,忽不知人,与夫汗出血厥,酸痛淋闭,其在妇人,则或廷孔郁结(廷孔,妇人溺孔也)。神无所依,而见淋露不净,并血枯热胜,而见虚烦上呕,非不用此苦泄咸降利水,使阴气自上而下,则热何由泄乎。是以《金匮》安中益气竹皮丸,用此以治妇人产中虚烦呕逆。

---

[1] 张博,张婷.黄柏的化学成分、质量分析方法及药理作用研究[J].现代医药卫生,2013,29(10):1505.

【现代研究】

化学成分：白薇中主要含有 C21 甾苷类成分。张壮鑫、邱声祥等分别从直立白薇中分离得到 18 种 C21 甾体苷元及苷，从蔓生白薇分离出 7 种 C21 甾体苷元及苷，其他含挥发油、强心苷等[1]。

药理作用：本品所含白薇苷有加强心肌收缩的作用，可使心率减慢。对肺炎球菌有抑制作用，并有解热、利尿等作用。[2]

枝子

味苦，寒。

主治五内邪气、胃中热气、面赤、酒皰皶鼻①、白癞②、赤癞③、疮疡。一名木丹④。生南阳⑤川谷。

【注释】

① 酒皰皶鼻：即酒糟鼻。

② 白癞：中医病名。麻风病之一种。《诸病源候论·白癞候》："凡癞病，语声嘶破，目视不明，四肢顽痹，支节火燃，心里懊热，手足俱缓，背脊至急，肉如遭劈，身体手足隐轸起，往往正白在肉里，鼻有息肉，目生白珠当瞳子，视无所见，此名白癞。"

③ 赤癞：据马继兴《神农本草经辑注》，赤白癞是根据皮肤患癞部位的颜色而取名者。皮肤红肿即谓赤癞。

④ 木丹：森立之《本草经考注》："《图经》云：子中仁深红，木丹之名盖亦此义，谓木实中人其色如丹也。"

⑤ 南阳：古代郡名。秦置。辖境在汉代相当于今河南熊耳山以南叶县、内乡之间和湖北大洪山以北应山、郧县之间的大部分地区。

【译文】 栀子，味苦，性寒。主治五脏邪气结聚、胃脘热邪、面色赤红、酒糟鼻、白癞、赤癞、疮疡。又名木丹，产于南阳郡的川谷中。

【按语】 枝子，现今通用名为栀子。付小梅等[3]考证认为，古

[1] 边宝林，王宏洁，司南.白薇化学成分的研究[J].中草药，2005，36(7)：990.
[2] 高学敏.中药学[M].北京：中国中医药出版社，2010：178.
[3] 付小梅，葛菲，赖学文，等.栀子的本草考证[J].江西中医学院学报，2000，12(2)：68-69.

代本草记载的栀子原植物应是我国中南部广泛分布的茜草科植物栀子 *Gardenia jasminoides* Ellis。该品种从《神农本草经》经过2 000年延续至今,是栀子药材的主流品种。

《中华人民共和国药典》规定品种为茜草科植物栀子 *Gardenia jasminoides* Ellis 的干燥成熟果实。9~11月果实成熟呈红黄色时采收,除去果梗和杂质,蒸至上气或置沸水中略烫,取出,干燥。

【历代名医汇讲】

1. 药名释名　《本草崇原》:卮,酒器也,卮子象之,故名,俗作栀。

2. 功效主治　《本草经集注》:主治五内邪气,胃中热气,面赤酒疱齄鼻,白癞、赤癞。疮疡。治目热赤痛,胸中心大小肠大热,心中烦闷,胃中热气。解玉支毒。今皆入染用,于药甚稀。

《神农本草经读》:五内邪气,五脏受热邪之气也。胃中热气,胃经热烦懊憹不眠也。心之华在面,赤则心火盛也。鼻属肺,酒疱齄鼻,金受火克而色赤也。白癞为湿,赤癞为热,疮疡为心火。栀子下禀寒水之精,上结君火之实,能起水阴之气上滋,复导火热之气下行,故统主之。以上诸症,唯生用之,气味尚存,若炒黑则为死灰,无用之物矣。

【现代研究】

栀子的可利用部分主要为栀子果实和栀子花,栀子果实的化学成分复杂,主要包括藏花素类、苷类和多元酚类,此外还含有果胶、甘露醇以及铁、锰、锌、铜等20多种微量元素[1]。

中药栀子对消化系统中具明显的胆囊收缩作用和排石利胆作用,对重症急性胰腺炎大鼠具明显的降脂质过氧化物作用和增强胰腺炎时机体的免疫能力,具有保护肝脏和抑制肝癌细胞作用,以及对胃功能呈抗胆碱性的抑制作用;在心血管系统中具中枢降压作用、防治动脉粥样硬化及抗血栓作用;还具有中枢镇静镇痛解热作用、抗炎

---

[1]　廖夫生.中药栀子研究进展[J].广州化工,2013,41(1):12.

和治疗软组织损伤作用等[1]。

秦椒

味辛,温。

主治风邪气,温中,除寒痹,坚齿长发,明目。久服轻身,好颜色,耐老增年,通神。生太山川谷。

【译文】 秦椒,味辛,性温。主治风邪,能温煦中焦脾胃、祛除寒痹、坚固牙齿、滋养头发、增强视力。长期服用,能使身体轻健、容貌姣好、青春常驻、寿命长久、与神明相通。产于泰山的川谷中。

【按语】 樊丹青等[2]考证认为,古代所用之花椒自《神农本草经》开始分为秦椒和蜀椒。秦椒、蜀椒因产地不同而叫法不同。至宋代时,秦椒和蜀椒已广泛分布于我国北方至西南各省。秦椒和蜀椒均应为今之芸香科花椒属植物花椒 *Z.bungeanum* Maxim.。

《中华人民共和国药典》本品通用名为花椒,为芸香科植物青椒 *Zanthoxylum schinifolium* Sieb. et Zucc. 或花椒 *Zanthoxylum bungeanum* Maxim.的干燥成熟果皮。秋季采收成熟果实,晒干,除去种子和杂质。

【历代名医汇讲】

1. **性味运气** 《本草经集注》:味辛,温、生温熟寒,有毒。

2. **功效主治** 《本经逢原》:《本经》除风邪气,温中去寒痹,坚齿发明目。

《发明》秦椒味辛气烈过于蜀椒,其温中去痹除风邪气,治吐逆疝瘕,下肿湿气,皆取辛烈,以散郁热,乃从治之法也,不宜多服。令须发易白,以其气辛非蜀椒之比。臭毒疮毒腹痛,冷水下一握效。其能

[1] 刘晓棠,赵伯涛,张玖.栀子的综合开发与利用[J].中国野生植物资源,2008,27(1):19.

[2] 樊丹青,刘友平,陈鸿平.花椒本草考证[J].中药与临床,2013,6(4):59-61.

通三焦引正气,下恶气可知也。

3. 产地生境 《本草乘雅半偈》:秦椒,花椒也。始产于秦,今处处有之,极易繁衍。其叶对生,尖而有刺。四月生细花,五月结青实,熟则红赤,大于蜀椒,其目不及蜀椒之光且黑也。

【现代研究】

化学成分:① 挥发油。花椒香味的主要成分是挥发油,是反映花椒香气强度的主要指标,也是生产花椒精油时必须检测的重要经济价值指标。挥发油中含牻牛儿醇(Yak diol)、柠檬烯(Limonene)、枯醇(Dryalcohol)等。其主要成分是柠檬烯,其次为 1,8 - 桉脑素(1,8 - cineol)、月桂烯(myrcene)等。② 萜类。研究表明花椒呈香成分中大多是萜类,含量最多的是芳樟醇和柠檬烯。还含有植物甾醇、川椒素、爱草脑(Estragole)、佛手柑等。其中花椒芳香油主要成分为香茅酯、香叶醇、乙醇香叶酯、花椒烯等。③ 氨基酸。经测定,每千克花椒干重中含17 种氨基酸,总量为 53.3 g,占 5.33%,其中,脯氨酸、天冬氨酸、精氨酸和谷氨酸含量最为丰富,分别占氨基酸总量的 16.7%、12.2%、11.3% 和10.9%。④ 不饱和脂肪酸。花椒种籽即椒目仁油中不饱和脂肪酸的成分占 90% 以上,而人体不能合成必需脂肪酸(α 亚麻酸和亚油酸)含量高达 70% 左右。⑤ 醇溶提取物。花椒每千克干重中所含醇溶提取物为 250.2 g,占其重量的 25%。醇提取物具有抗癌活化作用。⑥ 矿物质。每千克干重花椒中分别含钙、磷、铁等,这些营养元素在人体生命活动中起着十分重要的作用,是多种酶的组成成分,能够促进机体新陈代谢,增强免疫能力,在防病、治病中起重要作用。⑦ 蛋白质。蛋白质是花椒的主要营养成分之一。经测定,花椒中蛋白质的含量为130.16 g/kg,占其重量的 13%。花椒籽中也有一定的含量[1]。

花椒是一种食品调味料,同时也是一味传统中药,具有温中散寒、抗癌、麻醉、镇痛、抗菌杀虫、抗血凝、降血脂、抗动脉硬化等多种

[1] 袁娟丽,王四旺.花椒的化学成分及其药效学研究[J].现代生物医学进展,2010,10(3):552 - 553.

药理作用^[1]。

卫矛

味苦，寒。

主治女子崩中、下血、腹满、汗出，除邪，杀鬼毒^①蛊注。一名鬼箭。生霍山山谷。

【注释】

① 鬼毒：据尚志钧《神农本草经校注》即"鬼疰"。

【译文】 卫矛，味苦，性寒。主治女子阴道忽然大量流血、便血、腹部胀满、汗出，能驱除鬼疰、蛊毒等邪气。又名鬼箭，产于衡山的山谷中。

【按语】 《全国中草药汇编》记载为卫矛科卫矛属植物卫矛 *Euonymus alatus*(Thunb.) Sieb.，以根、带翅的枝及叶入药。全年采根，夏秋采带翅的枝及叶，晒干。

【历代名医汇讲】

1. 性味运气　《本草经集注》：味苦，寒，无毒。

2. 功效主治　《本草经集注》：主治女子崩中，下血，腹满，汗出，除邪，杀鬼毒蛊疰，中恶，腹痛，去白虫，消皮肤风毒肿，令阴中解。

【现代研究】

主要化学成分有生物碱、黄酮类、强心苷、甾体、三萜、多糖等不同类型的化合物，经研究证实具有降血糖、抗肿瘤、调节免疫、抗过敏等作用^[2]。

紫葳

味酸、微寒。

[1] 梁辉,赵镭,杨静,等.花椒化学成分及药理作用的研究进展[J].华西药学杂志,2014,29(1)：91-94.

[2] 周丽霞,王继革,张娜娜.鬼箭羽药效学研究概况[J].中医临床研究,2016,8(12)：134.

主治妇人产乳余疾、崩中、癥瘕、血闭、寒热、羸瘦、养胎。生西海①川谷。

【注释】

① 西海：古县名。汉海曲县，后汉改曰西海，晋省，故城在今山东日照市西。

【译文】 紫葳，味酸，性微寒。主治女子产后各类疾病、女子阴道忽然大量流血、腹部积块、闭经、恶寒发热、身体瘦弱，能养胎。产于西海的川谷中。

【按语】 宋学华等[1]考证紫葳（凌霄花）正品原产我国，为野生的紫葳科植物凌霄 *Campsis grandiflora*（Thunb.）K.Schum.。

《中华人民共和国药典》本品通用名为凌霄花，为紫葳科植物凌霄 *Campsis grandiflora*（Thunb.）K.Schum.或美洲凌霄 *Campsis radicans*（L.）Seem.的干燥花。夏、秋两季花盛开时采摘，干燥。

【历代名医汇讲】

功效主治 《长沙药解》：专行瘀血，善消癥块。紫葳酸寒通利，破瘀消癥。其诸主治，通经脉，止淋沥，除崩中，收带下，平酒齄，灭风刺，治癞风，疗阴疮。

《本草求真》：泻肝血热。凌霄花（专入肝）即紫葳花。肝经血分药也。凡人火伏血中，而见肠结血闭，风痒，崩带癥瘕，一切由于血瘀血热而成者，所当用此调治。盖此专主泻热，热去而血自活也。是以肺痈之药，多有用此为君（凌霄为末，和密陀僧，唾调敷。亦治酒齄）。妊娠用此可安者，以其内有瘀积，瘀去而胎即安之意也。所云孕妇忌服者，恐其瘀血既无，妄用恐生他故也。此为女科血热必用之药，但当相证施治耳。

【现代研究】

化学成分：凌霄花主要含三萜类、黄酮类、苯丙醇苷类、花色素、

[1] 宋学华，高似奇.凌霄花的本草考证[J].江苏药学与临床研究,2003,11(2)：30-32.

环烯醚萜苷类、挥发油等成分。凌霄花乙醇提取物中乙酸乙酯部位，分离可得齐墩果烷型三萜化合物、乌索烷型三萜；其中齐墩果烷型包括齐墩果酸、山楂酸、阿江橄榄仁酸及 β 香树脂醇；乌索烷型三萜化合物包括熊果酸、熊果醛、可乐苏酸及 α 香树脂醇。凌霄花乙醇提取液中分离得到芹菜素，从凌霄叶中分得两种黄铜双糖苷，黄酮的母核分别为柑橘素和二氢山奈黄素[1]。

药理作用：主要有抑制未孕子宫收缩、增强孕子宫收缩，改善血液循环，抑制血栓形成，镇痛抗炎、抗氧化等。凌霄花在改善血液循环、抑制血栓、抗氧化、抗炎等方面作用明显；在心脑血管疾病、妇科疾病方面有较多应用[2]。

芜荑

味辛。

主治五内邪气，散皮肤骨节中淫淫行毒①，去三虫，化食。一名无姑，一名蔽薚②。生晋山③川谷。

【注释】

① 散皮肤骨节中淫淫行毒：能消散皮肤、骨节内游动的风邪，去除积蓄的邪气。淫淫，行走貌。行毒，游走流动的毒邪。

② 蔽薚(diàn táng)：音"殿唐"。

③ 晋山：尚志钧《神农本草经校注》："今山西太行山脉。"

【译文】 芜荑，味辛。主治五脏邪气结聚，能消散皮肤骨节内游动的风邪、驱除多种寄生虫、消食。又名无姑、蔽薚，产于山西太行山脉的川谷中。

【按语】 赵海亮等[3]考证认为，认为自汉代以来芜荑的基源植

［1］ 马宁,张帆,苗明三.中药凌霄花现代研究与分析[J].中医学报,2011,6：704.

［2］ 江灵礼,苗明三.凌霄花化学、药理及临床应用特点探讨[J].中医学报,2014,7：1016.

［3］ 赵海亮,张瑞贤.芜荑的本草考证[J].中国中药杂志,2015,40(22)：4510-4512.

物包括榆科大果榆 *Ulmus macrocarpa* Hance 和刺榆 *Hemiptelea davidii* (Hance) Planch. 2 种,其中以大果榆为自古至今临床采用的主流正品,*U. pumila* L 作为混淆品,不应采用。

《中药大辞典》记载本品为榆科榆属植物大果榆 *Ulmus macrocarpa* Hance 果实的加工品。5~6 月当果实成熟时采下,晒干,搓去膜翅,取出种子。将种子 55 kg 浸入水中,待发酵后,加入家榆树皮面 5 kg、红土 15 kg、菊花末 2.5 kg,加适量温开水混合均匀,如糊状,放板上摊平约 1.3 cm 厚,切成径约 6.7 cm 的方块,晒干,即为成品。亦可在 5~6 月采实取仁,用种子 60%、异叶败酱 20%、家榆树皮 10%、灶心土 10%混合制成扁平方形,晒干。

【历代名医汇讲】

1. **功效主治** 《本草发明》:芜荑辛散,治风湿寒之用,故主五内邪气,散皮肤、骨节风湿,淫淫如虫行,去三虫、寸白,化食。又云:治痔瘘,肠风,疥癣,疮痍。《衍义》云:治大肠寒滑及逐冷气。又疗小儿疳泻,得诃子、豆蔻良。又脾胃有虫,食即痛,面黄无色,以石州芜荑仁二两,和面炒令黄色,为末,米饮调服。

2. **服食养生** 《本草发明》:大芜荑比榆荚大,其气腥臭如狐,但市家多以盐渍,殊失气味,无效,必求腥臭者良。宜陈者,务经火煅才用。小芜荑云即榆荚,味辛,酝酱堪用,不入药。

紫草

味苦,寒。

主治心腹邪气、五疸,补中,益气,利九窍,通水道。一名紫丹①,一名紫芺②。生砀山③山谷。

【注释】

① 紫丹:森立之《本草经考注》:"紫根以染之,一入再入,其色红赤,故名紫丹耳。"

② 芺(ǎo):音"袄"。

③ 砀山:即芒砀山,古称砀山。位于豫、皖、苏、鲁四省结合部的河南省永

城市芒山镇。

【译文】　紫草,味苦,性寒。主治心腹邪气、五种黄疸,能调养中焦脾胃、补益气力、利九窍、通水道。又名紫丹、紫芙,产于芒砀山的山谷中。

【按语】　据吴迪等[1]考证,历代本草记载的紫草主要是产于我国河南、湖北、陕西、山东、辽宁、贵州等地的紫草科紫草属紫草 *Lithospermum erythrorhizon* Sieb. et Zucc.。《博物志》中所说紫草的品种可能是产于我国内蒙古等地的内蒙紫草 *Arnebiaguttata* Bge.。

《中华人民共和国药典》规定品种为紫草科植物新疆紫草 *Arnebia euchroma*（Royle）Johnst. 或内蒙紫草 *Arnebia guttata* Bunge 的干燥根。春、秋两季采挖,除去泥沙,干燥。

【历代名医汇讲】

1. 性味运气　《本草求真》:紫草(专入心包、肝)甘咸气寒,色紫质滑。

2. 功效主治　《本经逢原》:《发明》紫草入心包络及肝经血分,其功专于凉血活血,利大小肠。

《神农本草经百种录》:主心腹邪气,去心腹热邪。五疸,湿热在血中。补中益气,荣家之热清,则中焦和利。利九窍,诸窍不为邪热所闭。通水道。紫草色紫而走心,心主血,又其性寒,故能治血家之热。

3. 服食养生　《本草经疏》:紫草苦寒而能通利九窍,痘疮家气虚脾胃弱,泄泻不思食,小便清利者,俱禁用。

【现代研究】

研究表明紫草中主要化学成分包括萘醌类、生物碱类、脂肪酸类和酸性多糖类等。从结构角度看,紫草中有效成分萘醌类主要包括紫草素及其衍生物,有乙酰紫草素、异丁酰紫草素等,其母核均为5,

[1]　吴迪,李成义.紫草的本草考证[J].时珍国医国药,2008,19(8):2042 - 2043.

8-二羟基萘醌,且都具有异己烯侧链。脂肪酸的成分主要有软脂酸、油酸及亚油酸等;紫草的水溶性成分是酸性多糖(含量 2% 左右)和酚酸[1]。

现代药理学研究表明,紫草具有较好的抗菌、抗肿瘤、抗病毒、抗炎、抗过敏、保肝降酶等作用[2]。

紫菀

味苦,温。

主治咳逆上气、胸中寒热结气,去蛊毒、痿蹶①,安五脏。生房陵②山谷。

【注释】

① 痿蹶:中医病名。亦作痿躄。指手足萎弱无力,动作行走不便的病症。亦特指下肢麻痹。

② 房陵:古代郡名。东汉建安末置,治所在房陵县(今湖北房县)。

【译文】 紫菀,味苦,性温。主治咳逆气喘、胸中寒热邪气结聚、手足萎弱无力而动作行走不便,能驱除蛊毒、安养五脏。产于房陵郡的山谷中。

【按语】 徐国兵等[3]考证认为,紫菀 *Aster tataricus* 为古代和现代紫菀药材的主流品种。

《中华人民共和国药典》规定品种为菊科植物紫菀 *Aster tataricus* L.f. 的干燥根和根茎。春、秋两季采挖,除去有节的根茎(习称"母根")和泥沙,编成辫状晒干,或直接晒干。

【历代名医汇讲】

功效主治 《本草发明》:紫菀清肺、润肺之要药,故《本草》主咳

[1] 宋艳华,孙晖,张爱华.紫草的研究进展[J].中医药学报,2013,41(4):123.

[2] 李治建,周凡,斯拉甫·艾白.紫草药理作用研究进展[J].中国中医药信息杂志,2010,17(11):110.

[3] 徐国兵,万德尤,曾万章.紫菀、女菀、白菀、山紫菀的考证[J].中药材,1995,18(12):635-636.

逆上气,咳唾脓血,肺痿,止喘,治痨嗽为专,疗胸中寒热结气,去蛊毒,止心悸,小儿惊痫,大人痿躄,去百邪、劳气虚热,乃由辛散气而苦泄火清肺之用也。又补五劳体虚,安五脏,调中止渴,润肌添髓,乃温补润肺之功也。单方治久嗽,见咳嗽门。

《本草求真》:泻肺血热。紫菀(专入肺)辛苦而温,色赤,虽入至高之脏,仍兼下降。故书载入肺金血分(辛入肺,赤入血),能治虚痨咳嗽、惊悸吐衄诸血。又能通调水道(苦可下降),以治溺涩便血,用此上下皆宜。且此辛而不燥,润而不滞(李士材比为金玉君子,非多用独用不能速效),于肺实为有益,然疏泄性多,培养力少,与桑白皮、杏仁同为一类,但桑白皮、杏仁则泻肺经气分,此则专泻血经气分也。故肺虚干咳禁用(干咳类多血虚,不宜再泻)。

【现代研究】

紫菀作为祛痰止咳的常用药,其化学成分丰富,据统计已从中分离出化学成分约 60 种。其中包括公认的紫菀祛痰止咳的主要活性成分:萜类化合物及其苷类衍生物。肽类化合物是其主要的抗肿瘤成分[1]。

现代药理学研究表明,紫菀不单具有止咳化痰、宣肺平喘的作用,还具有抗肿瘤、抗菌、抗氧化活性以及利尿通便等作用[2]。

白鲜

味苦,寒。

主治头风、黄疸、咳逆、淋沥、女子阴中肿痛、湿痹死肌、不可屈伸起止行步。生上谷①川谷。

【注释】

① 上谷:古代郡名。始建于战国,在今河北省张家口市宣化区,因建在大山谷上边而得名。

［1］ 房慧勇,单高威,秦桂芳.紫菀的化学成分及其药理活性研究进展［J］.医学研究与教育,2012,29(5):73-74.
［2］ 彭文静,辛蕊华,任丽花.紫菀化学成分及药理作用研究进展［J］.动物医学进展,2015,36(3):102-107.

【译文】 白鲜,味苦,性寒。主治风邪上犯头部、黄疸、咳逆、小便滴沥涩痛、女子阴部肿痛、湿痹所致身体肌肉坏死或失去感觉而不能屈伸运动。产于上谷郡的川谷中。

【按语】 白鲜,现今通用名为白鲜皮,《中华人民共和国药典》规定品种名为白鲜皮,为芸香科植物白鲜 *Dictamnus dasycarpus* Turcz.的干燥根皮。春、秋两季采挖根部,除去泥沙和粗皮,剥取根皮,干燥。

【历代名医汇讲】

1. **药名释名** 《本草经集注》:白藓。世呼为白羊鲜,气息正似羊膻,或名白膻。

2. **性味运气** 《本经逢原》:苦咸寒,无毒。

《发明》:白鲜皮气寒善行,味苦,性燥,足太阴、阳明经去风湿热药也。兼入手太阴、阳明,为诸黄风痹要药。

3. **功效主治** 《本草思辨录》:白鲜之根作羊毡气,毡属风,宜治在下之风矣。而其根于四五月花开之后,即虚恶无用,是未花之前,其气上注必力,且采于二月风木司令,自于治头风极合。至味苦化燥,气寒已热,又能于湿热大展其用,治淋沥阴肿者,根走极下之验也。治黄疸湿痹者,皮走肌肉之验也。治四肢不安腹中大热饮水者,皮黄白入肺胃之验也。用之于湿热,不必挟风,用之于风,不必挟湿而必挟热,否则于是物无当矣。

【现代研究】

白鲜皮中白鲜碱为主要活性成分,其他还包括柠檬苦素类化合物、黄酮类化合物、倍半萜和倍半萜苷类化合物、多糖和甾体类化合物等。

白鲜皮具有多种药理学活性,包括抗炎、抗菌、杀虫、抗过敏以及抗癌抗肿瘤等方面[1]。

---

[1] 樊金龙,吴培珠.白鲜皮中化学成分及药理作用研究进展[J].才智,2012,10:355-356.

微衔

味苦,平。

主治风湿痹、历节痛①、惊痫、吐舌②、悸气③、贼风④、鼠瘘⑤、痈肿。一名麋衔⑥。生汉中川泽。

【注释】

① 历节痛:中医古病名。又称历节风、历节。以关节红肿,剧烈疼痛,不能屈伸为特点。多由肝肾不足而感受风寒湿邪,入侵关节,积久化热,气血郁滞所致。

② 吐舌:中医病状名。指舌体伸长弛缓,出口外而不收。

③ 悸气:即"心悸"。是指病人自觉心中悸动,惊惕不安,甚则不能自主的一种病症。

④ 贼风:中医病因名。是指从孔隙透入的,不易察觉而可能致病的风。

⑤ 鼠瘘:中医病名。即瘰疬。西医称它为颈淋巴结结核。

⑥ 麋(mí 迷)衔:森立之《本草经考注》:"麋衔为正名,此草鹿之所嗜,故名。"

【译文】 微衔,味苦,性平。主治风湿痹痛、历节痛、惊痫、吐舌、心悸、贼风、鼠瘘、痈肿。又名麋衔,产于陕西汉中的川泽中。

【按语】 虽然在唐代《新修本草》尚有鹿衔作为祛风药"微衔"之别名出现,然微衔至宋代以后就已失传。

【历代名医汇讲】

1. **药名释名** 《本草崇原》:《本经》名麋衔,一名鹿衔,言麋鹿有疾,衔此草即瘥也。又名吴风草。李时珍曰:按郦道元《水经注》云:魏兴、锡山多生薇衔草,有风不偃,无风独摇,则吴风当作无风乃通。

2. **性味运气** 《本草崇原》:气味苦平,无毒。

按:月令五月鹿角解,十一月麋角解,是麋鹿有阴阳之分矣。此草禀少阴水火之气,是以麋鹿咸宜,犹乌药之治猫狗也。

3. **功效主治** 《本草经集注》:主治风湿痹,历节痛,惊痫吐舌,悸气,贼风,鼠瘘,痈肿,暴癥,逐水,治痿蹶。

4. **产地生境** 《本经逢原》:其子名延寿果,味微涩而甘,惟秦地有之,不特有益于老人,而婴儿先天不足者尤为上药。惜乎,南方罕得也。

枲^①耳实

味甘,温。

主治风头寒痛、风湿周痹、四肢拘挛痛、恶肉^②死肌。久服益气,耳目聪明,强志轻身。一名胡枲,一名地葵。生安陆^③川谷。

【注释】

① 枲(xǐ):音"喜"。

② 恶肉:腐败之肉。裴松之《三国志注》引《华佗别传》:"使饮药令卧,破腹就视,脾果半腐坏。以刀断之,刮去恶肉。"

③ 安陆:县名。汉置,属江夏郡,汉之安陆县包括今湖北安陆、云梦、应城三县及汉川、孝感、黄陂、汉阳等县之各一部分。

【译文】 枲耳实,味甘,性温。主治感染风寒而头痛、风湿周痹、四肢拘挛疼痛、身体肌肉坏死腐烂或失去感觉。长期服用,能使气力充沛、听力视力记忆力增强、身体轻健。又名胡枲、地葵,产于安陆的川谷中。

【按语】 枲耳实,现今通用名为苍耳子。苍耳子,众多学者考证认为,古今使用植物品种一致。然在《神农本草经》时期,仅使用其子,而《名医别录》已经开始使用茎叶。

《中华人民共和国药典》规定品种名为苍耳子,为菊科植物苍耳 *Xanthium sibiricum* Patr.的干燥成熟带总苞的果实。秋季果实成熟时采收,干燥,除去梗、叶等杂质。

【历代名医汇讲】

功效主治 《本草经集注》:主治风头寒痛,风湿周痹,四肢拘挛,恶肉死肌,膝痛,溪毒。

【现代研究】

苍耳子主要含有挥发油、脂肪油、酚酸、苍耳子噻嗪双酮等杂环类化合物、蒽醌、黄酮、生物碱及其他类成分,毒性成分为苍术苷及其衍生物^[1]。

　　苍耳子具有抗菌、抗病毒、镇痛、调节免疫、降血糖、抗过敏、降压等广泛药理作用^[2]。毒理学研究提示其具有一定的毒性，对多脏器均有损伤，对肝脏和肾脏的损害较为严重^[3]。

茅根

　　味甘，寒。

　　主治劳伤虚羸，补中益气，除瘀血、血闭、寒热，利小便。

　　其苗：主下水。

　　一名蕳^①根，一名茹根。

　　生楚地^②山谷。

【注释】

① 蕳(jiān)：音"坚"。

② 楚地：指古楚国所辖之地，后指湖南、湖北附近区域。

【译文】 茅根，味甘，性寒。主治过度劳累而引起的内伤及身体瘦弱、瘀血、闭经、恶寒发热，能补益中焦脾胃之气、通利小便。茅根的苗，主要能驱除水湿。又名蕳根、茹根，产于楚地的山谷中。

【按语】 茅根，现今通用名为白茅根，《中华人民共和国药典》规定品种为禾本科植物白茅 *Imperata cylindrica* Beauv. var. *major* (Nees)C.E.Hub.的干燥根茎。春、秋两季采挖，洗净，晒干，除去须根和膜质叶鞘，捆成小把。

【历代名医汇讲】

　　功效主治 《本草乘雅半偈》：主劳伤虚羸，补中益气，除瘀血血

［1］ 崔秀荣，马海波，张旗.苍耳子的化学成分和临床应用研究进展[J].现代药物与临床，2012，27(6)：614－618.

［2］ 韩进庭.苍耳子的药理作用与临床应用[J].现代医药卫生，2008，24(20)：3067－3068.

［3］ 张婷婷，鄢良春，赵军宁.苍耳子"毒性"及现代毒理学研究进展[J].药物评价研究，2010，33(5)：363.

闭寒热,利小便。是以补中,气乃益,劳乃复,伤乃续,虚乃实,羸乃充。以及除瘀血闭,寒热便利,咸成布往之功力休征尔。

《本草求真》:此药味甘性纯,专理血病。凡一切吐血衄血,血瘀血淋,血崩血闭,并哕逆喘急烦渴,黄疸水肿等证,因热因火而成者,服之热除而血即理,火退而气与水即消矣。

【现代研究】

白茅根活性成分主要有白头翁素;有机酸类,如棕榈酸、绿原酸、对羟基桂皮酸、草酸、柠檬酸、苹果酸等;三萜类,如印白茅素、白茅素、芦竹素、羊齿烯醇、西米杜鹃素、薏苡素等;甾醇类,如菜油甾醇、豆甾醇等。糖类,如多糖、葡萄糖、果糖和木糖等。

白茅根具有止血、利尿、镇痛、抗菌、抗炎、抗氧化、降血压、保肝、调节机体免疫功能等药理作用,临床上在治疗肝炎、急性肾炎、肿瘤和血尿等方面具有可行性[1]。

百合

味甘,平。

主治邪气腹胀、心痛,利大小便,补中益气。生荆州川谷。

【译文】 百合,味甘,性平。主治腹部邪气结聚而胀满、心痛,能通利大小便、补益中焦脾胃之气。产于荆州的川谷中。

【按语】 《中华人民共和国药典》规定品种为百合科植物卷丹 *Lilium lancifolium* Thunb.、百合 *Lilium brownii* F. E. Brown var. *viridulum* Baker 或细叶百合 *Lilium pumilum* DC.的干燥肉质鳞叶。秋季采挖,洗净,剥取鳞叶,置沸水中略烫,干燥。

【历代名医汇讲】

功效主治 《本草发明》:百合甘平,泻火解利,平补之剂,故《本草》除邪气腹胀,心痛浮肿,胪胀痞满,寒热心疼,利大小便,补中益

---

[1] 江灵礼,苗明三.白茅根化学、药理与临床应用探讨[J].中医学报,2014,29(5):713.

气,乳难喉痹。《本经》无花红白之分,注云:白花者宜入药。白百合安心定胆,益志养五脏,治颠邪鬼魅、啼泣狂叫、惊悸,杀蛊毒及乳痈发背,诸疮肿,产后血狂晕,治脚气热、咳逆、心下急满。又云:红百合凉,专治外科疮肿、惊邪等,不理他症。

《本经逢原》:白花者补脾肺,赤花者名山丹,散瘀血药用之。《本经》主邪气腹胀心痛,利大小便,补中益气。

【民俗文化】

《本草名释与传说故事》:据《集异记》载:兖州徂山有个光化寺,一读书人住在这里,夏天在走廊上看壁画,忽见一个十五六岁的白衣美女,姿貌绝异,因诱至于室,两人情款甚密。白衣女子临走时,以白玉环相赠。读书人站到寺门楼暗处,目送白衣女子,只见她走了百步就不见了。他下楼来寻到那里,只见有百合苗一枝,白花艳伟。他挖出一看,其根如拱,不类寻常百合,仍旧把它栽好。回到房中,见那白玉环还放在那里。

【现代研究】

百合中含淀粉、蛋白质、脂肪、多种氨基酸、多种微量元素、多种维生素及膳食纤维等营养素。现代医学发现,药用百合球茎中含有多种生物活性成分,主要有百合多糖、生物碱、皂苷、类黄酮等[1]。

现代药理研究表明,百合在抗疲劳、抗抑郁、抗肿瘤、降血糖、抗氧化、免疫调节、止咳等方面有很好的疗效。[2]

酸浆

味酸,平。

主治热烦满,定志,益气,利水道。

---

[1]　艾庆燕,康思源,赵豫凤.中药百合的研究与应用[J].延安大学学报(医学科学版),2016,14(2):63－65.

[2]　李艳,苗明三.百合的化学、药理与临床应用分析[J].中医学报,2015,30(7):1021－1023.

产难吞其实,立产。

一名醋浆。生荆楚^①川泽。

【注释】

① 荆楚:春秋战国时代的楚国,位于荆州,故称为荆楚。包括现今湖北全省。

【译文】 酸浆,味酸,性平。主治发热烦闷,能安定神志、补益气力、通利水道。难产的孕妇,服用酸浆的果实后,很快就能分娩。又名醋浆,产于荆楚的川泽中。

【按语】 许亮等[1]考证认为,在历代本草著作中,酸浆存在着不同的原植物,经过考证,它的正品应该是茄科酸浆属药用植物 *Physalis alkekengi* L.var. *franc hetii*(Mast.)Makino。

《中药大辞典》记载本品为茄科酸浆属植物酸浆 *Physalis alkekengi* L. 及挂金灯 *P. alkekengi* L. var. *francheti*(Mast.)Makino 的全草。6～9 月采收,鲜用或晒干。

【历代名医汇讲】

功效主治 《本草发明》:酸浆根、苗、实主治不同。其实主产难,吞下立产。治热烦满,定志益气,利水道。采叶阴干,用根捣汁,极苦,治黄疸效。实亦主黄病。

内子如樱珠,红熟,小儿食,可除热。

《本经逢原》:《本经》主热烦满,定志,益气,利水道。《发明》酸浆利湿除热清肺,治咳化痰,痰热去而志定气和矣。又主咽喉肿痛。盖此草治热痰咳嗽。

【现代研究】

酸浆的全草、宿萼、根及其果实和籽均含有许多有用的化学成分,包括甾体类、生物碱类、甾醇类、脂类、无机元素、色素类、氨基酸类、糖类及其他成分等[2]。

酸浆具有多种生理功效,如抗氧化、降压和利尿、抗菌、镇痛、消

[1] 许亮,孙鹏,王冰.酸浆的本草考证[J].中医药学刊,2005,23(5):908-909.
[2] 武海燕,索全伶,李俊.药用植物酸浆的研究进展[J].内蒙古石油化工,2007,2(5):5-8.

炎、强心、催产、抗癌和降低血脂等[1]。

淫羊藿

味辛,寒。

主治阴痿、绝伤、茎中痛,利小便,益气力,强志。一名刚前①。生上郡②阳山山谷。

【注释】

① 刚前:森立之《本草经考注》:"刚前者,令前阴刚强之谓也。"

② 上郡:战国魏置,秦初 36 郡之一,郡治肤施县(今陕西绥德县)。西汉、东汉时沿置,郡治未变。

【译文】 淫羊藿,味辛,性寒。主治阳痿、筋骨损伤或折断、阴茎疼痛,能通利小便、补益气力、增强记忆力。又名刚前,产于上郡的阳山山谷中。

【按语】 梁海锐等[2]考证认为小檗科淫羊藿属植物心叶淫羊藿 *Epimedium brevicornu* Maxim 是最早使用并沿用至今的淫羊藿品种之一,其分布甚广,是淫羊藿的主要来源。最早和历代使用的淫羊藿还有本属的其他数种植物。

《中华人民共和国药典》规定品种为小檗科植物淫羊藿 *Epimedium brevicornu* Maxim.、箭叶淫羊藿 *Epimedium sagittatum* (Sieb. et Zucc.) Maxim.、柔毛淫羊藿 *Epimedium pubescens* Maxim. 或朝鲜淫羊藿 *Epimedium koreanum* Nakai 的干燥叶。夏、秋季茎叶茂盛时采收,晒干或阴干。

【历代名医汇讲】

1. **药名释名** 《本草经集注》:一名刚前。服此使人好为阴阳。西川北部有淫羊,一日百遍合,盖食藿所致,故名淫羊藿。

---

[1] 张娜,别智敏,秦文静.酸浆的化学成分及生理功效[J].吉林医药学院学报,2008,29(2):104.

[2] 梁海锐,李家实,阎文玫,等.中药淫羊藿的商品调查和本草考证[J].中药通报,1988,13(12):7-10.

2. 功效主治 《本草发明》：淫羊藿助阳，利水脏，致人淫欲，故《本草》主阴痿绝伤，茎中痛，妇人绝阴无子，利小便，益气力，补腰膝，强志，坚筋骨，四肢拘急不仁，老人昏耗健忘，一切冷风，下部疮，洗出虫，消瘰疬赤痈。丈夫久服无子，得非助人淫欲，多走泄真元欤？偏风手足不随，皮肤不仁，用仙灵脾浸酒，封瓶口，常服自验。益阳，理腰膝，冷饮之，常令醺醺，勿大醉。

3. 服食养生 《本草乘雅半偈》：但不可久服，以有余于用，不足于体，令人无子故也。

【现代研究】

淫羊藿是临床上常用的中药，主要含有淫羊藿总黄酮、淫羊藿苷、淫羊藿多糖、生物碱、植物甾醇、萜类化合物、绿原酸等营养成分及其他生物活性成分[1]。

淫羊藿具有阻止骨质疏松、调节雄性发育、调节免疫、抗氧化、延缓衰老、抗肿瘤、抗肝毒素及舒张血管作用[2]。

王孙

味苦，平。

主治五脏邪气、寒湿痹、四肢疼酸、膝冷痛。生海西①川谷。

【注释】

① 海西：古县名。汉初置海西县，属东海郡，后汉属广陵郡。在今江苏灌南县。

【译文】 王孙，味苦，性平。主治五脏邪气结聚、寒湿痹痛、四肢酸痛、膝部冷痛。产于江苏灌南县的川谷中。

【按语】《中药大辞典》记载本品为百合科重楼属植物巴山重楼

［1］ 王焕珍，柴艺汇，陈云志.淫羊藿化学成分与药理作用研究进展［J］.亚太传统医药，2016，12(7)：63.
［2］ 王可可，龚其海.淫羊藿化学成分及药理作用的研究进展［J］.中国民族民间医药，2015，24(19)：16.

Paris bashanensis Wang et Tang 的根茎。但李恒[1]经过考证,认为把重楼称为"王孙",是根源于李时珍的误会。

《神农本草经》中的王孙究为何物,现在已不清楚。虽有一些考证,并未得到公认。

【历代名医汇讲】

功效主治 《本草发明》:王孙能除风湿气,故主五脏邪气,寒湿痹,四肢酸疼,膝冷痛,疗百病,益气。又云:主金疮,破血,生肌肉,止痛,赤白痢,补虚益气,除脚肿。

爵床

味咸,寒。

主治腰脊痛,不得著床①,俯仰艰难②。除热,可作浴汤。生汉中川谷。

【注释】

① 不得著床:因腰痛不能平卧床上。

② 俯仰艰难:因腰痛屈身弯腰或挺直腰板都很困难。

【译文】 爵床,味咸,性寒。主治腰脊疼痛不能卧床、屈身挺身都十分困难,能清除热邪,可煎汤以供洗浴。产于陕西汉中的川谷中。

【按语】 刘晓龙等[2]根据历代本草记载考证认为,始载于《神农本草经》的爵床应是唇形科香薷属植物野草香 *Elsholtzia cypriani* (Pavol.) S. Chow ex Hsu.,而不是爵床科爵床属植物爵床。

《中药大辞典》记载本品为爵床科爵床属植物爵床 *Rostellularia procumbens* (L.) Nees 的全草。8～9 月盛花期采收,割取地上部分,晒干。

［1］ 李恒.蚤休、重楼和王孙[J].广西植物,1986,6(3):187 - 192.

［2］ 刘晓龙,尚志钧.爵床与紫葛的本草考证[J].时珍国药研究,1993,4(1):1.

【历代名医汇讲】

1. 药名释名 《本经逢原》：俗名赤眼老母草。

2. 功效主治 《本经逢原》：《本经》主腰脊痛不得着床，俯仰艰难。除热可作汤浴。《发明》爵床善通血脉。苏恭言，疗血胀下气，杖疮，捣汁涂之立瘥。

【现代研究】

爵床的化学成分主要为木脂素及其苷类，木脂素的主要结构类型为芳基萘内酯型，包括 1-苯代萘内酯、4-苯代萘内酯两种结构类型。近年来，日本和我国台湾学者又陆续从中分离得到了几个新的木脂素苷[1]。

爵床的相关药理、药效、毒理研究相对缺乏。

王瓜

味苦，寒。

主治消渴、内痹①、瘀血、月闭②、寒热、酸疼，益气，愈聋。一名土瓜。生鲁地③平泽。

【注释】

① 内痹：据尚志钧《神农本草经校注》，即内脏痹证。

② 月闭：即妇女闭经。

③ 鲁地：战国时鲁国之地。后指今山东鲁南、鲁中地区。

【译文】 王瓜，味苦，性寒。主治消渴、内脏痹证、血瘀、闭经、恶寒发热、身体酸痛，能补益气力、恢复听力。又名土瓜，产于鲁地的平泽中。

【按语】

张树人[2]考证认为，《神农本草经》中的王瓜不是今栝楼属植物王瓜，而是葫芦科植物赤瓟 *Thladiantha dubia* Bge.，沈保安[3]也持

[1] 吴威巍,缪刘萍,王鑫杰.爵床化学成分研究[J].中成药,2013,35(5)：985.

[2] 张树人.王瓜和玉瓜的本草考辨[J].中药材,1994,17(3)：43-44.

[3] 沈保安.预知子、王瓜及燕覆子的本草考证[J].时珍国药研究,1993,4(4)：5-7.

同样观点，但认为王瓜不仅只赤瓟，还有南赤瓟 *T. nudiflora* Hemsl.。

《中药大辞典》记载本品为葫芦科栝楼属植物王瓜 *Trichosanthes cucumeroides*（Ser.）Maxim.的果实。10 月果熟后采收，鲜用或连柄摘下，防止破裂，用线将果柄串起，挂于日光下或通风处干燥。

【历代名医汇讲】

功效主治　《本草发明》：王瓜苦寒，能润心肺，发结之药。《本草》主消渴、小便遗数不禁，解蛊毒，却黄病、黄疸、内痹。其子炒用，疗下痢赤白、肠风肺痿，止血溢、血泄。根捣汁，去小儿闪癖痞满，天行热疾，发狂，诸邪气热结，痰疟暴生。不宜多服，恐吐下。根煎汤，破血癥瘕及损伤瘀血痛，通月闭，下乳汁不通，逐骨节中伏水，清头项瘘疮，去湿痹酸疼，散痈肿堕胎。

【现代研究】

现代研究缺乏，有报道王瓜根中提取的葫芦素成分，王瓜根葫芦素 B、维生素 E 对鼻咽癌细胞具有较强的杀伤作用，是王瓜根抗癌的有效活性成分，它同时能促进正常淋巴细胞的转化功能，因而有较好的临床应用价值[1]。

马先蒿

味苦，平。

主治寒热、鬼疰、中风、湿痹、女子带下病、无子。一名马屎蒿。生南阳川泽。

【译文】　马先蒿，味苦，性平。主治恶寒发热、鬼疰、中风、湿痹、女子带下病、不孕不育。又名马屎蒿，产于南阳郡的川泽中。

【按语】　何希荣[2]考证认为《神农本草经》等所载的马先蒿是

［1］　梁荣能，吴伯良，莫志贤.王瓜根有效活性成分对鼻咽癌细胞的杀伤作用
　　　　［J］.中药药理与临床，1999（4）：18.
［2］　何希荣.古本草马先蒿基源小考［J］.中国中药杂志，1998，23（6）：326 -
　　　　327.

玄参科植物返顾马先蒿和其同属近缘植物。

《中药大辞典》记载本品为玄参科马先蒿属植物返顾马先蒿 *Pedicula risresupinata* L.的根。7～9月采挖,晒干。

【历代名医汇讲】

功效主治　《本草经集注》:主治寒热鬼疰、中风、湿痹、女子带下病、无子。主恶疮。

【现代研究】

化学成分:玄参科马先蒿属植物有记载入药的达50余种,目前已经从该属植物中分离出了生物碱、环烯醚萜苷、苯丙素苷、黄酮等多种生物活性物质,分离出的黄酮类化合物包括木樨草素、芹菜素、槲皮素、山奈酚等。李冲等分离出了酚苷类化合物。刘志民等从该属植物中分离出了木脂素衍生物、甾醇类化合物。杨淑英等分离出了脂肪酸及多种有机酸。

药理研究:该属植物的药理学研究主要集中于对苯丙素苷类的研究,药理实验证明,从马先蒿属植物中分离得到的苯丙素苷类具有清除自由基、延缓骨骼肌疲劳、抗肿瘤、DNA碱基修复作用、抗溶血、抗ADP诱导的血小板凝聚等多种生理活性,另外环烯醚萜苷类具有提高机体免疫力、保肝、降压、利尿等多种生理活性[1]。

莨菪[1]子

味苦,寒。

主治齿痛出虫[2]、肉痹[3]拘急。使人健行[4]见鬼[5],多食令人狂走[6]。久服轻身,走及奔马[7],强志,益力,通神。一名行唐。生海滨川谷。

【注释】

① 莨菪(làng dàng):音"浪荡"。

[1]　吴臻,李发荣,杨建雄.马先蒿属药用植物研究进展[J].时珍国医国药,2002,13(5):305-306.

② 齿痛出虫：又称虫牙。是古人对龋齿的一种认识。《诸病源候论·齿虫候》："齿虫,是虫食于齿,齿根有孔,虫在其间,亦令齿疼痛。食一齿尽,又度食余齿。"

③ 肉痹：中医病名。即肌痹。《素问·长刺节论》："病在肌肤,肌肤尽痛,名曰肌痹。"

④ 健行：善于行走。健,善于。

⑤ 见鬼：出现幻觉,如见鬼神。

⑥ 狂走：疯狂奔跑。走,奔跑。

⑦ 走及奔马：追得上飞奔的马。

【译文】 莨菪子,味苦,性寒。主治龋齿、肌痹而筋肉拘挛,能使人持续行走而不觉疲倦、出现幻觉,服用过量能使人发狂而奔跑。长期服用,能使身体轻健以至奔跑起来能追上奔驰的骏马,记忆力增强,气力充沛,与神明相通。又名行唐,产于海滨的川谷中。

【按语】 肖新月等[1]考证,古代本草记载的莨菪子(天仙子)药材性状和原植物形态特征,产地都与《中国植物志》和中国药典收录的天仙子 *H.niger* 的原植物及药材的特征相符。故可以肯定古代使用至今的天仙子为茄科植物天仙子 *H.niger* 的种子。

《中华人民共和国药典》本品通用名为天仙子,规定品种为茄科植物莨菪 *Hyoscyamus niger* L.的干燥成熟种子。夏、秋两季果皮变黄色时,采摘果实,暴晒,打下种子,筛去果皮、枝梗,晒干。

【历代名医汇讲】

1. **功效主治** 《本经逢原》：《本经》主齿痛,出虫,肉痹拘急,多食令人狂走。

《发明》莨菪入癫狂方用,然皆用其子耳。故言勿令子破,破则令人发狂。《本经》治肉痹虫,用其毒以攻治也。《千金》治石痈坚硬不作脓者,今人用根治噎膈反胃,取其性走以祛胃中留滞之邪,噎膈得以暂开。

《长沙药解》：清厥阴之郁热,止风木之疏泄。秦皮苦寒酸涩,专

［1］ 肖新月,杨兆起.中药天仙子的本草考证[J].中国中药杂志,1996,21(5)：259－261.

入厥阴,清郁蒸而收陷泄。其诸主治,通经脉,开痹塞,洗目赤,收眼泪,去瘴翳,除惊痫,收崩带,止泄痢。

2.服食养生 《本草崇原》:久服轻身,使人健行,走及奔马者,下品之药,不宜久服,故又曰:多食令人狂走,戒之也。

【民俗文化】

《本草纲目》:〔时珍曰〕莨菪之功,未见如所说,而其毒有甚焉。煮一二日而芽方生,其为物可知矣。莨菪、云实、防葵、赤商陆皆能令人狂惑见鬼,昔人未有发其义者。盖此类皆有毒,能使痰迷心窍,蔽其神明,以乱其视听故耳。唐安禄山诱奚契丹,饮以莨菪酒,醉而坑之。

又嘉靖四十三年二月,陕西游僧武如香,挟妖术至昌黎县民张柱家,见其妻美。设饭间,呼其全家同坐,将红散入饭内食之。少顷举家昏迷,任其奸污。复将魔法吹入柱耳中。柱发狂惑,见举家皆是妖鬼,尽行杀死,凡一十六人,并无血迹。官司执柱囚之。十余日柱吐痰二碗许,闻其故,乃知所杀者皆其父母兄嫂妻子姊侄也。柱与如香皆论死。世宗肃皇帝命榜示天下。观此妖药,亦是莨菪之流尔。方其痰迷之时,视人皆鬼矣。解之之法,可不知乎?

【医案】

《本草纲目》:〔颂曰〕《本经》言性寒,后人多云大热。而《史记·淳于意传》云:淄川王美人怀子不乳。饮以莨菪药一撮,以酒饮,旋乳。且不乳岂热药所治? 又古方主卒癫狂亦多单用莨菪,岂果性寒耶?

【现代研究】

化学成分:含生物碱 $0.06\% \sim 0.2\%$、莨菪碱(Hyoscyamine) $0.02\% \sim 0.2\%$,东莨菪碱、莨菪胺(Scopolamine,hyoscine) $0.01\% \sim 0.08\%$,另含脂肪油可达 25%,尚含甾醇和蛋白质。阿托品在提取过程中得到稳定的消旋莨菪碱(d,1 - hyoscyamine)[1]。天仙子被证

[1] 王敏,李俊松.天仙子药理作用研究概述[J].长春中医学院学报,2003,19(1):56.

实还含有香豆素类、黄酮类、甾醇类、单宁和萜类化合物[1]。

药理作用：本品所含生物碱具有广泛的药理作用。阿托品的作用机制是竞争性拮抗 Ach 或拟胆碱药对 M 胆碱受体的刺激作用。小剂量阿托品就能阻断 Ach 或拟胆碱药与受体结合，拮抗它们的作用。阿托品阻断各种 M 受体亚型的选择性低，对 M1、M2、M3 受体的亲和力一样，故同时出现阻断。东莨菪碱中枢镇静及抑制腺体分泌作用强于阿托品，其外周抗胆碱作用和阿托品相似，仅作用强度略有差别[2]。

毒理研究：中毒机制主要是通过麻痹副交感神经的神经末梢，产生典型的毒蕈碱样作用，进而产生中枢抗胆碱作用。中毒表现有口干、吞咽困难、声音嘶哑、皮肤和黏膜干燥潮红、头痛、发热、心动过速、瞳孔散大、视力模糊、排尿困难，严重者可致谵妄、狂躁、眩晕，或表现反应迟钝、精神衰颓、昏睡等抑制症状，最后可因血压下降、呼吸衰竭而死亡[3]。

夏枯草

味苦、辛，寒。

主治寒热、瘰疬①鼠瘘、头疮，破癥、散瘿②结气、脚肿湿痹，轻身。一名夕句，一名乃东。生蜀郡川谷。

【注释】

① 瘰疬(luǒ lì 裸立)：中医病名。指生于颈部的一种感染性外科疾病。在颈部皮肉间可扪及大小不等的核块，互相串联，其中小者称瘰，大者称疬，统称瘰疬。

［1］ A. U. Khan, A. H. Gilani. Cardiovascular inhibitory effects of Hyoscyamus niger[J]. Methods Find Exp Clin Pharmacol, 2008, 30(4)：295 - 300.

［2］ 罗琼，郝近大，杨华，等. 葛根的本草考证[J]. 中国中药杂志，2007，32(12)：1141 - 1144.

［3］ 蒋一帆，高建超，田春华. 毒性药材天仙子的文献研究及风险探讨[J]. 中国药物警戒，2016，13(3)：166.

② 瘿：又称瘿瘤、中医病名。指多因郁怒忧思过度，气郁痰凝血瘀结于颈部，或生活在山区与水中缺碘有关的病。可分为"气瘿""肉瘿"及"石瘿"等。

【译文】 夏枯草，味苦、辛，性寒。主治恶寒发热、瘰疬、鼠瘘、头疮、脚肿、湿痹，能破除腹部、颈部的各类积块结气，使身体轻健。又名夕句、乃东，产于蜀郡的川谷中。

【按语】 郭巧生等[1]考证认为，古代正品夏枯草基源植物主要来源于唇形科夏枯草属夏枯草 *Prunella vulgaris*、山菠菜（长冠夏枯草）*P. asiatica*。陈宇航等[2]考证认为，夏枯草入药部位古今存在差异，传统为带穗全草，现今单用半枯或成熟果穗。

《中华人民共和国药典》记载本品为唇形科植物夏枯草 *Prunella vulgaris* L.的干燥果穗。夏季果穗呈棕红色时采收，除去杂质，晒干。

【历代名医汇讲】

功效主治 《神农本草经疏》：夏枯草得金水之气，故其味苦辛，而性寒无毒。为治瘰疬、鼠瘘之要药。入足厥阴、少阳经。丹溪谓其补厥阴肝家之血。又辛能散结，苦寒能下泄除热，故治一切寒热，及消瘰疬鼠瘘，破癥散瘿结气。头疮皆由于热，脚肿湿痹无非湿热所成，热消结散湿去，则三证自除而身亦轻矣。

《本草发明》：能益阴，攻坚活血，故主破癥坚、瘿瘤结气，散瘰疬、鼠瘘头疮，主寒热脚肿、湿痹，轻身。丹溪曰：善补养厥阴血脉。治肝虚目痛，冷泪不止，羞明。久之昏花，用夏枯草五钱，香附一两为散，茶调服，神效。

【现代研究】

夏枯草为临床常用中药，主要含有三萜及其苷类、甾醇及其苷类、黄酮类、香豆素、有机酸、挥发油及糖类等成分，还有生物碱、无机

[1] 郭巧生，陈宇航.夏枯草基源植物及其食疗历史考证[J].中国中药杂志，2011,36(21)：3057-3062.

[2] 陈宇航，郭巧生，王澄亚.夏枯草本草及其入药部位变化的考证[J].中国中药杂志,2010,35(2)：242-245.

盐、维生素等成分,其无机盐水溶性成分以氯化钾为主,维生素类成分为维生素 A、维生素 B、维生素 C 等常见种类。

现代药理:夏枯草具有降糖作用,其机制可能与促进胰岛素分泌或增加组织对糖的转化利用有关;水煎剂具有降血压作用,静脉注射对麻醉大鼠的舒张压和收缩压有显著降低作用;对免疫器官影响研究证实,水煎剂还具有广谱抗菌活性,有轻微抗淋球菌作用,对耐药金葡菌敏感,其作用优于盐酸去甲万古霉素;夏枯草除了具有能抑制炎症反应这样的非特异性免疫功能外,对特异性免疫机能也表现了相当强的抑制作用;夏枯草还具有抗病毒和抗突变、抗癌作用,其挥发油具有解热、抗炎、抗菌、平喘和镇痛作用,有似樟脑样清凉刺激之感,香气强烈,可用于医药和化妆品[1]。

翘根

味甘,寒、平。

主下热气①,益阴精,令人面悦好②,明目。久服轻身,耐老。生嵩高平泽。

【注释】

① 下热气:清泻热邪。

② 面悦好:脸色润泽姣好。悦,悦泽、美好润泽的样子;好,本义为美,貌美。

【译文】 翘根,味甘,性寒、平。主要能清泄热邪、补益阴精,使人容貌润泽姣好、视力增强。长期服用,能使身体轻健、青春常驻。产于嵩山的平泽中。

【按语】 王家葵[2]考证认为翘根当为鼠尾草根。《本草纲目》误将翘根与连翘合并,认为即连翘根。

[1] 薛明,冯怡,徐德生.夏枯草化学成分及药理作用的研究概况[J].江苏中医药,2005,26(5):55-56.

[2] 王家葵.《本草纲目》校正项误并药物考[J].时珍国药研究,1993,4(2):1-3.

《中药大辞典》记载本品为木樨科连翘属植物连翘 *Forsythia suspensa*（Thunb.）Vahl 的根。10～12 月挖根，切段或片，晒干。

【历代名医汇讲】

1. 性味运气 《本草经集注》：味甘，寒、平，有小毒。

2. 功效主治 《本草经集注》：主治下热气，益阴精，令人面悦好，明目。

3. 产地生境 《本草崇原》：《本经》翘根生嵩高平泽，二月八月采，陶隐居曰：方药不用，人无识者。王好古曰：此即连翘根也。

4. 服食养生 《本草经集注》：久服轻身，耐老。以作蒸饮酒病人。

淮木

味苦，平。

主治久咳上气、伤中、虚羸、女子阴蚀、漏下、赤白沃。一名百岁城中木。生晋阳①平泽。

【注释】

① 晋阳：古地名。故址在今山西省太原市晋源区。

【译文】 淮木，味苦，性平。主治长期咳嗽而气喘、中焦脾胃损伤、身体虚弱消瘦、女子阴中生疮、月经停止后又见下血淋漓不断、女子带下赤白。又名百岁城中木，产于晋阳的平泽中。

【按语】 本草文献记载的淮木，从陶弘景时已成为有名无用之药，至今不知其基源。刘校等[1]结合淮木的名称及功效，推测《神农本草经》淮木应为银杏科植物银杏，有一定参考价值。

【历代名医汇讲】

功效主治 《本草经集注》：主治久咳上气，伤中，虚羸，补中益

---

［1］ 刘校，王德群.《神农本草经》淮木考证［A］.见：第十八届全国药学史暨本草学术研讨会学术论文集［C］.合肥：中国药学会药学史分会，2015：88 - 90.

气，女子阴蚀。漏下，赤白沃。

干姜

味辛，温。

主治胸满、咳逆上气，温中，止血，出汗①，逐风湿痹、肠澼下痢。

生者②尤良。

久服去臭气，通神明。生犍为川谷。

【注释】

① 出汗：即发汗。

② 生者：即生姜。指新鲜、未晒干，含水分及挥发油的姜。

【译文】　干姜，味辛，性温。主治胸闷、咳逆气喘、风湿痹痛、泄泻痢疾及便有脓血，能温煦中焦脾胃、止血、发汗。新鲜的姜效果更好。长期服用，能去除臭气、与神明相通。产于犍为的川谷中。

【按语】　据本草考证，干姜药用品种古今一致。只在《神农本草经》时期，生姜尚未分列，与干姜混用。至张仲景《伤寒论》中已经生姜、干姜分别使用。

《中华人民共和国药典》记载本品为姜科植物姜 *Zingiber officinale* Rose.的干燥根茎。冬季采挖，除去须根和泥沙，晒干或低温干燥。趁鲜切片晒干或低温干燥者称为"干姜片"。

【历代名医汇讲】

1. **药名释名**　《本草崇原》：干姜用母姜晒干，以肉浓而白净，结实明亮如天麻者为良，故又名白姜。

2. **性味运气**　《本草经疏》：味辛，温、大热，无毒。

《疏》：干姜禀天地之阳气，故味辛而气温，虽热而无毒。干姜炒黑能引诸补血药人阴分，血得补则阴生而热退，血不妄行矣。

3. **功效主治**　《长沙药解》：燥湿温中，行郁降浊，补益火土，消纳饮食，暖脾胃而温手足，调阴阳而定呕吐，下冲逆而平咳嗽，提脱陷而止滑泄。

《本草思辨录》：干姜以母姜去皮依法造之，色黄白而气味辛温，体质坚结，为温中土之专药，理中汤用之，正如其本量。其性散不如守，故能由胃达肺而无泄邪、出汗、止呕、行水之长。炮黑亦入肾，而无附子乌头之大力。凡仲圣方用干姜，总不外乎温中，其故可玩索而得也。

【现代研究】

干姜中主要含有挥发油类成分与非挥发性成分。① 挥发油类成分，主要包括 3-丁基-丁醛、2-甲基戊醛、己醛、α-蒎烯、莰烯、香桧烯、β-蒎烯、月桂烯、α-水芹烯、δ-3-蒈烯、α-松油烯、γ-松油烯、异松油烯、二甲基苏合香烯、紫苏烯、胡椒烯、β-榄香烯、α-姜黄烯、γ-荜澄茄烯、β-没药烯、1,8-桉油素、2-庚醇、芳樟醇、小茴香醇、姜醇、松油烯-4-醇、α-松油醇、桃金娘醇、反-胡椒醇、香茅醇、橙花醇、橙花叔醇、榄香醇、β-桉叶醇、6-姜醇、牛儿醇、牛儿醛、乙酸-2-庚脂、乙酸龙脑酯、乙酸香茅酯、乙酸牛儿酯、邻苯二甲酸二丁酯、对-丙烯基茴香醚、十六烷酸、姜酚、姜烯酮 A、6-姜辣二酮、6-姜辣烯酮、壬酮、姜酮等。② 非挥发性成分，干姜中除了含有上述挥发性成分外，还含有一些非挥发性成分，如棕榈酸、环丁二酸酐、β谷甾醇、胡萝卜苷等。

现代药理学研究表明，干姜具有镇痛抗炎、抗肿瘤、抗溃疡、抗缺氧、改善局部血液循环等多种药理作用[1]。

松萝

味苦，平。

主瞋怒①、邪气，止虚汗②出、风头、女子阴寒肿痛。一名女萝③。生熊耳④川谷。

[1] 营大礼.干姜化学成分及药理作用研究进展[J].中国药房,2008,19(18):1435.

【注释】

① 瞋（chēn 抻）怒：同嗔怒，发怒。

② 虚汗：泛指因人体虚或久病的自汗、盗汗等现象。

③ 女萝：森立之《本草经考注》："女者，细小柔软之义。天门冬一名女木，菟丝子一名王女。可以征矣。萝即罗网，字从艸者，此物细缕缠缀，有似罗网，故名。"

④ 熊耳：山名。在河南省宜阳县。为秦岭东段支脉。

【译文】 松萝，味苦，性平。主治发怒、邪气结聚、虚汗、风邪上犯头部、女子阴部寒凝肿痛。又名女萝，产于河南熊耳山的川谷中。

【按语】 《中药大辞典》记载本品为松萝科松萝属植物长松萝 *Usnea longissima* Ach.、环裂松萝 *U. diffracta* Vain 的地衣体。6～9月采收，切段，晒干。

【历代名医汇讲】

1. *功效主治* 《本草发明》："《别说》云：主嗔怒邪气，止虚汗头风，女子阴寒肿。煎浓汁可吐客痰热，截温疟，利水道，破血生肌。同琥珀同扫顶上疮痏，去项间瘿瘤。"

2. *产地生境* 《本草经集注》：生熊耳山川谷松树上。五月采，阴干。东山甚多，生杂树上，而以松上者为真。

【现代研究】

化学成分：松萝主要含有巴尔巴地衣酸（bar-batic acid）、松萝酸（usnic acid）、地弗地衣酸（diffractaic acid）、拉马酸（ramalic acid）、地衣聚糖（lichenin）、长松萝多糖、扁枝衣酸乙酯（ethyl everninate）等。

药理作用：① 抗菌、杀虫作用，松萝属地衣在民间广泛用于抗菌、杀虫方面的治疗已有很久的历史。近代开展的大量研究进一步证实了地衣的抗菌作用。其主要抗菌、杀虫作用的成分是松萝酸及缩酚类物质，松萝酸及其松萝酸钠盐临床上对外伤、化脓性创伤、轻度烧伤、烫伤、脚气化脓及妇科阴道滴虫病、子宫颈腐蚀、乳头裂等有一定的疗效，并对原虫有较强的杀伤作用，对结核杆菌有抑制作用，德国以 Evosinl（松萝酸、去甲环萝酸），Evosinn（松萝酸、袋衣酸、袋衣幽酸）两种产品在医疗中使用。② 抗氧化作用，实验研究证实长松萝水溶性物质具有抗氧化作用。③ 抗肿瘤作用,松萝酸(usnic acid,62)是抗肿瘤方面被研究较多的地衣物质,它的抗肿瘤活性在20 世纪 80 年代已经被发现,长松萝中提取分离的松萝酸(ED50 1.0 g/L)具有明显的抑制由杀鱼毒素 telcocidinB - 4(一种有效的肿瘤加速剂)诱导的埃-巴二氏病毒 Epstein-Barr virus 的活性。此外,长松萝多糖也有很高的抗癌活性。④ 解热、镇痛作用,研究从破茎松萝中提取分离得到松萝酸和地弗地衣酸,通过醋酸扭体和压尾法分别测其对小鼠的镇痛作用,并观察对小鼠正常体温及 LPS 诱导高热的影响,结果表明这两种化合物为解热镇痛作用的有效成分。⑤ 甲醇提取物具有抗血小板和抗血栓活性[1]。

白棘①

味辛,寒。

主治心腹痛、痈肿,溃脓②,止痛。一名棘针。生雍州川谷。

【注释】

① 棘(jí):音"及"。

② 溃(huì 会)脓:溃烂化脓。

【译文】 白棘,味辛,性寒。主治心腹疼痛、痈肿、疮疡溃破流脓,能止痛。又名棘针,产于雍州的川谷中。

【按语】 谢志民[2]考证认为,鼠李科枣属植物酸枣 *Ziziphus jujuba* Mill. var. spinosa (Bunge) Hu ex H. F. Chow,即古代的棘,白棘、棘针、棘刺乃其枝上刺也。

《中药大辞典》记载本品为鼠李科枣属植物酸枣 *Ziziphus jujube* Mill.的棘刺。常年均可采,晒干。

———————

[1] 拉喜那木吉拉,包海鹰,图力古尔.松萝属地衣类化学成分及药理活性研究进展[J].中国中药杂志,2013,38(4):542 - 543.

[2] 谢志民.棘针、棘刺的本草考证[J].西北药学杂志,1992,7(1):39 - 40.

【历代名医汇讲】

功效主治 《本经逢原》:《发明》白棘乃小枣树上针,故能决刺破结。《本经》主痈肿溃脓,与皂刺不甚相远。《别录》治丈夫虚损、阴痿、精自出,补肾气,益精髓,疗喉痹不通。又治腹胁刺痛,尿血痔漏,皆取其透达肝肾二经也。

蜀椒

味辛,温。

主治邪气咳逆,温中,逐骨节皮肤死肌[1]、寒湿痹痛,下气。久服之头[2]不白,轻身增年。生武都川谷。

【注释】

[1] 逐骨节皮肤死肌:治疗骨骼、皮肤、肌肉的麻木不仁。

[2] 头:头发。

【译文】 蜀椒,味辛,性温。主治邪气结聚所致咳逆、骨节肌肤麻木失去感觉、寒湿痹痛,能温煦中焦脾胃、导气下行。长期服用,能使头发不白、身体轻健、寿命长久。产于武都的川谷中。

【按语】 参见“秦椒”。

【历代名医汇讲】

1. 性味运气 《本经逢原》:辛温,小毒。

用蜀产者微辛不辣,色黄者气味微辛,散心包之火最胜。色红者气味辛辣,壮命门之火最强。形如鸽铃者真,以子种出,其叶十三瓣者蜀椒也,闭口者有毒伤人,误中其毒吐沫者,地浆水解之。

2. 功效主治 《长沙药解》:暖中宫而温命门,驱寒湿而止疼痛,最治呕吐,善医泄利。

蜀椒辛温下行,降冲逆而驱寒湿,暖水土而温中下。消宿食停饮,化石水坚瘕,开胸膈痹结,除心腹寒疼,止呕吐泄利,疗黄疸水肿。坚齿发,暖腰膝,开腠理,通关节,行血脉,除肿痛,缩小便,下乳汁,破瘀血,杀蛔虫。椒目泄水消满。椒目下气,善治耳鸣盗汗。

3. 服食养生 《本草经集注》:久服之头不白,轻身,增年。开腠理,通血脉,坚齿发,调关节,耐寒暑,可作膏药。多食令人乏气,口闭者杀人。

【医案】

《本草纲目》:一妇年七十余,病泻五年,百药不效。予以感应丸五十丸投之,大便二日不行。再以平胃散加椒红、茴香,枣肉为丸与服,遂瘳。每因怒食举发,服之即止。此除湿消食,温脾补肾之验也。

药实根

味辛,温。

主治邪气、诸痹疼酸,续绝伤,补骨髓。一名连木。生蜀郡山谷。

【译文】 药实根,味辛,性温。主治邪气结聚、各种痹痛酸楚,能续补筋骨损伤或折断、充填骨髓。又名连木,产于蜀郡的山谷中。

【按语】 药实根,《本草经集注》已无注,不详其为何物。

【历代名医汇讲】

功效主治 《本草经集注》:主治邪气,诸痹,疼酸,续绝伤,补骨髓。

麝香

味辛,温。

主辟恶气①,杀鬼精物、温疟、蛊毒、痫痉,去三虫。久服除邪,不梦寤魇寐。生中台②川谷。

【注释】

① 辟恶气:辟除恶气。

② 中台:山峰名。为五台山之中台,泛指五台山,位于山西忻州。

【译文】 麝香,味辛,性温。主治温疟、痫痉,能驱除鬼精物、蛊毒、多种寄生虫等秽气与毒物。长期服用,能使邪毒远离、睡眠安稳祥和。产于五台山的川谷中。

【按语】　《中华人民共和国药典》规定品种为鹿科动物林麝 *Moschus berezovskii* Flerov、马麝 *Moschus sifanicus* Przewalski 或原麝 *Moschus moschiferus* Linnaeus 成熟雄体香囊中的干燥分泌物。我国麝香资源已经十分匮乏，濒临灭绝。现多从开源（人工饲养、人工合成、寻找代用品等）、节流（保护资源）等方面进行保护。

【历代名医汇讲】

1. 药名释名　《本草崇原》：麝形似獐而小，色黑，常食柏叶及蛇虫，其香在脐，故名麝脐香。李时珍曰：麝之香气远，故谓之麝香。

2. 功效主治　《本经逢原》：麝香辛温芳烈，为通关利窍之专药。凡邪气着人淹伏不起，则关窍闭塞，辛香走自内达外，则毫毛骨节俱开，从此而出。故《本经》有辟恶气，杀鬼精物，去三虫蛊毒诸治也。其主温疟惊痫者，借其气以达病所也。严氏言，风病必先用麝香。丹溪谓风病必不可用，皆非通论。盖麝香走窍入筋，能通筋窍之不利，开经络之壅遏。若诸风、诸气、诸血、诸痛、惊痫、癥瘕，诸病经络壅闭、孔窍不利者，安得不用为引导，以开之通之。惟中风证未除而误用之，引邪入犯，如油入面莫之能出，致成痼疾，为之切戒。而救苦丹，治壅肿结块，方用硫黄、辰砂入麝烊化，隔纸压成薄片，以少许灸患处，无不立应。

《本草求真》：开关利窍，无处不到。如邪气着人淹闭不起，则关窍闭塞，登时眼翻手握，僵仆昏地。故必用此辛香自内达外，则毫毛骨节俱开，而邪始从外出。是以邪鬼精魅，三虫诸毒，皆能治也。诸风诸气闭之关窍，而不用此驱除，则病安祛？但不可过为用耳。

3. 产地生境　《本草崇原》：出羌夷者多真，最好，出隋郡、义阳、晋溪诸蛮中者亚之。出益州者，形扁多伪。凡真香，一子分作三四子，刮取血膜，杂以余物裹以四足膝皮而货之。货者又复为伪，用者辨焉。

4. 服食养生　《神农本草经百种录》：久服，除邪，不梦寤魇寐。魇寐由心气闭塞而成，香气通达则无此患。此以气为治，麝喜食香草，其香气之精，结于脐内，为诸香之冠。香者气之正，正气盛，则自能除邪辟秽也。

【现代研究】

化学成分：主要有麝香大环化合物如麝香酮等，甾族化合物如睾丸酮、雌二醇、胆甾醇，多种氨基酸如天门冬氨酸、丝氨酸，以及无机盐和其他成分如尿囊素、蛋白激酶激活剂等。

药理作用：麝香对中枢神经系统的作用是双向性的，小剂量兴奋，大剂量则抑制，增强中枢神经系统的耐缺氧能力，改善脑循环；麝香具有明显的强心作用，能兴奋心脏，增加心脏收缩幅度，增强心肌功能；麝香对由于血栓引起的缺血性心脏障碍有预防和治疗作用；麝香有一定的抗炎作用，其抗炎作用与氢化可的松相似；麝香对子宫有明显兴奋、增强宫缩作用，尤对在体妊娠子宫更为敏感，对非妊娠子宫的兴奋发生较慢，但作用持久，麝香酮能明显增加子宫收缩频率和强度，并有抗着床和抗早孕作用，且随孕期延长，抗孕作用更趋显著；本品对人体肿瘤细胞有抑制作用，浓度大则作用强，对小鼠艾氏腹水癌细胞和肉瘤 S_{180} 细胞有杀灭作用[1]。

发髲①

味苦，温。

主治五癃、关格不得小便，利水道，治小儿痫、大人痓②。仍自还③神化④。

【注释】

① 发髲(bì 毕)：头发。髲，假发。

② 小儿痫、大人痓：即大人小儿痫痓。成人和儿童因癫痫发作而筋脉抽搐拘挛之类病症。

③ 自还：即自然恢复。

④ 神化：神机之运转变化。

【译文】 发髲，味苦，性温。主治五癃、关格小便不通、大人小儿

[1] 董万超,赵伟刚,刘春华.麝香研究进展[J].特产研究,2001,2：48-58.

痫痓,能通利水道。服用发髲后,病患能恢复到身体气血运行的正常状态。

【按语】 《中华人民共和国药典》有血余炭,为人发制成的炭化物。取头发,除去杂质,碱水洗去油垢,清水漂净,晒干,焖煅成炭,放凉。

【历代名医汇讲】

功效主治 《本草经疏》:主五癃关格不通,利小便水道,疗小儿痫,大人痓。

《疏》:发者,血之余也。《经》曰:男子八岁,肾气盛,齿更发长。是发因人之血气以为生长荣枯也。故血盛之人则发润而黑,血枯之人则发燥而黄。《本经》用发髲之意,为是故尔。其味苦气温。《别录》:小寒,无毒。入手足少阴经。大人痓,小儿惊痫,皆心肝二经血虚而有热也。发为血之余,故能入心,入肝益血。微寒而苦又能泄热,所以疗小儿惊痫及大人痓也。心与小肠为表里,肾与膀胱为表里,心肾有热则二腑亦受病。此药能入心除热,入肾益阴,则水道利,五癃关格俱通矣。是以古人治惊,多用茯苓、琥珀、竹叶之类,取其分利心经之热自小肠出也。《日华子》:主止血闷血晕、金疮伤风,及煎膏长肉消瘀血者,悉取其入心走肝,益血除热之功耳。自还神化之事,未见别方,大抵以火煅之,复化而凝成血质,此即自还神化之谓。是因血而生,复还为血,非神化而何?

【现代研究】

化学成分:人的头发主含优角蛋白,此外尚含脂肪及黑色素和铁、锌、铜、钙、镁等。制炭后有机物被破坏,灰分中主含钠、钾、钙、铁、铜、锌等元素。

药理研究:具有明显的凝血、血管栓塞以及抗菌作用。临床多用于各种出血证、带状疱疹以及烧烫伤的治疗[1]。

---

[1] 董小胜,黄洁靖,张林.中药血余炭的研究进展[J].中医药导报,2009,15(12):85.

零①羊角

味咸,寒。

主明目,益气,起阴②,去恶血注下③,辟蛊毒、恶鬼不祥,安心气,常不魇寐。久服强筋骨,轻身。生石城山④川谷。

【注释】

① 零:通"羚"。

② 起阴:即壮阳。

③ 恶血注下:据尚志钧《神农本草经校注》指血痢或妇女赤带注下。

④ 石城山:在河南信阳浉河。古之冥山,亦名固城山。《太平寰宇记》记载:"石城山,《吕氏春秋》之九塞,此其一也。"

【译文】 零羊角,味咸,性寒。主要能增强视力、补益气力、壮阳、止血痢或妇女赤带注下、驱除蛊毒恶鬼等不祥秽物、安养心神、保持神志清醒而不迷惑。长期服用,能使筋骨坚实、身体轻健。产于河南石城山的川谷中。

【按语】 羚羊角,《中华人民共和国药典》规定品种为牛科动物赛加羚羊 Saiga tatarica Linnaeus 的角。

【历代名医汇讲】

1. 功效主治 《本经逢原》:羚羊属木,入厥足阴,伐肝最捷。目暗翳障,而羚羊角能平之。痘疮正面稠密不能起发,而羚羊能分之。小儿惊痫,妇人子痫,大人中风搐搦及筋寒历节痛,而羚羊角能舒之。惊骇不宁,狂越魇寐,而羚羊角能安之。恶鬼不祥,而羚羊角能辟之。恶血注下蛊毒疝痛,疮肿,产后血气,而羚羊角能散之。湿热留滞,阳气不振,阴气衰痿,而羚羊角能起之。烦悗气逆,噎塞不通,郁为寒热,而羚羊角能降之。详《本经》所主皆取散厥阴血结耳。

2. 产地生境 《本草经集注》:生石城山川谷及华阴山,采无时。今出建平宜都诸蛮中及西域,多两角者,一角者为胜。角甚多节,蹙蹙圆绕。别有山羊角极长,唯一边有节,节亦疏大,不入方用。

【现代研究】

化学成分:含有若干种无机微量元素、氨基酸、胆固醇及其酯、磷脂、脂肪酸及其甘油酯等[1]。近年来,又相继研究出羚羊角粉含有哪些氨基酸、总氮量、总磷量、总磷脂量及其胆固醇量等。羚羊角粉用硫酸水解后进行氨基酸分析,得到 17 种氨基酸：赖氨酸、组氨酸、精氨酸、天冬氨酸、苏氨酸、丝氨酸、谷氨酸、脯氨酸、甘氨酸、丙氨酸、半胱氨酸、缬氨酸、甲硫氨酸、异亮氨酸、亮氨酸、酪氨酸、丙氨酸[2]。

　　羚羊角有解热、镇静、镇痛作用,而羚羊角塞与羚羊角有相似的解热、镇静、镇痛作用。报道本品粉末及水提浸膏对环己烯戊巴比妥的睡眠时间无明显效果。羚羊角也可用于抗惊厥。羚羊角对循环系统有影响,对平滑肌也有作用。毒性方面：给小鼠口服灌胃、腹腔注射羚羊角煎剂及醇提液和水解液后观察 120 小时,未出现中毒反应和死亡。贾永康等关于羚羊角不良反应的 3 例报道,应引起我们的注意,并进行深入研究[3]。

鹿茸

味甘,温。

主治漏下、恶血、寒热、惊痫,益气,强志,生齿①,不老。

角：主治恶疮、痈肿,逐邪恶气、留血在阴中②。

【注释】

① 生齿：落齿再生。

② 留血在阴中：森立之《本草经考注》："即谓经闭也。"

【译文】　鹿茸,味甘,性温。主治月经停止后又见下血淋漓不断、溢出经脉而未消散的败坏之血、恶寒发热、惊痫,能使气力充沛、记忆力增强、齿落更生、长生不老。鹿角,主治恶疮、痈肿、闭经,能驱

[1]　廖建春.薄层扫描法测定羚羊感冒口服液中的连翘苷的含量[J].江苏药学与临床研究,2000,8(3)：30.

[2]　高士贤.中国动物药志[M].吉林：吉林科学技术出版社,1996：1040.

[3]　姜清华,翟延君,刘艳杰.名贵中药羚羊角研究进展概述[J].辽宁中医学院学报,2005,7(1)：30.

除秽恶邪气。

【按语】《中华人民共和国药典》规定品种为鹿科动物梅花鹿 *Cervus nippont* Temminck 或马鹿 *Cervus elaphus* Linnaeus 的雄鹿未骨化密生茸毛的幼角。前者习称"花鹿茸"，后者习称"马鹿茸"。

【历代名医汇讲】

功效主治《本经逢原》：鹿茸功用专主伤中劳绝腰痛，羸瘦，取其补火助阳、生精益髓、强筋健骨、固精摄便。下元虚人头旋眼黑，皆宜用之。《本经》治漏下恶血，是阳虚不能统阴，即寒热惊痫，皆肝肾精血不足所致也。角乃督脉所发，督为肾脏外垣，外垣既固肾气，内充命门相火，不致妄动，气血精津得以凝聚，扶阳固阴非他草木可比，八味丸中加鹿茸、五味子，名十补丸，为峻补命门真元之专药。

【民俗文化】

《本草纲目》：〔时珍曰〕按《澹寮方》云：昔西蜀药市中，尝有一道人货斑龙丸，一名茸珠丹。每大醉高歌曰：尾闾不禁沧海竭，九转灵丹都漫说。惟有斑龙顶上珠，能补玉堂关下穴。朝野遍传之。其方盖用鹿茸、鹿角胶、鹿角霜也。又戴元礼《证治要诀》：治头眩运，甚则屋转眼黑，或如物飞，或见一为二，用茸珠丹甚效。或用鹿茸半两、无灰酒三盏，煎一盏，入麝香少许，温服亦效。云茸生于头，类之相从也。

【现代研究】

化学成分：鹿茸化学成分比较复杂，包括有机成分和无机成分。① 有机成分包括 17 种以上氨基酸（包括人体不能合成的必需氨酸），9 种脂肪酸（生物活性最强的油酸、亚油酸、亚麻酸含量较高），10 种磷脂成分及蛋白质、激素样物质、生物胺、多肽类、硫酸软骨素、前列腺素、核酸、维生素等。② 无机成分包含大量的无机元素，董万超等采用原子吸收光谱法和电感耦合等离子体发射光谱法，从所测鹿茸各部位均检测出 26 种无机元素。其中包括 5 种人体必需的常量元素钙、钠、钾、磷、镁和 11 种人体必需的微量元素铁、锌、铜、铬、锶、镍、钼、钴、锰、钒、锌。尽管各种鹿茸不同部位的无机元素种类相同,但是同一元素在同一鹿茸不同部位的含量,以及同一元素在不同鹿茸相同部位中的含量也有差异。

药理作用:① 对生殖系统的作用。促进生殖系统的生长和发育,鹿茸具性激素样作用,主要表现为雌激素样作用;提高性功能,鹿茸是传统的壮阳药物。② 对免疫系统的作用。鹿茸能增强机体免疫力。③ 对心血管系统的作用。大剂量地服用鹿茸提取物,使心脏收缩幅度变小,心率减慢,外周血管扩张,血压降低;中等剂量能引起离体心脏活动显著增强,心率加快,收缩幅度变大,输出量增加;对于衰弱的心脏,其强心作用特别显著,对心律不齐的离体心脏可使心跳节律恢复,同时使心脏收缩加强加速;对伴有低血压的慢性循环障碍,可使脉搏充盈,血压上升,心音变得更有力。④ 对神经系统的作用。鹿茸多肽能促进大鼠坐骨神经再生及功能的恢复。⑤ 对血液成分的作用。鹿茸可使红细胞、血色素及网状红细胞增加,对大量出血者和感染症末期的患者,尤其对老年高龄患者,治疗效果更好。⑥ 其他作用。抗氧化和抗衰老作用;治疗骨折,鹿茸多肽通过促进骨、软骨细胞增殖及促进骨痂内骨胶原的积累和钙盐沉积而加速骨折愈合;抗肿瘤作用,可以抑制肿瘤细胞的增殖,使细胞体积增大,结构清晰,核明显,核仁清晰;对创伤的影响,鹿茸多肽有益于创伤愈合[1]。

伏翼

味咸,平。

主治目瞑①,明目,夜视有精光。久服令人喜乐,媚好无忧。一名蝙蝠。生太山川谷。

【注释】

① 目瞑(míng 明):眼花,视物不清。

---

[1] 傅雷,孙艺平,赵心宇.鹿茸的化学成分以及药理作用研究进展[J].时珍国医国药,2007,18(4):805-806.

【译文】　伏翼,味咸,性平。主治眼花视物不清,能增强视力,使人夜间也能视物清晰。长期服用,能使心情愉悦、面容姣好、无忧无虑。又名蝙蝠,产于泰山的川谷中。

【按语】　伏翼,现今通用名为蝙蝠。《中药大辞典》收载为蝙蝠科蝙蝠属动物蝙蝠 *Vespertilio superans* Thomas、鼠蝠属动物大管鼻蝠 *Murina leucogaster* Milne‐Edwards、伏翼属动物普通伏翼 *Pipistrellus abramus* Temminck、兔蝠属动物大耳蝠 *Plecotus auritus* Linnaeus 等的干燥全体。

【历代名医汇讲】

1. 药名释名　《本经逢原》：即蝙蝠屎,名夜明砂。

2. 功效主治　《本经逢原》：《本经》主目瞑痒痛,明目夜视有精光,其屎治面痈肿,皮肤洒洒时痛,腹中血气,破寒热积聚,除惊悸。《本经》治目瞑痒痛用伏翼。近世目科惟用夜明砂,鲜有用伏翼者。要皆厥阴肝经血分药也。

3. 服食养生　《本草经集注》：久服令人喜乐,媚好,无忧。

【民俗文化】

《本草纲目》：按李石《续博物志》云：唐代陈子真得白蝙蝠大如鸦,服之,一夕大泄而死。又宋代刘亮得白蝙蝠、白蟾蜍合仙丹,服之立死。呜呼！书此足以破惑矣。其说始载于《抱朴子》书,葛洪误世之罪,通乎天下。又《唐书》云：吐番有天鼠,状如雀鼠,其大如猫,皮可为裘。此则别是一种鼠,非此天鼠也。

猬①皮

味苦,平。

主治五痔、阴蚀、下血赤白②、五色血汁不止③、阴肿痛引腰背。酒煮杀之。生楚山④川谷。

【注释】

① 猬(wèi 谓)：同"猬"。

② 下血赤白：指妇女带下白带、赤带。

③ 五色血汁不止：指多种颜色的带下。

④ 楚山：山名。即荆山。在湖北省西部。

【译文】　蝟皮，味苦，性平。主治五痔、女子阴中生疮、女子带下赤白或带下多种颜色而淋漓不尽、阴部肿痛牵引腰背。捕获后应以酒煮之以取皮。产于湖北荆山的川谷中。

【按语】　蝟皮现今通用名为刺猬皮，《中药大辞典》载为猬科普通刺猬属动物刺猬 *Erinaces europaeus* Linnaeus 及刺猬属动物达乌尔猬 *Hemiechinus dauricus* Sundevall、大耳猬 *H. auritus* Gmelin 的皮。

【历代名医汇讲】

功效主治　《本草经集注》：主治五痔，阴蚀，下血赤白五色，血汁不止，阴肿，痛引腰背，酒煮杀之，又治腹痛疝积，亦烧为灰酒之。

蜜蜡

味甘，微温。

主治下痢脓血，补中，续绝伤、金创，益气，不饥，耐老。生武都山谷。

【译文】　蜜蜡，味甘，性微温。主治痢疾便有脓血、筋骨损伤或折断、外伤，能调养中焦脾胃、补益气力，使人耐饥、青春常驻。产于武都的山谷中。

【按语】《本草经集注》："此蜜蜡尔，生于蜜中，故谓蜜蜡。蜂皆先以此为蜜蹠，煎蜜亦得之。初时极香软，人更煮炼，或加少醋酒，便黄赤，以作烛色为好。今药家皆应用白蜡，但取削之，于夏月日曝百日许自然白；卒用之，亦可烊纳水中十余过亦白。世方惟以合治下丸，而《仙经》断谷最为要用，今人但嚼食方寸者，亦一日不饥也。"

蜜蜡，现今通用名为蜂蜡，《中药大辞典》载为蜜蜂科蜜蜂属动物中华蜜蜂 *Apis cerana* Fabr. 等分泌的蜡质，经人工精制而成的块状物。春、秋季，将取去蜂蜜后的蜂巢，入水锅中加热熔化，除去上层泡沫杂质,趁热过滤,放冷,蜂蜡即凝结成块,浮于水面,取出,即为黄蜡。黄蜡再经熬炼、脱色等加工过程,即成蜂蜡。

【历代名医汇讲】

1. 药名释名 《本草乘雅半偈》:蜡,蜜脾也。《埤雅》云:其房如脾,故谓之蜜脾。一名蜡蜂,蜡生于蜜,而天下之味莫甘于蜜,莫淡于蜡。旧说蜂之化蜜,必取匽猪之水,注之蜡房,而后蜜成,故谓之蜡。蜡者,蜜之蹏也。

2. 功效主治 《神农本草经疏》:蜡,石蜜之凝结于底者也。蜜性缓,质柔,故主润脏腑经络。蜡性涩,质坚,故能疗久痢,泄僻后重,下脓血也。甘能益血补中,温能通行经脉,故主续绝伤,及金疮也。中得补则气自益,故久服能不饥轻身耐老也。男子女人,大小内外皆可施。而《别录》独云利小儿者,非也。

3. 产地生境 《本草经集注》:生武都山谷。生于蜜房木石间。恶芫花、齐蛤。此蜜蜡尔,生于蜜中,故谓蜜蜡。蜂皆先以此为蜜蹏,煎蜜亦得之。

桑螵蛸[1]

味咸,平。

主伤中、疝瘕、阴痿,益精,生子,治女子血闭、腰痛,通五淋[2],利小便水道。一名蚀疣[3]。生桑枝上,采蒸之。

【注释】

[1] 桑螵蛸(piāo xiāo 漂萧):螳螂的卵块。

[2] 五淋:五种淋证。说法不一。《外台秘要·五淋方》:"《集验》论五淋者,石淋、气淋、膏淋、劳淋、热淋也。"

[3] 蚀疣:《说文解字》:"蚀者,败也。""疣者,赘也。"桑螵蛸象溃烂的赘瘤,脓血流注状。

【译文】 桑螵蛸,味咸,性平。主治中焦脾胃损伤、疝瘕、阳痿不举、女子闭经、腰痛、五种淋证,能补益阴精使人易于生育、疏通水道以利小便。又名蚀疣,生长在桑枝上,采摘后要蒸一蒸才能使用。

【按语】 《中华人民共和国药典》规定品种为螳螂科昆虫大刀螂 *Tenodera sinensis* Saussure、小刀螂 *Statilia maculata*（Thunberg）或巨斧螳螂 *Hierodulapatellifera*（Serville）的干燥卵鞘。以上三种分别习称"团螵蛸""长螵蛸"及"黑螵蛸"。

赵荣国等[1]通过实践调查，发现只有长螵蛸在桑树上产卵，证明长螵蛸是传统的正品桑螵蛸。

【历代名医汇讲】

1. 药名释名 《本草崇原》：螵蛸，螳螂子也。在桑树作房，粘于枝上，故名桑螵蛸。是兼得桑皮之津气也。其粘在他树上者，不入药用。

2. 功效主治 《本草发明》：桑螵蛸益阴脏之剂，故《本草》主伤中、疝瘕、阴痿，益精生子，女人血闭腰疼，治男子虚损，五脏气微，梦寐失精，遗溺，通五淋，利小水。俗云禁尿窠。

3. 服食养生 《本草经疏》：久服益气养神。二月三月采蒸之，当火炙。不尔令人泄。

桑螵蛸气味虽咸平，走肾利水道，然得秋时收敛之气，凡失精遗溺，火气太盛者，宜少少用之。

【现代研究】

化学成分：国内外研究相对较少，主要含蛋白质、氨基酸、磷脂类、脂肪、糖等，其中蛋白质 58.5%，脂肪 11.95%，糖 1.6%，粗纤维 20.16%，此外，桑螵蛸还含有铁、铜、锌、锰、碘、钴、铬、镍等 20 余种微量元素及钾、磷、钙、钠、镁等宏量元素[2]。

桑螵蛸具有延长小鼠常压缺氧及游泳时间，增加小鼠胸腺、脾脏、睾丸指数和阳虚小鼠的体温，以及降低高脂大鼠肝中 LPO 的作用，这些作用可能与其补肾、固精之功效有关，为临床将该药用于治

---

[1] 赵荣国，高士贤.桑螵蛸的本草考证[J].吉林中医药，1991，5：33－34.
[2] 魏暑飔，何江波，晏永明.桑螵蛸化学成分的研究[J].药学研究，2013，32(5)：257.

疗遗精、赤白带下、阳痿、早泄等疾病的基础[1]。

海蛤

味苦,平。

主治咳逆上气、喘息烦满、胸痛、寒热。一名魁蛤。

文蛤:治恶疮,蚀①五痔。

生东海。

【注释】

① 蚀:消蚀。

【译文】 海蛤,味苦,性平。主治咳逆气喘、烦闷、胸痛、恶寒发热。又名魁蛤。文蛤,主治恶疮,能去除五痔。产于东海。

【按语】 海蛤、文蛤,现统称蛤壳,或海蛤壳。《中药大辞典》收载为帘蛤科文蛤属动物文蛤 *Meretrix meretrix* Linnaeus 或青蛤属动物青蛤 *Cyclina sinensis*（Gmelin）等的贝壳。

【历代名医汇讲】

功效主治 《本草发明》:主咳、上气喘息、烦满胸痛、咳痰,疗阴痿。又云:利膀胱、大小肠,消水肿,下小水。只宜火煅,作散用。

《本草求真》:属利水消肿止嗽之品,然总不类牡蛎功专收涩固脱解热为事也。

【现代研究】

化学成分:文蛤和青蛤的贝壳均含碳酸钙、壳角质、氨基酸等。另含钠、铝、铁、锶等。

药理作用:有迟缓衰老作用,对动物过氧化脂质能明显降低,对超氧化物歧化酶活性能明显提高。另有抗炎作用,其与昆布、海藻、牡蛎的组方能抑制大鼠肉芽组织增生,对小鼠冰醋酸致急性腹膜炎有显著抑制效果。

---

[1] 谭正怀,雷玉兰,张白嘉.桑螵蛸的药理比较研究[J].中国中药杂志,1997,22(8):499.

龟甲

味咸,平。

主治漏下赤白,破癥瘕、痎疟、五痔、阴蚀、湿痹、四肢重弱①、小儿囟②不合。久服轻身,不饥。一名神屋。生南海池泽。

【注释】

① 四肢重弱:指四肢沉重、软弱无力。

② 囟(xìn 信):囟门,婴儿头顶骨未合缝的地方。

【译文】 龟甲,味咸,性平。主治女子月经停止后又见下血淋漓不断及带下赤白、腹部积块、疟疾、五痔、女子阴中生疮、湿痹、四肢沉重而软弱无力、小儿囟门不能闭合。长期服用,能使身体轻健、耐饥。又名神屋,产于南海郡的池泽中。

【按语】 《中华人民共和国药典》规定品种为龟科动物乌龟 *Chinemys reevesii* (Gray)的背甲及腹甲。

吴丹勇等[1]考证《本草图经》所载龟甲为乌龟属 Chinemys 和水龟属 clemmys 多种龟类,间接证明了《神农本草经》中龟甲的来源。郑金生[2]考证认为龟甲的药用部位当用上、下甲。

【历代名医汇讲】

功效主治 《本草发明》:龟禀北方阴气而生,大补阴,治阴血不足。补凡用此为佐,引达诸药,以补下焦,故《本草》主漏下崩带,四肢重弱,不可久立,骨中寒热,伤寒劳复,或肌体寒热欲死,破癥瘕,痎疟,湿痹瘫缓,女子湿痒阴疮,五痔蚀及惊恚气,心腹痛。又治小儿囟门不合,头疮不干,久服益气资智。注云:主腰背酸疼,逐瘀血积,续筋骨断绝,炙之,酒服。主风脚弱,因其性灵,方家多用补心。

[1] 吴丹勇,高士贤,邓明鲁.《本草图经》中龟甲及秦龟的考证[J].长春中医学院学报,1991,7(3):62-63.

[2] 郑金生."龟甲、败龟、龟板"考辨[J].中医杂志,1982,3:56-58.

【现代研究】

龟甲品种的研究表明,龟甲中含人体必需的氨基酸:苏氨酸、缬氨酸、蛋氨酸、天冬氨酸、丝氨酸、谷氨酸、甘氨酸、丙氨酸、胅氨酸、亮氨酸、异亮氨酸、苯丙氨酸、赖氨酸等;还含有铬、镁、铜、锌、铁、磷、钙、钾、铝、钠、锶等十多种微量元素,其中锶含量较高,其次是锌、铜,并含有氧化钙、氧化镁、五氧化二磷、二氧化硅等含氧化合物,其中二氧化硅的含量较高。又含有骨胶原、角蛋白。水浸出物 7.0%、醇浸出物 2.98%、总氮含量 4.23% 及总灰分 53.38%。

药理学研究表明,龟甲煎剂对大鼠甲亢阴虚模型甲状腺、胸腺、肾上腺、脾脏的结构及重量都有恢复作用;对甲亢阴虚大鼠的红细胞膜 Na^+,K^+-ATP 酶的活性有明显抑制作用并使其恢复正常;并且,龟甲中的锌含量高而铜含量低,正好可以对阴虚病人血清中的铜含量高而锌含量低起到补偿作用,龟甲对 T3 所至的甲亢阴虚证大鼠血清中升高的铜含量有对抗作用。另有研究表明龟甲滋阴作用的主要有效部位可能为醇提醚溶部位,其中含有十六烷酸胆甾醇酯及胆甾醇。[1]

鳖甲

味咸,平。

主治心腹癥瘕坚积、寒热、去痞①、息肉②、阴蚀、痔、恶肉。生丹阳③池泽。

【注释】

① 痞:中医病名。指胸腹间气机阻塞不舒的一种自觉症状,有的仅有胀满的感觉,称"痞块""痞积"。

② 息肉:一种因黏膜异常而形成的突起物。

③ 丹阳:古代郡名,汉武帝时置郡以境内丹阳县而名。汉治宛陵(今安徽宣城市宣州区),辖今安徽宣城市、池州市、铜陵市、芜湖市、马鞍山市、黄山市,

[1] 顾迎寒.龟甲的生物学研究[D].成都中医药大学硕士学位论文,2007,4:6-9.

江苏南京市,浙江杭州市、湖州市的全部或部分地区。

【译文】 鳖甲,味咸,性平。主治心腹部积块、恶寒发热、胸腹痞闷、息肉、女子阴中生疮、痔,肌肉溃烂腐败。产于丹阳郡的池泽中。

【按语】 《中华人民共和国药典》规定品种为鳖科动物鳖 *Trionyx sinensis* Wiegmann 的背甲。

【历代名医汇讲】

功效主治 《本草发明》:鳖甲亦滋阴除热、解毒之用,故《本草》主心腹癥瘕坚积,去痞,血瘕腰痛,小儿胁下坚及息肉,阴蚀,痔疮,恶肉疮肿,温疟寒热。注云:主劳瘦骨蒸,妇人漏下五色,下瘀血,堕胎,治肠痈。丈夫阴头痛,取甲一枚,炒灰,鸡子白和傅之。产难,取甲烧灰,服方寸匕,立下。又方:炙甲同诃子皮、干姜等分为丸,空心服二十丸,治癥癖最良。又醋炙,末之,和牛乳调一匙,朝日服之,治痞气。

《长沙药解》:破癥瘕而消凝瘀,调痔疮而排脓血。鳖甲化瘀凝,消癥瘕,而排脓血。其诸主治,下奔豚,平肠痈,疗沙淋,治经漏,调腰痛,敷唇裂,收口疮不敛,消阴头肿痛。

《神农本草经读》:心腹者,合心下大腹小腹,以及胁肋而言也。癥瘕坚硬之积,致发寒热,为厥阴之肝气凝聚;鳖甲气平,可以制肝,味咸可以软坚,所以主之也。痞者,肝气滞也,咸平能制肝而软坚,故亦主之。蚀肉、阴蚀、痔核恶肉,一生于鼻,鼻者肺之窍也;一生于二便,二便者肾之窍也;入肺肾而软坚,所以消一切恶肉也。

【现代研究】

鳖甲化学成分的研究在 20 世纪 80 年代就已经展开。经研究,鳖甲中主要含动物胶、角蛋白、碘质、维生素 D、磷酸钙、碳酸钙等成分,且还富含 17 种氨基酸。从鳖甲中提取的除有效成分鳖甲多糖外,还含有多种微量元素。

鳖甲具有抗肝纤维化、抗肺纤维化以及抗肿瘤和调节免疫等作用,现代药理研究也多集中在这些方面。其他作用,鳖甲提取物(TSWE)能显著增加小鼠乳酸脱氢酶(LDH)活力,有效清除剧烈运动时机体的代谢产物,能延缓疲劳的发生,也能加速疲劳的消除。[1]

乌贼鱼骨

味咸,微温。

主治女子漏下赤白经汁、血闭、阴蚀肿痛、寒热、癥瘕、无子。生东海池泽。

【译文】 乌贼鱼骨,味咸,性微温。主治女子月经停止后又见下血淋漓不断及带下赤白、闭经、女子阴中生疮肿痛、恶寒发热、腹部积块、不孕不育。产于东海的池泽中。

【按语】 乌贼鱼骨,现今通用名为海螵蛸,《中华人民共和国药典》规定品种为乌贼科动物无针乌贼 *Sepiella maindroni* deRochebrune 或金乌贼 *Sepia esculenta* Hoyle 的干燥内壳。收集乌贼鱼的骨状内壳,洗净,干燥。

【历代名医汇讲】

1. 功效主治 《本草经集注》:主治女子漏下赤白经汁,血闭,阴蚀,肿痛,寒热,癥瘕,无子。治惊气入腹,腹痛环脐,阴中寒肿,令人有子,又止疮多脓汁不燥。

2. 服食养生 《本草经疏》:其气味咸温,血病多热者勿用。

【医案】

《本草纲目》:按《素问》云:有病胸胁支满者,妨于食,病至,则先闻腥臊臭,出清液,先唾血,四肢清,目眩,时时前后血,病名曰血枯。得之年少时,有所大脱血;或醉入房,中气竭肝伤,故月事衰少不来。治之以四乌鲗骨、一蘆茹为末,丸以雀卵,大如小豆。每服五丸,饮以鲍鱼汁,所以利肠中及伤肝也。观此,则其入厥阴血分无疑矣。

【现代研究】

海螵蛸含碳酸钙 80%～85%、壳角质 6%～7%、黏液质 10%～

---

[1] 李彬,郭力城.鳖甲的化学成分和药理作用研究概况[J].中医药信息,
　　2009,26(1):25-27.

15％,并含少量氯化钠、磷酸钙、镁盐等。海螵蛸的主要成分为碳酸钙,其主要结构为方解石和文石。微量元素分析只检测出海螵蛸中19种无机元素中的11种,按含量高低顺序排列为:钙＞钠＞锶＞钾＞磷＞镁＞锌＞铁＞铜＞锰＞硼,以钙含量最高,为26.7％,钠、锶、钾等含量较高,磷、镁、锌、铁、铜、锰、硼含量较少,属微量元素[1]。

　　现代药理作用:① 中和胃酸,海螵蛸主要含碳酸钙,尚含壳角质、黏液质、磷酸钙等。通常认为碳酸钙中和盐酸是制止胃酸过多的作用机制。② 保护黏膜、抗溃疡加速溃疡组织的愈合,同时可降低肿瘤坏死因子(TNF)的表达,从而缓解炎症。③ 成骨作用。④ 降磷作用,海螵蛸的降磷作用,可有效降低血磷,纠正低钙血症。⑤ 止血作用。⑥ 清创作用[2]。

鲤鱼胆

味苦,寒。

主治目热赤痛、青盲,明目。久服强悍,益志气。生九江①池泽。

【注释】
　　① 九江:古代郡名。秦汉指当今安徽,河南淮河以南,湖北黄冈以东和江西全省地区。

【译文】　鲤鱼胆,味苦,性寒。主治眼睛红肿热痛、青盲,能增强视力。长期服用,能使人勇猛强悍、记忆力增强、气力充沛。产于九江郡的池泽中。

【按语】　《中药大辞典》记载本品为鲤科鲤属动物鲤 *Cyprinus carpio* Linnaeus 的胆囊。

[1]　卢少海,马山,周长征.中药海螵蛸的应用研究进展[J].食品与药品,2014,16(1):65.
[2]　范薏淇,赵嫣虹.海螵蛸的研究进展[J].中国民族民间医药,2016,25(4):47-48.

【历代名医汇讲】

1. 功效主治 《本草经集注》：主治目热赤痛，青盲，明目。

2. 服食养生 《本草经集注》：久服强悍，益志气。

【现代研究】

临床报道：生吃鱼胆会导致不同程度的中毒，引起急性肝、肾等多器官功能衰竭，造成中毒者死亡[1]。中毒机制：急性鱼胆中毒致多脏器功能衰竭（MODS）的发病机制目前尚不清楚。鱼胆的主要成分是胆酸。鹅去氧胆酸和牛黄去氧胆酸的中毒是他们破坏细胞膜所致。中毒反应轻重与鱼胆中的胆盐、氰化物含量有关。研究发现鱼胆不仅损害肾脏，而且也损害肝脏、心脏及胃肠道，按脏器受损的严重程度依次为肾脏、肝脏、心脏和胃肠道。尸检发现主要脏器显现以毛细血管通透性增强为主的病理改变。肾脏损害是鱼胆中的各种毒素损害肾小管致肾小管坏死引起急性肾功能衰场（ARF）。尸检发现中毒者肾脏体积增大，肾实质水肿，集合管阻塞，符合肾中毒。肝细胞混浊肿胀，透明样，水泡样变性。胃十二指肠炎合并水肿，空肠出血损害为主的症状，与临床表现相符[2]。

蠡①鱼

味甘，寒。

主治湿痹、面目浮肿，下大水②。一名鲖③鱼。生九江池泽。

【注释】

① 蠡（lǐ）：音"里"。

② 下大水：逐水利尿。

③ 鲖（tóng 童）：鳢鱼。

[1] 黄礼平，唐少令，梁英芳.食用鲤鱼胆 5 人中毒报告[J].应用预防医学，2008，S2：80.

[2] 李晓光，王振，李长红.鱼胆中毒致多脏器功能衰竭的临床探讨[J].黑龙江医药科学，2003，26（2）：96.

【译文】 蠡鱼，味甘，性寒。主治湿痹、面目浮肿，能逐水利尿。又名鲖鱼，产于九江郡的池泽中。

【按语】 蠡鱼，现今通用名鳢鱼，《中药大辞典》收载为鳢科鳢属动物乌鳢 *Ophiocephallus argus* Cantor 的肉。

【历代名医汇讲】

1. 功效主治 《本草发明》：主湿痹、面目浮肿，下水，疗五痔。与小豆合煮，疗肿，甚效。有疮者，不可食，令人白癜。肠：炙，取痔虫。

《本经逢原》：鳢性伏土而能胜水。故治水肿，疗五痔，治湿痹，主脚气。

2. 服食养生 《本草经疏》：蠡鱼其功专于祛湿下水，他用无所长，且多食能发痼疾，不可不知也。

丹雄鸡

味甘，微温。

主治女人崩中漏下①、赤白沃，补虚，温中，止血，通神，杀毒，辟不祥。

头：主杀鬼②，东门上者尤良。

肪：主治耳聋。

鸡肠：主治遗溺③。

肶胵里黄皮④：主治泄痢。

屎白：主治消渴、伤寒、寒热。

翮羽⑤：主治下血闭。

鸡子：主除热火疮，治痫痓。可作虎魄⑥神物⑦⑧。

鸡白蠹⑨：肥脂。

生朝鲜⑩平泽。

【注释】

① 崩中漏下：即崩漏，中医病名。是月经的周期、经期、经量发生严重失常

的病症。其发病急骤,暴下如注,大量出血者为"崩";病势缓,出血量少,淋漓不绝者为"漏"。

②　鬼:鬼魅,又名精魅、精怪,传统中医认为是致病因素之一,属鬼神之属。

③　遗溺:中医病症名。又名遗尿。《素问·宣明五气篇》:"膀胱……不约为遗溺。"

④　肶胵(pí chī 皮吃)里黄皮:即鸡内金。

⑤　翮(hé 禾)羽:鸡翅膀上的羽毛。翮,鸟的翅膀。

⑥　虎魄:树脂入地多年,经过石化而成。今作"琥珀"。

⑦　可作虎魄神物:森立之《本草经考注》:"腊月所产鸡子,俗呼寒卵者,去白唯收黄,内磁器中,置寒冷处则凝固,真如琥珀。《本经》所说即是也。"

⑧　神物:神奇灵异的东西。

⑨　鸡白蠹:古时已不晓其为何物。《本草经集注》:"今云白蠹,不知是何物,恐是别一种耳。"历代猜释,莫衷一是。

⑩　朝鲜:古代即对产地产生疑问。《本草经集注》:"朝鲜乃在玄菟乐浪,不应总是鸡所出。"《本草图经》:"今处处人家畜养甚多,不闻自朝鲜来也。"

【译文】　丹雄鸡,味甘,性微温。主治女子阴道忽然大量流血或月经停止后又见下血淋漓不断、女子带下赤白,能补虚强体、温煦中焦脾胃、止血、与神明相通、驱除不祥之邪毒秽气。头,主要能驱除鬼魅之邪,生活在东门上的更好。脂肪,主治耳聋。肠,主治遗尿。鸡内金,主治泄泻痢疾。屎白,主治消渴、感染寒邪而恶寒发热。翅膀上的羽毛,主治闭经。鸡蛋,主治烧伤、瘑疮,可制作成琥珀一样的神物。鸡白蠹,能增长脂肪。产于朝鲜的平泽中。

【按语】　《中华人民共和国药典》中有关鸡的药物仅有肶胵里黄皮,名为鸡内金,为雉科动物家鸡 *Callus gallus domesticus* Brisson 的干燥砂囊内壁。《中药大辞典》记载条目项下其他药物:鸡子为雉科雉属动物家鸡的卵;鸡头为家鸡的头部;鸡肉为家鸡的肉;鸡肠为家鸡的肠子;鸡屎白为家鸡粪便上的白色部分;鸡翮羽为家鸡的翅羽。

【历代名医汇讲】

功效主治　《本经逢原》治女人崩中漏下赤白沃,通神明,杀恶毒,辟不祥,中恶魔魅,以血灌鼻即苏。中风口眼歪斜,乘热涂患处即正。鸡冠血和酒酿调鲮鲤甲末治痘疮,肝热毒盛而变青干紫黑陷伏。

鹳^① 骨

味甘。

主鬼蛊诸疰毒^②,五尸^③心腹疾。

【注释】

① 鹳(guàn):音"灌"。

② 鬼蛊诸疰毒:即诸鬼疰蛊毒。鬼疰,一作鬼注。中医古病名。指一些具有传染性和病程迁延的疾病。蛊毒,指古人畜养毒虫、毒蛇所作的毒物。

③ 五尸:道家术语。又称五神、五鬼,即青、赤、黄、白、黑尸。指五脏内的五种死气。道教修养有"守庚申"之说,以消灭死气,引致生气,求得长生。

【译文】 鹳骨,味甘。主治各种鬼疰蛊毒、五脏尸气、心腹疾病。

【按语】 《中药大辞典》记载本品为鹳科鹳属动物白鹳 *Ciconia ciconia boyciana* Swinhoe 的骨骼。

白马茎

味咸,平。

主治伤中、脉绝、阴不起^①,强志,益气,长肌肉肥健,生子。

眼:主惊痫^②、腹满、疟疾。当杀用之。

悬蹄:主治惊痫、瘛疭^③、乳难,辟恶气、鬼毒蛊注、不祥。

生云中平泽。

【注释】

① 阴不起:阳痿。

② 惊痫:泛指惊风、痫证。

③ 瘛疭(chì zòng 斥纵):中医病症名。指手脚痉挛,口歪眼斜的症状。亦称"抽风"。

【译文】 白马茎,味咸,性平。主治中焦脾胃损伤、血脉枯涩败绝、阳痿,能增强记忆力、补益气力、充实肌肉,使人易于生育。眼,主治惊痫、腹部胀满、疟疾，将马杀死后取眼以供药用。悬蹄，主治惊痫、癥疚、难产，能驱除鬼疰蛊毒等不祥之秽恶邪气。产于云中郡的平泽中。

【按语】 《中药大辞典》用名白马阴茎，为马科马属动物马场 *Equus caballus orientalis* Noack 的雄性外生殖器。

【历代名医汇讲】

功效主治 《本草经集注》：主治伤中，脉绝，阴不起，强志益气，长肌肉肥健，生子。小儿惊痫。阴干百日。

《本草发明》：白马茎专主益阴，坚举阳茎，房中术要药也，故《本草》疗续绝脉，阴不起，伤中，强志益气，长肌肉，肥健生子，小儿惊痫。

牡狗阴茎

味咸，平。

主治伤中，阴痿不起、令强热大，生子。除女子带下十二疾[①]。一名狗精。

胆：主明目。

生平泽。

【注释】

① 带下十二疾：即带下十二症，《诸病源候论·带下三十六候》："十二症者，是所下之物，一者如膏，二者如青血，三者如紫汁，四者如赤皮，五者如脓痂，六者如豆汁，七者如葵羹，八者如凝血，九者如清血，血似水，十者如米汁，十一者如月浣，十二者经度不应期也。"

【译文】 牡狗阴茎，味咸，性平。主治中焦脾胃损伤、阳痿不举、女子多种带下病症，能使阴茎勃起时坚挺胀大，使人易于生育。又名狗精。胆，主要能增强视力。产于平泽中。

【按语】 《中药大辞典》用名狗鞭，为犬科犬属动物雄性狗 *Canis familiaris* Linnaeus 带睾丸的阴茎。

【历代名医汇讲】

功效主治 《本草经疏》：狗阴茎，气味与马阴茎同，其所主亦相似。性专补右肾命门真火，故能令阳道丰隆，精暖盈溢，使人生子也。女子带下十二疾，皆冲任虚寒所致。咸温入下焦，补暖二脉，故亦主之也。

《本草发明》：牡狗茎专助房术，故主男子阳茎不举及伤中，女人带漏十二疾。

蚱蝉

味咸，寒。

主治小儿惊痫、夜啼①、癫病、寒热。生杨柳上。

【注释】

① 夜啼：中医病名。婴儿白天能安静入睡，入夜则啼哭不安，时哭时止，或每夜定时啼哭，甚则通宵达旦，称为夜啼。

【译文】 蚱蝉，味咸，性寒。主治小儿惊痫、夜啼、癫病、恶寒发热。生活在杨柳树上。

【按语】 《中药大辞典》记载本品为蝉科黑蚱属动物黑蚱 *Cryptotympana pustlata* Fabr 的全体。6～7月捕捉，捕后蒸死，晒干。

【历代名医汇讲】

1. 药名释名 《本草经集注》：蚱字音作笮，即是蝉。雌蝉也，不能鸣者。

2. 性味运气 《神农本草经读》：蚱蝉气寒禀水气，味咸得水味，而要其感凉风清露之气以生，得金气最全。

3. 功效主治 《本经逢原》：蝉主产难下胎衣，取其能蜕之义。《圣惠》治小儿发癫有蚱蝉汤、散、丸等方。今人只知用蜕而不知用蝉也。

《神农本草经百种录》：主小儿惊痫夜啼，癫病寒热。皆小儿风热之疾。蚱蝉感凉风清露之气以生，身轻而声嘹亮，得金气之发扬者也。又脱落皮壳，亦属人身肺经之位，故其性能清火驱风，而散肺经之郁气。若其质轻虚，尤与小儿柔弱之体为宜也。蚱蝉日出有声，日入无声，止夜啼，取其意也。

白僵蚕

味咸。

主治小儿惊痫、夜啼，去三虫，灭黑皯，令人面色好。治男子阴疡病①。生颍川平泽。

【注释】

① 阴疡病：据尚志钧《神农本草经校注》当为阴㿉病。阴㿉即阴易，中医病证名。是指健康男人与伤寒或温病初愈的女人性交而得病。即阴阳易之女传于男者。

【译文】 白僵蚕，味咸。主治小儿惊痫、夜啼，及男子阴易之病，能驱除多种寄生虫、使面部白净而气色美好。产于颍川的平泽中。

【按语】 《中华人民共和国药典》作僵蚕，规定品种为蚕蛾科昆虫家蚕 *Bombyx mori* Linnaeus 4～5 龄的幼虫感染（或人工接种）白僵菌 *Beauveria bassiana* (Bals.)Vuillant 而致死的干燥体。多于春、秋季生产，将感染白僵菌病死的蚕干燥。

【历代名医汇讲】

功效主治 《本经逢原》：僵蚕，蚕之病风者也。功专祛风化痰，得乎桑之力也。《本经》治惊痫，取其散风痰之力也。去三虫，灭黑皯，男子阴痒，取其涤除浸淫之湿，三虫亦湿热之蠹也。凡咽喉肿痛及喉痹用此，下咽立愈。其治风痰，结核，头风，皮肤风疹，丹毒作痒，疳蚀，金疮疔肿，风疾，皆取散结化痰之义。

《本草思辨录》：蚕者食桑之虫，桑能去风，蚕性故近之；且感风而僵，更于感风之病为宜。味辛气温而性燥，故治湿胜之风痰，而不治燥热之风痰。

【现代研究】

白僵蚕由蛋白质、酶类、草酸铵、脂肪、有机酸、毒素、色素、挥发油、维生素、微量元素及少量的核酸组成，其中草酸铵是主要药理成分[1]。

---

[1] 杨琼，廖森泰，邢东旭，等.白僵蚕的化学成分和鉴别技术研究进展[J].蚕业科学，2009，35(3)：696.

药理作用：包括抗惊厥作用、抗凝作用、降血糖作用、抗癌作用、催眠作用。其他作用为白僵蚕中的白僵菌素对革兰阳性菌、革兰阴性菌、霉菌有中等强度的抑制作用。

不良反应及注意事项：近年来，服僵蚕发生过敏反应病例时有报道，可能是由白僵菌中的异性蛋白引起，故对虫类药物过敏者慎用；由于僵蚕有抗凝作用，能使血小板减少，故凝血机制障碍或有出血倾向者应慎用；僵蚕大剂量时易引起腹胀，可能与其解痉、缓解支气管平滑肌痉挛作用有关，僵蚕剂量不宜超过 20 g，由于僵蚕抗惊厥作用主要为草酸铵，其代谢易产生氨，肝性脑病患者应慎用，防止加重肝昏迷[1]。

蛞蝓①

味咸，寒。

主治贼风㖞僻②、轶筋③及脱肛、惊痫、挛缩。一名陵蠡。生太山池泽。

【注释】

① 蛞蝓(kuò yú)：音"扩于"。

② 㖞(wāi 歪)僻：中医症状名。指口眼歪斜，肢体不能随意运动的症状。口歪斜而目不能紧合的，称为"口眼㖞斜"；若只见口角歪斜的，称为"口僻"或"口㖞"。

③ 轶筋：据沈澍农[2]考证，与跌筋、朕筋、溢筋相同，都是指筋肉伤损错位甚或突出。

【译文】 蛞蝓，味咸，性寒。主治感染风邪所致口眼歪斜、肢体不能随意运动的病症，以及筋肉伤损错位、脱肛、惊痫、痉挛。又名陵蠡，产于泰山的池泽中。

【按语】 《中药大辞典》记载本品为蛞蝓科蛞蝓属动物黄蛞蝓

［1］ 程锁明，王航宇，李国玉.中药白僵蚕的研究进展[J].农垦医学，2012，34(5)：446-447.

［2］ 沈澍农.中医古籍疑难字词解说(5)溢筋　轶筋　跌筋[N].中国中医药报，2016-03-考证11(4).

Limax fravus（linnaeus）、野蛞蝓属动物野蛞蝓 *Agriolimax agrestis*（linnaeus)的全体。夏季于潮湿阴暗处捕捉。

【历代名医汇讲】

1. 药名释名　《本草崇原》：蛞蝓即蜒蚰也，大者如人手指，肥泽有涎，头有二角，行则角出，惊之则缩，以其身涎涂止。

2. 功效主治　《本草经疏》：主贼风喝僻伏筋及脱肛，惊痫挛缩。

《疏》：蛞蝓、蜗牛，禀阴湿之气而生，故味咸气寒无毒。《经》曰：清静则肉腠闭拒，虽大风苛毒，弗能害也。如阴血亏竭，阳气躁扰，则腠理不密，贼风乘虚而入。风主摇动，中于经络故喝僻挛缩，铁筋筋急所自来矣。又风为阳邪，筋脉得之皆燥急，咸寒能益阴润燥软坚，则筋脉舒缓，经络通达而诸证除矣。惊痫者，风热也。脱肛者，大肠热也。腕跌者，血脉伤必发热也。咸寒总除诸热，所以主之。蜈蚣性畏二物，不敢过其所行之路，触其身即死。故人取以治蜈蚣毒。

3. 产地生境　《本经逢原》：蛞蝓蜗牛生下湿地，阴雨即出，至阴类也。

《本草崇原》：蜒蚰感雨湿之气而生，故气味咸寒。

4. 服食养生　《本草经疏》：其气大寒，非有风热者不宜用。小儿薄弱多泄者不宜用。

【民俗文化】

《本草纲目》：〔宗奭曰〕蜈蚣畏蛞蝓，不过所行之路，触其身即死，故人取以治蜈蚣毒。

〔时珍曰〕按蔡绦《铁围山丛谈》云：峤南地多蜈蚣，大者二三尺，螫人觅死不得，惟见托胎虫则局促不行。虫乃登其首，陷其脑而死。故人以此虫生捣涂蜈蚣伤，立时疼痛止也。又《大全良方》云：痔热肿痛者，用大蛞蝓一个研泥，入龙脑一字，燕脂坯子半钱，同傅之。先以石薜煮水熏洗尤妙。五羊大帅赵尚书夫人病此，止以蛞蝓京墨研涂亦妙。大抵与蜗牛同功。

【现代研究】

蛞蝓含蛋白和多糖类活性成分，其药理作用主要包括体内外的抗肿瘤活性；对呼吸系统病症的影响，表现在镇咳祛痰作用、平喘作用以及对实验性肺气肿合并肺动脉高压具有较好治疗作用。蛞蝓的急性毒性实验研究表明：蛞蝓胶囊在规定剂量下应用毒性低，安全性高。特殊毒性实验研究：蛞蝓胶囊无明显的致畸和致突变毒理作用。以蛞蝓胶囊作为抗原，对豚鼠进行全身过敏反应测试，结果发现蛞蝓胶囊未引起豚鼠发生全身过敏反应；大鼠被动皮肤过敏反应试验结果亦表明蛞蝓胶囊不会引起大鼠同种被动皮肤过敏反应，说明蛞蝓胶囊对实验动物无致敏性。[1]

梅实

味酸，平。

主下气，除热烦满，安心、肢体痛、偏枯①不仁、死肌，去青黑痣、恶疾。生汉中川谷。

【注释】

① 偏枯：中医病症名。又名偏风、半身不遂。《灵枢·刺节真邪》："虚邪偏客于身半，其入深，内居营卫，荣卫稍衰，则真气去，邪气独留，发为偏枯。"

【译文】 梅实，味酸，性平。主治肢体疼痛、半身不遂、身体肌肉坏死或失去感觉、恶疾迁延不愈，能导气下行、清热除烦解闷、安定心神、去除青黑痣。产于陕西汉中的川谷中。

【按语】 缪希雍《本草经疏》："梅实，即今之乌梅也，最酸。"梅实，现今通行用名为乌梅。

《中华人民共和国药典》规定品种为蔷薇科植物梅 *Prunusmume* (Sieb.) Sieb. et Zucc.的干燥近成熟果实。夏季果实近成熟时采收，低温烘干后闷至色变黑。

【历代名医汇讲】

1. 功效主治 《本草发明》：乌梅酸能敛肺气，下气，除烦热，解渴涩肠，禁痢止泻，疗肢体痛，偏枯不仁，死肌，去青黑痣，去痰，却伤

［1］ 陈根林.蛞蝓的药理研究进展[J].北方药学，2013,10(10)：55-56.

寒温疟,霍乱吐逆,虚劳骨蒸,同建茶、干姜为丸,治休息久痢及吐蛔下痢。烧灰杵末,傅恶肉立尽。

《神农本草经读》:主下气者,生气上达,则逆气自下矣。热烦满、心不安,《伤寒论》厥阴证,以气上撞心,心疼热等字概之,能下其气,而诸病皆愈矣。脾主四肢,木气克土,则肢体痛;肝主藏血,血不灌溉,则偏枯不仁,而为死肌;乌梅能和肝气,养肝血,所以主之。去青黑痣及蚀恶肉者,酸收之味,外治能消痣与肉也。

2. 产地生境 《本草崇原》:梅实将熟时,采微黄者,篮盛于突上熏黑,若以稻灰淋汁,润湿蒸过,则肥泽不蛀。

【现代研究】

化学成分:① 有机酸:报道其含有十余种有机酸,如柠檬酸、苹果酸、草酸、乙醇酸、琥珀酸、乳酸、焦精谷氨酸、甲酸、乙酸、丙酸、延胡索酸。其中主要为柠檬酸、苹果酸、草酸。② 甾醇类:在乌梅中分离得到谷甾醇、菜油甾醇、豆谷甾醇等。③ 氨基酸:据报道乌梅中有 24 种氨基酸及胆碱,其中含量最高的为天冬氨酸,果实成熟时其游离氨基酸的含量最高。④ 挥发油:挥发油主要成分为戊酸、异戊酸、对异丙基甲烷、顺式-3-乙烯-1-醇、糠醛、5-甲基-2-糠醛、沉香醇、正己酸、苯甲醇、愈创木酚等。⑤ 脂类:含有亚油酸、油酸、棕榈酸。随着成熟度的增加,亚油酸逐渐减少,而棕榈酸和亚麻酸逐渐增加[1]。

乌梅具有抑菌、镇咳、镇静催眠及抗惊厥、抗病毒、抗变态反应、抗肿瘤、抗氧化、抗纤维化、降低血脂、抑制黑色素、抗生育、治疗结肠炎、降血糖、防治结石和止血等多种药理作用;且乌梅不同炮制品、不同用药部位的药理作用不完全相同,镇咳作用可能与其所含的苦杏仁苷有关,降血糖作用与乌梅中的苹果酸和枸橼酸有关,齐墩果酸和熊果酸可能是乌梅抗菌、抗肿瘤等作用的活性成分[2]。

[1] 黄有霖,郭素华.近年乌梅的研究进展[J].海峡药学,2002,14(3):4.
[2] 张小琼,侯晓军,杨敏,等.乌梅的药理作用研究进展[J].中国药房,2016,27(25):3567.

蓼实

味辛,温。

主治明目,温中,耐风寒,下水气、面目浮肿、痈疡。

马蓼:去肠中蛭虫①。

轻身②。生雷泽川泽。

【注释】

① 去肠中蛭虫:蛭虫当是蛲虫之误。森立之《本草经考注》:"蛭虫,他书无所见,盖蛲虫之类耳,以其似蛭名之欤。"

② 轻身:森立之《本草经考注》:"此二字是蓼实之效验,非马蓼之谓也。"

【译文】 蓼实,味辛,性温。主治面目浮肿、痈疡,能增强视力、温煦中焦脾胃、使人不惧风寒、通利水湿。马蓼,能驱除肠道中的蛲虫。蓼实还能使身体轻健。产于雷泽的川泽中。

【按语】 《中药大辞典》记载本品为蓼科蓼属植物水蓼 *Polygonum hydropiper* L.的果实。秋季果实成熟时采收,除去杂质,阴干。《中华本草》记载马蓼为蓼科植物桃叶蓼 *Polygonum persicaria* L.的全草。6～9月花期采收,晒干。

【历代名医汇讲】

功效主治 《本草发明》:主明目温中,耐风寒,下水气,面目浮,痈肿。一种青蓼,叶有圆者、尖者,以圆者为胜。干之,以酿酒,主风冷。

《本经逢原》:《本经》明目温中,耐风寒,下水气,疗面浮肿,痈疡。蓼实治消渴去热,及瘰疬癖痞腹胀,皆取其散热消积之功,即《本经》下水气,面浮肿,痈疡之用。扁鹊云:蓼食之,令人寒热,损骨髓,杀丈夫阴气。

【现代研究】

化学成分:水蒸气蒸馏法得到的种子挥发性化学成分中烯烃 12 种、醇类 9 种、醛类 4 种、酮类 7 种、酯类化合物 4 种、呋喃 2 种、烷烃 4 种、其他类 2 种。该实验结果挥发油中含量相对较高的化合物为 β 雪松烯(10.76％)、莛草烯(11.60％)、十六烷酸(16.74％)、(Z)-9-十六碳烯醛(15.39％)、8-澳-新长叶烯(4.61％)。溶剂法提

取的挥发性化学成分主要含有 5 类 41 种化合物,即烃类 15 种、醇类 17 种、酯类 5 种、醛类 1 种、酮类 3 种。其中 α 旅烯的含量高达 46.74%,此外含量较高的有 β 蒎烯(6.33%)、D 柠檬油精(8.59%)、E 松香芹醇(8.89%)、α 松油醇(6.42%)等。

国内外近年来的研究表明水蓼具有抗菌、抗氧化、抗肿瘤、杀虫等生物活性。[1]

葱实

味辛,温。

主明目,补中不足。

其茎①:可作汤。主伤寒、寒热、出汗、中风、面目肿。

薤②:味辛,温。

主治金创创败。轻身,不饥,耐老。

生鲁山③平泽。

【注释】

① 其茎:即葱白。

② 薤(xiè 谢):薤白,又称藠头。

③ 鲁山:位于中国山东省淄博市境内,春秋时期齐鲁两国以此山为界,山南为鲁国,故称鲁山。

【译文】　葱实,味辛,性温。主要能增强视力、调养中焦脾胃、补虚强体。葱白,可煎汤,主治感染寒邪而恶寒发热汗出、感染风邪而面目浮肿。薤,味辛,性温,主治外伤疮口腐烂,能使身体轻健、耐饥、青春常驻。产于山东鲁山的平泽中。

【按语】　葱实,《中药大辞典》记载本品为百合科葱属植物葱 *Allium fistulosum* L.的种子。7～9 月采收果实,晒干,搓取种子,簸去杂质。其茎(葱白)为葱的鳞茎。采挖后切去须根及叶,剥除外膜。

[1]　曾莎莎.蓼实种子提取物的分离、纯化以及结构测定的研究[D].中南大学,2007,3：1-55.

薤，《中华人民共和国药典》为薤白，规定品种为百合科植物小根蒜 *Allium macrostemon* Bge.或薤 *Allium chinensis* G. Don 的干燥鳞茎。夏、秋两季采挖，洗净，除去须根，蒸透或置沸水中烫透，晒干。

【历代名医汇讲】

功效主治 《本经疏证》：主明目，补中不足。其茎葱白，平，可作汤，主伤寒寒热，中风，面目浮肿，能出汗，伤寒骨肉碎痛，喉痹不通，安胎，归目，除肝中邪气，安中，利五脏，益目睛，杀百药毒。葱根，主伤寒头痛。葱汁，辛，温，主溺血，解黎芦毒。

假苏

味辛，温。

主治寒热、鼠瘘、瘰疬生疮，结聚气破散之①，下瘀血，除湿痹。一名鼠蓂。生汉中川泽。

【注释】

① 结聚气破散之：据尚志钧《神农本草经校注》校勘，刘《大观》、柯《大观》、人卫《政和》《纲目》《图考长编》作"破结聚气"。义胜。

【译文】 假苏，味辛，性温。主治恶寒发热、鼠瘘、瘰疬生疮，能破除结气、瘀血，驱除湿痹。又名鼠蓂，产于陕西汉中的川泽中。

【按语】 假苏，现今通用名为荆芥，《中华人民共和国药典》规定品种为唇形科植物荆芥 *Schizonepeta tenuifolia* Briq.的干燥地上部分。夏、秋两季花开到顶、穗绿时采割，除去杂质，晒干。

【历代名医汇讲】

1. 药名释名 《本草崇原》：荆芥《本经》名假苏，以其辛香如苏也。

2. 功效主治 《本草思辨录》：考古治头项风强，一切偏风中风口噤，及吐血衄血下血，多重任荆芥，是其所司，总不离血中之风。能于血中散风，即系于血中行气，《海藏》故谓之肝经气药。但肝经之气，不能不涉及少阳，本经所主鼠瘘瘰疬即少阳病也。

荆芥散血中之风，为产后血运第一要药。其芳温之性，又足以疗瘰疬疮疥，然无非利血脉去风毒而已。

【医案】

《本草纲目》：许叔微《本事方》云：此药委有奇效神圣之功。一妇人产后睡久，及醒则昏昏如醉，不省人事。医用此药及交加散，云服后当睡，睡中必以左手搔头，用之果然。昝殷《产宝》方云：此病多因怒气伤肝，或忧气内郁，或坐草受风而成，急宜服此药也。戴原礼《证治要诀》名独行散。贾似道《悦生随抄》呼为再生丹。

【附方】

产后迷闷。因怒气发热迷闷者。独行散：用荆芥穗，以新瓦半炒半生为末，童子小便服一二钱。若角弓反张，以豆淋酒下。或剉散，童尿煎服极妙。盖荆芥乃产后要药，而角弓反张，乃妇人急候，得此证者，十存一二而已。戴原礼《要诀》。

【现代研究】

化学研究：目前从荆芥中分离鉴定了挥发油、黄酮类、萜类、甾类、脂肪酸及酚类等化合物。挥发油、黄酮类及萜类化合物为荆芥属植物的主要有效成分[1]。

药理研究：荆芥具有解痉、抗氧化、抗炎、镇痛、镇静、抗微生物等药理作用。荆芥属植物的挥发油成分具有肌肉松弛和抗痉挛的作用，在传统医学中用于治疗咳嗽、哮喘、胃肠绞痛和腹泻等疾病。荆芥挥发油的某些化学成分具有明显抗氧化活性。此外荆芥挥发油中含有高浓度的荆芥内酯，具有强大的节肢动物驱避作用，可作为重要经济作物无毒、安全的天然驱虫剂[1]。

水靳

味甘，平。

主治女子赤沃，止血，养精，保血脉，益气，令人肥健嗜食。一名水英。生南海池泽。

---

[1]　泽仁拉姆,普珍,卓玛东智,等.荆芥的化学成分和药理作用[J].现代医药卫生,2014,30(2)：215－217.

【译文】 水靳，味甘，性平。主治女子痢疾而便有赤色黏沫，能止血、蓄养阴精、护养血脉、补益气力，使人肌肉丰满、食欲旺盛。又名水英，产于南海郡的池泽中。

【按语】 《中药大辞典》本品名为水芹，为伞形科水芹属植物水芹 Oenanthe javanica（Bl.）DC.的全草。9～10月采割地上部分，鲜用或晒干。

【历代名医汇讲】

1. 功效主治 《本草发明》：主女子赤沃，止血，保血脉，养精益气，令人肥健嗜食。

陈藏器云：茎叶捣绞取汁，去小儿暴热，大人酒后热毒，鼻塞身热，利大小肠。茎、叶、根并寒，子辛温。

2. 服食养生 《本草发明》：三八月勿食芹菜。

麻蕡①

味辛，平。

主治五劳七伤，利五脏，下血寒气。多食令人见鬼，狂走。久服通神明，轻身。一名麻勃。生太山川谷。

【注释】

① 蕡(fén)：音"坟"。

【译文】 麻蕡，味辛，性平。主治五劳七伤，能调养五脏、驱除血中寒邪。服用过量使人出现幻觉、精神错乱而发狂奔跑。长期服用，能与神明相通，使身体轻健。又名麻勃，产于泰山的川谷中。

【按语】 刘晓龙等[1]考证认为《神农本草经》中的麻蕡为桑科大麻属植物大麻 Cannabis sativa L.的雌株的花或花序，也可能包括幼嫩的果实或果序。

《中药大辞典》记载本品为桑科大麻属植物大麻 Cannabis sativa

---

[1] 刘晓龙,尚志钧.《神农本草经》麻蕡的本草考证[J].江西中医药,1992,23(5)：40-41.

L.的雌花序及幼嫩果序。6～7月采收,鲜用或晒干。

【历代名医汇讲】

1. **功效主治** 《本草经集注》:主治五劳七伤,利五脏下血寒气。破积,止痹,散脓。多食令人见鬼狂走。

2. **产地生境** 《本草经集注》:一名马勃,此麻花上勃勃者。七月七日采,良。

麻 子

味甘,平。

主补中益气。久服肥健不老。生太山川谷。

【译文】 麻子,味甘,性平。主要能补益中焦脾胃之气。长期服用,能使人肌肉丰满、长生不老。产于泰山的川谷中。

【按语】 麻子,现今通用名为火麻仁,《中华人民共和国药典》规定品种为桑科植物大麻 *Cannabis sativa* L.的干燥成熟果实。秋季果实成熟时采收,除去杂质,晒干。

【历代名医汇讲】

1. **功效主治** 《本草乘雅半偈》:主补中益气。大麻色黄,一名黄麻。麻有雌雄,雄为苴,雌为枲。枲即有子之大麻也,一叶五岐,别曰黄枲。气味甘平,为脾胃之体药;枝茎条畅,为脾胃之用药;仁脂濡润,为脾胃之滑剂、湿剂也。故主补中益气,久服肥健,不老神仙。《别录》及附方诸证,亦以四义释之,更参主客佐使,真不胜其用矣。

《长沙药解》:润肠胃之约涩,通经脉之结代。《伤寒》麻仁丸,治阳明病,脾约便难。以脾气约结,糟粕不能顺下,大肠以燥金主令,敛涩不泄,日久消缩,约而为丸。燥结不下,是以便难。麻仁、杏仁润燥而滑肠,芍药、大黄清风而泄热,厚朴、枳实行滞而开结也。

2. **产地生境** 《本草乘雅半偈》:处处有之。《尔雅翼》云:麦黄种枲,枲黄种麦。顾麦之生,即枲之成;枲之成,即麦之生也。枲者,有实之大麻也。有雌雄二种,雌者结实,雄者不结实。若子放勃时,须去雄者,设未放勃而先去之,则不成子矣。修治:极难去壳,取帛包置沸汤中,浸至冷,乃出之。垂井中一夜,勿令着水。次日日中暴干,就新瓦上挼去壳,簸扬取仁,粒粒皆完。

【现代研究】

火麻仁含有丰富的不饱和脂肪酸、油酸、亚麻酸(LA)、蛋白质、氨基酸、卵磷脂、矿物质及生物活性成分如谷甾醇、萜类化合物、维生素 A、维生素 E、维生素 B_1、维生素 B_2、植物甾醇等,其中多不饱和脂肪酸,含量高达近 80%,亚油酸与亚麻酸的比值在 $2.29\sim4.68$,对人体健康有益;而且富含 α - LA(ALA),人大脑组织及视网膜中的脂类物质中分别有 20% 和 40% 为 ω - 3 不饱和脂肪酸;另外含有陆生植物很少见的 γ - LA(GLA) 和十八碳四烯酸(SDA),转化后的前列腺素对人体有至关重要的作用。蛋白质含量为 $20\%\sim30\%$,是杰出的植物蛋白,其中 2/3 是麻仁球蛋白,1/3 是白蛋白,且不含大豆中的寡聚糖而不易导致胃胀和反胃,也不含致敏物,精氨酸含量高于一般植物蛋白,更易消化。其铁、锌含量及比例最适合人体需要[1]。

药理活性研究:

(1) 消化系统的作用:包括① 抗溃疡作用;② 治疗便秘和腹泻;火麻仁中的脂肪油能刺激肠黏膜,使分泌增多,蠕动加快,减少大肠吸收水分,故有泻下作用。

(2) 心血管系统作用:包括① 心肌损伤保护作用;Prociuk 等在离体再灌注实验中发现火麻仁能够明显降低心脏缺血后再灌注所导致的心室纤维颤动发生率,改善心功能。② 调节脂质代谢、抑制血小板聚集。③ 降血压。

(3) 抗氧化作用:包括清除自由基及抗衰老两方面。

---

[1] 韦凤,涂冬萍,王柳萍.火麻仁食用开发和药理作用研究进展[J].中国老年学杂志,2015,35:3486.

（4）中枢神经系统作用：包括① 镇静、抗惊厥和改善睡眠作用。
② 镇痛作用。③ 改善学习和记忆功能。

（5）抗疲劳和免疫调节作用。

（6）抗炎作用：现在火麻仁认识上已不再局限于单一的临床用途，更多的是看重它的降血脂、抗氧化、降血压、改善学习记忆及抗衰老和养生保健等功效。从食用油到一系列的保健品、药品的等产品的出现无处不体现着火麻仁的药用价值和商业价值[1]。

大豆黄卷

味甘，平。

主治湿痹、筋挛、膝痛。

生大豆：涂痈肿。煮饮汁，杀鬼毒①，止痛。

生太山平泽。

赤小豆：主下水、排痈肿脓血。

【注释】

① 鬼毒：犹鬼精蛊毒。

【译文】 大豆黄卷，味甘，性平。主治湿痹、筋脉挛急、膝部疼痛。生大豆，捣烂外敷能治疗痈肿，煮汁服用能驱除鬼毒等邪气、止痛。产于泰山的平泽中。赤小豆，主要能去除水湿、排出痈肿的脓血。

【按语】 大豆黄卷，《中华人民共和国药典》规定品种为豆科植物大豆 *Glycine max* (L.) Merr.的成熟种子经发芽干燥的炮制加工品。取净大豆，用水浸泡至膨胀，放去水，用湿布覆盖，每日淋水 2 次，待芽长至 0.5～1 cm 时，取出，干燥。

生大豆，《中药大辞典》名为黄大豆，收载为豆科植物大豆的种皮黄色的种子。8～10 月果实成熟后采收，取其种子晒干。

---

［1］ 贺海波,石孟琼.火麻仁的化学成分和药理活性研究进展[J].中国民族民间医药,2010,15：56-57.

赤小豆，《中华人民共和国药典》规定品种为豆科植物赤小豆
Vigna umbellata Ohwi et Ohashi 或赤豆 *Vigna angularis* Ohwi et
Ohashi 的干燥成熟种子。秋季果实成熟而未开裂时拔取全株，晒
干，打下种子，除去杂质，再晒干。

【历代名医汇讲】

1. 药名释名　《本草崇原》：黑大豆水浸出芽，约五寸长，使干
之，名为黄卷。

2. 功效主治　《本草经集注》：主治湿痹，筋挛，膝痛。五藏胃气
结积、内寒，杀乌头毒。

《本经疏证》：主湿痹筋挛，膝痛，五脏不足，胃气结积，益气，止
毒，去黑皯，润泽皮毛。

【现代研究】

目前关于其化学成分、药理作用研究较少，多以氨基酸类和异黄
酮类为其有效成分。现代研究表明大豆及其制品具有广泛的生物活
性，如具有弱雌激素活性、抗氧化活性、抗溶血活性和抗真菌活性，对
人体的生理病理可产生广泛的影响，如用于防癌、防骨质疏松症、改
善妇女更年期综合征症状、防治心血管疾病等，这些功效均与其所含
的大豆异黄酮密切相关[1]。

---

[1]　陈杨，倪健，豆浩然.大豆黄卷总黄酮测定方法及水提取动力学模型的建
　　　立[J].中华中医药学刊，2014，32(12)：2904.

卷 第 四

下 品 药

石流黄

味酸,温。

主治妇人阴蚀、疽痔恶血,坚筋骨,除头秃。能化金银铜铁奇物①。生东海牧羊山谷中。

【注释】

① 能化金银铜铁奇物:方士用语。是炼丹中的一些化学反应。

【译文】 石流黄,味酸,性温。主治女子阴中生疮、疽、痔、溢出经脉而未消散的败坏之血、白秃疮,能坚实筋骨,能化金银铜铁奇物。产于东海郡牧羊一带的山谷中。

【按语】 据王家葵[1]考证,石硫黄系天然硫黄矿石,早期文献皆写作"石流黄",《证类本草》则改写为"石硫黄"。

石流黄,《中华人民共和国药典》用名硫黄,为自然元素类矿物硫族自然硫,采挖后,加热溶化,除去杂质;或用含硫矿物经加工制得。

【历代名医汇讲】

1. **性味运气** 《本草经集注》:味酸,温、大热,有毒。

《本草求真》:(专入命门)味酸有毒,大热纯阳。

2. **功效主治** 《本经逢原》:《本经》主妇人阴蚀疽痔恶血,坚筋骨,除头秃。

《发明》硫黄禀纯阳之精,赋大热之性,助命门相火不足。寒郁火邪,胃脘结痛,脚冷疼弱者宜之。其性虽热,而能疏利大肠,与燥涩之性不同。但久服伤阴,大肠受伤,多致便血。伤寒阴毒爪甲纯青,火焰散屡奏神功。阴水腹胀,水道不通,金液丹服之即效。《本经》治阴蚀疽痔乃热因热用,以散阴中蕴积之垢热,但热邪亢盛者禁用。又言坚筋骨者,取以治下部之寒湿。若湿热痿痹,良非所宜。人身阴常不足,阳常有余,苟非真病虚寒,胡可服此毒热类。按:有久服硫黄,人渐缩小之例,石顽亲见李尧占服此数年,临毙缩小如七八岁童子状。正《内经》所谓热则骨消筋缓是也。

3. 产地生境 《本草崇原》:石硫黄出东海牧羊山谷及太行河西山中。今南海诸番岭外州郡皆有,然不及昆仑、雅州舶上来者良。此火石之精所结,所产之处必有温泉,泉水亦作硫黄气。以颗块莹净光腻,色黄,嚼之无声者,弥佳。夹土与石者,不堪入药。

【民俗文化】

《本草纲目》:紫霞杯。叶石林《水云录》云:用硫黄袋盛,悬罐内,以紫背浮萍同水煮之,数十沸取出,候干研末十两。用珍珠、琥珀、乳香、雄黄、朱砂、羊起石、赤石脂、片脑、紫粉、白芷、甘松、山奈、木香、血竭、没药、韶脑、安息香各一钱,麝香七分,金箔二十片,为末,入铜杓中,慢火熔化。以好样酒杯一个,周围以粉纸包裹,中开一孔,倾硫入内,旋转令匀,投冷水中取出。每旦盛酒饮二三杯,功同上方。昔中书刘景辉因遭劳瘵,于太白山中遇一老仙,亲授是方,服之果愈。人能清心寡欲而服此,仙缘可到也。

暖益腰膝。王方平通灵玉粉散:治腰膝,暖水脏,益颜色,其功不可具载。硫黄半斤,桑柴灰五斗,淋取汁,煮三伏时。以铁匙抄于火上试之,伏火即止。候干,以大火煅之。如未伏更煮,以伏为度。煅了研末。穿地坑一尺二寸,投水于中,待水清,取和硫末,坩锅内煎如膏。铁钱抄出,细研,饭丸麻子大。每空心盐汤下十丸,极有效验。乡人王昭遂服之,年九十,颜貌如童子,力倍常人。杜光庭《玉函方》。

【现代研究】

化学成分：硫黄主要含硫，另杂有砷、硒、铁等成分。

药理作用：① 灭真菌、杀疥虫。硫黄与皮肤分泌液接触，可形成硫化氢及五硫黄酸，具有杀灭真菌及疥虫的作用。② 溶解角质、脱毛。以硫化钡为主的硫化物，有溶解角质及脱毛的作用，可以软化皮肤，并对皮肤有局部刺激作用。③ 致泻作用。硫黄内服后，可在肠中形成硫化钾或硫化氢，刺激胃肠黏膜而促肠蠕动，使粪便软化而缓泻。④ 其他作用。一部分经吸收从肺及皮肤排出，而有祛痰发汗之效[1]。

青琅玕①

味辛，平。

主治身痒、火疮、痈伤、疥瘙、死肌。一名石珠。生蜀郡平泽。

【注释】

① 琅玕(láng gān 狼甘)：似玉的美石。

【译文】
青琅玕，味辛，性平。主治身体瘙痒、烧伤、痈肿溃烂、疥瘙、身体肌肉坏死或失去感觉。又名石珠，产于蜀郡的平泽中。

【按语】
王家葵[2]考证，琅玕的名实需要按年代来讨论。汉代的琅玕是珠或珠状物，与此性状特征最接近的矿物是绿松石turquoise。《本草图经》又以珊瑚为青琅玕。

《中华本草》记载本品为鹿角珊瑚科动物鹿角珊瑚 *Acropora pulchra* (Brook)群体的骨骼及其共肉。用网采收，或用锥子、凿子等工具进行潜水采集，一般采后洗净，晾干，击碎即可。不能用淡水浸泡，以免共肉腐烂脱落。也可根据化学提取要求，用有机溶剂浸泡，或快速冷冻。

【历代名医汇讲】
功效主治　《本草经集注》：主治身痒，火疮，痈伤，白秃，疥瘙，

[1] 邢晓娟.硫黄药理作用与临床应用[J].现代医药卫生，2007，23(15)：2358.
[2] http：//blog.sina.com.cn/s/blog_5b2329d70100ek56.html

死肌。浸淫在皮肤中。

礜石①

味辛，大热。

主治寒热、鼠瘘、蚀疮、死肌、风痹、腹中坚、邪气，除热。一名青分石，一名立制石，一名固羊石。生汉中山谷。

【注释】

① 礜（yù 玉）石：一种矿物，是制砷和亚砷酸的原料，有毒。

【译文】 礜石，味辛，性大热。主治恶寒发热、鼠瘘、女子阴中生疮、身体肌肉坏死或失去感觉、风痹、腹部坚硬、邪气结聚，能驱除热邪。又名青分石、立制石、固羊石。产于陕西汉中的山谷中。

【按语】 王家葵[1]考证，礜石、特生礜石、苍石皆可以确定为砷黄铁矿 *Arsenopyrite*，又名毒砂，化学组成为 FeAsS。这种矿石常呈银白色或灰白色，久曝空气中则变为深灰色，此所以有白礜石、苍礜石、苍石、青分石诸名。

《中药大辞典》记载本品为复硫化物类毒砂族矿物毒砂 *Arsenopyrite*。挖出打碎，使礜石和连生物分开，去杂石。

【历代名医汇讲】

功效主治 《本草发明》：此药攻击积癖痼冷之病，主寒热鼠瘘，蚀疮死肌，去息肉风痹，腹中坚癖，邪气积聚，痼冷腹痛，除热明目，下气除膈中热，止消渴，益肝气。

《本经逢原》：礜石与砒石相近，性亦相类。但砒石略带黄晕，礜石全白，稍有分辨，而古方礜石与砒石常相混书，二字相似故误耳。然矾石性寒无毒，礜石性热有毒，不可不审。

【医案】

《本草纲目》：〔时珍曰〕礜石性气与砒石相近，盖亦其类也。古方礜石、矾石常相混书，盖二字相似，故误耳。然矾石性寒无毒，礜石

[1]　http://blog.sina.com.cn/s/blog_5b2329d70100egb0.html

性热有毒，不可不审。陆农师云：礜石之力，十倍钟乳。

按洪迈《容斋随笔》云：王子敬静息贴，言礜石深是可疑，凡喜散者辄发痈，盖散者，寒食散也，古人多服之，中有礜石，性热有毒。故云深可疑也。刘表在荆州，与王粲登郓山，见一冈不生百草。粲曰：此必古冢，其人在世，服生礜石，热不出外，故草木焦灭。表掘之，果有礜石满茔。又今洛水不冰，下亦有礜石，人谓之温洛是也。取此石安瓮中，水亦不冰。文鸐伏孵，取石置巢中，以助温气，其性如此，岂可服？予兄文安公镇金陵，秋暑减食。医者汤三益教服礜石丸。已而饮啖日进，遂加意服之。越十月而毒作，衄血斗余。自是数数不止，竟至精液皆竭而死。时珍窃谓洪文安之病，未必是礜石毒发。盖亦因其健啖自恃，厚味房劳，纵恣无忌，以致精竭而死。夫因减食而服石，食既进则病去矣，药当止矣。而犹有服之不已，恃药妄作，是果药之罪欤？

代赭

味苦，寒。

主治鬼疰、贼风、蛊毒，杀精物恶鬼，腹中毒邪气、女子赤沃漏下。一名须丸①。生齐国②山谷。

【注释】

① 须丸：《名医别录》："出姑幕者名须丸。"姑幕，古国名。在今山东莒县。

② 齐国：西汉封国。都今山东临淄。

【译文】 代赭，味苦，性寒，主治腹部毒邪结聚、女子带下赤色，能驱除鬼疰、贼风、蛊毒、精物恶鬼等秽气恶邪。又名须丸，产于齐国的山谷中。

【按语】 《中华人民共和国药典》用名赭石，规定品种为氧化物类矿物刚玉族赤铁矿，主含三氧化二铁（Fe_2O_3）。采挖后，除去杂石。

【历代名医汇讲】

1. 性味运气 《本草求真》：专入心、肝。味苦而甘。气寒无毒。干姜为使。畏雄、附。

2. **功效主治** 《本经逢原》：《本经》主鬼疰贼风虫毒，腹中毒邪，女子赤沃漏下。赭石之重，以镇逆气，入肝与心包络二经血分。《本经》治贼风虫毒，赤沃漏下，取其能收敛血气也。仲景治伤寒吐下后，心下痞硬，噫气不除，旋复代赭石汤，取重以降逆气，涤涎痰也。观《本经》所治，皆属实邪。即赤沃漏下，亦是肝心二经瘀滞之患。其治难产，胞衣不下，及大人小儿惊风入腹，取重以镇之也。阳虚阴痿，下部虚寒忌之，以其沉降而乏生发之功也。

《长沙药解》：降戊土而除哕噫，镇辛金而清烦热。代赭重坠之性，驱浊下冲，降摄肺胃之逆气，除哕噫而泄郁烦，止反胃呕吐，疗惊悸哮喘，兼治吐衄、崩漏、痔瘘、泄利之病。

【现代研究】

代赭石主含三氧化二铁（Fe_2O_3）。除主要成分外，尚含 20 多种微量元素如锡、铝、铅、砷、钛等。据研究，人体不可缺少的 14 种微量元素，赭石含有 10 种[1]。

药理研究：赭石中的微量元素之间的协同和拮抗作用，可促进造血、镇静中枢神经。如微量元素镍和钴是血纤维蛋白溶酶的组成成分，能刺激生血功能，促进红细胞的再生。镍可还作为神经镇痛剂，治疗神经痛等疾病。值得注意的是，赭石中尚含对人体有害的微量元素如铅、砷、钛等，应避免久服。[2]

卤鹹①

味苦，寒。

主治大热、消渴、狂烦，除邪及吐下蛊毒，柔肌肤②。生河东盐池③。

———————————

［1］ 孙文倩，吴慧峰.中药赭石的鉴定及化学成分分析研究[J].药物分析杂志，1989，9（2）：65－73.

［2］ 康莲薇，熊南燕，韩勤业.代赭石的化学成分与临床应用概述[J].环球中医药，2009，6：451－453.

【注释】

① 鹹(jiǎn 减)：《本草纲目》："鹹音有二：音咸者，润下之味；音减者，盐土之名，后人作硷，作碱，是矣。"

② 柔肌肤：《日华子本草》盐下云：长肉，补皮肤。

③ 河东盐池：亦称解池。位于山西运城市南，中条山下，涑水河畔。

【译文】　卤鹹，味苦，性寒。主治壮热、消渴、狂躁烦闷，能驱除邪气、通过涌吐泻下以排出蛊毒、滋补肌肤。产于山西运城的解池。

【按语】　王家葵[1]考证，卤鹹是含有氯化镁的盐卤。

《中药大辞典》记载本品为卤块（固体卤水）经加工煎熬制成的白色结晶 *Bischofitum*。

【历代名医汇讲】

功效主治　《本草经集注》：主治大热，消渴，狂烦，除邪及吐下蛊毒，柔肌肤。去五脏肠胃留热，结气，心下坚，食已呕逆，喘满，明目，目痛。

大盐①

令人吐。生河东池泽。

【注释】

① 大盐：《新修本草》："大盐，即河东印盐也，人之常食者是。形粗于末盐，故以大别之。"

【译文】　大盐，能使人呕吐。产于河东的池泽中。

【按语】　《中药大辞典》记载本品为海水或盐井、盐池、盐泉中的盐水经煎、晒而成的结晶体。

【历代名医汇讲】

功效主治　《本草经集注》：主治热胃肠结热，喘逆，吐胸中病。

【医案】

《本草纲目》：〔颂曰〕唐代柳柳州《纂救三死方》云：元和十一年十月，得霍乱，上不可吐，下不可利，出冷汗三大斗许，气即绝。河南

---

[1]　http://blog.sina.com.cn/s/blog_5b2329d70100bxlz.html

房伟传此方，入口即吐，绝气复通。其法用盐一大匙，熬令黄，童子小便一升，合和温服，少顷吐下，即愈也。

戎盐

主明目、目痛，益气，坚肌骨，去毒虫。生胡盐山[①]。

【注释】

① 胡盐山：应泛指戎羌（今西北的广大地区）的产盐之地。

【译文】 戎盐，主治眼睛疼痛，能增强视力、补益气力、坚实肌肉骨骼、驱除毒虫。产于西北广大地区。

【按语】 王家葵考证，戎盐因出于戎羌（今西北的广大地区）而得名，《别录》记载："生胡盐山，及西羌北地，酒泉福禄城东南角。"日本正仓院保存有唐代戎盐标本，为褐色粉状物，除主要含氯化钠外，尚杂有硫酸钙、硫酸镁、硫酸钠等，考其组成，似最能与《新修本草》的记载相吻合。

【历代名医汇讲】

1. 药名释名　《本草乘雅半偈》：戎盐即青盐，亦赤盐也。史书言房中盐有九种，曰白盐、食盐、黑盐、胡盐、柔盐、赤盐、驳盐、臭盐、马齿盐。而戎盐即胡盐。

2. 功效主治　《长沙药解》：清膀胱而泄热，开癃闭而利水。戎盐咸寒之性，直走膀胱，而清痰热，长于利水。其他主治，能止吐血、尿血、齿舌诸血，以咸走血而性清降也。

《本草求真》：禀至阴之气凝结而成。能入少阴肾脏，以治血分实热。故凡病因肾起而见小便不通，胃中瘀赤涩昏，及吐血溺血，齿舌出血，牙龈热痛，暨蛊毒邪气固结不解者，宜以此味投治。俾肾补而热除，咸入而坚软。《经》曰：热淫于内，治以咸寒，正此谓耳。

白垩

味苦，温。

主治女子寒热、瘕癥、月闭、积聚、阴肿痛、漏下、无子。生邯郸①山谷。

【注释】

① 邯郸：战国赵国都城，秦灭赵置邯郸郡（故城即今河北邯郸市西南）。汉置赵国，定都邯郸。

【译文】 白垩，味苦，性温。主治女子恶寒发热、各类腹部积块、闭经、阴部肿痛、月经停止后又见下血淋漓不断、不孕不育。产于邯郸的山谷中。

【按语】 王家葵[1]考证，《神农本草经》白垩是白色的高岭石 *kaolinite*，亦即五色石脂条中的白石脂。

《中药大辞典》记载本品为黏土岩高岭土或膨润土，前者主含硅酸盐类高岭石族矿物高岭石 *Kaolinitum*，后者主含蒙脱石族矿物蒙脱石 *Bentonitum*。

【历代名医汇讲】

功效主治 《本草经集注》：主治女子寒热，瘕癥，月闭，积聚，阴肿痛，漏下，无子。止泄痢。

《本经逢原》：《本经》主女子寒热瘕癥，月闭积聚，取土之间气，以祛妇人间厕之积也。《千金》治妇人带下等疾者，以土能胜湿，而白则兼入气分也，惟邯郸者为胜。

粉锡

味辛，寒。

主治伏尸、毒螫①，杀三虫。一名解锡②。

锡铜镜鼻：主治女子血闭、瘕癥伏肠③、绝孕。

生桂阳④山谷。

【注释】

① 毒螫(shì 式)：毒虫等刺人或动物。

---

[1] http://blog.sina.com.cn/s/blog_5b2329d70100eew6.html

② 解锡：森立之《本草经考注》："盖是解化铅锡之义。"

③ 伏肠：癥瘕伏着于腹内。

④ 桂阳：古代郡名。汉高祖时在湖南南部建立桂阳郡，属荆州刺史部管辖，实际为长沙国管辖。汉景帝时郡治在今湖南郴州市区，领 11 个县，基本包括今天的郴州各个区县和广东的北部的一部分。

【译文】　粉锡，味辛，性寒。主治伏尸、毒虫螫伤，能驱除多种寄生虫。又名解锡。锡铜镜鼻，主治女子闭经、腹部积块固着于肠内、不孕。产于桂阳郡的山谷中。

【按语】　王家葵[1]认为，《神农本草经》粉锡即胡粉，即铅粉。陶弘景说："即今化铅所作胡粉也。"为碱式碳酸铅 $2PbCO_3 \cdot Pb(OH)_2$，其色白腻，多作绘画用白色颜料以及化妆品。

《中药大辞典》记载本品为一种银白色金属，主要由锡石 *Cassiterite* 中炼出。

【历代名医汇讲】

1. **药名释名**　《本草崇原》：因化铅而成粉，故名铅粉。《本经》名粉锡，《别录》名胡粉，今名水粉。李时珍曰：铅锡一类也，古人名铅为黑锡，故名粉锡。

2. **功效主治**　《本草发明》：粉锡只可外科作膏，敷疮毒用，《本草》但主伏尸毒螫，杀三虫，去鳖痕，疗恶疮，堕胎，止小便利。又云：炒黑，治小儿疳气，又痢汤丸中罕用。

《本草求真》：体用与铅相似，但有豆粉、蛤粉同入，止入气而不入血，其功专能止痛生肌，膏药每取为用，且力能化蛊杀虫，《金匮》甘草粉蜜汤用此，以为除蛊杀虫药也。

石灰

味辛，温。

主治疽疡、疥瘙、热气、恶疮、癞疾、死肌、堕眉①，杀痔虫,去黑子②息肉。一名恶灰③。生中山④川谷。

【注释】

① 堕眉:眉毛脱落。

② 黑子:颜面上的黑痣黑斑。

③ 恶灰:森立之《本草经考注》:"此盖烧石为灰,与白恶无别,故名恶灰。"

④ 中山:西汉封国名。中山国国都卢奴,在今河北定州市区。

【译文】 石灰,味辛,性温。主治疽疡、疥瘙、热邪、恶疮、麻风病而致身体肌肉坏死或失去感觉及眉毛脱落,能清除痔疮、去除颜面黑痣黑斑和息肉。又名恶灰,产于河北定州的川谷中。

【按语】 王家葵[1]考证,石灰即烧石成灰,《本草经集注》:"今近山生石,青白色,作灶烧竟,以水沃之,即热蒸而解末矣。"所描述的是石灰石 limestone(成分 $CaCO_3$)烧成生石灰 quicklime(成分 CaO),生石灰遇水溃解成熟石灰 hydrated lime[成分 $Ca(OH)_2$],并释放出大量热能的过程。

《中药大辞典》记载本品为石灰岩 Limestone 经加热煅烧而成的生石灰 Lime,及其水化产物熟石灰,即羟钙石 Portlandite,或两者的混合物。

【历代名医汇讲】

功效主治 《本草发明》:石灰性热而烈,不可服用,惟主外科,故《本草》主疽疡,疥瘙热气,恶疮癞疾,死肌,髓骨疽,堕眉,杀痔虫,去黑子息肉。

《本经逢原》:石灰禀壮火之余烈,故能辟除阴邪湿毒,观《本经》所主疽疡疥瘙,热气恶疮,癞疾死肌等,皆外治之用。去黑子者,火气未散,性能灼物,故能去黑子瘜肉及堕眉也。《本经》虽不言有毒,而内服之方从无及此,其毒可知。寇氏治中风口㖞,以石灰醋调涂,左涂右,右涂左,立便牵正。

---

[1] http://blog.sina.com.cn/s/blog_5b2329d70100eew6.html

冬灰

味辛,微温。

主治黑子,去疣①、息肉、疽蚀、疥瘙。一名藜灰。生方谷②川泽。

【注释】

① 疣(yóu 由):赘疣。皮肤上生的瘊子。

② 方谷:不详待考。

【译文】 冬灰,味辛,性微温。主治颜面黑痣黑斑、赘疣、息肉、痈疽溃烂、疥瘙。又名藜灰,产于方谷的川泽中。

【按语】 王家葵[1]考证,冬灰是草木灰,主要成分为 K_2CO_3。尽管各种草木都可以作灰,但《本草经》以藜灰为冬灰的别名,《新修本草》:"冬灰本是藜灰,余草不真。"

《全国中草药汇编》本品通用名草木灰,为柴、草烧成的灰。

【历代名医汇讲】

功效主治 《本草经集注》:主治黑子,去疣,息肉疽蚀,疥瘙。

大黄

味苦,寒。

主下瘀血、血闭、寒热,破癥瘕积聚、留饮、宿食①,荡涤肠胃②,推陈致新③,通利水谷道④,调中化食,安和五脏。生河西⑤山谷。

【注释】

① 宿食:中医指积食之症。

② 荡涤肠胃:清除肠胃积食,即泻下。

③ 推陈致新:排除陈旧的宿食,吸收出新的营养。指肌体内的新陈代谢。

④ 水谷道:水和食物的通道,指膀胱和大肠等排泄器官。

⑤ 河西:泛指黄河以西之地。汉唐时指甘肃、青海两省黄河以西。

[1] http://blog.sina.com.cn/s/blog_5b2329d70100eew6.html

【译文】 大黄，味苦，性寒。主治瘀血、闭经、恶寒发热、腹部积块、留饮宿食，能清除胃肠内的积滞、将其排出体外以使胃肠能够承纳吸收新鲜的营养物质，还能够通利水道和谷道、调养中焦脾胃、消化饮食、安养五脏。产于黄河以西地区的山谷中。

【按语】 《中华人民共和国药典》规定品种为蓼科植物掌叶大黄 *Rheum palmatum* L.、唐古特大黄 *Rheum tanguticum* Maxim. ex Balf.或药用大黄 *Rheum officinale* Baill.的干燥根和根茎。秋末茎叶枯萎或次春发芽前采挖，除去细根，刮去外皮，切瓣或段，绳穿成串干燥或直接干燥。

【历代名医汇讲】

1. 药名释名 《本草经集注》：一名黄良。将军之号，当取其骏快矣。

2. 功效主治 《本草经集注》：主下瘀血，血闭，寒热，破癥瘕积聚，留饮宿食，荡涤肠胃，推陈致新，通利水谷，调中化食，安和五脏。平胃下气，除痰实，肠间结热，心腹胀满，女子寒血闭胀，小腹痛，诸老血留结。

《长沙药解》：泄热行瘀，决壅开塞，下阳明之燥结，除太阴之湿蒸，通经脉而破癥瘕，消痈疽而排脓血。

大黄苦寒迅利，泄热开瘀，决壅塞而通结闭，扫腐败而荡菀陈。一切宿食留饮，老血积痰，得之即下，心痞腹胀，胃结肠阻，饮之即通。湿热瘀蒸，非此不除；关窍梗塞，非此不开；荡涤肠胃之力，莫与为比，下利家之停滞甚捷。

【医案】

《本草纲目》：〔颂曰〕《本草》称大黄推陈致新，其效最神，故古方下积滞多用之，张仲景治伤寒用处尤多。古人用毒药攻病，必随人之虚实寒热而处置，非一切轻用也。

梁武帝因发热欲服大黄，姚僧坦曰：大黄乃是快药，至尊年高，不可轻用。帝弗从，几至委顿。梁元帝常有心腹疾。诸医咸谓宜用平药，可渐宣通。僧坦曰：脉洪而实，此有宿妨，非用大黄无瘥理。

帝从之,遂愈。以此言之。今医用一毒药而攻众病,其偶中,便谓此方神奇;其差误,则不言用药之失,可不戒哉?

【现代研究】

化学研究:大黄的主要活性成分为蒽类衍生物,主要包括蒽醌类大黄素、大黄酸、大黄酚、大黄素甲醚、芦荟大黄素和土大黄素等有效成分;大黄还含有大黄蒽类衍生物与葡萄糖结合成的苷类和蒽酮类如番泻苷 A、B、C、D 等,以及其他苷类、鞣质、多糖化合物、有机化合物和无机物等[1]。

药理研究:大黄的药理作用主要有调节胃肠功能、抗病原微生物、抗肿瘤、保护心脑血管、抗炎、保肝及抗衰老等[2]。研究发现,蒽酮类成分是大黄起泻下作用的主要成分,二苯乙烯类成分是大黄清除自由基和抗衰老的主要成分,苯丁酮类成分是大黄抗炎镇痛的主要成分[3]。

巴豆

味辛,温。

主治伤寒、温疟、寒热,破癥瘕、结坚积聚、留饮、淡澼①、大腹水胀②,荡练③五脏六腑,开通闭塞,利水谷道,去恶肉,除鬼蛊毒注邪物,杀虫鱼。一名巴椒。生巴郡川谷。

【注释】

① 淡澼:即痰癖。中医病名。《诸病源候论·痰癖候》:"痰癖者,由饮水未散,在于胸腑之间,因遇寒热之气相搏,沉滞而成痰也。痰又停聚流移于胁肋之间,有时而痛,即谓之痰癖。"

［1］ 何正显,信玉琼,陈明.大黄的化学成分、药理作用及其在临床急症中的应用[J].中国中医急症,2007,16(2):227.
［2］ 傅兴圣,陈菲,刘训红,等.大黄化学成分与药理作用研究新进展[J].中国新药杂志,2011,16:1534-1538,1568.
［3］ 曾芳,李媛.大黄有效化学成分及其药理作用[J].当代医学,2013,12:149-150.

② 大腹水胀：即大腹水肿。《诸病源候论·大腹水肿候》："大腹水肿者，或因大病之后，或积虚劳损，或新热食竟，入于水，自渍及浴，令水气不散，流溢肠外，三焦闭塞，小便不通，水气结聚于内，乃腹大而肿。故四肢小，阴下湿，手足逆冷，腰痛，上气，咳嗽，烦疼，故云大腹水肿。"

③ 荡练：即荡涤。练，漂洗、洗涤。

【译文】 巴豆，味辛，性温。主治伤寒、温疟、恶寒发热、各类腹部积块、留饮、痰癖、大腹水肿，能清畅五脏、疏利六腑、去除体内积滞郁结、通达水道谷道、去除腐败溃烂的肌肉与鬼疰蛊毒等邪物、杀死虫鱼。又名巴椒，产于巴郡的川谷中。

【按语】 《中华人民共和国药典》规定品种为大戟科植物巴豆 *Croton tiglium* L.的干燥成熟果实。秋季果实成熟时采收，堆置 2～3 天，摊开，干燥。

【历代名医汇讲】

1. 性味运气　《本草求真》：专入肠胃。辛热大毒。据书所载生猛熟缓，可升可降，能行能止。芫花为使。畏大黄、黄连、凉水，得火良。

2. 功效主治　《长沙药解》：驱寒邪而止痛，开冷滞而破结。巴豆辛苦大热，破沉寒积冷，止心疼腹痛，泄停痰积水，下宿谷坚癥。治霍乱胀痛，不能吐泄，疗寒痰阻闭不得喘息，排脓血而去腐秽，荡积滞而断疟痢，消死肌弩肉，点疣痣疥癣。种种奇功，神异非常。

《本经疏证》：巴豆、大黄均峻逐委积之剂，徐之才则谓巴豆畏大黄，何也？夫《本经》称述两物之功能，在大黄曰荡涤肠胃，推陈致新；在巴豆曰荡练五脏六腑，开通闭塞，已明明一则许以如水灌物，一则许以如火焰物矣。

【医案】

《本草纲目》：〔时珍曰〕巴豆峻用则有戡乱劫病之功，微用亦有抚缓调中之妙。譬之萧、曹、绛、灌，乃勇猛武夫，而用之为相，亦能辅治太平。王海藏言其可以通肠，可以止泻，此发千古之秘也。

一老妇年六十余，病溏泄已五年，肉食、油物、生冷犯之即作痛。

服调脾、升提、止涩诸药，入腹则泄反甚。延余诊之，脉沉而滑，此乃脾胃久伤，冷积凝滞所致。王太仆所谓大寒凝内，久利溏泄，愈而复发，绵历岁年者。法当以热下之，则寒去利止。遂用蜡匮巴豆丸药五十丸与服，二日大便不通亦不利，其泄遂愈。自是每用治泄痢积滞诸病，皆不泻而病愈者近百人。妙在配合得宜，药病相对耳。苟用所不当用，则犯轻用损阴之戒矣。

【现代研究】

化学研究：巴豆种仁含脂肪油 34％～57％，蛋白质约 18％。主要含二萜及其酯类、生物碱类及植物毒蛋白类。巴豆脂肪油以亚油酸的含量最高，而亚油酸为人体不能自身合成的必须脂肪酸，与其他脂溶性维生素共同作用下，有明显的抗癌作用，能显著抑制淋巴癌、腹水癌、乳腺癌细胞的生长。巴豆生物碱是巴豆的有效成分之一。巴豆中植物蛋白为巴豆的毒性成分，又称巴豆毒素。[1]

药理研究：巴豆具有多种药理作用，包括致泻作用、抗癌作用、抗病原微生物的作用。其中巴豆脂肪油是巴豆泻下的有效成分，也是主要毒性成分；巴豆生物碱具明显的抗癌活性，能抑制多种肿瘤细胞的增殖、诱导细胞分化和促使细胞凋亡；巴豆果壳和种子部分的提取物均具有一定的抑菌活性，对金黄色葡萄球菌、白喉杆菌、流感杆菌、铜绿假单胞菌均有不同程度的抑制作用。值得注意的是，常用剂量的 1/20～1/10 的巴豆霜可以改善肠道吸收功能，降低肠动力，可以用来治疗腹泻；巴豆油、巴豆树脂和巴豆醇酯类具有弱致癌活性。巴豆仁乙醇提取物可毒杀印鼠客蚤。

桔梗

味辛，微温。

主治胸胁痛如刀刺、腹满、肠鸣幽幽、惊恐悸气。生嵩高

---

[1] 金锋,张振凌,任玉珍,等.巴豆的化学成分和药理活性研究进展[J].中国现代中药,2013,15(5)：372－375.

山谷。

【译文】 桔梗,味辛,性微温。主治胸胁疼痛如被刀刺、腹部胀满、胃肠蠕动时有轻微的流水样肠鸣音、惊恐、心悸。产于嵩山的山谷中。

【按语】 《中华人民共和国药典》规定品种为桔梗科植物桔梗 *Platycodon grandilorum* (Jacq.) A.DC.,春、秋两季采挖,洗净,除去须根,趁鲜剥去外皮或不去外皮,干燥。

【历代名医汇讲】

功效主治 《本草发明》:桔梗,舟楫之剂,载诸药上行,乃肺经上部药,故《本草》云疗咽痛鼻塞,利膈气,治肺咳、肺热气奔促,乃专功也。以其开提气血,气药中宜用之,故主胸胁痛如刀刺,腹满肠鸣,惊恐悸气,小儿惊痫客忤,兼治气血凝滞,痰壅积气,寒热风痹,辟温除邪,温中消谷,疗肺痈,排脓破血,中恶,下蛊毒等症者,由能行上行表,使其气血流通也。若下虚及怒气上升,皆不可用。又云:入足少阴肾,故补气血、利五脏肠胃、补五劳、养气补虚痰之说,岂真能补哉?抑亦金为水化源,少阴穴在咽喉肺部位,而水脏与之相通欤? 然利肺气之功用为专。

《长沙药解》:散结滞而消肿硬,化凝郁而排脓血,疗咽痛如神,治肺痈至妙,善下冲逆,最开壅塞。

【现代研究】

化学成分:桔梗中所含的化学成分包括三萜皂苷、多糖、黄酮、甾醇、脂肪酸以及微量元素等。三萜皂苷是桔梗的主要活性成分与特征性成分。桔梗中三萜皂苷类成分均属于齐墩果烷型五环三萜衍生物,根据皂苷元母核不同,可分为桔梗酸类(platycodicacid)、桔梗二酸类(platycogenic acid)和远志酸类(polygalacicacid)[1][2]。

――――――――――

[1] 周永妍,程秀民,于海英.桔梗皂苷提取及桔梗质量控制新进展[J].中外医疗,2009,(5): 157-159.
[2] 何美莲,程小卫,陈家宽,等.桔梗皂苷类成分及其质量分析[J].中药新药与临床药理,2005,16(6): 457-460.

桔梗的现代药理活性,包括祛痰作用、抗炎作用、免疫调节作用、抗肿瘤作用、保肝作用、心血管保护作用、治疗糖尿病作用、抗肥胖作用、镇痛作用等方面[1]。

甘遂

味苦,寒。

主治大腹疝瘕、腹满、面目浮肿、留饮宿食,破癥坚积聚,利水谷道。一名主田。生中山川谷。

【译文】 甘遂,味苦,性寒。主治疝瘕而腹部胀大、腹部胀闷、面目浮肿、留饮宿食,能去除腹部积块、通利水道谷道。又名主田,产于中山的川谷中。

【按语】 《中华人民共和国药典》规定品种为大戟科植物甘遂 *Euphorbia kansui* T.N.Liou exT.P.Wang 的干燥块根。春季开花前或秋末茎叶枯萎后采挖,撞去外皮,晒干。

【现代研究】

化学研究:甘遂主要含有二萜类化合物和三萜类化合物,其中二萜类化合物可分为巨大戟二萜醇和假白榄酮两种类型,前者具有显著的抗癌、抗病毒活性,同时也是刺激性和毒性成分;三萜类化合物主要有大戟醇型和甘遂醇型两种类型。甘遂还含有甾体化合物,是一类重要的活性物质,具有抑制肿瘤细胞、调节免疫功能和抗生育等多种药理作用。此外甘遂还含有异东莨菪亭素、棕榈酸、草酸、鞣质、树脂、葡萄糖、蔗糖、淀粉和维生素 B_1 等[2]。

药理研究:甘遂的药理作用包括抗肿瘤、抗病毒、抗氧化、抗生育、抑制细胞分裂、抑制免疫、泻下、杀虫等。甘遂中的二萜类化合物

[1] 李婷,徐文珊,李西文,等,中药桔梗的现代药理研究进展[J].中药药理与临床,2013,29(2):205.
[2] 赵雪艳,蔡霞,胡正海.甘遂生物学、化学成分和药理作用研究进展[J].中草药,2014,20:3029-3033.

和三萜类化合物都具有抗肿瘤作用,甘遂根提取物在民间被广泛地用于治疗肿瘤;甘遂提取物对肺炎、肝炎以及流感病毒等具有显著的抑制作用;近来有研究报道甘遂具有杀虫作用,所以作为植物性农药甘遂也具有广泛的开发前景。此外甘遂有一定毒性,对皮肤、黏膜有较强的刺激作用,对炎症细胞具有强烈的刺激作用,引起炎症反应[1]。

亭历

味辛、苦,寒。

主治癥瘕积聚、结气、饮食、寒热、破坚逐邪、通利水道。一名大室,一名大适。生藁城①平泽。

【注释】

① 藁(gǎo 稿)城：在今河北石家庄东。

【译文】 亭历,味辛、苦,性寒。主治腹部积块、气结、饮食不畅、恶寒发热,能破除体内各类积块、去除各类邪气、通利水道。又名大室、大适,产于藁城的平泽中。

【按语】 亭历,现今通用名葶苈子。谢宗万[2]考证认为古代葶苈的传统主流正品是独行菜,宋代起出现苦甜之分,苦葶苈即独行菜,甜葶苈为播娘蒿。

《中华人民共和国药典》规定品种为十字花科植物播娘蒿 *Descurainia sophia*（L.）Webb. ex Prantl. 或独行菜 *Lepidium apetalum* Willd.的干燥成熟种子。前者习称"南葶苈子",后者习称"北葶苈子"。夏季果实成熟时采割植株,晒干,搓出种子,除去杂质。

【历代名医汇讲】

功效主治 《长沙药解》：破滞气而定喘,泄停水而宁嗽。葶苈

［1］ 赵雪艳,蔡霞,胡正海.甘遂生物学、化学成分和药理作用研究进展[J].中草药,2014,20：3029-3033.

［2］ 谢宗万.中药葶苈子品种的本草学研究[J].中医药研究杂志,1985,（4,5）：45-48.

苦寒迅利,行气泄水,决壅塞而排痰饮,破凝瘀而通经脉。凡停痰宿水、嗽喘肿胀之病,甚奏奇功。月闭经阻,夜热毛蒸之疾,亦有捷效。

《神农本草经读》:徐灵胎曰:葶苈滑润而香,专泻肺气,肺为水源,故能泻肺,即能泻水,凡积聚寒热从水气来者,此药主之。大黄之泻,从中焦始;葶苈之泻,从上焦始。故《伤寒论》中承气汤用大黄,而陷胸汤用葶苈也。

【现代研究】

化学研究:现已从独行菜和播娘富中分离得到硫苷类 7 种、异硫氰酸 10 种、芥子苷类 3 种、黄酮类 23 种、强心苷类 5 种、苯丙素类 12 种、有机酸类 10 种、其他类 15 种及脂肪油类等 85 种化学成分。其中硫苷是一种含硫的阴离子亲水性次生代谢产物,广泛分布于十字花科植物中,与葡萄糖形成的硫苷葡萄糖苷具有抗癌作用,异硫氰酸盐对啮齿类动物肝癌、乳腺癌、肺癌、食管癌、前胃癌有明显的阻断作用。南葶苈子和北葶苈子中均有黄酮类成分,区别在于南葶苈子中的黄酮苷多以二糖及三糖苷为主,北葶苈子中多以单糖苷为主。南北葶苈子脂肪油在成分上基本一致,含有大量的不饱和脂肪酸。目前对葶苈子研究较多的化学成分为硫苷类、异硫氰酸、芥子苷类、黄酮类,脂肪油类等,强心苷、苯丙素、有机酸类未见更多的研究。

药理研究:葶苈子药理作用广泛,包括改善心血管功能如抑制心肌肥大、心室重构、强心,细胞毒作用,止咳作用,利尿作用,调血脂作用,影响中枢神经系统等。南北葶苈子均具有强心作用;南葶苈子中的毒毛旋花子苷元和异鼠李素-3-O-β-D-吡喃葡萄糖苷,独行菜种子中的伊夫单苷对人体多种癌细胞具有极强的细胞毒活性,具有抗癌的作用[1]。

---

[1]　周喜丹.葶苈子化学成分及饮片鉴别研究[D].北京:中国中医科学院,2015.

大戟

味苦，寒。

主治蛊毒、十二水[①]、腹满急痛、积聚、中风、皮肤疼痛、吐逆。一名邛钜[②]。生常山。

【注释】

① 十二水：森立之《本草经考注》认为十二水者，与十二瘤疾、十二风痹、十二痛痹、十二疟、十二蛊毒之类同例，"只是配当而已"，并不是实指。

② 邛钜（qióng jù）：音"穷具"。

【译文】 大戟，味苦，性寒。主治蛊毒、多种水液代谢失常疾病、腹部胀闷急痛、腹部积块、中风、皮肤疼痛、气逆呕吐。又名邛钜，产于恒山。

【按语】 何霖等[1]考证认为，历代本草古籍中所载的大戟药用来源繁多，而主流品种为大戟科植物大戟。

《中华人民共和国药典》记载本品为大戟科植物大戟 *Euphorbia pekinensis* Rupr.的干燥根。秋、冬两季采挖，洗净，晒干。

【历代名医汇讲】

1. **性味运气** 《本经逢原》：苦辛大寒，有毒，反甘草。大戟性禀阴毒，峻利首推，苦寒下走肾阴，辛散上泻肺气，兼横行经脉。

2. **功效主治** 《本草经集注》：主治蛊毒，十二水，腹满急痛，积聚，中风，皮肤疼痛，吐逆。颈腋痈肿，头痛，发汗，利大小肠。

《本草发明》：此与甘遂同为泄水药，以苦燥能胜湿利下也，故《本草》主十二水，腹满急痛，蛊毒积聚，中风，皮肤疼痛，吐逆，颈腋痈肿，头痛，发汗，利大小肠。又逐瘀血，泻毒药，天行黄病，瘟疟，破癥结，堕胎孕，皆利下之用也。

【现代研究】

化学研究：京大戟主要含二萜类、三萜类、黄酮类、鞣质类等成

[1] 何霖，王家葵，范春燕.大戟、京大戟的本草考证[J].中药材，2009，32(5)：816－818.

分,此外,还含挥发油、有机酸、树胶、树脂等成分,其中萜类成分为京大戟的主要活性成分。其中如京大戟素、千金二萜烷等二萜类成分均表现出对人鼻咽癌 KB 细胞的细胞毒性,京大戟素的体外抑制活性最强[1]。

药理研究:京大戟的药理作用主要包括抗癌、泻下、抗白血病、毒性作用等,其他作用如扩张末梢血管、拮抗肾上腺素的升压作用。京大戟的多种二萜类成分对不同种类的人癌细胞都具有显著的抗癌活性,而乙酸乙酯部位是京大戟泻下作用、利尿作用和抗炎作用的主要部位,京大戟醋制后泻下及利尿作用减弱,抗炎作用增强。需要注意的是京大戟为有毒中药,其毒性主要表现为肝毒性、肾毒性及肠细胞毒性。

泽漆

味苦,微寒。

主治皮肤热、大腹水气①、四肢面目浮肿、丈夫阴气不足②。生太山川泽。

【注释】

① 大腹水气:即大腹水肿。《诸病源候论·大腹水肿候》:"水气流溢肠外,乃腹大而肿四支小,阴下湿、腰痛,上气咳嗽烦疼,故云大腹水肿。"

② 丈夫阴气不足:指男子肾精亏乏。

【译文】 泽漆,味苦,性微寒。主治体表发热、大腹水肿、面目四肢浮肿、男子肾精亏乏。产于泰山的川泽中。

【按语】 《中药大辞典》记载本品为大戟科大戟属植物泽漆 *Euphorbia helioscopia* L.的全草。4～5月开花时采地上部分,晒干。

【历代名医汇讲】

1. 药名释名 《本草经集注》:一名漆茎,大戟苗也。是大戟苗,

[1] 孙凯,李铣.葶苈子化学成分和药理作用的研究进展[J].中草药,2002,7:100-102.

生时摘叶有白汁,故名泽漆,亦能啮人肉。

2. **功效主治** 《本草经集注》:主治皮肤热,大腹水气,四肢面目浮肿,丈夫阴气不足。利大小肠,明目,轻身。

《长沙药解》:专行水饮,善止咳嗽。泽漆苦寒之性,长于泄水,故能治痰饮阻格之咳。

【现代研究】

化学研究:目前从泽漆已分离得到的化合物有 20 多种,主要为酚酸类化合物如连苯三酚、没食子酸,黄酮醇类化合物如芦丁、山奈酚、槲皮素,还有少量其他类型的化合物[1]。

药理研究:泽漆具有抗肿瘤作用,可治疗早期弥漫性肝癌、食道癌等;对无黄疸性传染性肝炎、流行性腮腺炎、细菌性痢疾、急慢性支气管炎等已取得较好疗效。其中所含泽漆新苷(槲皮素 3 - O - 双半乳糖甘)和金丝桃苷(槲皮素 3 - O - 半乳糖苷)是泽漆的主要止咳成分,而泽漆萜 A、B 为抗癌的活性成分。故泽漆是一种很有研究开发价值的中药[2]。

芫华

味辛,温。

主治咳逆上气、喉鸣喘①、咽肿、短气、蛊毒、鬼疟②、疝瘕、痈肿,杀虫鱼。一名去水。生淮源③川谷。

【注释】

① 喉鸣喘:由于反复咳嗽,引起肺气上逆而喘促,夹痰则喉鸣。

② 鬼疟:中医古病名。指疟疾发作无常,或噩梦、恐惧者。

③ 淮源:位于河南南阳豫鄂交界的桐柏山脉,是古四渎之一淮河的发源地。

【译文】 芫花,味辛,性温。主治咳逆气喘、喉鸣喘、咽喉肿胀、

[1] 高丽.泽漆的化学成分研究[D].郑州:河南中医学院,2009.

[2] 陈红艳,杨新波.泽漆的药理作用及应用现状[A].见:中国成人医药教育论坛[C].北京:中国医药教育协会,2009:8.

气短、蛊毒、鬼疟、疝瘕、痈肿，能杀死虫鱼。又名去水，产于淮源的川谷中。

【按语】　芫华，现今通用名为芫花。谢宗万[1]考证认为，自吴普以来本草正品芫花应为 *Daphne genkwa* Sieb. et Zucc.亦即《证类本草》之滁州芫花。

《中华人民共和国药典》规定品种为瑞香科植物芫花 *Daphne genkwa* Sieb. et Zucc.的干燥花蕾。春季花未开放时采收，除去杂质，干燥。

【历代名医汇讲】

功效主治　《长沙药解》：性专泄水，力能止利。芫花破气泄水，逐饮涤痰，止喘嗽而化疝瘕，消痈肿而平疮疥，善杀虫鱼，妙枯瘤痔，牙痛、头秃之病，皆有奇功。

《本草求真》：主治颇与大戟、甘遂，皆能达水饮窠囊隐僻之处。然此味苦而辛，苦则内泄，辛则外搜。故凡水饮痰癖，皮肤胀满，喘急痛引胸胁，咳嗽胀疟，里外水闭，危迫殆甚者，用此毒性至紧，无不立应。不似甘遂苦寒，止泄经隧水湿；大戟苦寒，止泄脏腑水湿；芫花与此气味虽属相同，而性较此多寒之有异耳。此虽取效甚捷，误用多致夭折，不可不慎。

【现代研究】

化学研究：目前从芫花的花、花蕾、根及叶中分离得到的化合物数量在 50 种以上，包括香豆素类、木脂素类、黄酮类、双黄酮类、绿原酸类、酚苷类，以及一系列具有特殊结构的二萜原酸酯类化合物[2]。

药理研究：芫花的药理作用十分广泛，包括利尿泻下、镇咳祛痰、镇痛、镇静、抗惊厥、抗炎、抗肿瘤、酶抑制、杀虫、抗生育等作用，此外还有免疫调节活性。目前对其药理作用相关的活性成分及作用机制已经有了深入的研究，并取得了一定的进展。如羟基

---

［1］　谢宗万.中药芫花的生药学研究[J].药学学报,1958,6(6)：356-379.
［2］　李玲芝.芫花的化学成分及生物活性研究[D].沈阳：沈阳药科大学,2010.

芫花素是止咳祛痰的主要成分,芫花根总黄酮是镇痛和增强免疫的有效成分,芫花烯和芫花酯甲可通过影响 DNA 和蛋白质的合成而抗肿瘤,木樨草素和芹菜素是强黄嘌呤氧化酶(XO)抑制剂,芫花酯甲具有杀线虫及驱肠虫的作用,二萜原酸酯类成分如芫花酯甲和芫花酯乙可直接兴奋动情期及早孕大鼠的离体子宫平滑肌,增强其收缩力,对孕猴妊娠中期有引产作用。此外,芫花的导泻作用与剂量有很大关系,表现出较小剂量有利尿作用,超过一定剂量则呈抑制倾向。

荛①华

味苦,寒。

主治伤寒、温疟,下十二水,破积聚、大坚癥瘕,荡涤肠胃中留癖,饮食寒热、邪气,利水道。生咸阳川谷。

【注释】

① 荛(ráo):音"饶"。

【译文】 荛花,味苦,性寒。主治伤寒、温疟、多种水液代谢失常疾病、各类腹部积块,能清除胃肠内积滞的各类病理产物、留饮宿食、寒热邪气,能通利水道。产于陕西咸阳的川谷中。

【按语】 荛华,现今本品通用名荛花,《中药大辞典》载为瑞香科荛花属植物荛花 *Wikstroemia canescens*(Wall.)Meissn. 的花蕾。5～6 月花未开时采收,晾干。

【历代名医汇讲】

功效主治 《本草发明》:荛花,行水之捷药,故《本草》主下十二水,利水道,荡肠胃留癖、痰饮,此其专攻。又主伤寒温疟,寒热邪气,破积聚癥瘕,疗咳嗽,咳逆上气,咽喉肿满,痤气蛊水肿,乃其辛散结、苦泄热之兼功也。仲景《伤寒论》以荛花治利,以其行水则利止,其意如此。其力甚猛。熬令赤色,入剂中。急欲行水,有是症者方可用之,亦宜斟酌。

旋复华

味咸，温。

主治结气、胁下满、惊悸、除水、去五脏间寒热、补中，下气①。一名金沸草②，一名盛椹③。生平泽。

【注释】

① 下气：即降气。是治疗气逆上行诸证，如喘促、咳逆、呃逆等。

② 金沸草：森立之《本草经考注》："此花满蕊簇出金黄，方如铄金沸起之状，故名。"

③ 盛椹：森立之《本草经考注》："椹，即糁讹。糁即糁字，其花蕊堆起如盛糁之状，故名盛椹。"

【译文】 旋复华，味咸，性温。主治寒气郁结胸中、胁下胀闷、惊悸，能够去除水湿与五脏间的寒热邪气、调养中焦脾胃、导气下行。又名金沸草、盛椹，产于平泽。

【按语】 旋复华，现今通用名为旋覆花。王建华等[1]根据本草考证认为，我国古代所用旋覆花为菊科植物旋覆花与欧亚旋覆花。

《中华人民共和国药典》规定品种为菊科植物旋覆花 *Inula japonica* Thunb.或欧亚旋覆花 *Inula britannica* L.的干燥头状花序。夏、秋两季花开放时采收，除去杂质，阴干或晒干。

【历代名医汇讲】

1. **药名释名** 《本草崇原》：旋复花《本经》名金沸草，《尔雅》名盗庚。花名旋覆者，花圆而覆下也。草名金沸者，得水露之精，清肺金之热沸也。又名盗庚者，开之时，盗窃庚金之气也。

2. **性味运气** 《本经逢原》：咸甘温，小毒。旋覆花升而能降，肺与大肠药也。

3. **功效主治** 《长沙药解》：行凝涩而断血漏，涤瘀浊而下气逆。旋覆花通血脉而行瘀涩，能除漏滴，清气道而下痰饮，善止哕噫。其诸主治，逐痰饮，止呕逆，消满结，软痞硬，通血脉，消水肿。

---

[1] 王建华,楼之岑.中药旋覆花的本草考证和形态组织学研究[J].药学学报，1983,18(12)：950－964.

《神农本草经读》：唯其坚，故结气胁下满等症，皆能已之；唯其润下，故停水惊悸，及五脏郁滞而生寒热等症，皆能已之。借咸降之力，上者下之，水气行，痰气消，而中焦自然受补矣。

【现代研究】

化学研究：旋复花的化学成分主要有黄酮类、倍半萜内酯类、挥发油类、三萜和甾体化合物。其中从欧亚旋覆花中分离得到的黄酮类成分有 10 多种，如万寿菊素、槲皮素、木樨草素、旋覆花内酯等；挥发油类有 1-乙酰氧基大花旋覆花内酯、1β-羟基-土木香内酯、银胶菊素、二氢槲皮素、山奈酚、槲皮素、二氢松柏醇等[1]。

药理研究：旋覆花具有抗氧化、抗肿瘤、抗增生、抗炎、预防肝炎、抗真菌、抗便秘等药理作用。其中与抗氧化有关的主要活性成分为欧亚旋覆花总黄酮，旋覆花多糖具有抗便秘作用，欧亚旋覆花特征性成分旋覆花素进行了镇咳、祛痰、抗炎和抗肿瘤的活性。

钩吻

味辛，温。

主治金创、乳痓①、中恶风、咳逆上气、水肿，杀鬼疰蛊毒。一名野葛。生傅高②山谷。

【注释】

① 乳痓：即乳痓，中医病名。指妇女妊娠或生产时风痓。

② 傅高：不详，待考。

【译文】　钩吻，味辛，性温，主治外伤、乳痓、感染强烈的风邪、咳逆气喘、水肿，能够去除鬼疰、蛊毒。又名野葛，产于傅高的山谷中。

【按语】　《中药大辞典》记载为马钱科胡蔓藤属植物胡蔓藤 *Gelsemircm elegans*（Gardn. et Champ.）Benth. 的全株。全年均可

---

［1］　何国云,李钢,耿红梅.旋覆花的研究进展[J].中国医学创新,2012,(27)：161－163.

采，切段，晒干或鲜用。

刘中申[1]认为把钩吻定为马钱科植物胡蔓藤是错误的，钩吻实际应当是堇，即乌头。王家葵[2]考证认为，钩吻在不同历史时期其名实各异，汉代钩吻为毛茛科 *Ranunculus japonicus* 一类的植物。韩召会等[3]通过历代文献考证和现代植物学的研究，对《金匮要略》中钩吻的原植物来源进行考证，确定书中记载钩吻应为伞形科植物毒芹 *Cicuta virosa* L.或毛茛属毛茛 *Ranunculus japonicus* Thunb.、禺毛茛 *R. cantoniensis* DC.、扬子毛茛 *R. sieboldii* Miq. 和茴茴蒜 *R. chinensis* Bunge.等一类植物。

【历代名医汇讲】

1. 药名释名 《本草经集注》：一名野葛。一名除辛，一名毒根。五府中亦云，钩吻是野葛，言其入口能钩人喉吻，或言吻作挽字，牵挽人腹而绝之。

2. 功效主治 《本经逢原》：野葛之毒甚于戈戟，故有钩吻之名。而风毒蛊疰用之以毒攻毒，苟非大剧。亦难轻用。紫者破血结，青者破痰积。其叶与黄精叶相似，但钩吻叶有毛钩二个，黄精叶似竹叶而无毛钩，可以明辨。误食钩吻叶，饮冷水即死，以死尸悬树上汁滴在地即生菌子，收之名菌药。毒于野葛，蕹菜捣汁解之，取蕹菜汁滴野葛苗即萎死。中野葛毒，急不可得蕹菜，多饮甘草汁、人屎汁，或白鸭血、白鹅血、羊血灌之亦解。

【现代研究】

化学研究：国内对钩吻的化学成分研究较早，且较充分。研究发现，钩吻的化学成分主要为生物碱，其中的吲哚生物碱既是其主要化学成分，也是其主要的毒性及活性成分，而吲哚类生物碱中含量最

［1］ 刘中申.钩吻的本草学研究[J].中医药学报，1984,5：63-64.
［2］ 王家葵.钩吻的本草考证[J].中药材，1993,16(12)：35-37.
［3］ 韩召会，张水利，苏青华.《金匮要略》中钩吻的本草考证[J].中国医药科学，2011,1(9)：9-11.

大的是钩吻素子,其次为钩吻素甲[1][2][3]。

药理研究:药理研究发现钩吻具有免疫调节、抗肿瘤、镇痛镇静、促进造血功能、散瞳、对抗皮肤病等药理作用。其中钩吻总碱中的钩吻素子可能是主要的免疫抑制成分。

毒理研究:钩吻有剧毒,根和叶毒性最大,误服后极易死亡。钩吻的毒性作用是先对呼吸中枢直接抑制,再对血管运动中枢直接抑制。钩吻碱对迷走神经中枢的抑制作用可适量应用阿托品对抗;对抑制运动神经元而引起的肌麻痹,可用新斯的明予以解除;血液灌流及血液透析可清除水溶性药物,特别是游离或解离的小分子毒物[4]。

狼毒

味辛,平。

主治咳逆上气,破积聚饮食、寒热水气、恶疮、鼠瘘、疽蚀、鬼精①、蛊毒,杀飞鸟走兽。一名续毒。生秦亭②山谷。

【注释】

① 鬼精:又称鬼精物,古人迷信传说中魑魅魍魉一类害人患病之物。

② 秦亭:今甘肃省天水市清水县东北秦亭铺乡(秦亭乡)秦子铺村。秦先祖非子被封,邑于秦亭。

【译文】 狼毒,味辛,性平。主治咳逆气喘、腹部积块、留饮宿食、恶寒发热、水湿、恶疮、鼠瘘、痈疽溃烂、鬼魅邪病、蛊毒,能杀死飞鸟走兽。又名续毒,产于甘肃秦亭的山谷中。

---

[1] 穆凤扬,穆凤文,穆凤鸣,等.钩吻的化学成分与生物活性研究进展[J].黑龙江科技信息,2015,(3):75-77.

[2] 张秋萍,张彬锋,俞桂新,等.钩吻地上部分的化学成分[J].中国中药杂志,2011,36(10):1305-1310.

[3] 张琳,赵庆春,李艳.钩吻生物碱成分的研究进展[J].沈阳药科大学学报,2007,24(8):515-520.

[4] 张兰兰,林敬明,吴忠.钩吻化学成分与药理研究进展[J].中药材,2003,26(6):451-453.

【按语】　黄和平等[1]考证认为，《神农本草经》开始，历代本草均对狼毒进行了记载。其植物基源至宋代才得以明确，为瑞香科植物瑞香狼毒 *Stellera chamaejasme* L.的根，后世主流本草均沿袭此认识。

《中华人民共和国药典》规定品种为大戟科植物月腺大戟 *Euphorbia ebracteolata* Hayata 或狼毒大戟 *Euphorbia fischeriana* Steud.的干燥根。春、秋二季采挖，洗净，切片，晒干。

【历代名医汇讲】

功效主治　《本经逢原》：野狼毒大毒。非恒用之品。《本经》治咳逆上气，惟质实气壮暴咳者宜之。又能破积聚饮食，寒热水气，以其迅利也。性能杀飞鸟走兽，其治恶疮疽蚀蛊毒，所不待言。《肘后方》以野狼毒二两、附子半两，治心腹连痛胀急。加旋覆蜜丸，日服三丸，治腹中冷痛及两胁气结，又为散擦恶疮疥癣。

【现代研究】

化学研究：瑞香狼毒含三萜、胡萝卜苷、皂苷、鞣质、多糖、富马酸、蒽苷及苯丙素类（烯酚醇糖苷类）化学成分。目前分离、鉴定出的化学成分主要有香豆素类、黄酮类、二萜类和木脂素类等[2]。台湾狼毒的化学成分未见相关报道。

药理研究：瑞香狼毒具有多种药理活性，包括防虫杀虫，抗菌与抗真菌，酶抑制，抗病毒，异株克生作用与抑制种子萌发等。其中瑞香狼毒的石油醚、甲醇等提取部位以及从中分离得到的二萜类、黄酮类以及木脂素类化合物，均表现出一定的抗肿瘤活性；瑞香狼毒丙酮提取物抗癫痫作用显著；瑞香狼毒多糖对小鼠的免疫功能具有一定的调节作用[3]。

［1］　黄和平，王键.中药狼毒名实考辨[J].中成药，2016，38(2)：402-405.
［2］　刘文程，王臣.瑞香狼毒的化学成分、生物活性及应用研究进展[J].现代药物与临床，2010，25(1)：26-30.
［3］　叶云云，韩璐，魏萍，等.狼毒属植物化学成分及药理活性研究进展[J].中国中药杂志，2015，40(22)：4324-4332.

鬼臼

味辛,温。

杀蛊毒、鬼疰、精物,辟恶气不祥,逐邪,解百毒。一名爵犀,一名马目毒公,一名九臼。生九真①山谷。

【注释】

① 九真:古代郡名。汉武帝灭南越国,设立九真郡。在今越南顺化市以北。

【译文】 鬼臼,味辛,性温。主要能驱除蛊毒、鬼疰、精怪等邪恶不祥之气,解各种毒。又名爵犀、马目毒公、九臼,产于九真郡的山谷中。

【按语】 尚明英等[1]考证认为,本草所载鬼臼为小檗科八角莲或六角莲,而非桃儿七。

《中药大辞典》本品通用名八角莲,为小檗科八角莲属植物八角莲 *Dysosma bersipellis*（Hance）M. Cheng ex Ying、六角莲 *D. pleiantha*（Hance）Woods. 和川八角莲 *D. veitchii*（Hemsl. et Wils.）Fu ex Ying 的根及根茎。9～11 月采收,鲜用或干燥,切忌受潮。

【历代名医汇讲】

1. 药名释名 《本草发明》:茎如伞盖,旦东向,暮西向,随日出没。枯一茎为一臼,逐岁增添,一名九臼。

2. 功效主治 《本草发明》:鬼臼散毒,逐邪气,亦以毒攻毒之药,故主杀蛊毒,鬼疰精物,辟恶气不祥,瘟疫,解百毒,疗喉结风邪,咳嗽,烦惑,失魄妄见,去目中肤翳。

【现代研究】

化学研究:目前从八角莲属植物分离出的化学物质主要有鬼臼毒素、去氧鬼臼毒素、4-去甲基鬼臼毒素、鬼臼酮、氢鬼臼毒素、4-去

[1] 尚明英,徐国钧,徐路珊,等.鬼臼及小叶莲的本草考证[J].中国中药杂志,1994,19(8):451-453.

甲基脱氢鬼臼毒素、13-足叶草脂素奈酚、槲度素、槲皮苷、芦丁、β谷甾醇、苦鬼臼素葡萄糖苷、鬼臼毒素葡萄糖苷、香草酸和胡萝卜苷、正十六烷酸等[1]。

药理研究：八角莲具有抗癌、抗疱疹病毒、抗病毒、保肝、抗炎、抗菌等药理作用。其主要有效成分鬼臼毒素是一种细胞毒，其注射液注入动物体内，能引起中枢神经系统抑制，导致动物表现出抽搐，继而嗜睡、昏迷、瞳孔散大、呼吸麻痹、心脏停搏而死亡；对皮肤具有刺激性，接触后可产生皮炎。轻度中毒表现为头晕、恶心、呕吐、腹痛、腹泻等症状；重度中毒先有消化道症状如恶心、呕吐、腹痛腹泻等，随即出现脑神经系统症状如头晕、嗜睡、神志不清等，后发展为多脏器功能损害，各种反射消失，呼吸循环功能衰竭，甚至心跳停止死亡[2]。

天雄

味辛，温。

主治大风、寒湿痹、历节痛、拘挛缓急，破积聚、邪气、金创，强筋骨，轻身，健行。一名白幕。生少室山谷。

【译文】　天雄，味辛，性温。主治强烈的风邪、寒湿痹痛、历节、关节筋脉疼挛拘急、腹部积块、邪气、外伤，能使筋骨坚实、身体轻健，持续行走而不觉疲倦。又名白幕，产于少室山的山谷中。

【按语】　周刚等[3]考证认为，天雄的基源应为毛茛科乌头的栽培品，以及由生长3年以上的块根，丧失繁殖能力后，继续长成长形的野生品。

《中药大辞典》记载本品为毛茛科乌头属植物乌头 *Aconitum carmichaeli* Debx.形长的块根。10～11月采挖，干燥。

［1］　卢军.八角莲的药理及临床应用[J].现代医药卫生,2009,23：3608-3609.

［2］　徐祥,郦小平.八角莲的毒理学研究现状[J].亚太传统医药,2011,8：158-160.

［3］　周刚,龚千锋,徐刚.天雄的本草考证[J].中药材,2003,26(6)：441-443.

【历代名医汇讲】

功效主治 《本草发明》：天雄性味与附子同，而回阳之功不及附子，但除风寒湿痹、破坚结、利关节为长，故《本草》主大风、寒湿痹、历骨节拘挛缓急，关节重，难行步，疗头面风去来痛，强筋骨，轻身健行，长阴气，强志，令人勇力不倦，此皆除风寒之邪，利关节之力也，又破积聚邪气，心腹结积，金疮。又云：排脓止痛，消风痰，下胸膈水，消瘀血，皆能散结之功也。与侧子皆能堕胎。治风痰冷痹，软脚，风毒。天雄长而尖，其气亲上，故补上焦阳虚。凡前症风寒湿痹属上焦者，用此为良。

【现代研究】

现代研究见"乌头"。

乌头

味辛，温。

主治中风、恶风洗洗、出汗，除寒湿痹、咳逆上气，破积聚、寒热。

其汁：煎之名射罔①。杀禽兽。

一名奚毒②，一名即子③，一名乌喙④。生朗陵⑤川谷。

【注释】

① 射罔：《本草经集注》："以八月采，捣榨茎取汁，日煎为射罔，猎人以傅箭射禽兽，中人亦死，宜速解之。"

② 奚毒：森立之《本草经考注》："奚毒，恐大毒之义。"

③ 即子：森立之《本草经考注》："即者，根旁附着而生根如芋魁、芋子，故名附子，又名即子。"

④ 乌喙(huì 会)：《本草经集注》："有两歧共蒂，状如牛角，名乌喙，喙即鸟之口也。"

⑤ 朗陵：山名。在今河南确山县南十八里任店镇。

【译文】 乌头，味辛，性温。主治感染风邪、怕风且颤栗、汗出、寒湿痹痛、咳逆气喘、腹部积块、恶寒发热。乌头的汁，煎成膏剂后称为射罔,能杀死飞禽走兽。又名奚毒、即子、乌喙,产于河南朗陵山的川谷中。

【按语】《中华人民共和国药典》分为川乌和草乌,川乌规定品种为毛茛科植物乌头 Aconitum carmichaelii Debx.的干燥母根,6月下旬至8月上旬采挖,除去子根、须根及泥沙,晒干;草乌规定品种为毛茛科植物北乌头 Aconitum kusnezoffii Reichb.的干燥块根,秋季茎叶枯萎时采挖,除去须根和泥沙,干燥。

谢晋等[1]考证发现,唐以前统称为乌头,川乌头与草乌头的分化始于宋代临床方书,并在宋末被本草书籍明确记载。

【历代名医汇讲】

功效主治　《长沙药解》:开关节而去湿寒,通经络而逐冷痹,消腿膝肿疼,除心腹痞痛,治寒疝最良,疗脚气绝佳。乌头温燥下行,其性疏利迅速,开通关腠,驱逐寒湿之力甚捷。凡历节脚气、寒疝冷积、心腹疼痛之类,并有良功。

《本经疏证》:乌头之用,大率亦与附子略同,其有异者,亦无不可条疏而件比之也。夫附子曰主风寒,咳逆,邪气;乌头曰中风,恶风,洗洗出汗,咳逆,邪气。明明一偏于寒,一偏于风;一则沉著而回浮越之阳,一则轻疏而散已溃之阳,于此见附子沉、乌头浮矣。

【现代研究】

化学研究:川乌主要含有生物碱类成分,此外还含有黄酮、甾体、糖苷类(包括黄酮苷、甾体皂苷)等[2]。其中二萜生物碱是川乌的特征有效成分,根据母核化学结构的不同,二萜生物碱可以分为 C18-、C19-、C20-以及双二萜型[3]。

[1]　谢晋,王德群.川乌头与草乌头分化源流考[J].安徽中医学院学报,2009,28(5):10-11.

[2]　艾婵,朱妍妍,赵长琦.乌头属植物化学成分、药理作用及其内生菌的研究进展[J].天然产物研究与开发,2012,2:248-259.

[3]　程丽丽,许妍妍,张艳军.中药川乌多成分同时检测及药动学评价研究进展[J].天津中医药大学学报,2014,1:56-60.

药理研究：乌头具有镇痛、抗炎、免疫调节、抗肿瘤、强心等药理作用；其中乌头碱类生物碱，如乌头总碱、乌头碱、中乌头碱和次乌头碱等成分是其发挥镇痛作用的有效成分。乌头生品有大毒，其主要有毒成分为双酯型二萜类生物碱，主要为乌头碱、中乌头碱与次乌头碱[1]。

附子

味辛，温。

主治风寒咳逆、邪气，温中、金创，破癥坚积聚、血瘕①、寒湿、踒躄②、拘挛、膝痛不能行步。生犍为山谷。

【注释】

① 血瘕：中医病症名。因瘀血聚积所生的有形肿块。《素问·阴阳类论》："阴阳并绝，浮为血瘕，沉为脓胕。"

② 踒躄：即痿躄。中医病名。指四肢痿弱、足不能行。《素问·痿论》："五脏因肺热叶焦，发为痿躄。"

【译文】 附子，味辛，性温。主治风寒咳逆、各类邪气、外伤、腹部积块、血瘕、寒湿、痿躄、关节筋脉拘挛、膝痛难忍而无法行走，能温煦中焦脾胃。产于犍为的山谷中。

【按语】《中华人民共和国药典》规定品种为毛茛科植物乌头 *Aconitum carmichaelii* Debx. 的子根的加工品。6 月下旬至 8 月上旬采挖，除去母根、须根及泥沙，习称"泥附子"，加工成不同规格（盐附子、黑顺片、白附片）。

【历代名医汇讲】

功效主治 《本草发明》：附子大辛热，除六腑沉寒，回三阳厥逆。悍烈之性，浮中有沉，行而不守，能行诸经而走下，引用药，浮、中、沉无所不至。

[1] 曹国琼,张永萍,徐剑,等.乌头的药理与毒理作用及减毒的研究进展[J].贵州农业科学,2013,2：61-64.

《长沙药解》：暖水燥土，泄湿除寒，走中宫而温脾，入下焦而暖肾，补垂绝之火种，续将断之阳根。治手足厥冷，开脏腑阴滞，定腰腹之疼痛，舒踝膝之挛拘，通经脉之寒瘀，消疝瘕之冷结，降浊阴逆上，能回哕噫，提清阳下陷，善止胀满。

【民俗文化】

《本草纲目》：〔时珍曰〕乌附毒药，非危病不用，而补药中少加引导，其功甚捷。有人才服钱匕，即发燥不堪，而昔人补剂用为常药，岂古今运气不同耶？

荆府都昌王，体瘦而冷，无他病。日以附子煎汤饮，兼嚼硫黄，如此数岁。

蕲州卫张百户，平生服鹿茸、附子药，至八十余，康健倍常。

宋张杲《医说》载，赵知府耽酒色，每日煎干姜熟附汤吞硫黄金液丹百粒，乃能健啖，否则倦弱不支，寿至九十。他人服一粒即为害。若此数人，皆其脏腑禀赋之偏，服之有益无害，不可以常理概论也。

又《琐碎录》言：滑台风土极寒，民啖附子如啖芋栗。此则地气使然尔。

【现代研究】

化学研究：中药附子中含有生物碱、多糖类、氨基酸、有机酸等类化学成分。其主要成分为生物碱，尤其是二萜类生物碱，关于其他成分的研究报道比较少[1]。

药理研究：附子具有强心、抗炎镇痛、抗衰老、抗肿瘤、调节免疫等药理作用。现代药理实验证明乌头总碱、乌头碱、中乌头碱、次乌头碱等均有较强的抗炎活性，附子多糖为增强免疫力与抗肿瘤的主要活性物质。此外早期学者认为乌头类生物碱是其强心主要活性成分，但现代药理实验证明乌头类生物碱是主要毒性物质，而非强心成

---

[1]　张晶.生附子化学成分及其质量控制研究[D].北京：北京协和医学院，2014.

分,故附子强心活性物质基础还需进一步阐释[1]。

皂荚

味辛、咸,温。

主治风痹、死肌、邪气、风头泪出,下水,利九窍,杀鬼精物。生雍州川谷。

【译文】 皂荚,味辛、咸,性温。主治风痹、身体肌肉坏死或失去感觉、邪气、风邪上犯头部而流泪,能去除水湿、通利九窍、驱除鬼魅精物等不祥之气,产于雍州的川谷中。

【按语】 皂荚,现今通用名为皂角刺,《中华人民共和国药典》规定品种为豆科植物皂荚 *Gleditsia sinensis* Lam.的干燥棘刺。全年均可采收,干燥,或趁鲜切片,干燥。

【历代名医汇讲】

功效主治 《本草发明》:皂荚疏气导痰之要药,而疏散之力居多,故《本草》主风痹死肌,邪气,利九窍,通关节,消痰,破坚癥,搐鼻嚏以释风邪。又疗腹胀满,消谷,除咳嗽,囊结,杀精物,杀痨虫,堕胎,孕胞不下,明目,去头风泪出,皆其疏散之力。又阴毒正阳散用之,以能引入厥阴经也。作膏敷肿痛,和生矾吐风痰,拌蜜堪为导箭。中风昏迷,鬼魇不悟,卒死,卒头痛,为末吹鼻中即苏。

《长沙药解》:降逆气而开壅塞,收痰涎而涤垢浊,善止喘咳,最通关窍。皂荚辛烈开冲,通关透窍,搜罗痰涎,洗荡瘀浊,化其粘联。胶热之性,失其根据,攀附之援,脏腑莫容,自然外去,虽吐败浊,实非涌吐之物也。其诸主治,开口噤,通喉痹,吐老痰,消恶疮,熏久痢脱肛,平妇人吹乳,皆其通关行滞之效也。

【医案】

《本草纲目》:按庞安时《伤寒总病论》云:元祐五年,自春至秋,

---

[1] 张晶.生附子化学成分及其质量控制研究[D].北京:北京协和医学院,2014.

蕲、黄二郡人患急喉痹,十死八九,速者半日、一日而死。黄州推官潘昌言得黑龙膏方,救活数十人也。其方治九种喉痹:急喉痹、缠喉风、结喉、烂喉、遁虫、虫喋、重舌、木舌、飞丝入口。用大皂荚四十梃,切,水三斗,浸一夜,煎至一斗半。入人参末半两,甘草末一两,煎至五升,去滓。入无灰酒一升,釜煤二匕,煎如饧,入瓶封,埋地中一夜。每温酒化下一匙,或扫入喉内,取恶涎尽为度。后含甘草片。又孙用和《家传秘宝方》云:凡人卒中风,昏昏如醉,形体不收,或倒或不倒,或口角流涎出,斯须不治,便成大病。此证风涎潮于上,胸痹气不通,宜用急救稀涎散吐之。用大皂荚(肥实不蛀者)四梃(去黑皮),白矾(光明者)一两,为末。每用半钱,重者三字,温水调灌。不大呕吐,只是微微稀冷涎或出一升、二升。当待惺惺,乃用药调治。不可便大吐之,恐过剂伤人。累效不能尽述。

【现代研究】

化学研究:皂荚的化学成分主要为萜类、黄酮类、酚酸类、甾体类等,研究的部位主要涉及皂荚刺和荚果[1]。近年有研究者从皂角刺的乙酸乙酯部位分离得到 12 个化合物,包括 2-氨基咪唑、E 肉桂酸、3-O-反式阿魏酰基奎宁酸、反式咖啡酸、5,7-二羟基色原酮、香草酸、原儿茶酸、3-O-咖啡酰奎宁酸甲酯、3-O-咖啡酰奎宁酸乙酯等[2]。

药理研究:皂荚具有抗菌、抗炎、抗病毒、抗肿瘤、抗凝血、杀虫、杀鼠等药理活性,此外还可调节免疫,保护缺血心肌[3]。

常山

味苦,寒。

［1］ 王蓟花,唐静,李端,等.皂荚化学成分和生物活性的研究进展[J].中国野生植物资源,2008,6:1-3.
［2］ 李岗,仙云霞,王晓,等.皂角刺化学成分及其抗肿瘤活性研究[J].中草药,2015,19:2846-2850.
［3］ 王蓟花,唐静,李端,等.皂荚化学成分和生物活性的研究进展[J].中国野生植物资源,2008,6:1-3.

主治伤寒寒热、热发温疟、鬼毒、胸中痰结、吐逆。一名互草。生益州川谷。

【译文】 常山,味苦,性寒。主治感染寒邪而恶寒发热、热邪所致温疟、鬼疰、蛊毒、胸中痰饮结聚、气逆呕吐。又名互草,产于益州的川谷中。

【按语】 《中华人民共和国药典》规定品种为虎耳草科植物常山 *Dichroa febrifuga* Lour. 的干燥根。秋季采挖,除去须根,洗净,晒干。

【历代名医汇讲】

1. **药名释名** 《本草崇原》:常山又名恒山。恒山,北岳也。后以汉文帝讳恒,遂改名常山。此草名常山,亦名恒山。李时珍疑其始出于常山,故得此名。

2. **性味运气** 《本草发明》:气寒,味苦、辛。有毒。忌菘菜、鸡肉、葱,畏玉札。勿令犯。服此忌茶茗。

3. **功效主治** 《本草经集注》:主治伤寒寒热,热发温疟,鬼毒,胸中痰结吐逆。治鬼蛊往来,水胀,洒洒恶寒,鼠瘘。

《神农本草经疏》:常山,阴毒之草也,其性暴悍,虽能破癥疬,逐积饮,然善损真气,故疟非由于瘴气,及老痰积饮所致者,勿用。

《本草发明》:常山属金,有火与水,性暴悍,善驱逐,伤人真气。病者虚怯,勿轻用。惟截疟为专,故《本草》主温疟鬼疰,胸中痰结,吐逆,伤寒寒热,逐水胀,鬼蛊鼠瘘。又云:治诸疟,吐痰涎,治项下瘤瘿。用之截疟,必露冷过宿,勿热服及多服。

4. **产地生境** 《本经逢原》:川产淡黄细实如鸡骨者良,醋炒则不吐人。

蜀漆

味辛,平。

主治疟及咳逆寒热、腹中癥坚、痞结、积聚、邪气、蛊毒、鬼疰。生江林山①川谷。

【注释】

① 江林山：山名。在四川省眉山市仁寿县。

【译文】　蜀漆，味辛，性平。主治疟疾、咳逆、恶寒发热、腹部积块、胸腹间气机阻塞不舒、邪气结聚、蛊毒、鬼疰。产于四川江林山的川谷中。

【按语】　《中药大辞典》记载本品为虎耳草科植物常山属植物常山 *Dichroa febrifuga* Lour.的嫩枝叶。6～8 月采收，晒干。

【历代名医汇讲】

功效主治　《本经逢原》：《金匮》治牝疟独寒不热者有蜀漆散，用蜀漆、云母、龙骨，醋浆水服之。温疟加蜀漆一钱，用酸浆者，取酸以收敛蜀漆之辛散也。

《长沙药解》：荡浊淤而治痎疟，扫腐败而疗惊狂。蜀漆苦寒疏利，扫秽行瘀，破坚化积，清涤痰涎，涌吐垢浊，是以善医痎疟惊狂之病。

半夏

味辛，平。

主治伤寒寒热、心下坚①、下气、喉咽肿痛、头眩、胸胀、咳逆、肠鸣，止汗。一名地文②，一名水玉③。生槐里④川谷。

【注释】

① 心下坚：即心下坚筑，中医症状名。指脘部痞闷而悸动有力。多因水气凌心所致。《金匮要略·痰饮咳嗽病脉证并治》："水在心，心下坚筑，短气，恶水不欲饮。"

② 地文：森立之《本草经考注》："随地生之，三三五五，方成文章，故名。"

③ 水玉：森立之《本草经考注》："生水湿地中，其根魁如白玉，故名。"

④ 槐里：古县名。汉高帝三年（公元前 204 年）置。治所在今陕西兴平东南。东汉为右扶风郡治所。

【译文】　半夏，味辛，性平。主治伤寒恶寒发热、胃脘痞闷而悸动有力、咽喉肿痛、头晕目眩、胸部胀闷，咳逆、肠鸣，能导气下行、止汗。又名地文、水玉,产于槐里的川谷中。

【按语】 《中华人民共和国药典》规定品种为天南星科植物半夏 *Pinellia ternata* (Thunb.) Breit. 的干燥块茎。夏、秋两季采挖,洗净,除去外皮和须根,晒干。

胡世林[1]考证认为,20世纪以前中药半夏的原植物是天南星科植物半夏 Pinellia ternata,而前人把齐州半夏考为只分布于日本的三裂叶半夏是错误的。

【历代名医汇讲】

功效主治 《本草发明》:半夏辛燥,和健脾胃、化痰之要药也。盖湿伤脾而生痰,此能燥湿,所以化痰而益脾,以辛燥能逐寒而散结,故《本草》主伤寒寒热时气、呕吐咳逆、肠鸣、寒痰及形寒饮冷伤肺而咳,除胃寒,进食反胃霍乱者,辛能逐寒也。心下痞急痛,心腹胸胁痰热满结,咽喉肿痛,消痈堕胎者,能散结也。太阴痰厥头痛、头眩痰疟等属于痰者,通治之。又云:止汗、敛心汗者,岂此辛燥能敛哉?盖汗多因湿热蒸发而然,以其燥湿也。又疗痿黄,悦面目,除湿故耳。半夏总主诸痰,要各随寒热,清利药佐之。

《本草思辨录》:辛则开结,平则降逆,为治呕吐胸满之要药。呕吐胸满者,少阳证也,故小柴胡汤不能缺此。推之治心痞、治腹胀、治咳、治咽喉不利,一皆开结降逆之功。要其所以结与逆者,由其有停痰留饮,乘阳微以为患,半夏体滑性燥,足以廓清之也。

【民俗文化】

《本草名释与传说故事》:相传有一名医,因家务事与其姑闹不和,久未去姑家。为了和好,在麦收之后,主动到姑家看望,以示和好。不去则已,到其姑家一看,只见其面色萎黄,消瘦许多。见侄到来,泪如泉涌,诉其思念之情,得病之由。这位名医知其病由,又加诊脉,认为乃气结壅滞而致痰湿凝结,胸膈胀满之症。但几经用药,未见其效。其实这位医生知道该用半夏而未敢用,怕有毒而有误解,不

[1] 胡世林.半夏的本草考证[J].中国中药杂志,1989,14(11):646-648.

得已，乃重用半夏，以香油炒过，为末，配以他药，几副之后，病情就大有好转。姑侄重新和好。为记住这件事，就将半夏称作"示姑""和姑"之名。并每至麦收之后要亲自到亲戚家看望一遍，互相问候。至今还保留"看麦罢"的风俗习惯。

【医案】

《本草纲目》：〔宗奭曰〕今人惟知半夏去痰，不言益脾，盖能分水故也。脾恶湿，湿则濡困，困则不能治水。《经》云：湿胜则泻。一男子夜数如厕，或教以生姜一两，半夏、大枣各三十枚，水一升，瓷瓶中慢火烧为熟水，时呷之，便已也。

【现代研究】

化学研究：半夏的主要有效成分为生物碱，此外还含有半夏淀粉、脂肪酸、挥发油、微量元素、β谷甾醇、氨基酸、葡萄糖苷、半夏胰蛋白酶抑制物、胆碱、微量鸟苷、次黄嘌呤核苷等[1][2]。

药理研究：半夏的药理作用主要为对呼吸、消化系统的作用，如止咳、祛痰、止呕；对神经系统的作用，如镇痛、镇静、催眠；此外还可抗炎、抗病毒、阻止高脂血症的形成。进一步的研究发现半夏中的麻黄碱、有机酸类、氨基酸类为镇咳、祛痰、止吐的主要成分，半夏蛋白具有抗肿瘤作用，β谷甾醇具有止咳、抗癌、抗炎及降低血中胆固醇等功效[3]。半夏有毒，半夏蛋白是半夏产生生殖毒性的主要物质基础。半夏还具有致畸、致突变、中枢神经系统毒性以及黏膜刺激性，但其产生毒性的物质基础尚不明确，尤其是黏膜刺激性成分一直存在很大争议。

［1］　李斌，程秀民，周永妍，等.半夏的研究进展［J］.中国民族民间医药，2010，1：47‐48.

［2］　刘亚平，邢素芳.半夏的药理作用研究［J］.基层医学论坛，2014，32：4446‐4447.

［3］　王丽，孙蓉.与功效、毒性相关的半夏化学成分研究进展［J］.中药药理与临床，2009，5：17，101.

款冬

味辛,温。

主治咳逆上气、善喘、喉痹、诸惊痫、寒热邪气。一名橐①吾,一名颗东,一名虎须,一名菟奚。生常山山谷。

【注释】

① 橐(tuó):音"驼"。

【译文】 款冬,味辛,性温。主治咳逆气喘、喘促频发、喉痹、各类惊痫、寒热邪气。又名橐吾、颗东、虎须、菟奚。产于恒山的山谷中。

【按语】 款冬,现今通用名为款冬花,《中华人民共和国药典》规定品种为菊科植物款冬 *Tussilago farfara* L.的干燥花蕾。12月或地冻前当花尚未出土时采挖,除去花梗和泥沙,阴干。

【历代名医汇讲】

功效主治 《本草崇原》:款冬气味辛温,从阴出阳,主治肺气虚寒之咳喘,若肺火燔灼,肺气焦满者,不可用。《济生方》中,用百合、款冬二味为丸,名百花丸。治痰嗽带血,服之有愈有不愈者,寒嗽相宜,火嗽不宜也。

《长沙药解》:降冲逆而止嗽喘,开痹塞而利咽喉。

【现代研究】

化学研究:目前从款冬花中分离得到的化合物主要为萜类、黄酮类、酚酸类、生物碱类、挥发油类、甾体类等。其中萜类主要有三萜和倍半萜类成分,如山金车二醇、款冬二醇、款冬巴耳新二醇等;黄酮类主要有槲皮素、异槲皮素苷、木樨草素、橙皮苷等;酚酸类成分主要有咖啡酸衍生物,如咖啡酸、咖啡酸甲酯、咖啡酸乙酯等;生物碱类主要含有肾形千里光碱和千里光宁,二者均为有毒的吡咯里西啶类生物碱;挥发油类主要是倍半萜及链状烯烃[1]。

---

[1] 吴琪珍,张朝凤,许翔鸿,等.款冬花化学成分和药理活性研究进展[J].中国野生植物资源,2015,2:33-36.

药理研究：款冬的药理作用主要为对呼吸系统的作用如止咳、祛痰、平喘等，还有抗炎、抗菌、抗结核、抗肿瘤、神经保护、减肥等作用。其中款冬多糖具有抗肿瘤的效果，绿原酸、3,5－二咖啡酰奎宁酸、芦丁，可能为款冬花止咳药效成分；槲皮素和咖啡酸可能为抗菌有效成分。

牡丹

味辛，寒。

主治寒热、中风、瘛疭、痓、惊痫、邪气，除癥坚、瘀血留舍①肠胃，安五脏，治痈疮。一名鹿韭，一名鼠姑。生巴郡②山谷。

【注释】

① 留舍：本义为留宿，此指病位所在。

② 巴郡：古代郡名。秦置。辖今天重庆和四川两省部分区域。

【译文】　牡丹，味辛，性寒。主治恶寒发热、感染风邪、瘛疭、痓挛、惊痫、邪气结聚、腹部积块、瘀血结滞于肠胃、痈疮，能安养五脏。又名鹿韭、鼠姑。产于巴郡的山谷中。

【按语】　《中华人民共和国药典》本品通用名牡丹皮，为毛茛科植物牡丹 *Paeonia suffruticosa* Andr. 的干燥根皮。秋季采挖根部，除去细根和泥沙，剥取根皮，晒干或刮去粗皮，除去木心，晒干。前者习称连丹皮，后者习称刮丹皮。

张秀云[1]考证认为，牡丹皮以"牡丹"始载于《神农本草经》，古文献记载其产地、原植物、药性及功效主治与现代基本一致。

【历代名医汇讲】

功效主治　《本草发明》：牡丹皮苦寒，泻阴中之火，能养真血而去坏血；苦而无辛，能固真气而行结气。盖血之所患者，火也，惟能泻

---

［1］　张秀云.牡丹皮本草学考证［J］.安徽农业科学，2013，(41)3：1052－1053，1127.

阴火，故《本草》治吐衄血为必用之药。所谓养真血也，去瘀血留舍于肠胃者，去坏血也，坏血去而真血自生矣。又云：中风瘈疭，痉，惊痫风噤，寒热邪气，头痛癥瘕，痈疮，五劳，骨热腰痛；又女子经闭，血沥腰痛，皆荣中血少而热气郁结，真气日耗也。今苦以泄火，辛以散邪，则结气行而真气亦固矣。要之，滋阴养血必用之药也。此能治无汗之骨蒸，地骨皮除有汗之骨蒸也。易老治神志不足。神属心，志属肾，故天王补心丸用之补心，八味丸中用之补心肾也。采用根上皮。

【现代研究】

牡丹皮含有丹皮酚、芍药苷、丹皮酚苷、丹皮酚原苷、丹皮酚新苷、苯甲酰芍药苷、氧化芍药苷、2,3-二羟基-4-甲氧基苯乙酮、2,5-二羟基-4-甲氧基苯乙酮、3-羟基-4-甲氧基苯乙酮、挥发油及植物甾醇等；从牡丹皮中还分离出牡丹酮、牡丹缩酮、2-O-甲基牡丹缩酮、芍药苷元酮、苯甲酰氧化芍药苷、乙酰香草酮、乙酰异香草酮、牡丹苷 A～E、没食子酰羟基芍药苷、没食子酰芍药苷等；牡丹皮还含有多糖、鞣质、没食子酸，以及丰富的矿物质元素，如钙、铁、锌、锰、铜、钾、磷等[1]。

丹皮酚为主要活性成分的牡丹皮具有抗癌、抗过敏性哮喘、保肝、抗动脉粥样硬化、抗炎、抗心肌再灌注性损伤、改善认知障碍、神经保护等多方面的药理作用[2]。

防己

味辛，平。

主治风寒、温疟、热气、诸痫，除邪，利大小便。一名解离。生汉中川谷。

【译文】 防己，味辛，性平。主治感染风寒、温疟、热邪、各种痫

---

[1] 焦少珍.牡丹皮有效成分的药理及分析方法研究进展[J].河南中医,2011,31(3)：283.

[2] 杨建波,左艇.牡丹皮药理作用述要[J].肇庆学院学报,2006,27(5)：46.

证,能驱除邪气、通利大小便。又名解离,产于陕西汉中的川谷中。

【按语】　自汉代张仲景创制了木防己汤和防己黄芪汤(即汉防己汤)以来,防己就分化了。胡世林[1]考证了汉防己、木防己的正品与古今演变,认为汉防己为马兜铃科植物异叶马兜铃 *Aristolochia heterophyla* Hemsl.(即汉中防己),木防己为防己科植物木防己 *Cocculus trilobus*(Thunb.)DC.,广防己和粉防己是后出品种。黄和平[2]等认为异叶马兜铃与木防己皆有可能为《神农本草经》防己植物基源。粉防己已有百余年药用历史,且临床疗效明确,中国药典收录粉防己根为防己基源,具有一定的合理性。

《中华人民共和国药典》记载本品为防己科植物粉防己 *Stephania tetrandra* S.Moore 的干燥根。秋季采挖,洗净,除去粗皮,晒至半干,切段,个大者再纵切,干燥。

【历代名医汇讲】

功效主治　《长沙药解》:泄经络之湿邪,逐脏腑之水气。汉防己泄经络之湿淫,木防己泄脏腑之水邪。凡痰饮内停,湿邪外郁,皮肤黑黄,膀胱热涩,手足挛急,关节肿痛之证,悉宜防己。

《本草求真》:善走下行,长于除湿通窍利道,能泻下焦血分湿热及疗风水要药。

己有二种,曰汉曰木,治风须用木防己,治水须用汉防己。汉己根大而虚,通心有花纹,色黄;木己黑点黄腥木强。

【现代研究】

防己科植物木防己根民间曾用其煎剂解热、消炎以及治疗神经痛等。对生长于浙江临安山区的木防己根的化学成分进行了研究。从该植物中分离出两种水溶性生物碱、木防己宁碱和木兰碱,四种双苄基异喹啉生物碱,即异木防己碱,木防己碱,N-氧化异木防己碱和

[1]　胡世林.防己的本草考证[J].现代药物与临床,2009,24(5):286-288.

[2]　黄和平,彭华胜,汪电雷,等.中药防己历史演化钩述[J].中药材,2015,38(7):1533-1535.

N-去甲基木防己碱[1]。

由于防己古今品种的混淆,导致木防己的药理、药效、毒理研究的缺乏。有报道木防己多糖有清除活性氧自由基的作用。

黄环

味苦,平。

主治蛊毒、鬼疰、鬼魅、邪气在脏中,除咳逆寒热。一名凌泉①,一名大就。生蜀郡山谷。

【注释】

① 凌泉:森立之《本草经考注》:"凌泉者,谓此物苦寒如冰凌泉水。"

【译文】 黄环,味苦,性平。主治蛊毒、鬼疰、鬼魅等各类邪毒之物,及五脏邪气结聚、咳逆、恶寒发热。又名凌泉、大就,产于蜀郡的山谷中。

【按语】 黄环不是常用药物。经谭绍凡等[2]考证《神农本草经》《新修本草》《证类本草》《本草纲目》中的黄环应是同名的两种不同植物,即豆科的紫藤 Wisteria sinensis Sweet 和防己科的千金藤属植物。而《吴普本草》《名医别录》《本草经集注》中的黄环是防己科的千金藤植物。

【历代名医汇讲】

功效主治 《本草经集注》:主治蛊毒,鬼疰,鬼魅,邪气在脏中,除咳逆寒热。

石南草

味辛、苦,平。

---

[1] 陈海生,梁华清,廖时萱.木防己化学成分研究[J].药学学报,1991,26(10):755.

[2] 谭绍凡,姚振生.黄环的本草考证[J].江西中医学院学报,1998,10(4):187-188.

主养肾气、内伤阴衰,利筋骨皮毛。

实:杀蛊毒,破积聚,逐风痹。

一名鬼目。生华阴山谷。

【译文】 石南草,味辛、苦,性平。主治肾气亏虚、脏腑内伤而阴气衰竭,能滋养筋骨皮毛。果实,能驱除蛊毒、破除腹部积块、去除风痹。又名鬼目,产于华阴的山谷中。

【按语】 刘浩等[1]考证认为《神农本草经》石南草基源植物应为蔷薇科植物石南药用早春生长的嫩茎叶。

《中药大辞典》本品通用名石南,为蔷薇科石楠属植物石楠 *Photinia serrulata* Lindl.的叶或带叶嫩枝。7～11 月采收,晒干。

【历代名医汇讲】

1. **功效主治** 《本草经集注》:主养肾气,内伤阴衰,利筋骨皮毛。治脚弱,五脏邪气,除热。女子不可久服,令思男。

女菀

味辛,温。

主治风寒洗洗、霍乱、泄痢、肠鸣上下无常处①、惊痫、寒热百疾。生汉中川谷。

【注释】

① 肠鸣上下无常处:腹内肠鸣音回响无固定处。

【译文】 女菀,味辛,性温。主治感染风寒、恶寒颤栗、霍乱、泄泻痢疾、肠鸣此起彼伏没有定处、惊痫、恶寒发热诸多病症。产于陕西汉中的川谷中。

【按语】 《中药大辞典》记载本品为菊科女菀属植物女菀 *Turczaninowia fastigiata* (Fisch.) DC.的根或全草。5～7 月采收全草。10～11 月采根,切段晒干。

---

[1] 刘浩,王德群.《神农本草经》石南草名义考辨[J].湖南中医药大学学报,2014,34(9):35-37.

【历代名医汇讲】

功效主治 《本草乘雅半偈》：白菀与紫菀，功用似同而异。紫主寒热气结在中，致病上中及下；白主风寒寒热，气结在枢，亦病上中及下，兼见内外开阖之象，故上下无尝，内外不定。菀从结枢，解即分散，则呕逆自开，泄痢自阖，惊痫自平，寒热自除矣。并偏于从枢解表，从枢利小水也。虽非金郁，设舍假泄金郁之法，亦难以从枢分解耳。

【民俗文化】

《本草纲目》：又《名医录》云：宋兴国时，有女任氏色美，聘进士王公辅，不遂意，郁久面色渐黑，母家求医。一道人用女真散，酒下二钱，一日二服。数日面貌微白，一月如故。恳求其方，则用黄丹、女菀二物等分尔。据此，则葛氏之方，已试有验者矣。

地榆

味苦，微寒。

主治妇人乳痓痛①、七伤、带下十二病，止痛，除恶肉，止汗，疗金创。生桐柏山谷。

【注释】

① 乳痓痛：为乳痓乳痛。乳痓即乳痉，指女妊娠或生产时风痉。乳痛即乳头胀痛。

【译文】 地榆，味苦，性微寒。主治女子乳痉及乳头胀痛、七伤、女子多种带下病症，能止痛、去除腐败之肉、止汗、治疗外伤。产于桐柏山的山谷中。

【按语】 《中华人民共和国药典》记载本品为蔷薇科植物地榆 *Sanguisorba officinalis* L. 或长叶地榆 *Sanguisorba officinalis* L. var. *longifolia* （Bert.）YüetLi 的干燥根。后者习称"绵地榆"。春季将发芽时或秋季植株枯萎后采挖，除去须根，洗净，干燥，或趁鲜切片，干燥。

我国共有地榆属植物 7 种 6 变种，形态特征相近者有细叶地榆，地榆及其变种长叶地榆、腺地榆、粉花地榆、长蕊地榆。杨冰冰等[1]对地榆名称、原植物形态、产地、加工炮制等进行了本草考证,认为历代本草书籍记载的地榆应为蔷薇科植物地榆和长叶地榆。

【历代名医汇讲】

功效主治 《本草发明》:地榆虽理血病,性沉寒,惟治下焦,故《本草》主治妇人七伤,带下崩中,月水不止,除恶血,止痛,肠风下血,诸瘘恶疮,痔瘘来红,泻痢下血,小儿疳痢,皆下部血热也。又疗金疮,止脓血,除恶肉,止汗消酒,除消渴,补绝伤,产后内塞,散乳痉痛。《衍义》曰:此性沉寒,故入下焦,诸症血热痢者可用。若清气下陷,虚寒血泄久及水泻冷痢、白痢等症宜忌之。

【现代研究】

化学成分:地榆中含有多种化学成分,茎叶含槲皮素、山柰素的苷、熊果酸、维生素 C;花含矢车菊苷、矢车双菊苷;根含鞣质(17%)和三萜皂苷(2.4%～4.0%),此外还有黄酮、蒽醌、甾体类等多种化学成分。除上述成分外,通过原子吸收分光光度法测定出地榆中含有锌、钙、铁、铜、锰等许多微量元素,并发现其中钙的含量最高,认为这可能与地榆的止血作用有关[2]。

药理作用:地榆有止血作用、抗菌作用、抗炎、消肿作用、止泻和抗溃疡作用,此外,还有文献报道地榆有抗肿瘤、增强免疫、镇吐等作用[3]。

泽兰

味苦,微温。

[1] 杨冰冰,胡晶红,张芳,等.地榆本草考证[J].山东中医药大学学报,2016,40(5):412-414.
[2] 袁振海.地榆的现代研究进展.中华中医药学会第六届中药炮制学术会议论文集[C].中国中医科学院中药研究所炮制研究中心:250-251.
[3] 袁振海,孙立立.地榆现代研究进展[J].中国中医药信息杂志,2007,14(3):91.

主治乳妇①内衄②、中风余疾、大腹水肿、身面四肢浮肿、骨节中水、金创、痈肿疮脓。一名虎兰③，一名龙枣。生汝南。

【注释】

① 乳妇：产妇。

② 内衄：中医病症名。《备急千金要方》卷十二·吐血："内衄者，出血如鼻衄，但不从鼻孔出，是近从心肺间津液出，还流入胃中，或如豆羹汁，或如切齑，血凝停胃中，因即满闷便吐，或去数斗至于一石者是也。得之于劳倦、饮食过常所为也。"

③ 虎兰：森立之《本草经考注》："兰草柔弱芳香。泽兰方茎强直，不甚香，故名虎兰。"

【译文】 泽兰，味苦，性微温。主治产妇内衄、感染风邪之后遗病症、大腹水肿、头面躯干四肢浮肿、骨节积液、外伤、痈疮肿毒破溃化脓。又名虎兰、龙枣。产于汝南。

【按语】 古代泽兰和佩兰常被混用。据徐利国等[1]考证，《神农本草经》所载应为兰科植物如兰属多花兰 *Cymbidium floribundum* Lindl，《名医别录》所记载的泽兰应为菊科植物泽兰属如泽兰 *Eupatorium japonica* Thunb。

《中华人民共和国药典》记载本品为唇形科植物毛叶地瓜儿苗 *Lycopus lucidus* Turcz. var. *hirtus* Regel 的干燥地上部分。夏、秋两季茎叶茂盛时采割，晒干。

【历代名医汇讲】

功效主治 《本草发明》：泽兰调气血，利关窍，尤宜女人，胎产前后诸症要药，故《本草》主乳妇内衄，中风余疾，产后腹痛及血晕频产，血气衰冷成劳，羸瘦，血沥腰痛，破宿血，去癥瘕，此为专攻。兼主大腹水肿，身体面四肢浮肿，骨节中水，追痈肿疮脓，金疮内塞，通小肠，长肉生肌，消跌扑瘀血，鼻血吐血，头风目痛，其调气血、利关脉、通窍之功概见矣。

[1] 徐利国，钟国跃.中药泽兰原植物的历史沿革[J].中外健康文摘，2007，12.

【现代研究】

泽兰中主要含有挥发油、葡萄糖苷、鞣质、树脂、黄酮苷、酚类、皂苷、氨基酸、有机酸、水苏糖、半乳糖、果糖等。泽兰中的主要化学成分为三萜酸类及酚酸类。文献报道三萜酸类具有抗肝炎病毒的药理作用,酚酸类成分则具有扩张血管及治疗心血管疾病活性[1]。

药理作用:抗凝血;改善血液流变性;改善微循环;镇痛、镇静、防治肝损伤;抗菌、抗病毒和抗癌活性。泽兰除以上作用外,还有增强子宫平滑肌收缩的作用、降低血脂以及利胆作用[2]。

蜀羊泉

味苦,微寒。

主治头秃、恶疮、热气、疥瘙、痂癣虫①。生蜀郡川谷。

【注释】

① 痂癣虫:森立之《本草经考注》:"水银条云'痂疡',草蒿条云'痂痒',柳叶下云'痂疮',皆同。凡有鳞介之疮,皆谓之痂耳。"虫,古人认为导致某种皮肤疾病的原因。

【译文】 蜀羊泉,味苦,性微寒。主治白秃疮、恶疮、热邪之气、疥瘙、鳞介痂癣。产于蜀郡的川谷中。

【按语】 蜀羊泉在南北朝时期就遭失传,如《本草经集注》陶弘景曰:"方药不复用,人无识者。"后世本草虽有记载,但存在品种名实混乱的情况。祁振声[3]从产地生境、形态特征和主治功效等的记载,考证认为《神农本草经》记载的蜀羊泉是茄科茄属植物欧白英 Solanum dulcamara Linn.。

《中药大辞典》记载本品为茄科茄属植物青杞 *SoLanum septemlobum*

［1］ 刘君.泽兰的化学成分及药理研究进展[J].辽宁中医药大学学报,2008,10(1):23.

［2］ 辛卫云,苗明三.泽兰的化学、药理及临床应用[J].中医学报,2015,3:419.

［3］ 祁振声,纪惠芳.发掘传统中药,延续中华文脉——为《本草经》中的木兰、溲疏、蜀羊泉正名[J].北京林业大学学报(社会科学版),2008,7(2):23-34.

Bunge 的全草或果实。7～9 月割取全草,切段,鲜用或晒干。

【历代名医汇讲】

功效主治 《本草经集注》：主治头秃,恶疮,热气,疥瘙痂癣虫。治龋齿,女子阴中内伤,皮间实积。

积雪草

味苦,寒。

主治大热恶疮、痈疽浸淫[①]、赤熛[②]皮肤赤、身热。生荆州川谷。

【注释】

① 浸淫：即浸淫疮。中医病名。是一种瘙痒性湿疮。因该病发生常群集或密集成片,呈泛发性故称之为浸淫疮。

② 赤熛(biāo 标)：又名丹熛、天火、火丹,即丹毒。因患部皮肤红如涂丹,热如火灼,故名。

【译文】 积雪草,味苦,性寒。主治高热、恶疮、痈疽、浸淫疮、丹毒而见患部皮肤红如涂丹及身热。产于荆州的川谷中。

【按语】 《中华人民共和国药典》规定品种为伞形科植物积雪草 *Centella asiatica* （L.）Urb. 的干燥全草。夏、秋两季采收,除去泥沙,晒干。

对于《神农本草经》记载的积雪草的植物来源存在同的看法。第一种观点认为是属于伞形科天胡荽属（*Hydrocotyle*）中的小草的泛称,其中包括从 *Hydrocotyle* 属中独立出来的积雪草 *Entella asiatica* （L.）vrb.。第二种观点认为是今唇形科植物活血丹 *Glechoma longituba* （Nakai）Kupr.。第三种观点认为中药积雪草存在名实的演变与分化问题,现在难以给其原植物定性。鉴于上述情况,秦路平等[1]查考比较历代主要本草文献,从植物形态、分布与生

[1] 秦路平,郑汉臣,丁如贤,等.中药积雪草原植物的本草考证[J].中国野生植物资源,1997,1：19－21,4.

境、开花期、采收期、可食性和功效等方面加以论证,认为历代本草收载的积雪草基本是一致的,并延续至今,其原植物即今伞形科积雪草属植物积雪草 *C.asiatica*。

【历代名医汇讲】

功效主治　《本草经集注》:主治大热,恶疮,痈疽,浸淫赤熛,皮肤赤,身热。

【医案】

《本草纲目》:女子少腹痛。〔颂曰〕《天宝单行方》云:女子忽得小腹中痛,月经初来,便觉腰中切痛连脊间,如刀锥所刺,不可忍者。众医不别,谓是鬼疰,妄服诸药,终无所益。其疾转增。审察前状相当,即用此药。其药夏五月正放花时,即采暴干,捣筛为糁。每服二方寸匕,和好醋二小合,搅匀,平旦空腹顿服之。每旦一服,以知为度。如女子先冷者,即取前药五两,加桃仁二百枚。去皮尖,熬捣为散,以蜜为丸如梧子大。每旦空腹以饮及酒下三十丸,日再服,以愈为度。忌麻子、荞麦。《图经本草》方。

【现代研究】

化学研究:积雪草的化学成分主要包括三萜类、多炔烯烃类、挥发油类等。积雪草全草含有大量的三萜皂苷类成分,如积雪草苷、羟基积雪草苷、玻热模苷等。

药理研究:连钱草具有多种药理活性,包括抗抑郁、抗胃溃疡、抗肿瘤、抗菌、增强记忆力、保肝等作用[1]。

海藻

味苦,寒。

主治瘿瘤气①、颈下核②,破散结气③,痈肿、癥瘕坚气、腹中上下鸣,下十二水肿④。一名落首。生东海。

---

[1]　殷林虹.积雪草的化学成分分析及药理作用研究进展[J].化工管理,2015,(17):48-49.

【注释】

① 瘿(yǐng 影)瘤气：即瘿气。瘿，中医病名。指以颈前喉结两旁肿块为主要表现的甲状腺疾病。《说文解字》："瘿，颈瘤也。"

② 颈下核：应指瘿病的早期症状，颈部有果核样肿块。

③ 破散结气：即破散结气。

④ 十二水肿：十二，为虚数，言其多，非指有十二种水肿。

【译文】 海藻，味苦，性寒。主治瘿气、颈部有果核样肿块、痈肿、腹部积块、滞气坚实、肠鸣此起彼伏、各种水肿，能破结散气。又名落首，产于东海。

【按语】《中华人民共和国药典》规定品种为马尾藻科植物海蒿子 *Sargassum pallidum*（Turn.）C. Ag. 或羊栖菜 *Sargassum fusiforme*（Harv.）Setch.的干燥藻体。前者习称"大叶海藻"，后者习称"小叶海藻"。夏、秋两季采捞，除去杂质，洗净，晒干。

【历代名医汇讲】

功效主治 《本草经疏》：主瘿瘤气，颈下核，破散结气痈肿，癥瘕坚气，及腹中上下鸣，下十二水肿，疗皮间积聚，暴溃，瘤气热结，利小便。苦能泄结，寒能除血热，咸能软坚润下，故《本经》主瘿瘤气，颈下核，破散结气痈肿，癥瘤坚气，及腹中上下鸣，下于二水肿，疗皮间积聚，暴溃，瘤气结热，利小便。洁古专消瘿瘤、马刀、瘰疬诸疮，坚而不溃者。

脾家有湿者勿服。

《长沙药解》：利水而泄痰，软坚而消痞。海藻咸寒下行，走膀胱而通水道，善疗奔豚脚气，气鼓水胀之疾，而软坚化痞，尤为擅长，且凡瘿瘤瘰疬、溃疝癥瘕，一切痈肿坚顽之病皆医。

【现代研究】

海藻中含有大量有益于人体健康的活性物质，如多糖、不饱和脂肪酸、酶、多肽、氨基酸、牛磺酸等成分，海藻活性物质对心血管系统具有强心、调节血管舒缩、抗血小板、降血脂、抗动脉粥样硬化、抗氧化及保护心肌等作用，对防治心血管疾病具有良好前景。海藻中提取的藻酸双酯钠用于高脂蛋白血症，对缺血性脑、心血管疾病有一定疗效，有明显的抗凝、解聚、降压降脂、降低血黏度及扩张血管改善微循环的作用,褐藻淀粉硫酸酯是铜藻的提取物,国内也对其进行了大量的药理研究,证实其能降血脂、抗凝血、抑制血小板聚集而无明显不良反应,是治疗动脉粥样硬化和高脂血症疗效显著的药物。褐藻多糖硫酸酯是从褐藻中提取的一种水溶性杂多糖,具有抗凝血、降血脂、防血栓、改善微循环及抗肿瘤等作用,能干扰艾滋病毒的吸附及渗入细胞过程,抑制其复制,并通过激活机体的免疫系统,改善机体的生物应答功能,提高免疫力[1]。

昆布

味咸,寒。

主十二种水肿,瘿瘤聚结气,瘘疮。生东海。

【译文】 昆布,味咸,性寒。主治各种水肿、瘿瘤气滞气结、瘘管痔疮。产于东海。

【按语】《中华人民共和国药典》规定品种为海带科植物海带 *Laminaria japonica* Aresch.或翅藻科植物昆布 *Ecklonia kurome* Okam.的干燥叶状体。夏、秋两季采捞,晒干。

蘿①菌

味咸,平。

主治心痛,温中,去长虫、白癣②、蛲虫③、蛇螫④毒、癥瘕、诸虫。一名蘿芦⑤。生东海池泽。

【注释】

① 蘿(guàn):音“灌”。

② 白癣:中医外科病名。是多发生在头部的一种癣,以脱白屑,久则毛发折断脱落成秃疮为特征的皮肤癣菌感染性疾病。《诸病源候论·白癣候》:“白癣之状,白色淀淀然而痒。”

---

[1] 陈华,钟红茂,范洁伟.海藻中活性物质的心血管药理作用研究进展[J].中国食物与营养,2007,10:51－52.

③ 蛲（náo 挠）虫：一种白色小寄生虫。

④ 螫（shì 视）：毒虫或毒蛇咬刺。

⑤ 蘆芦：森立之《本草经考注》："芦即卢字，黑色之义。蘆芦者谓其形圆而黑色，犹云黑丸也。"

【译文】 蘆菌，味咸，性平。主治心痛、白癣、毒蛇咬伤、腹部积块，能温煦中焦脾胃，驱除蛔虫、蛲虫等各类毒虫。又名蘆芦，产于东海的池泽中。

【按语】 陈士瑜等[1]考证认为蘆菌为羊肚菌 *M. esculenta*。

【历代名医汇讲】

功效主治 《本草经集注》：主治心痛，温中，去长虫、白癜、蛲虫，蛇螫毒，癥瘕，诸虫。疽蜗，去蛔虫、寸白、恶疮。

羊踯躅①

味辛，温。

主治贼风在皮肤中淫淫痛②、温疟、恶毒、诸痹。生太行山③川谷。

【注释】

① 踯躅（zhí zhú）：音"直竹"。

② 淫淫痛：形容皮肤下似有虫行样隐隐作痛。

③ 太行山：山名。位于山西省与华北平原之间，纵跨北京、河北、山西、河南四省市，是黄土高原的东部界线。

【译文】 羊踯躅，味辛，性温。主治贼风在肤有如虫行而隐隐作痛、温疟、严重中毒、各种痹证。产于太行山的川谷中。

【按语】 《中药大辞典》收载本品名为羊踯躅根，为杜鹃花科杜鹃花属植物羊踯躅 *Rhododendrop molle*（Bl.）G. Don 的根。7～10 月采挖，切片，晒干。

【历代名医汇讲】

功效主治 《本草疏证》：羊踯躅，毒药也。然性能祛风寒湿，故

---

[1] 陈士瑜,陈启武.蘆菌考[J].中国农史,2005,1：28-34.

可以治恶痹。痹者,风寒湿所成也。然非元气未虚脾胃尚实之人,不可用。凡用此等毒药,亦须杂以安胃和气血药同用。

《本草崇原集说》:仲氏曰:闹羊花之毒,亚于阿芙蓉而性更急,不得已以毒攻毒,酌用可也,若搀入烟酒能杀人。

【现代研究】

化学研究:羊踯躅的成熟果实、花和叶中主要含有二萜类化合物如闹羊花毒素Ⅱ、Ⅲ、Ⅵ等。这些化合物均是四环二萜类化合物,其中大部分属于木藜芦毒烷型二萜类。此外,羊踯躅花中还含有煤地衣酸甲酯,石楠素等[1]。

药理研究:羊踯躅具有镇痛、抑制免疫、解热、降压、杀虫等药理作用。其中羊踯躅果实主要表现出镇痛和降压作用,其降压成分主要为闹羊花毒素Ⅲ;羊踯躅根主要表现出抑制免疫、解热作用;羊踯躅花对昆虫有强烈的毒性,其活性最强的亦为闹羊花毒素Ⅲ。

茵芋

味苦,温。

主治五脏邪气①、心腹寒热羸瘦如疟状、发作有时,诸关节风湿痹痛。生太山川谷。

【注释】

① 五脏邪气:即引起五脏病变的致病因素及五脏的病理损害。

【译文】 茵芋,味苦,性温。主治五脏邪气结聚、心腹恶寒发热及身体瘦弱如同疟疾而发作有规律性、全身关节风湿痹痛。产于泰山的川谷中。

【按语】 《中药大辞典》记载本品为芸香科茵芋属植物茵芋 *Skimmia reevesiana* Fort.或乔木茵芋 *S. arborescens* T. Anders.茎叶。全年均可采收,茎叶切段,晒干。

---

[1] 夏德超,杨天明,朱景申,等.羊踯躅的研究进展[J].中药材,2002,25(11):829－832.

【历代名医汇讲】

功效主治 《本草经集注》：主治五脏邪气，心腹寒热，羸瘦，如疟状，发作有时，诸关节风湿痹痛。治久风湿走四肢，脚弱。

【现代研究】

研究显示茵芋属植物中含挥发油、生物碱类、香豆素类、黄酮类等化合物[1]。有研究从云南省大理州产的多脉茵芋中分离出 5 个化合物，分别为 O-甲基多脉茵芋醇、蒲公英萜酮、吴茱萸素、香草木宁和拟芸香品[2]。茵芋属植物含有丰富的挥发油，已有研究人员从茵芋鲜叶中鉴定出 38 种挥发性成分，占精油总量的 77.09％，且茵芋鲜叶挥发油对金黄色葡萄球菌和白色念珠菌均表现出一定的抑菌作用[3]。其他药理未见相关研究。

射①干

味苦，平。

主治咳逆上气、喉痹咽痛、不得消息②，散结气、腹中邪逆③、食饮大热。一名乌扇④，一名乌蒲⑤。生南阳川谷。

【注释】

① 射(yè)：音"业"。

② 消息：原义为消长盈虚。尚志钧《神农本草经校注》："此处引申为呼与吸。"

③ 腹中邪逆：脾胃气机逆行，出呕吐、撑胀等症状。

④ 乌扇：森立之《本草经考注》："乌扇与乌翣同义，谓其叶似扇也。"

⑤ 乌蒲：森立之《本草经考注》："乌蒲者，谓其苗似蒲也。与旱蒲、昌蒲同例。"

---

［1］ 羊青,王建荣,王清隆,等.茵芋鲜叶挥发油成分及抑菌活性研究[J].中华中医药学刊,2015,11：2631-2633.

［2］ 张洪杰,张明哲.多脉茵芋化学成分的研究[J].北京大学学报：自然科学版,1997,33(6)：720-724.

［3］ 羊青,王建荣,王清隆,等.茵芋鲜叶挥发油成分及抑菌活性研究[J].中华中医药学刊,2015,(11)：2631-2633.

【译文】 射干,味苦,性平。主治咳逆气喘、喉痹咽痛而不能呼吸、气机结滞、胃气上逆、饮食不当而生大热。又名乌扇、乌蒲,产于南阳郡的川谷中。

【按语】 李锁等[1]经过考证认为,历代本草记载的射干以鸢尾科植物射干为主流品种,但也有部分本草将其与鸢尾科其他植物野鸢尾及鸢尾相混淆。

《中华人民共和国药典》规定品种为鸢尾科植物射干 *Belamcanda chinensis* (L.) DC.的干燥根茎。春初刚发芽或秋末茎叶枯萎时采挖,除去须根和泥沙,干燥。

【历代名医汇讲】

功效主治 《本草发明》:射干大清肺气,散邪热,故《本草》主咳逆上气,喉闭咽痛,不得消息,治肺气喉痹为专功。仲景治咽中动气或闭塞,乌扇汤用之,又射干汤主之。又主散结气,腹中邪逆,胸中热气,饮食大热,咳唾,言语气臭,逐老血在心脾间。久服令人虚。又云治气痊,消瘀血,通月闭,消痰开胃,下食破癥结疮癖,胸腹胀,气喘,消痈毒,除口热秒。又云镇肝明目。

《长沙药解》:利咽喉而开闭塞,下冲逆而止咳嗽,最清胸膈,善扫瘀浊。

【现代研究】

化学研究:射干主要含有黄酮类化合物,此外还有醌类、酚类、二环三萜类、甾类化合物及其他一些微量成分。据报道,鸢尾科植物射干的根茎中含有鸢尾型三萜和黄酮类成分,种子中含酚类、苯醌和苯并呋喃类成分。目前从射干中分离得到的化合物有 20 多种,包括多种鸢尾苷及苷元[2]。

药理研究:射干具有抗病原微生物、抗肿瘤、抗氧化和清除自由

［1］ 李锁,辛旭阳,尤献民,等.射干本草考证[J].辽宁中医药大学学报,2015,17(9):77-79.
［2］ 王姣,刘学杰,仲英.射干的现代研究概况[J].药学研究,2007,26(3):168-171.

基、抗炎等药理作用,还可抑制醛糖还原酶,活化蛋白激酶C,具有雌激素样作用。对消化系统也有一定影响,射干具有弱的抗溃疡作用,利胆作用持久,对大肠性及小肠性腹泻动物模型均具有抗蓖麻油引起的小肠性腹泻的作用,且作用持久[1]。

鸢尾

味苦,平。

主治蛊毒、邪气、鬼疰诸毒,破癥瘕积聚、大水,下三虫。生九疑①山谷。

【注释】

① 九疑:指九嶷山,又名苍梧山。位于湖南省南部永州市宁远县境内。

【译文】 鸢尾,味苦,性平。主治蛊毒、鬼疰等各种毒邪之气,能破除腹部积块、逐水利尿、驱除各类寄生虫。产于湖南九嶷山的山谷中。

【按语】 《中药大辞典》记载本品为鸢尾科鸢尾属植物鸢尾 *Iris tectorun* Maxim.的叶或全草。6～10 月采收,切碎鲜用。

【历代名医汇讲】

功效主治 《本草经集注》:主治蛊毒,邪气,鬼疰诸毒,破癥瘕积聚,大水,下三虫。治头眩,杀鬼魅。

【现代研究】

化学研究:目前从鸢尾中已分离出的和作了鉴定的化合物主要有异黄酮类化合物、糖苷类化合物、挥发油等化合物。其中主要活性成分为异黄酮类化合物,包括有鸢尾苷元、鸢尾甲黄素 A、野鸢尾苷元,鸢尾苷、鸢尾新苷 B、野鸢尾苷、鸢尾苷元-7-O-葡萄糖-4-O-葡萄糖苷等[2]。

[1] 展锐,焦正花,王红丽,等.射干的药理作用研究概况[J].西部中医药,2011,24(1):78-80.

[2] 雷启荣,罗君,赵琳珺,等.鸢尾的化学成分和药理作用的研究进展[J].中国民族民间医药,2011,20(12):41-42.

药理研究：药理研究表明，鸢尾含有丰富的异黄酮，有抗炎、镇痛、抗过敏、抗癌等作用，此外还具有祛痰止咳的作用，近年来临床上主要用于治疗上呼吸道感染。

贯众

味苦，微寒。

主治腹中邪热气、诸毒，杀三虫。一名贯节，一名贯渠，一名百头①，一名虎卷②，一名扁苻③。生玄山④山谷。

【注释】

① 百头：森立之《本草经考注》："一根引细枝，枝头结根块而生茎叶数百株，本起于一根，故名百头。"

② 虎卷：森立之《本草经考注》："卷，即拳假借。初生叶似屈手形，而毛茸茸然，故名曰虎卷也。"

③ 扁苻(仙福)：森立之《本草经考注》："亦为百根付属之义也。"

④ 玄山：古代传说产嘉禾的山。具体区域不详。

【译文】 贯众，味苦，性微寒。主治腹部热邪结聚、各种毒邪，能驱除各类寄生虫。又名贯节、贯渠、白头、虎卷、扁苻，产于玄山的山谷中。

【按语】 据《中药大辞典》，贯众的品种历来就很复杂。其主要品种有鳞毛蕨科植物粗茎鳞毛蕨，蹄盖蕨科植物蛾眉蕨，球子蕨科植物荚果蕨，紫萁科植物紫萁，乌毛蕨科植物乌毛蕨、苏铁蕨、狗脊蕨等的根茎。尚有多种蕨类植物的根茎在不同地区作贯众使用。如辽东鳞毛蕨的根茎使用于河南、山东、湖南；单芽狗脊蕨的根茎使用于甘肃、湖南、云南、贵州；多鳞耳蕨的根茎使用于西藏地区；欧洲鳞毛蕨的根茎使用于新疆。

《中华人民共和国药典》规定品种为绵马贯众，为鳞毛蕨科植物粗茎鳞毛蕨藤 *Dryopteris crassirhizoma* Nakai 的干燥根茎和叶柄残基。秋季采挖，削去叶柄，须根，除去泥沙，晒干。

王家葵等[1]考证，汉代《神农本草经》记载的贯众具有蕨类植物

[1] 王家葵,刘克海,唐思文,等.贯众的本草考证[J].中药材,2004,27(1)：52－54.

特征,具体植物无法考证,而魏晋文献所称"贯众"实为种子植物,六朝开始蕨类植物才成为药用贯众主流,其中,狗脊贯众 *Woodwardia japonica* 使用历史相对较久,占主流地位。

【历代名医汇讲】

功效主治 《本经逢原》:《本经》主腹中邪热气诸毒,杀三虫。《发明》:贯众苦寒而降,辟时行疫疠不正之气。疫发之时,以此药置水,食之则不传染,且能解毒软坚,治妇人血气。《本经》治腹中邪热气诸毒,以其性专散结积诸毒。而虫积皆由湿热所生,苦寒能除湿热,故亦主之。王海藏治夏月痘出不快,快斑散用之。云贯众有毒而能解腹中邪热,杀三虫,病从内发者多效。

【现代研究】

化学成分:研究较多的是绵马贯众和荚果蕨贯众。绵马贯众地上部分(包括叶茎基部)含异槲皮苷、紫云英苷、冷蕨苷、贯众素、贯众苷、杜鹃素、绵马酚、绵马次酸,茶烯、铁线蕨酮等。绵马贯众(绵马鳞毛蕨、粗茎鳞毛蕨)中含间苯三酚类化合物,即绵马酸类包括黄绵马酸、白绵马素、新绵马素等,该类化合物具有驱虫、抗癌等活性。狗脊贯众主含儿茶酚衍生物。紫萁贯众主含尖叶土杉甾酮、羟基促脱皮甾酮。高增平等从绵马贯众中分离到二十六烷酸、二十五烷醇、东北贯众素和蔗糖等。杨岚等报道从荚果蕨贯众根茎中分离到正十六酸、β谷甾醇、豆甾-4-烯3,6-二酮、胡萝卜苷和 D-葡萄糖等。

药理作用:① 抗癌作用。中药贯众提取物(EA<)对体外培养的人肝癌细胞有抑癌活性,EA<含抑制癌活性物质,能抑制体外培养的肝癌细胞增殖和降低线粒体代谢远程。② 抗病毒作用;驱虫作用;抗衰老作用;收缩平滑肌作用;止血作用;抗菌作用;抗白血病作用[1]。

---

［1］ 陈红云,刘光明,石武祥,等.中药贯众的研究进展[J].大理学院学报,2006,5(6):76-77.

青葙①子②

味苦，微寒。

主治邪气、皮肤中热、风瘙身痒，杀三虫。

子：名草决明。治唇口青。

一名草蒿，一名萋蒿。生平谷③道旁。

【注释】

① 葙（xiāng）：音"箱"。

② 子：《本草纲目》等书无"子"字，于义为佳。下文中有"其子"，此处或衍。

③ 平谷：区划名。在今北京平谷区，地处北京、天津、河北三省市的交界处。西汉汉高祖十二年（前195年）始建平谷县，属渔阳郡。

【译文】 青葙子，味苦，性微寒。主治邪气结聚、皮肤发热、风邪所致身体瘙痒，能驱除各类寄生虫。子，称为草决明，能治口唇发青。又名草蒿、萋蒿，产于北京平谷的道旁。

【按语】 《中华人民共和国药典》规定品种为苋科植物青葙 *Celosia argentea* L.的干燥成熟种子。秋季果实成熟时采割植株或摘取果穗，晒干，收集种子，除去杂质。

【历代名医汇讲】

功效主治 《本经逢原》：青葙子治风热目疾，与决明子同功。《本经》虽不言治目疾，而主唇口青，为足厥阴经药。其明目之功可推，其治风瘙身痒、皮肤中热，以能散厥阴经中血脉之风热也。

《本草求真》：泻肝经风热。凡人一身风痒，虫疥得蚀，口唇色青，青盲翳肿，多缘热盛风炽所致（亦有不尽风热者，此则专就风热言）。书言服此目疾皆愈，唇青即散，三虫皆杀，风痒即绝，无非因其血热除（寒能胜热），血脉和，而病自可愈耳，无他义也。但瞳子散大者切忌（以能助火）。

【现代研究】

青葙子含有丰富的氨基酸，且种类较齐全；必需氨基酸含量较高，占总氨基酸含量的42.85％。非必需氨基酸中谷氨酸含量最高，谷氨酸具有多种重要生理功能，参与多种生理活性物质的合成，对传递神经冲动、维护脑及神经功能发挥重要作用。青葙子含有丰富的矿质元素，其高 K、低 Na 的特点较明显。铁、锰、铜、锌等生物必需的微量元素含量丰富。其他成分包括环肽、三萜皂苷类、β 谷甾醇、棕榈酸、豆甾醇、胡萝卜苷和齐墩果酸等。

药理作用：青葙子具有抗白内障作用、抗菌作用、抗糖尿病作用、抗肿瘤和免疫调控作用及保肝作用。[1]

狼牙

味苦，寒。

主治邪气热气、疥瘙、恶疡疮痔，去白虫。一名牙子①。生淮南②川谷。

【注释】

① 牙子：森立之《本草经考注》："子者，与《说文》蒲子之子同义。其苗初出似兽牙形，故名牙子也。"

② 淮南：古代郡名。东汉末袁术改九江郡为淮南郡。郡治寿春县（今安徽寿县城关镇），领合肥、成德、寿春、下蔡、西曲阳、平阿、义成七个县。

【译文】 狼牙，味苦，性寒。主治邪热之气结聚、疥瘙、恶疮溃疡、痔疮，能驱除绦虫。又名牙子，产于淮南郡的川谷中。

【按语】 赵国平等[2]考证认为，《神农本草经》狼牙即仙鹤草 *Agrimonia pilosa* var. *japonica* 的根芽，龙牙草、狼牙草均是仙鹤草的异名，古今药用一致。

【历代名医汇讲】

功效主治 《长沙药解》：清乙木之郁热，疗女子之阴疮。狼牙草苦寒清利，专洗一切恶疮。其诸主治，止便血，住下痢，疗疮疡蚀烂，治疥癣瘙痒、女子阴痒，理虫疮发痒，杀寸白诸虫。

[1] 万春辉，陈占峰.青葙子的研究[J].长春中医药大学学报，2011，27（6）：1053－1055.

[2] 赵国平，钱三旗.本经"牙子"补考[J].中药材，1998，21（4）：206－208.

藜芦

味辛,寒。

主治蛊毒、咳逆、泄痢、肠澼、头疡、疥瘙、恶疮,杀诸虫毒①,去死肌。一名葱苒②。生太山山谷。

【注释】

① 虫毒:泛指毒虫蛇蝎咬伤之毒。

② 葱苒(rǎn 染):森立之《本草经考注》:"葱苒者,谓根似葱而多髯也。"

【译文】 藜芦,味辛,性寒。主治蛊毒、咳逆、泄泻痢疾而便有脓血、头疮、疥瘙、恶疮,能驱除各种虫毒、去除腐烂的肌肉。又名葱苒,产于泰山的山谷中。

【按语】 谢志民等[1]考证认为,宋代以前正品藜芦为百合科藜芦属植物藜芦 *Veratrum nigrum* L.。《中药大辞典》记载本品为百合科藜芦属植物藜芦 *Veratrum nigrum* L.、牯岭藜芦 V. *schindleri* Loes.f.、毛穗藜芦 V. *maackii* Regel、兴安藜芦 V. *dahuricum* (Turcz.) Loes. f. 及毛叶藜芦 *Veratrum grandiflorum* (Maxim.) Loes.f.的根及根茎。5~6 月未抽花葶前采挖,除去叶,晒干或烘干。

【历代名医汇讲】

功效主治 《本草经疏》:藜芦辛苦有大毒,服一匕则令人胸中烦闷,吐逆不止。凡胸中有痰饮,或中蛊毒恶气者,只可借其上涌宣吐之力,获效一时。设病非关是者,切勿沾唇,徒令人闷乱,吐逆不止,亏损津液也。

《本草发明》:藜芦专能发吐,兼消毒,故《本草》主蛊毒及喉痹不通,风痰上壅,皆能吐之。又主泄利肠澼,头疡疮疥,杀诸虫,疗恶疮痈,去死肌、鼻中息肉、马刀烂疮。亦能医马涂癣。

【医案】

《本草纲目》:按:张子和《儒门事亲》云:一妇病风痫。自六七

---

[1] 谢志民,余国奠,徐国钧.藜芦的本草学研究[J].西北药学杂志,1989,4(2):38-41.

岁得惊风后,每一二年一作;至五七年,五七作;三十岁至四十岁则日作,或甚至一日十余作。遂昏痴健忘,求死而已。值岁大饥,采百草食。于野中见草若葱状,采归蒸熟饱食。至五更,忽觉心中不安,吐涎如胶,连日不止,约一二斗,汗出如洗,甚昏困。三日后,遂轻健,病去食进,百脉皆和。以所食葱访人,乃憨葱苗也,即《本草》藜芦是矣。《图经》言能吐风病,此亦偶得吐法耳。

我朝荆和王妃刘氏,年七十,病中风,不省人事,牙关紧闭,群医束手。先考太医吏目月池翁诊视,药不能入,自午至子。不获已,打去一齿,浓煎藜芦汤灌之。少顷,噫气一声,遂吐痰而苏,调理而安。药弗瞑眩,厥疾弗瘳,诚然。

【现代研究】

藜芦中所含化学成分种类较多,主要为甾体类生物碱、黄酮、芪类化合物。在分离过程中发现,虽然藜芦中化学成分种类较多,但每种成分的含量都很低,没有明显的主成分,因此,在分离纯化上有一定的难度。现有藜芦药材中分离鉴定的甾体生物碱以西藜芦碱型母环为主,文献中报道的其他类型甾体生物碱则得到很少[1]。藜芦属植物的甾体生物碱类成分已经研究共分离到近 50 种甾体生物碱[2]。

药理作用:① 治疗心血管病作用。藜芦不但可以在舒张血管、减少心肌缺血、抗动脉粥样硬化、再灌注损伤等方面发挥保护作用,还可通过增加脉压作用从而改善微循环、扩张微血管、促进毛细血管开放、增强心功能等来治疗休克。② 抗肿瘤作用。③ 保肝作用。④ 影响骨代谢作用和雌激素样作用。⑤ 抗氧化、抗自由基作用。⑥ 其他作用,包括抗病毒、调节免疫、抗真菌及细菌、辐射防护与抗变态反应的作用。

[1] 王斌.藜芦的化学成分研究[D].上海:第二军医大学,2007,7:19.
[2] 杨振槁,文锋.藜芦药理及作用简况[J].中国实用医药,2016,11(20):283.

连翘

味苦,平。

主治寒热、鼠瘘、瘰疬、痈肿、恶疮、瘿瘤、结热、蛊毒。一名异翘,一名兰华,一名折根①,一名轵②,一名三廉③。生太山山谷。

【注释】

① 折根:森立之《本草经考注》:"折与轵同音,在《韵镜》同为照母。而轵与苔,亦古音相通,同为照母。盖折、轵、苔,共自有细小义。此物根细小横引,故名。"

② 轵(zhǐ):音"止"。

③ 三廉:森立之《本草经考注》:"三廉,盖是三叶有廉之谓。"

【译文】 连翘,味苦,性平。主治恶寒发热、鼠瘘、瘰疬、痈肿、恶疮、瘿瘤、热邪结聚、蛊毒。又名异翘、兰华、折根、轵、三廉,产于泰山的山谷中。

【按语】 常明荣[1]、李英霞等[2]考证认为宋代以前使用的连翘应为金丝桃科湖南连翘 *Hypericum ascyron* L.,又称红旱莲、黄海棠,同属近缘植物也被使用。王宁[3]考证认为,古代本草所载的正品连翘应是藤黄科金丝桃属的多种植物,早期连翘应是该属草本植物药用地上带花果的全草,唐代开始就已用该属木本植物的果实。木樨科连翘属和丁香属植物的果实至迟在宋代就已混用为连翘。

《中华人民共和国药典》规定品种为木樨科植物连翘 *Forsythia suspensa* (Thunb.) Vahl 的干燥果实。秋季果实初熟尚带绿色时采收,除去杂质,蒸熟,晒干,习称"青翘";果实熟透时采收,晒干,除去杂质,习称"老翘"。

[1] 常明荣,万素兰.药用植物连翘的本草考证[J].山东医药工业,1998,17(5):26-27.

[2] 李英霞,孟庆梅.连翘的本草考证[J].中药材,2002,25(6):435-437.

[3] 王宁.连翘的本草考证[J].中药材,2013,36(4):670-674.

【历代名医汇讲】

1. 性味运气 《本草发明》：下品之下，佐使。气平，微寒，味苦。无毒。气味俱轻而浮，阴中阳也。无毒。手、足少阳、阳明经药，入手少阴经。治诸血症，以防风为上使，连翘为中使，地榆为下使。

2. 功效主治 《本草发明》：连翘凉而轻散，散心经客热，降脾胃湿热，消诸经痈肿，故《本草》主寒热鼠瘘、瘰疬、痈肿、恶疮、瘿瘤结热、蛊毒，为疮科圣药。以手足少阳之火乘于阳明少阳之部分也。诸痛疮疡，皆属心火。以入手少阴经，泻心家客热，降脾胃湿热故也。又去胃虫、寸白，通淋利水，乃降湿热之功。消痈肿瘰疬，由轻散之力除心家客热也。小儿尤宜。又云：通小肠，通月经。与鼠粘子同治疮疡，解痘毒有神功。

《本经逢原》：诸痛痒疮，皆属心火。连翘泻心为疮家之圣药；十二经疮药中不可无此，乃结者散之之义。《本经》专主寒热鼠瘘、疬瘰瘿瘤、结热等病，皆由足少阳胆经气郁而成，此药正清胆经郁热。痈疽恶疮，无非营卫壅遏，得清凉以散之。蛊毒所结，得辛香以解之。然苦寒之性仅可以治热肿，故痈疽溃后脓清色淡及胃弱食少者禁用。根寒降，专下热气，治湿热发黄，湿热去而面悦好，眼目明矣。仲景治瘀热在里发黄，麻黄连翘赤小豆汤主之。奈何世鲜知此，如无根，以实代之。

【现代研究】

连翘化学成分方面的研究较为系统。目前，已从连翘中分离得到多种化合物，包括苯乙醇苷类、木脂素类、萜类及黄酮类等。苯乙醇及其苷类化合物是连翘的主要特征性有效成分之一。现已从连翘中分离得到连翘酯苷 A、B、C、D、E、F，以及连翘酚、异连翘酯苷等成分。木脂素及其苷类是连翘中较早被认识的一类活性成分，包括连翘苷、连翘脂素、落叶松脂素、牛蒡酚、牛蒡子苷、罗汉松脂素、罗汉松苷、二甲基罗汉松脂素等。黄酮类化合物包括槲皮素、异槲皮素、芦丁、紫云英苷等。挥发油主要存在于连翘种子中，含量平均可达 3.8%，且多数为单萜、单萜醇和倍半萜类化合物，其中含量较多的有 α 蒎烯、β 蒎烯、伞花烃、芳樟醇、水芹烯、对聚伞花烯、松油烯-4-醇、柠檬烯、孟二烯等。有机酸及甾醇类，从连翘果实中分离出硬脂酸、棕榈酸、丁二酸、香荚兰酸、琥珀酸、咖啡酸、对羟基苯乙酸甲酯、咖啡酸甲酯、原儿茶酸等有机酸类和β谷甾醇、胡萝卜苷等甾醇类化合物。[1]

药理作用：连翘具有对认知障碍及短暂性脑缺血的神经保护作用、改善学习记忆障碍、舒张血管、抗氧化、抗菌、抗感染、解热、抗DNA损伤、防护耳毒性等广泛的药理作用[2]。

白头翁

味苦，温。

主治温疟、狂易①、寒热、癥瘕、积聚、瘿气，逐血，止痛，治金创。一名野丈人②，一名胡王使者③。生嵩山山谷。

【注释】

① 狂易（yáng 阳）：精神失常。

② 野丈人：森立之《本草经考注》："野丈人谓如白发不梳之状也。亦与白头公同义。"

③ 胡王使者：森立之《本草经考注》："《本草和名》引《杂要诀》一名羌胡使者，亦谓白毛披下，似胡人不加剃梳之状也。"

【译文】 白头翁，味苦，性温。主治温疟、精神失常、恶寒发热、腹部积块、瘿气，能破除瘀血、止痛、治疗外伤。又名野丈人、胡王使者，产于嵩山的山谷中。

【按语】 叶橘泉[3]认为蔷薇科之委陵菜及翻白草应当是《神农本草经》及陶氏所用的"白头翁"，而毛茛科之白头翁当是后来经验所发现。王文昊等[4]认为，白头翁的植物形态在《本草经集注》里描述

[1] 胡静,马琳,张坚,等.连翘的研究进展[J].中南药学,2012,10(10)：761.
[2] 吴国友.连翘药理作用研究进展[J].中医学报,2013,10：1508.
[3] 叶橘泉.白头翁品种的考实[J].江苏中医,1962,12：28－29.
[4] 王文昊,杨俊.白头翁的本草学研究[A].见：第十八届全国药学史暨本草学术研讨会学术论文集[C].合肥：中国药学会药学史分会,2015：125－129.

不够确切,之后出现了一些混乱品种,如蔷薇科的翻白草和委陵草、菊科的毛大丁草等等。唐代的《新修本草》对白头翁的植物形态记载与现今毛茛科白头翁 Pulsatilla chinensis (Bge.)Regei 的植物形态最为相符,因以此为正品来源。

《中华人民共和国药典》规定品种为毛茛科植物白头翁 *Pulsatilla chinensis* (Bge.) Regei 的干燥根。春、秋两季采挖,除去泥沙,干燥。

【历代名医汇讲】

1. 药名释名 《本草发明》:近根有白茸,似白头老翁,故名焉。

2. 功效主治 《本草崇原》:主治温疟,狂狊寒热,癥瘕积聚,瘿气,逐血,止腹痛,疗金疮。主治温疟者,温疟之邪,藏于肾脏,禀木气则能透发母邪也。狂狊狊寒热,温疟病也。治癥瘕积聚,瘿气,逐血者,禀金气则能破积聚而行瘀也。止腹痛,乃腹中之痛,有由于积滞者,积滞去,故痛止也。疗金疮,是和血行瘀之效。

《长沙药解》:清下热而止利,解郁蒸而凉血。泄相火而清风木,是以善治热利。其诸主治,消瘿瘤,平瘰疬,治秃疮,化癥块,清咽肿,断鼻衄,收血利,止腹痛,医外痔,疗偏坠。

【现代研究】

国内外对白头翁的化学成分进行了较为系统的研究,主要含有三萜皂苷、三萜酸、木脂素、白头翁灵、白头翁英、白头翁素、原白头翁素、胡萝卜苷以及糖蛋白等成分。其中对三萜皂苷成分已有深入研究,分离鉴定 19 种,分属于羽扇豆烷型和齐墩果烷型[1]。

白头翁具有抗菌、抗病毒、杀虫、抗肿瘤、抗毒性作用以及提高免疫力等作用。[2]

---

[1] 钟长斌,李祥.白头翁的化学成分及药理作用研究述要[J].中医药学刊,2003,21(8):1338.

[2] 姜峰玉,陈定法.白头翁的研究现状和临床应用[J].医学综述,2009,15(24):3785.

蕳^①茹

味辛,寒。

蚀恶肉、败疮、死肌,杀疥虫,排脓恶血,除大风热气、善忘不乐。生代郡^②川谷。

【注释】

① 蕳(lǘ):音"驴"。

② 代郡:始置于战国赵国。郡治在今河北省蔚县代王城。

【译文】 蕳茹,味辛,性寒。能治疗疮疡溃烂、去除腐烂肌肉、驱除疥虫、排出脓血、驱除严重的风热邪气、治疗记忆力衰退及情绪沮丧。产于代郡的川谷中。

【按语】 易三炎[1]考证认为蕳茹应为狼毒大戟 *Euphorbia fischeriana* Steud.,以后多位学者有类似考证,如赵奎君等[2]在进行狼毒的本草考证中发现,历代本草中所收载的蕳茹和草蕳茹,正是现在作狼毒使用的大戟科的狼毒大戟和月腺大戟。由于它们长期混作狼毒使用,使其原来的名称渐渐消失,从而造成了狼毒品种的混乱。

【历代名医汇讲】

1. 性味运气　《本草经集注》:味辛、酸、寒、微寒,有小毒。

《本经逢原》:折之汁出凝黑如漆,故名漆头。蕳茹色白者名草蕳茹。

2. 功效主治　《本草经集注》:主蚀恶肉,败疮,死肌,杀疥虫,排脓恶血,除大风热气,善忘,不乐。去热痹,破癥瘕,除息肉。根亦治疮。

3. 产地生境　《本经逢原》:《发明》蕳茹《本经》治恶肉败疮等病,而《素问》四乌贼骨一蕳茹丸,当非此蕳茹可知也。《圣惠》治头风旋眩,《千金》治小儿痈疽,并用漆头蕳茹,姚僧坦治痈疽去恶血有白

---

[1] 易三炎.狼毒与蕳茹古今用药的演变[J].中药材,1994,17(4):43-44.

[2] 赵奎君,徐国钧,金蓉鸾,等.中药狼毒及其混淆品蕳茹的本草考证[J].中草药,1996,27(9):554-558.

蕳茹丸,二者皆取能散血。其治善忘不寐,亦是因风热侵犯心包、胆腑所致,散其风热,则无不寐善忘之患矣。

白敛

味苦、平,微寒。

主治痈肿、疽疮,散结气,止痛,除热、目中赤、小儿惊痫、温疟、女子阴中肿痛。一名菟核[①],一名白草[②]。生衡山山谷。

【注释】

① 菟核:根据森立之《本草经考注》考证,菟即兔字,核通睾,谓阴丸也。"此物根形似阴丸而小,故名菟核。"

② 白草:森立之《本草经考注》:"白草者,谓其根白色。黑字一名白根,可以征矣。"

【译文】 白敛,味苦,性平或微寒。主治痈肿、疽、疮、气机结滞、眼睛发红、小儿惊痫、温疟、女子阴部肿痛,能止痛、清热。又名菟核、白草,产于衡山的山谷中。

【按语】 白敛现今通用名为白蔹。邹济高等[1]对白蔹商品药材来源进行本草考证,结果发现葡萄科乌蔹莓 *Cayratia japonica* (Thunb.) Gagnep.的根为我国唐代以前所使用的白蔹。

《中华人民共和国药典》规定品种为葡萄科植物白蔹 *Ampelopsis japonica* (Thunb.) Makino 的干燥块根。春、秋两季采挖,除去泥沙和细根,切成纵瓣或斜片,晒干。

【历代名医汇讲】

功效主治 《本草发明》:白敛苦寒散热,消毒之药也。《本草》主痈肿疽疮,散结气,止痛除热,赤眼,小儿惊痫,温疟,女子阴中肿痛,下赤白,杀火毒,为火煨、汤泡圣药,以其散热消毒之功也。多治

---

[1] 邹济高,金蓉鸾,何宏贤.白蔹、赤蔹、黑蔹的本草考证[J].基层中药杂志,1999,13(2):59-61.

外科,敷背痈疔肿最妙。又治面上疱疮,入药与白及并行。

【现代研究】

白蔹化学成分复杂,目前国内外学者从白蔹中先后分离得到了黄酮类、甾醇类、蒽醌类、酚酸类及其糖苷、三萜类、木脂素类等多种化学成分。① 黄酮类化合物,白蔹中所含黄酮类成分主要为槲皮素。② 甾醇类化合物,目前从白蔹中分离得到的甾醇类成分主要为α波甾醇、β谷甾醇、豆甾醇、豆甾醇-β-D葡萄糖苷等。③ 蒽醌类化合物,蒽醌类是白蔹的主要有效成分之一,包括有大黄酚、大黄素、大黄素甲醚。④ 酚酸类及其糖苷,白蔹中所含酚酸类成分主要为丹皮酚,α生育酚;没食子酸,棕榈酸,反丁烯二酸、三十烷酸、二十八烷酸、碳十六酸、酒石酸、苔藓酸、原儿茶酸、龙胆酸。⑤ 三萜类化合物,近年来,从白蔹中分离得到两个三萜类化合物,齐墩果酸和羽扇豆醇。⑥ 木脂素类化合物,从白蔹中分离得到一个木脂素类化合物,为五味子苷。

药理作用包括:抗菌作用、抗肿瘤作用、兴奋作用、调节免疫活性作用、敛疮生肌促进溃疡面愈合的作用[1]。

白及

味苦,平。

主治痈肿、恶疮、败疽、伤阴、死肌、胃中邪气、贼风鬼击①、痱缓不收②。一名甘根③,一名连及草④。生北山⑤川谷。

【注释】

① 鬼击:古人认为某些神经疾患发病的是因为鬼击所致。《诸病原候论·鬼击候》:“鬼击者,谓鬼厉之气击着于人也。得之无渐,卒着如人以刀矛刺状,胸胁腹内绞急切痛,不可抑按,或吐血,或鼻中出血,或下血。”

② 痱缓不收:中医症状名,类似于中风后遗症。《诸病源候论·风痱候》:“风痱之状,身体无痛,四肢不收,神智不乱,一臂不随者,风痱也。”

[1] 陈爱军,刘运美,蔡凤桃,等.白蔹研究进展[J].中国民族民间医药,2014,13:10-11.

③ 甘根：森立之《本草经考注》："甘恐白讹,此物根作白,故名。"

④ 连及草：森立之《本草经考注》："此物根块年年横引相连及,故名。"

⑤ 北山：不详所指。尚志钧《神农本草经校注》引《通鉴》注,认为系关中北山。关中北山指陕西省关中地区北部山系,从东向西依次分别由桥山山脉、黄龙山脉、子午岭山脉、陇山山脉组成。

【译文】 白及,味苦,性平。主治痈肿、严重而顽固的疮疽溃烂且不收口、阴气虚损、身体肌肉坏死或失去感觉、胃脘邪气结聚、贼风、鬼击、痱缓不收。又名甘根、连及草,产于北山的川谷中。

【按语】 孙乐乐等[1]考证认为古人药用白及与现代白及是一致的。

《中华人民共和国药典》规定品种为兰科植物白及 *Bletilla striata* (Thunb.)Reichb.f.的干燥块茎。夏、秋两季采挖,除去须根,洗净,置沸水中煮或蒸至无白心,晒至半干,除去外皮,晒干。

【历代名医汇讲】

1. **性味运气** 《本草求真》：(专入肺。)味苦而辛,性涩而收,微寒无毒。紫石英为使。恶杏仁。反乌头。

2. **功效主治** 《本草经集注》：主治痈肿,恶疮,败疽,伤阴,死肌,胃中邪气。贼风鬼击,痱缓不收。除白癣疥虫。

《本草经疏》：苦能泄热,辛能散结,痈疽皆由荣气不从,逆于肉里所生,败疽伤阴死肌皆热壅血瘀所致,故悉主之也。胃中邪气者,即邪热也。贼风鬼击,痱缓不收,皆血分有热,湿热伤阴之所生也。入血分以泄热散结逐腐,则诸证靡不瘳矣。

《本草发明》：白及虽专外科,主收敛,然敛中有辛散之妙,故《本草》主痈疽肿恶疮,败疽伤阴,去溃疡、死肌腐肉,除胃中邪气,贼风鬼击,痱缓不收,其专主收敛可知也。又止肺涩。与白敛同用,使治热结不消,主阴中痿,治面上皯疱,令人肌滑,除白癣,涂疥癣,杀虫,金疮扑损,汤火灼疮,生肌止痛,可见敛中有辛散之妙也。敷山根鼻上,

[1] 孙乐乐,杨永红,刘军凯,等.白及的本草考证[J].中药材,2010,33(12): 1965－1968.

止衄血。

【民俗文化】

《本草纲目》：按洪迈《夷坚志》云：台州狱吏悯一大囚。囚感之，因言：吾七次犯死罪，遭讯拷，肺皆损伤，至于呕血。人传一方，只用白及为末，米饮日服，其效如神。后其囚凌迟，刽者剖其胸，见肺间窍穴数十处，皆白及填补，色犹不变也。洪贯之闻其说，赴任洋州，一卒忽苦咯血甚危，用此救之，一日即止也。

【现代研究】

有文献报道，白及的主要化学成分是多糖、联苄类和菲类及其衍生物，如丁香树脂酚、β谷甾醇、没食子酸等。酚类物质具有抗氧化、清除自由基、延缓衰老、预防心血管疾病和癌症等多种生物活性。此外，还含有少量挥发油、黏液质等。最近几年，对白及的化学成分研究主要集中在联苄类、二氢菲类和联菲类化合物，从中分离鉴定出一系列新的联苄、二氢菲和联菲化合物。

现代药理：白及具有止血作用，提取白及中的白及胶并制成膜剂敷于出血点，可立即与创面融合，其止血机制为增强血小板第Ⅱ因子的活性，缩短凝血酶生成时间，抑制纤维蛋白酶的活性，使血细胞凝集行程人工血栓而止血；白及多糖具有保护胃黏膜作用，促进动物的溃疡愈合，促进胃黏膜的修复；从白及块茎中分离的双氢菲类和联苯类化合物对金黄色葡萄球均发癣菌QM248及枯草杆菌均有抑制作用；白及还具有抗肿瘤作用，能大面积阻断肿瘤的血液供应，阻止肿瘤的再血管化；白及涂膜剂能治疗口腔溃疡。马世宏等研究发现白及中药牙膏可用于防治口腔溃疡和咽喉肿痛等口腔和牙科疾病，尤其是对牙龈出血问题疗效十分显著，白及是天然中草药且不良反应小，其原因是具有抑制变形链球菌产酸和黏附作用，有可能成为一种新型的中药防龋剂[1]。

[1]　林福林,杨昌云,杨薇薇.中药白及的现代研究概况[J].中国医院药学杂志,2013,33(7)：571-573.

蛇含

味苦,微寒。

主治惊痫、寒热邪气,除热、金创、疽痔、鼠瘘、恶疮、头疡。一名蛇衔。生益州山谷。

【译文】 蛇含,味苦,性微寒。主治惊痫、寒热邪气结聚、外伤、疽、痔、鼠瘘、恶疮、头疮。又名蛇衔,产于益州的山谷中。

【按语】 《中药大辞典》记载本品为蔷薇科委陵菜属植物蛇含委陵菜 *Potentilla kleiniana* Wight et Arn. 的带根全草。栽种后每年可收 2 次,在 5 月和 9～10 月挖取全草,晒干。

【历代名医汇讲】

1. 药名释名 《本草发明》:昔田夫见蛇伤,含之即活,采治痈毒,故名之。

《本草崇原》:有两种,细叶者,名蛇含,一名紫背龙牙。大叶者,名龙含。含,一作衔。含、衔二字义同通用。

2. 功效主治 《本草发明》:此草除热解毒,外科专用,故主痈肿,去内恶毒,除湿痹,疽痔鼠瘘,丹石燥毒,蛇蝎蜂伤及惊痫寒热,心腹邪气。

【民俗文化】

《本草纲目》:〔时珍曰〕按:刘敬叔《异苑》云:有田父见一蛇被伤,一蛇衔一草着疮上,经日伤蛇乃去。田父因取草治蛇疮皆验,遂名曰蛇衔草也。其叶似龙牙而小,背紫色,故俗名小龙牙,又名紫背龙牙。

【现代研究】

蛇含委陵菜乙酸乙酯萃取物中主要含有黄酮、皂苷、甾体、三萜、多酚类、鞣质和蒽醌类成分。其中具有抑菌活性的成分有 9 种,已鉴定的有 4 种,他们分别为豆甾醇、β 谷甾醇、熊果酸及没食子酸。

药理研究表明,蛇含具有止泻、抗溃疡、抗肿瘤、抗菌、抗病毒、抗高血糖、抗炎、解痉、保肝、抗氧化的功效,其药理作用与其含有的大量鞣酸及少量三萜类成分有关。黄易安报道蛇含委陵菜的乙酸乙酯萃取物具有抑菌活性。[1]

草蒿

味苦，寒。

主治疥瘙痂痒、恶疮，杀虱，留热在骨节间①，明目。一名青蒿，一名方溃。生华阴川泽。

【注释】

① 留热在骨节间：多见于骨蒸劳热。

【译文】 草蒿，味苦，性寒。主治疥瘙结痂发痒、恶疮、骨节间热邪结聚，能驱除虱虫、增强视力。又名青蒿、方溃，产于华阴的川泽中。

【按语】 林有润[2]、胡世林[3]等提出类似的观点，药用青蒿与植物学上习称黄花蒿 *Artemisia annua* L.雷同，而与植物学上习称 *Artemisia carvifolia* Buch.- Ham. ex Roxb.迥异。两者虽同作清热药，但不应混称。

《中华人民共和国药典》规定品种为菊科植物黄花蒿 *Artemisia annua* L.的干燥地上部分。秋季花盛开时采割，除去老茎，阴干。

【历代名医汇讲】

功效主治 《本草经疏》：主疥瘙痂痒恶疮，杀虱，留热在骨节间，明目。疥瘙痂痒恶疮，皆由于血热所致。留热在骨节间者，是热伏于阴分也。肝胃无热则目明，苦能泄热，苦能杀虫，寒能退热，热去则血分平和，阴气日长，前证自除，故悉主之也。诸苦寒药多与胃气不宜，惟青蒿之气芬芳可人，香气先人脾，故独宜于血虚有热之人，以

［1］ 丁凡,刘晨,高昂.蛇含药学研究概况[J].安徽农业科学,2011,39(31)：19125.

［2］ 林有润.中国古本草书艾蒿类植物的初步考订[J].植物研究,1991,11(1)：1－24.

［3］ 胡世林.青蒿的本草考证[J].亚太传统医药,2006,1：28－30.

其不犯胃气故尔。是以蓐劳虚热，非此不除矣。

羊桃

味苦，寒。

主治燸热[①]、身暴赤色[②]、风水[③]、积聚、恶疡，除小儿热。一名鬼桃，一名羊肠。生山林[④]川谷。

【注释】

① 燸热：燸疮发热。燸疮初起患部如火烧汤烫，起泡，随之皮破，燸浆流出成疮，疼痛，渐渐蔓延，甚者遍身溃烂。

② 身暴赤色：尚志钧《神农本草经校注》认为似指红痧、丹毒一类疾病发热。《诸病源候论·丹候》："其皮上热而赤，如丹之涂。"

③ 风水：中医病名。指风邪外袭，以突发头面部及四肢水肿为主要表现的水肿病。《诸病源候论·水肿病诸候》："风水病者，由脾肾气虚弱所为也，肾劳则虚，虚则汗出，汗出逢风，风气内入，还客于肾，脾虚又不能制于水，故水散溢皮肤，又与风湿相搏，故云风水也。令人身浮肿，如裹水之状，颈脉动，时咳，按肿上，凹而不起也，骨节疼痛而恶风是也，脉浮大者，名曰风水也。"

④ 山林：不详所指。

【译文】 羊桃，味苦，性寒。主治燸疮发热、皮肤热赤如涂丹、风水、腹部积块、恶疮、小儿发热。又名鬼桃、羊肠，产于山林川谷中。

【按语】 罗桂环[1]、王建莉等[2]都认为羊桃是猕猴桃，具体种属未考证。

《中药大辞典》本品通用名阳桃，为酢浆草科阳桃属植物阳桃 *Averrhoa carambola* L.的果实。8～9月果呈黄绿色时采摘，鲜用。

【历代名医汇讲】

功效主治 《本草经集注》：主治燸热，身暴赤色，风水积聚，恶疡，除小儿热。去五脏五水，大腹，利小便，益气，可作浴汤。

［1］ 罗桂环.猕猴桃发展小史［J］.中国农史，2002，21(3)：24 - 26.
［2］ 王建莉，杨柳.猕猴桃异名考［J］.广播电视大学学报，2013，2：66 - 67，77.

羊蹄

味苦，寒。

主治头秃、疥瘙，除热、女子阴蚀。一名东方宿，一名连虫陆，一名鬼目。生陈留①川泽。

【注释】

① 陈留：春秋时郑地也，为陈所侵，故曰陈留。秦置陈留县，属三川郡治所在今开封陈留镇。汉武帝分河南郡置陈留郡。其后，郡治屡有变更，但均未出今开封市境。

【译文】 羊蹄，味苦，性寒。主治白秃疮、疥瘙、热邪结聚、女子阴中生疮。又名东方宿、连虫陆、鬼目，产于河南陈留的川泽中。

【按语】 郝近大等[1]考证认为羊蹄与蓼科植物皱叶酸模 *Rumex crispus* L.，和羊蹄 *Rumex japonicus* Houtt.相吻合。

《中药大辞典》记载本品为蓼科酸模属植物羊蹄 *Rumex japonicus* Houtt. 或尼泊尔酸模 *R. nepalensis* Spreng.的根。栽种2年后，9～11月当地上叶变黄时，挖出根部，鲜用或切片晒干。

【历代名医汇讲】

功效主治 《本经逢原》：《本经》主头秃，疥瘙，除热，女子阴蚀。《发明》羊蹄根属水走血分，为除湿杀虫要药。故《本经》治头秃、疥瘙、女子阴蚀之患。新采者醋捣涂癣。杀虫加轻粉尤效。

【现代研究】

羊蹄主要含有大黄素、大黄素甲醚、大黄酚（大黄根酸）、酸模素（尼泊尔羊蹄素）、β谷甾醇及草酸钙、脂肪酸、缩合鞣质等化学成分，还含有降血糖成分。

药理作用：羊蹄根水煎液具有抗细菌及抗真菌作用，药理研究发现其在体外对金黄色葡萄球菌、炭疽杆菌、乙型溶血性链球菌和白喉杆菌有不同程度抑制作用，并对顽癣、汗疱状白癣的病原菌有抑制

---

[1] 郝近大，谢宗万.《本草纲目》中蓼科药物基源考[J].中国中药杂志，1999，24(7)：439.

作用；羊蹄根煎剂浓缩后的酒精提取物对急性单核细胞型及急性淋巴细胞型白血病和急性粒细胞型白血病患者血细胞脱氢酶都有抑制作用；另外，酸模素具有抑制睾酮-5α-还原酶作用及抗氧化性，其体外对睾酮-5α-还原酶的抑制率达到 65％，其抗氧化作用可作为抗氧化剂添加于食物及化妆品中。羊蹄还具有抑制血小板抗体作用，促进血小板再生功能。羊蹄中的大黄素及大黄酚对激动剂诱导的血管收缩均有明显的抑制作用。大黄酚口服或皮下注射可缩短血液凝固时间而有止血作用[1]。

鹿藿

味苦，平。

主治蛊毒、女子腰腹痛、不乐①、肠痈②、瘰疬、疡气③。生汶山④山谷。

【注释】

① 不乐：因病痛引起的郁郁寡欢。森立之《本草经考注》："此证中有瘀血，为腰腹痛，又成郁郁不乐之证。"

② 肠痈：中医病名。是以发热，右少腹疼痛拘急，或触及包块为主要表现的疾病。《金匮要略方论》："肠痈者，少腹肿痞，按之即痛，如淋，小便自调，时时发热，自汗出，复恶寒，其脉迟紧者，脓未成，可下之，当有血；脉洪数者，脓已成，不可下也。"

③ 疡气：指疮疡的征象。疡，疮、痈、疽、疖等的通称，创伤；气，指某种症象，如瘿气、湿气。

④ 汶山：古代郡名。西汉以汶江（今四川茂汶羌族自治县以北）为治所，建汶山郡。

【译文】　鹿藿，味苦，性平。主治蛊毒、女子腰腹疼痛、情绪沮丧、肠痈、瘰疬、疮疡。产于汶山的山谷中。

【按语】　叶晓环等[2]考证认为，鹿藿为豆科大豆属植物野大豆

［1］　周雄,宣利江.中药羊蹄的化学成分及药理作用研究概况［J］.浙江中医杂志,2006,41(3)：180-181.

［2］　叶晓环,卢锐,黄卫国.鹿藿的本草考证［J］.基层中药杂志,1999,13(4)：54.

Glycine soja Sieb. et Zucc。

《中药大辞典》记载本品为豆科鹿藿属植物鹿藿 *Rhynchosia volubilis* Lour.的茎叶。5～6月采收，鲜用或晒干，贮干燥处。

【历代名医汇讲】

功效主治　《本草经疏》：主蛊毒，女子腰腹痛不乐，肠痈，瘰疬，疡气。解毒凉血之药也。惟其解毒，故主蛊毒。惟其凉血，故主肠痈，瘰疬，疡气。女人以血为主，血虚有热则腰腹痛不乐，得苦凉之气，则热退而血得所养，故主女人腰腹痛不乐也。

【现代研究】

鹿藿主要成分为黄酮、糖及苷类、醇和酸类化合物。

药理作用：鹿藿根提取物具有抗生育作用，徐慧敏等在对中药鹿藿的抗生育作用研究中发现，鹿藿水煎液可抑制人类精子的运动；鹿藿对大肠杆菌和金黄色葡萄球菌均有很好的抑菌作用，其乙醇提取物还有抗支原体、衣原体的作用，尤其对铜绿假单胞菌的作用较强；鹿藿水煎液及提取物均有明显的抗人巨细胞病毒作用，提取物中含有能直接杀灭人巨细胞病毒的成分；此外，还有研究发现，其种子具有一定的抗癌功效，特别对黑色素瘤、人胃腺癌的癌细胞都有一定的抑制作用[1]。

牛扁

味苦，微寒。

主治身皮疮①热气，可作浴汤，杀牛虱②、小虫③，又治牛病。生桂阳川谷。

【注释】

① 身皮疮：泛指皮肤疮疡。

② 牛虱：指牛冬春常发的体外寄生虫病。

[1]　向秋玲.鹿藿的化学成分及药理作用研究进展[J].中国中医药现代远程教育,2013,11(21)：158 - 159.

③ 小虫：此处指叮咬人畜吸食血液的虫子。

【译文】 牛扁，味苦，性微寒。主治皮肤疮疡热气结聚，可煎汤以供洗浴，能驱除牛虱等体外寄生虫，可以治疗牛的疾病。产于桂阳郡的川谷中。

【按语】 《中药大辞典》记载本品为毛茛科乌头属植物牛扁 *Aconitum barbatum* Pers. Var. *puberulum* Ledeb.的根。春、秋季挖根，晒干。

【历代名医汇讲】

功效主治 《本草经集注》：主治身皮疮热气，可作浴汤。杀牛虱、小虫，又治牛病。

陆英

味苦，寒。

主治骨间诸痹、四肢拘挛疼酸、膝寒痛、阴痿、短气不足、脚肿。生熊耳川谷。

【译文】 陆英，味苦，性寒。主治骨间各种痹痛、四肢拘挛酸痛、膝部冷痛、阳痿、气短而呼吸不畅、脚肿。产于河南熊耳山的川谷中。

【按语】 张树人[1]考证认为，《本草图经》所载的水英即为《神农本草经》中陆英，即今忍冬科陆英。

《中药大辞典》记载本品为忍冬科接骨木属植物陆英 *Sarnbucus chinensis* Lindl.的茎叶。7～10 月采收，切段，鲜用或晒干。

【历代名医汇讲】

功效主治 《本草经集注》：主治骨间诸痹，四肢拘挛疼酸，膝寒痛，阴痿，短气不足，脚肿。

【现代研究】

陆英全草含黄酮类、酚性成分、鞣质、糖类、绿原酸和咖啡酸等，种子含氰苷类，王明时曾报道含有 α 香树脂醇、β 香树酯醇、β 谷甾

[1] 张树人.《本草图经》水英考证[J].中药材，1998，21(11)：587－589.

醇、齐墩果酸、乌索酸,InoueTakao 等报道产于日本的陆英含有豆甾醇、油菜甾醇、α 香树脂醇棕榈酸酯,杨燕军等从陆英中分离得到 3β香树酯醇乙酸酯和咖啡酸乙酯。

药理研究:据药理报道,陆英中的脂溶性成分有抗肝损伤、镇痛、治骨折的疗效,并且无毒性反应,所含的乌索酸、齐墩果酸、β 谷甾醇等均是陆英治疗肝炎的主要有效成分,故该药是一种很有研究价值和开发利用前景的药物[1]。

荩① 草

味苦,平。

主治久咳上气喘逆、久寒惊悸、痂疥②、白秃疡气,杀皮肤小虫。生青衣③川谷。

【注释】

① 荩(jìn):音"近"。

② 痂疥:尚志钧《神农本草经校注》认为"犹干疥"。《诸病源候论·干疥候》:"干疥但痒,搔之皮起作干痂。"

③ 青衣:即青衣江,为长江支流岷江支流大渡河支流,发源地为四川宝兴县蜀西营,流经雅安、夹江、乐山。

【译文】

荩草,味苦,性平。主治长期咳嗽、气喘、寒邪久踞、惊悸、痂疥、白秃疮,能驱除皮肤上的寄生虫。产于青衣江流域的川谷中。

【按语】

《中药大辞典》记载本品为禾本科荩草属植物荩草 *Arthraxon hispidus* (Thunb.) Makino 的全草。7～9 月割取全草,晒干。

【历代名医汇讲】

功效主治 《本草经集注》:主治久咳上气喘逆,久寒惊悸,痂疥白秃疡气,杀皮肤小虫。

---

[1] 廖琼峰,谢社平,陈晓辉.陆英的化学成分研究[J].中药材,2006,29(9):916-917.

虎掌

味苦,温。

主治心痛、寒热、结气、积聚、伏梁[①]、伤筋[②]、痿[③]、拘缓,利水道。生汉中山谷。

【注释】

① 伏梁:中医古病名。指因秽浊之邪结伏肠道,阻滞气血运行,秽浊与气血搏结日久而成。《难经·五十四难》:"心之积名曰伏梁,起脐上,大如臂,上至心下。久不愈,令人病烦心。"

② 伤筋:中医病症名。相当于人体肌肉、肌腱等软组织损伤。

③ 痿:即痿证,中医病症名。是指肢体痿弱无力,不能随意运动的一类病症。

【译文】 虎掌,味苦,性温。主治心痛、恶寒发热、气机结滞、腹部积块、伏梁、伤筋、痿证、筋脉拘急纵缓,能通利水道。产于陕西汉中的山谷中。

【按语】 胡世林[1]考证认为《神农本草经》的虎掌应为天南星科植物掌叶半夏。

【历代名医汇讲】

1. 药名释名 《本草崇原》:《本经》之虎掌,今人谓之天南星。曰虎掌者,因叶形似之;曰天南星者,以根形圆白,如天上南方之大星,取以为名也。

2. 性味运气 《本草经集注》:味苦,温、微寒,有大毒。蜀漆为之使,恶莽草。

3. 功效主治 《本草崇原》:主治心痛寒热,结气积聚,伏梁,伤筋痿拘缓,利水道。主治心痛寒热结气者,若先入心而清热,温能散寒而治痛结也。积聚、伏梁者,言不但治痛结无形之气,且治有形之积聚、伏梁。所以然者,禀金气而能攻坚破积也。伤筋痿拘缓者,言筋受伤而痿拘能缓也。夫小筋受伤而驰长为痿,犹放纵而委弃也。大筋受伤而软短为拘,犹缩急而拘挛也。阳明主润宗筋,束骨而利机关,故伤筋痿拘

［1］ 胡世林.虎掌和天南星属种不同[J].中国中药杂志,1993,18(4):195 - 196,239.

能缓。缓,舒缓也。利水道者,金能生水,温能下行也。

《本草求真》:性虽有类半夏,然半夏专走肠胃,故呕逆泄泻,得之以为响导;南星专走经络,故中风麻痹,亦得以之为响导。半夏辛而能散,仍有内守之意;南星辛而能散,决无有守之性,其性烈于半夏也。南星专主经络风痰,半夏专主肠胃湿痰,功虽同而用有别也。但阴虚燥痰,服之为切忌耳(血虚风中,急宜养血滋阴固本,若徒用南星等药驱风逐痰,误矣)。胆南星,味苦性凉,能解小儿风痰热滞,故治小儿急惊最宜。

乌韭

味甘,寒。

主治皮肤往来寒热①,利小肠膀胱气②。生山谷。

【注释】

① 往来寒热:中医病症名。又称寒热往来。指恶寒与发热交替发作之证。为伤寒少阳病主证。

② 利小肠膀胱气:即通利水道,起到利尿作用。小肠的功能见《素问·灵兰秘典论》:“小肠者,受盛之官,化物出焉。”“泌别清浊”。使清者归全身,浊者归大肠,水液归膀胱。

【译文】 乌韭,味甘,性寒。主治皮肤恶寒与发热交替发作,能利尿通水道。产于山谷中。

【按语】 乌韭自陶弘景时已不详所指,后世虽有猜测,但莫衷一是。

【历代名医汇讲】

1. **功效主治** 《本草发明》:此补而能宣,生皮肤,往来寒热,利小肠、膀胱气,治黄疸、金疮内寒。补中益气,好颜色。又云:垣衣为使,烧灰沐头长毛发。

2. **产地生境** 《本草发明》:生山谷石上不见日处,即石衣青翠,茸茸似苔非苔。

蚤休

味苦,微寒。

主治惊痫、摇头①弄舌②、热气在腹中、癫疾、痈疮、阴蚀，下三虫，去蛇毒。一名蚩休③。生山阳④川谷。

【注释】

① 摇头：中医症状名。指头部不自觉或不能自制地摇摆、颤动的表现。

② 弄舌：中医症状名。指舌时时伸出口外，又立即收回口内，或上下左右伸缩不停，或舐口唇四周的舌象。

③ 蚩（chī 吃）休：《本草纲目》蚩作蝥："虫蛇之毒，得此治之即休，故有蚩休、螫休诸名。"

④ 山阳：古代郡国名。西汉置，在今山东菏泽市巨野县一带。

【译文】 蚩休，味苦，性微寒。主治惊痫、摇头弄舌、热邪结聚腹部、癫病、痈疮、女子阴中生疮，能驱除多种寄生虫、清除蛇毒。又名蚩休，产于山东山阳的川谷中。

【按语】 蚩休，现今通用名为重楼。徐益祥[1]经过考证认为，蚩休应为百合科七叶一枝花 *Paris polyphylla* Smith.金线重楼 *Paris delavayi* Franchet 北重楼 *Paris verticillata* M.-Bieb.及其同属多种植物的根茎。

《中华人民共和国药典》规定品种为百合科植物云南重楼 *Paris polyphylla* Smithvar. *yunnanensis*（Franch.）Hand.-Mazz.或七叶一枝花 *Parispolyphylla* Smith var. *chinensis*（Franch.）Hara 的干燥根茎。秋季采挖，除去须根，洗净，晒干。

【历代名医汇讲】

功效主治 《本草发明》：蚩休苦寒，能除风热毒，故《本草》主惊痫，摇头弄舌，热气在腹，癫疾及湿肿痈疮，除蚀，下三虫，去蛇毒诸毒，或摩酒饮，或摩醋敷。又治胎风搐手足，能吐泻，瘰疬。

《本经逢原》：蚩休，足厥阴经药，能治惊痫疟疾，瘰疬痈肿，详《本经》主治，总取开结导热，而惊痫摇头弄舌之热邪自除。阳气虚者禁用。醋磨敷痈肿蛇毒有效。

---

[1] 徐益祥.蚩休本草考证[J].时珍国医国药，1999，10(7)：558.

【现代研究】

化学研究：目前，从重楼属植物中分离出了许多活性物质，其中甾体皂苷为其主要的活性成分，还有游离氨基酸、植物脱皮激素、植物甾醇、甾酮、多糖、黄酮及一些矿物质微量元素等[1]。

药理研究：重楼的药理作用广泛，包括抗癌、抗肿瘤、抗菌、抗炎、抗肝纤维化和肝硬化、止血、子宫收缩、驱除肠道内寄生虫等。此外其主要活性成分重楼皂苷是一种弱毒性，通过小鼠试验发现，重楼皂苷具有急性口腔毒性和胃肠毒性，并对胃肠刺激物产生不良反应，临床表现为恶心、呕吐、腹泻、抽搐、心悸等。

石长生

味咸，微寒。

主治寒热、恶疮、大热，辟鬼气不祥。一名丹草。生咸阳山谷。

【译文】 石长生，味咸，性微寒。主治恶寒发热、恶疮、高热，能驱除鬼魅等不祥之气。又名丹草，产于陕西咸阳的山谷中。

【按语】 李光燕等[2]通过对石长生历代本草记载进行梳理研究，并结合长期的野外实地考察，考证中药石长生基源是凤尾蕨科植物凤尾蕨 *Pteris multifida* Poir.，又名井栏边草，而不是单盖铁线蕨。

《中药大辞典》记载本品为铁线蕨科铁线蕨属植物单盖铁线蕨 *Adiantum monochlamys* Eaton 的全草。9～11 月采收，晒干或鲜用。

【历代名医汇讲】

功效主治 《本草经集注》：主治寒热恶疮，大热，辟鬼气不祥。下三虫。

［1］ 钟月姣,刘莹,于新海,等.重楼活性成分及药理作用的研究进展[J].黑龙江畜牧兽医,2016,3：69-71.
［2］ 李光燕,宋向文,方士英,等.《神农本草经》石长生考[J].中药材,2015, 38(10)：2199-2201.

萹^①蓄

味苦,平。

主治浸淫、疥瘙、疽痔,杀三虫。生东莱^②山谷。

【注释】

① 萹(biān):音"鞭"。

② 东莱:古代郡名。汉景帝时分胶东国而置,其地在今山东烟台、威海一带。东汉时治所为黄县(今山东龙口),属青州。

【译文】 萹蓄,味苦,性平。主治浸淫疮、疥瘙、疽、痔,能驱除多种寄生虫。产于东莱郡的山谷中。

【按语】 《中华人民共和国药典》规定品种为蓼科植物萹蓄 *Polygonum aviculare* L.的干燥地上部分。夏季叶茂盛时采收,除去根和杂质,晒干。

【历代名医汇讲】

功效主治 《本草经集注》:主治浸淫疥瘙,疽痔,杀三虫。治女子阴蚀。煮汁与小儿饮,治蛔虫有验。

《本草求真》:功专利水清热,除湿杀虫,是以小儿魃病,女子阴蚀浸淫瘙痒疽痔诸病,无不藉此以为主治耳。以其味苦则热泄,味苦则虫伏,但此止属标治,不能益人,勿常用也。

【现代研究】

化学研究:萹蓄中含有多种化学成分,如黄酮类、苯丙素类、酚酸类、生物碱类、醌类、萜类及甾醇类化合物、微量元素、糖类以及氨基酸等,其中黄酮类化合物是萹蓄的主要化学成分[1][2]。

药理研究:萹蓄具有多种药理作用,包括利尿、抑菌、杀螨杀虫、降压、降血糖和尿糖、舒张血管、抗癌、抗氧化、减肥和抗肝纤维化等作用。

[1] 徐燕,李曼曼,刘增辉,等.萹蓄的化学成分及药理作用研究进展[J].安徽农业大学学报,2012,5:812-815.

[2] 杨俊丽,黄丽丹,张亚中,等.萹蓄的研究进展[J].安徽医药,2016,6:1025-1029.

商陆

味辛,平。

主治水胀、疝瘕、痹,熨除痈肿,杀鬼精物。一名葛[①]根,一名夜呼[②]。生咸阳川谷。

【注释】

① 葛(tāng 汤):据尚志钧《神农本草经校注》:《说文》作"葛"《广韵》:"葛音汤,与蘯同。"

② 夜呼:森立之《本草经考注》:"乎歧梢头风声尤多,无风亦夜中有声,多子竹声,故有夜呼之名与。"

【译文】 商陆,味辛,性平。主治水肿胀满、疝瘕、痹痛,以之热敷能消除痈肿,还能驱除鬼精等邪物。又名葛根、夜呼,产于陕西咸阳的川谷中。

【按语】 王鹏程等[1]考证认为历代本草记载的商陆就是现今商陆科商陆属植物商陆。

《中华人民共和国药典》规定品种为商陆科植物商陆 *Phytolacca acinosa* Roxb.或垂序商陆 *Phytolacca* americana L.的干燥根。秋季至次春采挖,除去须根和泥沙,切成块或片,晒干或阴干。

【历代名医汇讲】

功效主治 《长沙药解》:专泄水饮,善消肿胀。商陆根酸苦涌泄,专于利水,功力迅急,与芫、遂、大戟相同,得水更烈,善治水气肿胀之病,神效非常,兼疗痈肿疥癣诸证。赤者大毒,用白者。鲜根捣汁,服后勿饮水。

《本草求真》:功专入脾行水,其性下行最峻,有排山倒海之势,功与大戟、芫花、甘遂相同。故凡水肿水胀,疝瘕痈肿,喉痹不通,湿热蛊毒恶疮等证,服此即能见效。如仲景牡蛎泽泻散之用商陆,以治大病后腰以下肿,用此急迫以散之也。若脾虚水肿,因服轻剂未愈,

---

[1]　王鹏程,王秋红,赵珊,等.商陆性味演变的本草考证[J].时珍国医国药,2015,26(4):927-929.

遂用苦劣有毒纯阴之药迅迫,效虽稍见,未几即发,决不可救。

【现代研究】

化学成分:从商陆中分离发现的化合物类型包括三萜皂苷类、黄酮类、酚酸类、甾醇类以及多糖类等,其中三萜皂苷是商陆最主要的特征性化学成分[1]。

药理作用:商陆的药理作用包括利尿、免疫、抗肿瘤、抗炎、抗病毒、抗菌、抗胃溃疡、降压、抑制精子活性等。商陆中的三萜皂苷、多糖具有显著的免疫活性,商陆多糖还可以保护造血功能;商陆抗病毒蛋白为商陆抗病毒的主要活性成分,具有广谱的抗病毒活性,既能够抑制植物病毒,也能抑制动物病毒。商陆有毒,研究表明从垂序商陆中得到毒性成分酸性甾体皂苷,小鼠腹腔注射的最低致死剂量(*MLD*)值为 0.13 mg/g[1]。

女青

味辛,平。

主治蛊毒,逐邪恶气,杀鬼①,温疟,辟不祥。一名雀瓢②。生朱崖。

【注释】

① 杀鬼:杀灭"鬼魅精怪"等致病因素。

② 雀瓢:《新修本草》:"叶似萝摩,两叶相对,子似瓢形,大如枣许,故名雀瓢。"

【译文】 女青,味辛,性平。主治蛊毒、温疟,能驱除鬼魅精怪等邪恶不祥之气。又名雀瓢,产于海南海口。

【按语】 女青自《神农本草经》之后已不明其详,历代本草多对其进行了考证,但是仍存在诸多质疑。琚妍等[2]通过古今文献考证和植物学比较研究,结合疗效进行分析,认为首载于《神农本草经》中的女青并非寻常所说为地梢瓜或鸡矢藤,也不是蛇含委陵菜。经考证,疑

[1] 王鹏程,王秋红,赵珊,等.商陆化学成分及药理作用和临床应用研究进展[J].中草药,2014,18: 2722-2731.

[2] 琚妍,王敖,龙春林.《证类本草》女青的本草考证[J].中药与临床,2011,2(6): 57-59.

为萝藦科萝藦属的植物萝藦 *Metaplexis japonica*（Thunb.）Makino。

【历代名医汇讲】

功效主治　《本草经集注》：主治蛊毒，逐邪恶气，杀鬼，温疟，辟不祥。

《本草发明》：此草除热解毒，外科专用，故主痈肿，去内恶毒，除湿痹，疽痔鼠瘘，丹石燥毒，蛇蝎蜂伤及惊痫寒热，心腹邪气。

别羁①

味苦，微温。

主治风寒湿痹、身重、四肢疼酸、寒邪历节痛。生蓝田川谷。

【注释】

① 羁（jī）：音"基"。

【译文】　别羁，味苦，性微温。主治风寒湿痹、身体沉重、四肢酸痛、寒邪所致历关痛。产于陕西蓝田的川谷中。

【按语】　别羁古代已少用。《本草经集注》："方家时有用处，今俗亦绝尔也。"现今已不能确知其为何物。

【历代名医汇讲】

性味运气　《本草经集注》：味苦，微温，无毒。

2.**功效主治**　《本草经集注》：主治风寒，湿痹，身重，四肢疼酸，寒邪历节痛。

石下长卿

味咸，平。

主治鬼疰精物、邪恶气，杀百精、蛊毒、老魅注易①、亡走②、啼哭、悲伤、恍惚③。一名徐长卿。生陇西池泽。

【注释】

① 注易：尚志钧《神农本草经校注》认为，若将"注易"与文"亡走、啼哭、悲

伤、恍惚"联系起来看,则"注易"似是"狂易"讹误,狂易是指精神乱的病名。下文"亡走、啼哭、悲伤、恍惚"正是狂易所表现的症状。

② 亡走:走失,指病人出去后迷了路,回不到原地或下落不明。

③ 恍惚:中医病症名。指由于七情内伤、外邪内干、发汗过多而损伤心气,以致神思不定、慌乱无主。

【译文】 石下长卿,味咸,性平。主治精神失常而见迷失方向不认路、精神沮丧啼哭悲伤、神志不清迷迷糊糊,能驱除各种鬼疰、精怪、蛊毒、鬼魅等邪恶之气。又名徐长卿,产于陇西的池泽中。

【按语】 《神农本草经》卷上有徐长卿,而卷下复有石下长卿一名徐长卿。后世多有疑惑。至唐《新修本草》在石下长卿条中称:"此又名徐长卿,恐是误尔,方家无用。此处世中皆不复识也。"直至明李时珍《本草纲目》中才明确指出:"今考二条功疗相似……其为一物甚明,但石间生者为良。前人欠审,故尔差舛。"认为二名为一物。孙星衍辑《神农本草经》漏辑石下长卿。现今多数学者认同李时珍之说。

【历代名医汇讲】

1. 性味运气 《本草经集注》:味咸,平,有毒。

【现代研究】

徐长卿全草含丹皮酚、肉珊瑚苷元、去酸牛皮消苷元、茸毛牛奶膝苷元、去酰萝摩苷元等极为相似的物质,以及醋酸、桂皮酸等。根除含丹皮酚外,还含黄酮、糖类、氨基酸、硬脂酸癸酯、蜂化烷、十六烯、D赤丝草醇、P谷甾醇、乌药醇、异丹皮酚,其主要的有效成分为丹皮酚。

药理作用:对徐长卿的药理研究以主要有效成分丹皮酚的机制研究为主,其对中枢神经系统具有镇痛、镇静的作用。丹皮酚可使动物的自发活动明显减少,能明显抑制咖啡因所致的兴奋,又能延长睡眠时间和巴比妥对动物的麻醉周期,并具有抗惊厥作用。丹皮酚为有效的抗菌成分之一,徐长卿煎剂对福氏痢疾杆菌、伤寒杆菌、铜绿假单胞菌、大肠杆菌、甲型链球菌、金葡球菌均有抑制作用。丹皮酚还对肝癌有抑制作用,其机制是其与改变酶区域选择性有关,从而抑制了致癌物的形成。在心血管系统方面,徐长卿煎剂还能增加冠脉血流量,改善心肌代谢而缓解其缺血,丹皮酚和去丹皮酚的徐长卿煎剂可降低动脉血压,减慢心律[1]。

吴茱萸

味辛,温。

主温中下气,止痛、咳逆、寒热,除湿血痹,逐风邪,开腠理①。

根:杀三虫。

一名薽②。生上谷③川谷。

【注释】

① 腠(còu 凑)理:中医术语。指肌肉和皮肤的纹理。腠,指肌肉的纹理,又称肌腠,即肌纤维间的空隙;理指皮肤的纹理,即皮肤之间的缝隙。

② 薽(yì):音"意"。

③ 上谷:古代郡名。始建于战国燕,郡治在今河北省张家口市怀来县,因建山谷之上得名。所辖范围大致包括今河北张家口市怀来县、宣化、涿鹿县、赤城县、沽源县以及北京延庆县等地。

【译文】 吴茱萸,味辛,性温。主要能温煦中焦脾胃、导气下行、止痛、止咳逆、消除恶寒发热的症状、祛除水湿瘀血所致痹痛、驱除风邪、开通腠理。根,能够驱除多种寄生虫。又名薽,产于上谷郡的川谷中。

【按语】 张红梅等[2]经考证认为,茱萸、食茱萸和吴茱萸的原植物应为一种,即芸香科植物 *Euodia rutaecarpa*（Juss.）Benth.。

《中华人民共和国药典》规定品种为芸香科植物吴茱萸 *Euodia rutaecarpa*（Juss.）Benth.、石虎 *Euodia rutaecarpa*（Juss.）Benth.

［1］ 王志芬,苏学合,闫树林.中草药徐长卿研究进展[D].山东省植物生物学研究进展学术年会,2006.

［2］ 张红梅,赵志礼,王长虹,等.吴茱萸的本草考证[J].中药材,2011,34(2):307 - 309.

var.officinalis（Dode）Huang 或疏毛吴茱萸 *Euodia rutaecarpa* (Juss.) Benth. var. *bodinieri*（Dode）Huang 的干燥近成熟果实。8～11 月果实尚未开裂时，剪下果枝，晒干或低温干燥，除去枝、叶、果梗等杂质。

《中药大辞典》记载吴茱萸根为芸香科吴茱萸属植物吴茱萸 *Euodia rutaecarpa*（Juss.)Benth.的根或根皮。7～11 月采挖（剥），切片晒干。

【历代名医汇讲】

1. **药名释名** 《本草乘雅半偈》：茱者，火胎于木；萸者，乙胎于甲；吴，其产也。

2. **性味运气** 《本草发明》：中品，臣。气温，大热，味辛、苦。有小毒。气味俱厚，可升可降，阳中之阴也。入足太阴、厥阴经。

3. **功效主治** 《本草发明》：吴茱萸辛热气猛，虽云温中，然下气甚速。《本草》云：温中下气。此其大略，故云：驱脾胃停寒、脐腹绞痛、胃中痰冷及寒湿血痹，逐风邪，开腠理。又治冷气吐泻，腹痛难忍，下痢不禁，霍乱转筋，胃中逆冷等候，能温中故也。胸膈冷气窒塞不利，止咳逆呕逆，利五脏及疰心痛，治寸白，以下气故也。惟温中，故主太阴脾经。能下气，又兼理肺气，或云逐膀胱受湿，阴囊作疝痛，入厥阴、少阴经也，故又能折肝木之性而治吞吐酸水。厥阴风邪头疼，用之为引。

4. **服食养生** 《本草发明》：多食令人目瞪口开，久服耗损元气，肠虚尤忌之。脚气冲心，可和生姜汁饮之，良。

【民俗文化】

《本草纲目》：按周处《风土记》云：俗尚九月九日谓之上九，茱萸到此日气烈熟色赤，可折其房以插头，云辟恶气御冬。又《续齐谐记》云：汝南桓景随费长房学道。长房谓曰：九月九日汝家有灾厄，宜令急去，各作绛囊盛茱萸以系臂上，登高饮菊花酒，此祸可消。景如其言，举家登高山，夕还见鸡、犬、牛、羊一时暴死。长房闻之曰：此代之矣。故人至此日登高饮酒，戴茱萸囊，由此尔。

《淮南万毕术》云：井上宜种茱萸，叶落井中，人饮其水，无瘟疫。悬其子于屋，辟鬼魅。《五行志》云：舍东种白杨、茱萸，增年除害。

【医案】

《本草纲目》：案《朱氏集验方》云：中丞常子正苦痰饮，每食饱或阴晴节变率同，十日一发，头痛背寒，呕吐酸汁，即数日伏枕不食，服药罔效。宣和初为顺昌司禄，于太守蔡达道席上，得吴仙丹方服之，遂不再作。每遇饮食过多腹满，服五七十丸便已。少顷小便作茱萸气，酒饮皆随小水而去。前后痰药甚众，无及此者。用吴茱萸汤泡七次、茯苓等分，为末，炼蜜丸梧子大。每熟水下五十丸。

【现代研究】

吴茱萸植物所含的化学成分种类较多，包括生物碱、黄酮类、萜类、香豆素、甾体、精油、木脂素、核苷酸及其他成分，其中生物碱、苦味素为主要成分[1]。

药理作用

（1）吴茱萸对心血管系统的作用。包括：① 吴茱萸对心脏的作用。吴茱萸对心肌缺血再灌注损伤有一定的保护作用，并且吴茱萸碱对心肌的这种保护作用可被 capsazepine（一种竞争性辣椒素受体拮抗剂）彻底阻断。② 吴茱萸对血压的作用。研究表明吴茱萸对丙酸睾酮引起的高血压大鼠具有降压作用，且降压效果较好，有报道称吴茱萸的煎剂、冲剂或蒸馏液静注或灌胃对犬有显著降压作用，降压时间长达 3 h 以上。吴茱萸次碱有降血压和松弛血管的作用。其具体机制涉及一氧化氮-环化鸟苷酸（NO - cGMP）信号通路。③ 对血栓形成和凝血功能的作用。不同剂量吴茱萸水煎剂对阈浓度 ADP（二磷酸腺苷）诱导的血小板聚集，对胶原诱导的血小板聚集有明显抑制作用。

（2）吴茱萸对消化系统的药理作用。吴茱萸汤能显著减少硫酸

[1]　张璐,冯育林,王跃生.吴茱萸现代研究概况[J].江西中医学院学报,2010,
22(2)：78.

铜引起的鸽呕吐频率,明显对抗乙酰胆碱和氯化钡引起的胃痉挛性收缩,还能减少胃酸分泌量。

（3）抗肿瘤作用。对吴茱萸的抗癌研究开展的较晚,但研究发现,其中吴茱萸碱具有很强的抗肿瘤活性。

（4）辣椒素样作用。吴茱萸性热,与辣椒同属,吴茱萸碱与辣椒素一样为香荚兰样（Vani lloid）受体激动剂。吴茱萸碱和吴茱萸果实提取物可明显降低血清游离脂肪酸、甘油三酯,增强肾周脂肪降解作用,表明可达到辣椒素样减肥作用。

（5）对中枢神经系统的作用。包括：①　镇痛作用,吴茱萸汤由吴茱萸、人参、大枣、生姜四味药组成,所治的厥阴头痛,相当于现代医学的血管神经性头痛。②　抗炎作用及使体温升高,对大鼠和小鼠的研究显示,吴茱萸具有显著的抗炎和抗伤害感受作用,可减轻溃疡性结肠炎动物的结肠炎性损伤,降低髓过氧化物酶和前列腺素（PGE2）含量。

（6）其他作用：吴茱萸煎剂对霍乱弧菌、毛癣菌等 11 种皮肤真菌均有不同程度的抑制作用,吴茱萸还具有利尿、抑制乙醇吸收和一定的抗帕金森作用[1]。

莽草

味辛,温。

主治风头、痈肿、乳痈①、疝瘕,除结气、疥瘙、虫疽疮,杀虫鱼。生上谷山谷。

【注释】

①　乳痈：中医病名。为乳房的一种急性化脓性疾病。《诸病源候论·乳痈候》："热盛乘于血,血化成脓；亦有因乳汁蓄结,与血相搏,蕴积生热,结聚而成乳痈。"

---

［1］　严春临,张季,薛贵平.中药吴茱萸药理作用研究概况［J］.河北北方学院学报,2009,26(1)：77－79.

【译文】　莽草，味辛，性温。主治风头痛、痈肿、乳痈、疝瘕、气机结滞、疥瘙、疽、疮疡，能杀死虫鱼。产于上谷郡的山谷中。

【按语】　《中药大辞典》记载本品为八角科八角茴香属植物狭叶茴香 *Illicium lanceolatum* A.C.Smith 的叶。4～7 月采摘，鲜用或晒干用。

【历代名医汇讲】

1. 药名释名　《本经逢原》：一名蕈，即鼠莽，本作茵字，此物有毒，食之令人迷罔故名。山人以之毒鼠，渔人以之毒鱼，与醉鱼草总一类。

2. 功效主治　《本经逢原》：莽草大毒，善杀鱼鼠，其性可知。《本经》治疝瘕结气，荡涤在内之宿积也。疗痈肿头风，搜逐在外之邪毒也。但性最猛烈，服之令人瞑眩。《千金方》每与茵芋同为搜风涤恶之峻剂。近世罕能用之。惟毒鱼之外，仅以浴顽痹湿风及煎嗽虫牙，然沐时勿令入眼，中其毒者，惟草紫河车磨水服之可解，黑豆煮汁服之亦解。以豆汁浇莽根则烂，物类之相制如此。至于茵芋人所未识，毋怪近世医术之卑也。

【医案】

《本草纲目》：〔时珍曰〕古方治小儿伤寒，有莽草汤。

又《琐碎录》云：思村王氏之子，生七日而两肾缩入。二医云：此受寒气而然也。以硫黄、茱萸、大蒜研涂其腹，以莴草、蛇床子烧烟，熏其下部而愈也。

【现代研究】

化学研究：莽草果实中的主要成分有挥发油、倍半萜内酯、黄酮、木质素及有机酸等，其中有机酸主要为莽草酸和原儿茶酸；有研究人员在莽草子中发现致惊厥毒素莽草素[1]。

药理、毒理研究：莽草中所含的莽草毒素既是有效成分，又是毒

［1］　张文静,高昂,姚默,等.莽草药学研究概况[J].安徽农业科学,2011,33：20383-20384.

性成分。研究发现莽草具有抗炎、抑菌、神经调节的药理作用,同时具有印防己毒素样作用和毒害作用。莽草根、根皮、树皮、叶等都有毒,适量服用可治病,超量服用则致命,在临床应用时,一定要注意用量。

郁核

味酸,平。

主治大腹水肿、面目四肢浮肿,利小便水道。

根:主治齿龂①肿、龋齿②,坚齿。

一名爵李③。生高山④川谷。

【注释】

① 龂(yín 银):同"龈"。

② 龋(qǔ 取)齿:中医病名。指以牙体被蛀蚀,逐渐毁坏而成龋洞为主要表现的牙病。《诸病源候论·齿龋注候》:"手阳明之支脉入于齿,足阳明脉有入于颊,遍于齿者。其经虚,风气客之,结搏齿间,与血气相乘,则龈肿。热气加之,脓汁出而臭,侵食齿龈,谓之龋齿,亦曰风龋。"

③ 爵李:森立之《本草经考注》:"此物酸苦似李,又似梅,故有此诸名也。"

④ 高山:不详所指。据尚志钧《神农本草经校注》认为在今江苏省盱眙南部。

【译文】 郁核,味酸,性平。主治大腹水肿、面目四肢浮肿,能利小便通水道。根,主治牙龈肿、龋齿,能坚固牙齿。又名爵李,产于高山的川谷中。

【按语】 郁核,现今通用名为郁李仁,《中华人民共和国药典》规定品种为蔷薇科植物欧李 *Prunus humilis* Bge.、郁李 *Prunus japonica* Thunb. 或长柄扁桃 *Prunus pedunculata* Maxim. 的干燥成熟种子。前两种习称"小李仁",后一种习称"大李仁"。夏、秋两季采收成熟果实,除去果肉和核壳,取出种子,干燥。

【历代名医汇讲】

1. **功效主治** 《本经逢原》:《本经》主大腹水气,面目、四肢浮肿,利小便水道。

《发明》郁李仁性润而降,为大便风秘专药。《本经》治大腹水气,面目、四肢浮肿,取其润下之意。利小便水道者,水气从之下趋也,搜风顺气丸用之。虽有润燥之功,而下后令人津液亏损,燥结愈甚。老人津液不足而燥结者戒之。根治风虫牙痛,浓煎含漱,冷即吐去更含,勿咽汁,以其能降泄也。

2. 产地生境 《本草崇原》:郁李山野处处有之,树高五六尺,花叶枝干并似李子,如小李,生青熟红,味甘酸,可啖,花实俱香,《尔雅》所称棠棣,即是此树。

【医案】

《本草纲目》:〔时珍曰〕郁李仁甘苦而润,其性降,故能下气利水。

按《宋史·钱乙传》云:一乳妇因悸而病,既愈,目张不得瞑。乙曰:煮郁李酒饮之使醉,即愈。所以然者,目系内连肝胆,恐则气结,胆横不下。郁李能去结,随酒入胆,结去胆下,则目能瞑矣。此盖得肯綮之妙者也。

【现代研究】

化学成分:含苦杏仁苷、脂肪油、挥发性有机酸、皂苷、植物甾醇等。

药理作用:药理研究发现,郁李仁水提物有显著的促进肠蠕动的作用,对6种郁李仁类药材进行的药理研究比较发现,对小鼠肠运动的作用以欧李、郁李仁最直接,对便秘的影响,以燥结型便秘效果最为显著[1]。郁李仁所含皂的苷有使支气管黏膜分泌的作用,内服则有祛痰效果。有机酸亦有镇咳祛痰作用。所含的苦杏仁苷在体内可产生微量的氢氰酸,对呼吸中枢呈镇静作用(小剂量口服),使呼吸趋于安静而达到镇咳平喘作用,大剂量则易引起中毒。另郁李仁水提取液中的蛋白质对大鼠具有抗炎镇痛作用[2]。

［1］ 阴健.中药现代研究与临床应用[M].北京:中医古籍出版社,1993:165.
［2］ 元艺兰.郁李仁的药理作用与临床应用[J].现代医药卫生,2007,23(13):1987-1988.

栾华

味苦,寒。

主治目痛泪出、伤眦①,消目肿。生汉中川谷。

【注释】

① 伤眦(zì 自):即眦伤。伤,通"疡"。伤眦即眼角部的疮疡。多因五脏郁热而发。症见红肿、疼痒,或有脓性分泌物等。

【译文】 栾华,味苦,性寒。主治眼睛疼痛多泪、眼角疮疡,能消除眼睛的肿胀。产于陕西汉中的川谷中。

【按语】 《中药大辞典》记载本品为无患子科栾树属植物栾树 *Koelreuteria paniculata* Laxm.的花。6~7月采花,阴干或晒干。

【历代名医汇讲】

1. 性味运气 《本草经集注》:味苦,寒,无毒。

2. 功效主治 《本草经集注》:主治目痛泣出,伤眦,消目肿。

蔓椒

味苦,温。

主治风寒湿痹、历节疼痛,除四肢厥气①、膝痛。一名豕椒。生云中川谷。

【注释】

① 四肢厥气:即手足逆冷。

【译文】 蔓椒,味苦,性温。主治风寒湿痹、历节痛、手足逆冷、膝部疼痛。又名豕椒,产于云中郡的川谷中。

【按语】 《中药大辞典》本品通用名为入地金牛,为芸香科花椒属植物两面针 *Zanthorylum nitidum* (Roxb.) DC.的根或枝叶。

【历代名医汇讲】

功效主治 《本草经集注》:主治风寒湿痹,历节疼痛,除四肢厥气,膝痛。

《本经逢原》:猪椒根蔓生气臭,故能通经脉,去风毒湿痹。《千金》治肝虚劳损,关节骨疼痛,筋挛烦闷,虎骨酒用之。又取枝叶煎熬如饴,治通身水肿,每日空腹食之。

【现代研究】

化学研究:两面针含有生物碱类、甾醇类、木质素类和无机元素等,其中生物碱类为主要成分。两面针的根和根皮中含有两面针碱、氧化两面针碱、异崖椒定碱、氯化两面针碱、双氢两面针碱、白屈菜红碱、氧化白屈菜红碱、α别隐品碱、茵芋碱、白鲜碱、木兰花碱等十多种生物碱[1]。此外根、根皮和茎中还含有木脂类化合物、香豆精、甾醇、黄酮类、苷类成分,果实和叶含挥发油[2]。

药理研究:两面针药用价值广泛。具有镇痛、抗炎、止血、抗溃疡、保护肝脏、抗脑缺血、抗肿瘤、抗菌、解痉的作用[3]。

毒性:两面针的毒性成分主要为氯化两面针碱、氧化两面针碱、二氢两面针碱、6-甲氧基-5,6-双氢白屈菜红碱、别隐品碱、茵芋碱,可致周围神经系统和中枢神经系统的损害,大剂量服用时应注意[4]。

雷丸

味苦,寒。

主杀三虫,逐毒气、胃中热,利丈夫不利女子。作膏摩①小儿百病。生石城山谷。

【注释】

① 膏摩:中医疗法名。即用膏药摩擦局部治疗疾病的方法。

[1] 沈晓华,穆淑珍,王青遥,等.滇产两面针化学成分的分离与鉴定[J].沈阳药科大学学报,2016,4:275-279,292.
[2] 姚荣成,胡疆.两面针化学成分及其药理活性研究概况[J].药学实践杂志,2004,5:264-267.
[3] 韩建军,宁娜.两面针的药理作用研究进展[J].药学研究,2013,8:473-474,481.
[4] 林楠,陈华师.中药两面针研究进展[A].见:中华中医药学会中药炮制分会、武汉马应龙药业集团股份有限公司.中华中医药学会中药炮制分会2009年学术研讨会论文集[C].中华中医药学会中药炮制分会、武汉马应龙药业集团股份有限公司,2009:3.

【译文】 雷丸,味苦,性寒。主要能驱除多种寄生虫、毒气,清除胃脘热邪,有利于男子而不利于女子。制成膏药进行局部涂摩,可以治疗小儿诸病。产于石城的山谷中。

【按语】《中华人民共和国药典》规定品种为白蘑科真菌雷丸 *Omphalia lapidescens* Schroet.的干燥菌核。秋季采挖,洗净,晒干。

【历代名医汇讲】

1. **药名释名** 《本草求真》:本竹余气所结,得霹雳而生,故有雷丸之号。

2. **功效主治** 《本草求真》:功专入胃除热。消积化虫。故凡湿热内郁,癫痫狂走,汗出恶风,虫积殆甚,腹大气胀,虫作人声者,服之即能有效(虫在肝,令人恐怖,眼中赤壅;虫在心。令人心烦发燥;在脾使人劳热,四肢肿急;在肺使人咳嗽气喘),以其秉性纯阴,兼味至苦,感其霹雳,故能去其邪魅也。所云惟利男子,不利妇人,亦以妇人属阴,故于阴物不宜耳。

【民俗文化】

《本草名释与传说故事》:宋彭乘《续墨客挥犀》记载一则应声虫的故事。淮西士人杨勔,自言中年的异疾,每发言应答,腹中就有小声效仿之,数年间其声逐渐变大。有一道士听说后很吃惊地说:"这是你腹中有应声虫之病,久不治,将会延及妻和子。我教你一个方法,打开《本草》书,将药味一一读出,遇到虫不应声的那一味药,煎服之可治。"杨勔按照道士的话去做,当读到雷丸时,虫突然没有了声音,再读其他药物,又应声如初。于是,将雷丸数粒煎服,很快病就好了。

【现代研究】

雷丸提取物中分离得到 10 个化合物,分别鉴定为 β 谷甾醇(β-sitosterol,1)、齐墩果酸(oleanolic acid,2)、麦角甾醇(ergosterol,3)、麦角甾醇过氧化物(ergosterol peroxide,4)、甘遂醇(tirucallol,5)、豆甾醇-7,22-二烯-3β,5α,6β-三醇(stigma-7,22-dien-3β,5α,6β-triol,6)、豆甾醇(stigmasterol,7)、3β-羟基豆甾-5,22-二烯-7-酮

（3β-hydroxy-stigmast-5,22-dien-7-one,8）、木栓酮（friedelin,9）、表木栓醇（epifriedelanol,10）。

雷丸含雷丸素（一种蛋白酶），为驱绦虫有效成分，主要通过雷丸蛋白酶对人及动物体内寄生虫虫体蛋白质分解，达到驱虫、杀虫作用。现代药理研究发现，其还含有雷丸多糖，其化学结构是以β-（1→3）葡萄糖为主链，带有1→6支链的葡萄聚糖，经过小鼠实验发现这种多糖具有抗炎及免疫调节作用，可以治疗肿瘤，增强机体免疫能力，因此具有很高的研究价值。[1]

溲疏

味辛，寒。

主治身皮肤中热，除邪气，止遗溺。可作浴汤。生熊耳川谷。

【译文】 溲疏，味辛，性寒。主治皮肤发热，能驱除邪气、止遗尿。可煎汤以供洗浴。产于河南熊耳山的川谷中。

【按语】 祁振声[2]考证认为，《神农本草经》始记载的溲疏，唐代以后便已失传。北宋至晚清对其原植物的考证，多属牵强附会；近代有的学者考证为虎耳草科的 *Deutzia scabra* Thunb.，殊难置信。经多方考证认为，溲疏的原植物当系忍冬科粘毛忍冬 *Lonicera fargesii* Franch. 及葱皮忍冬 *Lonicera ferdinandi* Franchet。之后[3]，又经过对该属植物进行全面检索，最后确认今黏毛忍冬 *Lonicera fargesii* Franch.即为《神农本草经》等古本草记载的溲疏原植物。

[1] 许明峰,沈莲清,王奎武.雷丸化学成分的研究[J].中草药,2011,42(2)：251.
[2] 祁振声.溲疏原植物的本草考证[J].中药材,2003,26(1)：41-43.
[3] 祁振声,纪惠芳.发掘传统中药,延续中华文脉——为《本草经》中的木兰、溲疏、蜀羊泉正名[J].北京林业大学学报（社会科学版）,2008,7(2)：23-34.

《中药大辞典》记载为虎耳草科溲疏属植物溲疏 *Deutzia scabra* Thunb.的果实。7～10 月采收果实,晒干。

【历代名医汇讲】

1. **药名释名** 《本经逢原》:一名巨骨。或云巨骨即地骨之大者,按:种树书云,收子及掘根种肥壤中,待苗生剪为蔬食甚佳,溲疏之名未必非此。

2. **功效主治** 《本草经集注》:主治身皮肤中热,除邪气,止遗溺。通利水道,除胃中热。下气,可作浴汤。

楝实

味苦,寒。

主治温疾、伤寒大热烦狂①,杀三虫、疥疡,利小便水道。生荆山山谷。

【注释】

① 烦狂:头痛发狂。烦,本义为头痛发烧。《说文》:"烦,热头痛也。"

【译文】 楝实,味苦,性寒。主治感染温热之邪或寒邪而高热头痛发狂、疥疮,能驱除多种寄生虫、利小便通水道。产于河南荆山的山谷中。

【按语】 陶元元[1]考证认为,《神农本草经》所载楝实为楝科楝属楝 *Melia azedarach* L.的成熟果实。与川楝子不同。

《中华人民共和国药典》规定品种为川楝子,为楝科植物川楝 *Melia toosendan* Sieb. et Zucc.的干燥成熟果实。冬季果实成熟时采收,除去杂质,干燥。

【历代名医汇讲】

1. **功效主治** 《本草发明》:楝实苦寒,解热散结之药,故主湿疾,伤寒大热,烦狂,利小便水道,杀三虫疥疡。珍云:入心,主上下部腹痛、心痛,心暴痛,非此不除。旧方治小肠疝气、吊痛。

---

[1] 陶元元.浅谈川楝子与苦楝子的异同[J].江苏中医杂志,1983,3:39 - 40.

2. 产地生境 《本草发明》：蜀产者佳。取肉，去皮、核用。一说将核捣碎，浆水煮一伏时，漉，晒干入药。大抵用核莫用肉，用肉莫用核，此常理也。

【现代研究】

化学成分：川楝子中主要成分是三萜类、挥发油、黄酮类、脂肪酸、酚酸类和多糖等化合物，其中三萜类成分具有一定的昆虫拒食活性；挥发油也是一类具有生物活性的物质，研究表明，川楝子生品和炮制品中挥发油的含量、种类都存在很大程度的不同，生品中挥发油主要成分包括饱和有机酸、醇类、醛酮类、酯类，炮制品挥发油相对于生品挥发油种类明显减少，而饱和有机酸的相对含量明显增加，炮制后生品中含量较高的呋喃丹类化合物（氨基甲酸酯类农药）消失了，可能与其炮制减毒存在一定的相关性[1]。

药理研究：川楝子的药理作用十分广泛。包括祛蛔杀虫、阻断神经肌肉接头的传递、呼吸抑制、抗肉毒、抗菌、消炎、镇痛、抗病毒、抗肿瘤、抗氧化、抑制破骨细胞等药理作用，此外对心血管和消化系统均有影响。其中川楝素是川楝子驱蛔的有效成分，也是抑制呼吸、抗病毒、抗肿瘤等多种药理活性的物质基础。需要注意的是，川楝子有毒，具有肝肾毒性、神经肌肉毒性、妊娠毒性等，对胃肠道具有一定的刺激作用。

柳华

味苦，寒。

主治风水、黄疸、面热黑。一名柳絮①。

叶：主治马疥痂疮②。

实：主溃痈③，逐脓血。

子汁：疗渴。

---

[1] 李振华，鞠建明，华俊磊，等.中药川楝子研究进展[J].中国实验方剂学杂志，2015，1：219－223.

生琅邪④川泽。

【注释】

① 柳絮：柳絮为柳树的种子，而非花。《证类本草》引《本草拾遗》："《本经》以絮为花。花即初发时黄蕊；子为飞絮。以絮为花，其误甚矣。"

② 马疥痂疮：泛指马的疮痫。

③ 溃痈：决破脓疮。

④ 琅邪(láng yá 郎牙)：古地名，今作琅琊。春秋时齐国有琅邪邑，在今山东省青岛市琅邪台西北。秦在此置琅邪县，并以之为琅邪郡治所。郡境为山东半岛东南部。西汉治东武(今山东诸城)。东汉琅邪国改治开阳(今山东省临沂市北)。

【译文】 柳华，味苦，性寒。主治风水、黄疸、面部黧黑如同火熏。又名柳絮。叶，主治马的各种疮痫。果实，主要能促成痈疮破溃并排出脓血。子汁，能除口渴。产于山东琅琊的川泽中。

【按语】《中药大辞典》：① 柳华名为柳花，为杨柳科柳属植物垂柳 *Salix babylonica* L.的花序。春季花初开放时采收，鲜用或晒干。② 柳叶为垂柳的叶。春，夏采收。③ 柳实为垂柳的具毛种子。

【历代名医汇讲】

功效主治 《本草经集注》：主治风水，黄疸，面热黑。痂疥，恶疮，金创。

《本经逢原》：柳华性寒，故能疗风水黄瘅。《本经》虽云柳絮，实柳华也，絮则随风飞扬，何从觅之。《千金》治女人积年不孕，吉祥丸中与丹皮、桃仁、芎劳同为散血之用，亦属柳花无疑。柳叶治恶疥痂疮，煎汤洗之立愈，以其力能杀虫也。痘疮生蛆，以儿卧柳叶上其蛆立化；无叶时根皮亦可用之。

桐叶

味苦，寒。

主治恶蚀疮著阴①。

皮：主治五痔，杀三虫。

华：主傅^②猪疮。饲猪，肥大三倍。

生桐柏山谷。

【注释】

① 恶蚀疮著(zhuó 卓)阴：即阴疮。《诸病源候论·阴疮候》："阴疮者，由三虫、九虫动作，侵食所为也。诸虫在人肠胃之间……若劳伤经络，肠胃虚损，则动作侵食于阴，轻者或痒或痛，重者生疮也。"著，附着、穿着，同"着(zhuó)"。

② 傅：同"敷"，贴敷。

【译文】　桐叶，味苦，性寒。主治阴疮。皮，主治五痔，能驱除多种寄生虫。花，主要通过外敷治疗猪的各种疮痈，以之作饲料能使猪更加肥大。产于桐柏山的山谷中。

【按语】　尚志钧[1]考证认为《神农本草经》中桐树应为玄参科植物白花泡桐 *Paulownia fortunei* （Seem.） Hemsl. 或毛泡桐 *Paulownia tomentosa* （Thunb.） Steud.。

《中药大辞典》：① 桐叶，为泡桐叶，收载为玄参科泡桐属植物泡桐 *Paulownia fortunei* （Seem.） Hemsl. 或毛泡桐 *Paulownia tomentosa* （Thunb.） Steud. 的叶。6～10 月采摘，鲜用或晒干。② 皮，名泡桐树皮，为泡桐或毛泡桐的树皮，全年均可采收，鲜用或晒干。③ 华，名泡桐花，为泡桐或毛泡桐的花，3～5 月开时采收，晒干或鲜用。

【历代名医汇讲】

功效主治　《本草经集注》：主治恶蚀疮著阴。

【现代研究】

玄参科泡桐属植物是我国独有属，该属植物共 7 种，广泛分布于我国，分别是白花泡桐、毛泡桐、兰考泡桐、楸叶泡桐、台湾泡桐、川泡桐和南方泡桐。其叶、花、皮、根、果实均可作药用，具有抑菌、消炎、抗肿瘤甚至还有杀虫的作用[2]。

---

[1]　尚志钧.《神农本草经》"桐叶"考释[J].中药材,1989,12(11)：44-45.
[2]　李传厚,唐文照,高天阳,等.泡桐属植物的研究进展[J].药学研究,2013,9：534-538.

化学研究：目前从泡桐属植物中分离得到的化合物主要有苯丙素类化合物如泡桐素、异泡桐素、芝麻素、细辛素等，黄酮类化合物如洋芹素、木樨草素、橙皮素、柚皮素-7-O-β-D-葡萄糖苷等（主要存在于白花泡桐中），此外还含有萜类及其皂苷，烃、醛、羧酸、酮、酚和酯等多种成分。目前从毛泡桐叶中分离出的化合物有洋芹素、木樨草素、高北美圣草素、3α-羟基-乌苏酸、19α-羟基-乌苏酸（坡模酸）、2α,3α-二羟基-12烯-28-乌苏酸、乌苏酸、2α-羟基-齐墩果酸（山楂酸）、胡萝卜苷、β谷甾醇[1]。

药理研究：近年来对泡桐的药理研究主要集中在泡桐花及果实的药理作用，对泡桐叶的研究相对较少，有研究证实从毛泡桐的叶中分离的一些黄酮类成分有抗自由基和细胞保护作用。而泡桐花和果实的药理作用更广泛，包括抗菌作用、消炎作用、抗肿瘤作用、杀虫作用、细胞毒作用等。

梓白皮

味苦，寒。

主治热，去三虫。

华叶：捣傅猪疮。饲猪肥大，易养三倍。

生河内山谷。

【译文】 梓白皮，味苦，性寒。主治热邪结聚，能驱除多种寄生虫。花与叶，捣烂外敷能治疗猪的疮痈，以之作饲料能使猪更加肥大、更容易喂养。产于河内的山谷中。

【按语】 张静远等[2]考证了《伤寒论》中梓白皮药源，并分析《神农本草经》中梓白皮的基源，得出结论：《伤寒论》（包括《神农本草经》）中梓白皮为楸树皮。

［1］ 张德莉，李晓强.毛泡桐叶化学成分研究[J].中药材,2011,2：232-234.

［2］ 张静远,赵娟,吴军,等.《伤寒论》麻黄连轺赤小豆汤之梓白皮考证[J].长春中医药大学学报,2015,31(5)：1074-1075.

《中药大辞典》记载本品为紫葳科梓树属植物梓 *Catalpa ovate* G.Don 的根皮或树皮的韧皮部。5～7月采挖,将皮剥下,晒干。

【历代名医汇讲】

功效主治　《长沙药解》:泄戊土之湿热,清甲木之郁火。

《本经疏证》:主热,去三虫,疗目中疾。叶,捣傅猪疮,饲猪肥大三倍。梓内坚结而外疏理,味苦气寒,其色白,白,无色也,故主有热、有色而当解外之证。《伤寒论》伤寒,瘀热在里,身体发黄,麻黄连轺赤小豆汤中用之,取其助解表,变黄色为无色也;《肘后》伤寒及时气温病,头痛,壮热,脉大,生梓木白皮汤,取其解散,变赤色为无色也。

【现代研究】

梓树为被子植物门双子叶植物菊亚纲紫葳科梓树属的一种,又名大叶梧桐、假梧桐、梓白树、黄花楸、木角豆及豇豆树等。梓树在我国主要分布于东北三省、河北、山西、安徽及广东等省[1]。

化学成分:目前从梓树中分离得到的化合物有环烯醚萜类、萘醌类、苯酚类等。其中环烯醚萜类成分在梓树中主要以苷的形式存在,第1个环烯醚萜成分为梓醇;萘醌类是在梓属中发现的另一类主要成分,多见于茎皮和木质部,其结构属 $\alpha(1,4)$ 类型,多含异戊(间)二烯基。

药理研究:梓树不同部位的药理活性不同,梓白皮中的萘醌类成分具有增加抗癌药疗效的活性,而环烯醚萜成分在小鼠移植性肿瘤筛选中显示有较强的抗肿瘤作用,梓树皮提取物的组织的临床皮炎指数显著低于正常组织,梓树的茎和树皮可能发展为治疗阿尔茨海默病的外用药物。此外,梓叶具有抑菌作用,梓实具有清热解毒、杀虫、利尿及解痉作用,还可用于降血糖、抗腹胀及增强抗癌药物的疗效,梓树茎中的梓苷可剂量依赖性地抑制脂多糖介导下的

---

[1]　杨文慧,胡敏,杨梅,等.梓树药学研究概况[J].安徽农业科学,2015,1:39-40,90.

RAW264.7 巨噬细胞的 NO 的生成，梓树心材中提取分离得到的梓木内酯具有抗病毒活性。

牛黄

味苦，平。

主治惊痫、寒热、热盛狂痓①，除邪逐鬼②。

胆：可丸药③。

生晋地平泽。

【注释】

① 狂痓：猛烈痉挛。痓，痉挛。

② 除邪逐鬼：消除"邪鬼"致病因素。邪鬼是古人认为的致病因素。《诸病源候论·鬼邪候》："凡邪气鬼物所为病也，其状不同。或言语错谬，或啼哭惊走，或癫狂昏乱，或喜怒悲笑，或大怖惧如人来逐，或歌谣咏啸，或不肯语。"

③ 丸药：丸，此处为动词。制作丸药。

【译文】 牛黄，味苦，性平。主治惊痫、恶寒发热、高热所致剧烈痉挛，能驱除鬼魅邪气。胆，可制成丸药。产于山西的平泽中。

【按语】 《中华人民共和国药典》规定品种为牛科动物牛 Bos *taurus domesticus* Gmelin 的干燥胆结石。

【历代名医汇讲】

功效主治 《本草经疏》：主惊痫寒热，热盛狂痓，除邪逐鬼。疗小儿百病，诸痫热口不开，大人狂癫，又堕胎。

《疏》：牛为土畜，其性甘平，惟食百草，其精华凝结为黄，犹人身之有内丹也。故能解百毒而消痰热，散心火而疗惊痛，为世神物，诸药莫及也。凡牛生黄，则夜视其身有光，皮毛润泽，眼如血色，盖得气之精而形质变化自有异也。或云牛病乃生黄者，非也。

《本草发明》：专主除风惊病，故《本草》主惊痫，寒热热盛，小儿诸痫热，口噤客忤，中风痰壅不语，此专功也。又疗天行时气，健忘虚乏，逐鬼除邪，安魂定魄，又堕胎。更得牡丹皮、菖蒲，能聪明耳目，亦以其能除风清心之效欤。

【民俗文化】

《本草纲目》：凡牛有黄者，身上夜有光，眼如血色，时复鸣吼，恐惧人。又好照水，人以盆水承之，伺其吐出，乃喝迫，即堕下水中，取得阴干百日。

【现代研究】

近代研究表明，牛黄中所含的胆酸、胆红素、脱氧胆酸、胆甾醇、无机元素、蛋白质及多种氨基酸等构成了其主要成分；除此之外，还含有多种微量元素和类肽的平滑肌收缩成分（SMC）及类胡萝卜素等[1]。

现代药理研究证实牛黄具有解热镇痛，抗炎抗氧化，清除自由基，抗肿瘤，提高免疫的作用，在临床上得到广泛应用[2]。

六畜①毛蹄甲②

味咸，平。

主治鬼疰、蛊毒、寒热、惊痫、痉、癫疾③狂走。骆驼毛尤良。

【注释】

① 六畜：《本草经集注》："六畜，谓马、牛、羊、猪、狗、鸡也。骡、驴亦其类，骆驼出外国，方家并不复用。且马、牛、羊、鸡、猪、狗毛蹄，亦已各出其身之品类中，所主疗不必皆同此矣。"

② 毛蹄甲：即六畜的毛及其蹄爪尖端的甲壳。

③ 癫疾：即癫病，中医病名。是一种精神失常疾病。《灵枢·癫狂篇》："癫疾始生，先不乐，头重痛，视举目赤，甚作极，已而烦心，候之于颜。"

【译文】 六畜毛蹄甲，味咸，性平。主治鬼疰、蛊毒、恶寒发热、

［1］ 闫焕，赵文静，常惟智.牛黄的药理作用及临床应用研究进展[J].中医药信息，2013，30（2）：115.
［2］ 白山岭.牛黄的药理作用及其用于抗肝损伤作用的研究进展[J].湖北中医杂志，2011，33（5）：65.

惊痫、痉挛、癫病而发狂奔跑。骆驼毛更好。

【历代名医汇讲】

功效主治　《本草经集注》：主治鬼疰蛊毒，寒热，惊痫痫痉，癫疾，狂走，骆驼毛尤良。

【现代研究】

猪蹄甲主要含角蛋白、肽类、氨基酸类、酯类、糖类、甾体化合物及无机盐等成分。猪蹄甲含必需氨基酸 7 种，以亮氨酸含量最高；非必需氨基酸 9 种，其中谷氨酸、精氨酸及天门冬氨酸含量较为高；还含有钠、镁、铝、硅、磷、硫、氯、钾及钙等 11 种无机元素。

药理作用包括：催乳作用、抗凝血作用、抗炎抗菌作用，其他研究发现：猪蹄甲胶囊对慢性特发性血小板减少性紫癜具有良好疗效。毒理学研究：慢性毒性实验（以临床 256 倍量 90 天给药）未见明显毒性反应，可见猪蹄甲毒性很低，可临床长期服用。[1]

麋①脂

味辛，温。

主治痈肿、恶疮、死肌、寒风湿痹、四肢拘缓不收、风头肿气，通腠理。一名宫脂②。生南山山谷。

【注释】

① 麋（mí 迷）：麋鹿，哺乳动物，俗称"四不像"。

② 宫脂：森立之《本草经考注》："此脂令阴萎，若以此脂傅阴，则可为阉人，故名宫脂。"

【译文】　麋脂，味辛，性温。主治痈肿、恶疮、身体肌肉坏死或失去感觉、风寒湿痹、四肢拘急纵缓无法屈伸、风邪上犯而头部肿痛，能疏通腠理。又名宫脂，产于终南山的山谷中。

【按语】　《中药大辞典》记载本品为鹿科麋鹿属动物麋鹿

[1]　赵兵，姚默，刘向辉.猪蹄甲药学研究新进展[J].辽宁中医药大学学报，2012,14(11)：81 - 82.

Elaphurus davidianus Milne - Edwards 的脂肪。

【历代名医汇讲】

功效主治 《本草经集注》：主治痈肿，恶疮，死肌，寒风湿痹，四肢拘缓不收，风头肿气，通腠理，柔皮肤，不可近阴，令瘘。

石龙子

味咸，寒。

主治五癃邪结气，破石淋下血，利小便水道。一名蜥蜴①。生平阳②川谷。

【注释】

① 蜥蜴：《本草图经》：“在草泽中者名蝾螈、蜥蜴；在壁者名蝘蜓、守宫。”

② 平阳：古代县名。汉代以前平阳县有若干：❶ 汉置平阳县，故城在今山西临汾县南。❷ 汉置南平阳县，故城即今山东邹县治。❸ 西汉置东平阳县，东汉建武初废，中期改置平阳县，故治在今山东新泰市区。

【译文】 石龙子，味咸，性寒。主治五癃、邪气结滞、石淋、便血，能利小便通水道。又名蜥蜴，产于平阳县的川谷中。

【按语】 《中药大辞典》记载本品为石龙子科石龙子属动物石龙子 *Eumeces chinensis* (Gray)或蓝尾石龙子 *E. elegans* Boulenger 除去内脏的全体。

【历代名医汇讲】

1. 功效主治 《本草经集注》：主治五癃邪结气，破石淋，下血，利小便水道。

2. 产地生境 《本草发明》：状略似蛤蚧，在草泽者名蜥蜴，在屋壁者名守宫。用之惟取川泽。

3. 服食养生 《本草崇原》：久服补虚羸，轻身，耳目聪明，延年。

蛇蜕

味咸，平。

主治小儿百二十种惊痫、瘛疭、癫疾、寒热、肠痔、虫毒、蛇痫①。火熬②之良。一名龙子衣③，一名蛇符④，一名龙子单衣，一名弓皮。生荆州川谷。

【注释】

① 蛇痫：据尚志钧《神农本草经校注》，本条上文有"小儿百二十种惊痫"。《名医别录》钩藤条有"小儿寒热十二惊痫"。蛇痫疑为其中之一。《五十二病方》25页有"人病蛇不痫"标题，但无症状。《幼幼新书》引《童婴宝鉴》谓蛇痫为"身软、头举、吐舌、视人"。

② 熬：本义为煎干，炒干。《说文》："熬，干煎也。"

③ 龙子衣：森立之《本草经考注》："考凡云龙子者，蛇类之俗称，盖亦古言尔，蛇易共以为龙之子也。衣者，即谓蜕皮也。"

④ 蛇符：森立之《本草经考注》："蛇符亦古言，谓蛇蜕白皮，如芦筒中白皮至薄者也。"

【译文】 蛇蜕，味咸，性平。主治小儿多种惊痫、瘈疭、癫病、恶寒发热、肛门部痈疽、虫毒、蛇痫。焙干后使用效果好。又名龙子衣、蛇符、龙子单衣、弓皮。产于荆州的川谷中。

【按语】 《中华人民共和国药典》规定品种为游蛇科动物黑眉锦蛇 *Elaphe taeniura* Cope、锦蛇 *Elaphe carinata* (Guenther)或乌梢蛇 *Zaocys dhumnades* (Cantor)等蜕下的干燥表皮膜。

【历代名医汇讲】

功效主治 《本经逢原》：《发明》蛇蜕属巽走肝，故《本经》治小儿惊痫等病，一皆风毒袭于经中之象。其入药有四义，一能辟恶取其性灵也，故治邪辟鬼魅，蛊疟诸疾。二能驱风取其性窜也，故治惊痫瘈疭，偏正头风，喉舌诸疾。三能杀虫，故治恶疮痔漏，疥癣诸疾，用其毒也。四有蜕义，故治眼目翳膜，胎衣不下，皮肤之疾，会意以从其类也。

【现代研究】

化学成分研究发现蛇蜕含有饱和脂肪酸29种，不饱和脂肪酸为11种；用电感耦合等离子体发射光谱法检测了13种蛇蜕药材的24种微量元素，结果表明蛇蜕中微量元素的种类较蛇类药材为多，并含有丰富的铁、镁、锌、锰和铜等人体必需的微量元素，同时蛇蜕中还有含量较高的铝和铅，一部分还有铍、镉和砷等有害元素存在[1][2]。

蜈蚣

味辛，温。

主治鬼疰、蛊毒、啖诸蛇虫鱼毒①，杀鬼物老精、温疟，去三虫。生大吴②川谷。

【注释】

① 啖（dàn 淡）诸蛇虫鱼毒：指食用蛇虫鱼等野生动物造成的食物中毒。啖，吃。

② 大吴：据尚志钧《神农本草经校注》为今江苏省苏州。

【译文】 蜈蚣，味辛，性温。主治鬼疰、蛊毒、各种蛇虫鱼毒、温疟，能驱除鬼魅精怪等邪气与多种寄生虫。产于江苏大吴的川谷中。

【按语】 《中华人民共和国药典》规定品种为蜈蚣科动物少棘巨蜈蚣 *Scolopendra subspinipesmutilans* L.Koch 的干燥体。

【历代名医汇讲】

功效主治 《本草发明》：蜈蚣亦以毒攻毒之药，故《本草》主鬼疰、蛊毒、啖诸蛇虺、虫鱼恶毒，杀鬼物精邪，疗心腹寒热结聚，去恶血，除温疟，去三虫堕胎，又治蛇毒疮。能制蛇，畏蛞蝓、蜒蚰，触之即死，亦取敷其毒即解。

《本经逢原》：《本经》主鬼疰蛊毒，啖诸蛇虫鱼毒，杀鬼物老精，除温疟，去三虫。

《发明》盖行而疾者，惟风与蛇。蜈蚣能制蛇故亦能截风。厥阴经药也。岭南有蛇瘴，项大肿痛连喉，用赤足蜈蚣二节研细，水下即

———————————————

［1］ 李考铮，王仁宗，邓芹英.蛇蜕的化学成分研究[J].中山大学学报，1990，9(3)：111.

［2］ 王义权，周开亚.蛇蜕药材的微量元素分析[J].微量元素与健康研究，1997，14(1)：31.

愈。又破伤风欲死,研末擦牙边去涎沫立瘥。《本经》言啖诸蛇虫鱼毒,悉能解之。

马陆

味辛,温。

主治腹中大坚癥①,破积聚、息肉、恶疮、白秃。一名百足。生玄菟②川谷。

【注释】

① 大坚癥:大而坚硬的肿物。

② 玄菟:古郡名。汉四郡之一,其疆域屡屡因为战争及行政重组而有所改变。大约是今朝鲜咸镜南道、咸镜北道以及中国辽宁、吉林省西部一带,郡治大体在咸镜南道境内。

【译文】 马陆,味辛,性温。主治腹部大而坚硬的肿块,能破除腹部积块、息肉、恶疮、白秃疮。又名百足,产于玄菟郡的川谷中。

【按语】 《中药大辞典》记载本品为圆马陆科陇带马陆属动物宽跗陇马陆 *Kronopolites svenhedini*(Verhoeff)的全体。

【历代名医汇讲】

功效主治 《本草经集注》:主治腹中大坚癥,破积聚,息肉,恶疮,白秃。治寒热痞结,胁下满。

蠮螉①

味辛,平。

主治久聋、咳逆、毒气、出刺、出汗。生熊耳川谷。

【注释】

① 蠮螉(yē wēng 椰翁):一种腰细长的蜂,俗称"细腰蜂"。

【译文】 蠮螉,味辛,性平。主治长期耳聋、咳逆,能驱除毒气、顶出停留在肌表的异物、发汗。产于河南熊耳山的川谷中。

【按语】 《中药大辞典》记载本品为蜾蠃科蜾蠃属动物蜾蠃 *Eumenes pomiforms* Fab.的全虫。

【历代名医汇讲】

1. **功效主治** 《本草经集注》：主治久聋，咳逆，毒气，出刺，出汗，治鼻窒。

2. **产地生境** 《本草发明》：色黑细腰，虽名蜂，不在土中作穴，但挺土于人家屋壁间作房，如并竹管者。

雀瓮

味甘，平。

主治小儿惊痫、寒热、结气、蛊毒、鬼疰。一名躁舍。生汉中。

【译文】 雀瓮，味甘，性平。主治小儿惊痫、恶寒发热、气机结滞、蛊毒、鬼疰。又名躁舍，产于陕西汉中。

【按语】 《中药大辞典》记载本品为刺蛾科刺蛾属动物黄刺蛾 *Cnidocampa flavescens* Walker 的虫茧。

【历代名医汇讲】

1. **药名释名** 《本草崇原》：雀瓮《本经》谓之躁舍，后人谓之蛄蟖房，乃刺毛虫所作寠也。其形如瓮，雀好啄其瓮中之蛹，故名雀瓮，又谓之雀儿饭瓮。

2. **功效主治** 《本草经集注》：主治小儿惊痫，寒热，结气，蛊毒，鬼疰。

彼子

味甘，温。

主治腹中邪气，去三虫、蛇螫、蛊毒、鬼疰、伏尸。生永昌山谷。

【译文】 彼子，味甘，性温。主治腹部邪气结聚、多种寄生虫病、蛇咬伤、蛊毒、鬼疰、伏尸。产于永昌的山谷中。

【按语】 彼子现今通用名为榧子，《中华人民共和国药典》规定品种为红豆杉科植物榧 *Torreya grandis* Fort.的干燥成熟种子。秋季种子成熟时采收,除去肉质假种皮,洗净,晒干。

【历代名医汇讲】

功效主治 《本草经集注》:主治腹中邪气,去三虫,蛇螫,虫毒,鬼疰,伏尸。

鼠妇

味酸,温。

主治气癃、不得小便、妇人月闭、血瘕、痫痉、寒热,利水道。一名负蟠①,一名蚜蝛②。生魏郡③平谷。

【注释】

① 蟠(pán):音"盘"。

② 蚜蝛(yī wēi 依威):虫名。鼠妇别名。

③ 魏郡:古代郡名。最大范围包括今天河北省南部邯郸市以南。西汉始置,郡治在邺,属冀州。东汉时辖境包括今河北大名、磁县、涉县、武安、临漳、肥乡、魏县、丘县、成安、广平、馆陶及山东冠县等地。

【译文】 鼠妇,味酸,性温。主治气淋不能小便、女子闭经、血瘕、痫痉、恶寒发热,能通利水道。又名负蟠、蚜蝛,产于魏郡的平谷中。

【按语】 《中药大辞典》记载本品为卷甲虫科平甲虫属动物普通卷甲虫 *Armadillidium vurgare*(Latrelle)或潮虫科鼠妇属动物鼠妇 *Porcellio scaber* Latreille 个体。

【历代名医汇讲】

1. **功效主治** 《本经逢原》:《发明》《金匮》治久疟,鳖甲煎丸中用之,以其主寒热去瘀积也。古方治惊痫血病多用之,厥阴血分药也。《千金》治产妇遗尿,以鼠妇七枚熬研,温酒服之。痘疮倒靥为末,酒服一字即起;又解射干、蜘蛛毒。

《长沙药解》:善通经脉,能化癥瘕。

2. **产地生境** 《本草崇原》:鼠妇处处有之,多在人家地上下湿处，凡瓮器底及土坎中更多，形似衣鱼，稍大，灰色，多足，背有横纹蹙起，《诗经》所谓蚜蛾在室，即此虫也。

荧火

味辛，微温。

主明目、小儿火疮、伤热气、蛊毒、鬼疰，通神精①。一名夜光。生阶地②。

【注释】

① 通神精：即通神。巫术活动中，巫者在招灵、驱鬼活动中，表现出与鬼神相通、替鬼神代言的行为，被称为"通神"。

② 阶地：指台阶下的地面。

【译文】 萤火，味辛，性微温。主治小儿烧伤、感染热邪、蛊毒、鬼疰，能增强视力、与神明相通。又名夜光，产于台阶下的地面。

【按语】《中药大辞典》名萤火，记载为萤科萤火虫属动物萤火虫 *Luciola vitticollis* Kies.的全虫。

【历代名医汇讲】

功效主治 《本草经集注》：主明目，小儿火疮，伤热气，蛊毒，鬼疰，通神精。

【民俗文化】

《本草纲目》：〔时珍曰〕萤火能辟邪明目，盖取其照幽夜明之义耳。《神仙感应篇》载务成萤火丸事迹甚详，而庞安常《总病论》亦极言其效验。云：曾试用之，一家五十余口俱染疫病，惟四人带此者不病也。许叔微《伤寒歌》亦称之。予亦恒欲试之，因循未暇耳。庞翁为苏、黄器重友，想不虚言。

《神仙感应篇》云：务成子萤火丸，主辟疾病，恶气百鬼，虎狼蛇虺，蜂虿诸毒，五兵白刃，盗贼凶害。昔汉冠军将军武威太守刘子南，从道士尹公受得此方。永平十二年，于北界与虏战败绩，士卒略尽。子南被围，矢下如雨，未至子南马数尺，矢辄坠地。虏以为神，乃解去。子南以方教子弟，为将皆未尝被伤也。汉末青牛道士得之，以传安定皇甫隆,隆以传魏武帝,乃稍有人得之。故一名将军丸,又名武威丸。

　　用萤火、鬼箭(削去皮羽)、蒺藜各一两,雄黄、雌黄各二两,殺羊角,煅灶灰各一两半,矾石(火烧)二两,铁锤柄入铁处烧焦一两半,俱为末。以鸡子黄、丹雄鸡冠一具,和捣千下,丸如杏仁。作三角绛囊盛五丸,带于左臂上(从军系腰中,居家挂户上),甚辟盗贼也。

衣鱼

　　味咸,温。

　　主治妇人疝瘕、小便不利、小儿中风、项强①背起,摩之②。一名白鱼。生咸阳平泽。

【注释】

　　① 项强:中医症状名,亦称颈项强急,即颈项部肌肉筋脉牵强拘急。

　　② 摩之:即膏摩之。

【译文】 衣鱼,味咸,性温。主治女子疝瘕、小便不利、小儿感染风邪致颈项部乃至背部肌肉僵硬筋脉拘急,治疗时应制成膏药进行局部涂摩。又名白鱼,产于陕西咸阳的平泽中。

【按语】 《中药大辞典》记载本品为衣鱼科衣鱼属动物衣鱼 *Lepisma saccharina* Linnaeus 和栉衣鱼属动物毛衣鱼 *Ctenolepisma villosa* Fabr.的全体。

【历代名医汇讲】

　　1. 药名释名　《本草崇原》:衣鱼一名白鱼,即蠹鱼也,生衣帛及书纸中,故名衣鱼,形略似鱼身有白粉,其色光亮如银,故又名白鱼。

　　2. 功效主治　《本草崇原》:主治妇人疝瘕,小便不利,小儿中风,项强背起,摩之。衣鱼色白,碎之如银,禀金气也。命名曰鱼,气味咸温,禀水气也。水能生木,故治妇人之疝瘕。妇人疝瘕,肝木病也。金能生水,故治小便之不利。小便不利,水不行也。小儿经脉未充,若中于风,日久不愈,则项强背起,乃督脉为病,督脉合肝部,属太阳。衣鱼禀金水之化,故当用以摩之。

白颈蚯蚓

味咸，寒。

主治蛇瘕^①，去三虫、伏尸、鬼疰、蛊毒，杀长虫，仍自化作水^②。生平土^③。

【注释】

① 蛇瘕(jiǎ 甲)：中医古病名。八瘕之一。《诸病源候论·蛇瘕候》："人有食蛇不消，因腹内生蛇瘕也。亦有蛇之精液误入饮食内，亦令病之。其状常苦饥，而食则不下，喉噎塞，食至胸内即吐出。其病在腹，摸揣亦有蛇状，谓蛇瘕也。"

② 仍自化作水：《本草经集注》："取破去土，盐之，日暴，须臾成水。"

③ 平土：指平原之地。

【译文】 白颈蚯蚓，味咸，性寒。主治蛇瘕、多种寄生虫病、伏尸、鬼疰、蛊毒，能驱除蛔虫。可化作水。产于平原之地。

【按语】 蚯蚓，现今通用名为地龙。陈平等[1]考证认为古本草（包括《神农本草经》）中所记载的"白颈蚯蚓"应属于现代的广地龙药材一类，亦即参环毛蚓。

《中华人民共和国药典》规定品种为钜蚓科动物参环毛蚓 *Pheretima aspergillum* （E. Perrier）、通俗环毛蚓 *Pheretima vulgaris* Chen、威廉环宅蚓 *Pheretima guillelmi*（Michaelsen）或栉盲环毛蚓 *Pheretima pectinifera* Mkhaeken 的干燥体。前一种习称"广地龙"，后三种习称"沪地龙"。

【历代名医汇讲】

功效主治　《本草经集注》：主治蛇瘕，去三虫，伏尸，鬼疰，蛊毒，杀长虫。仍自化作水，疗伤寒伏热，狂谬，大腹，黄疸。

《神农本草经疏》：蚯蚓得土中阴水之气，故其味咸寒，无毒大寒。能祛热邪，除大热，故主伏尸鬼疰，乃疗伤寒伏热狂谬。咸主下走，利小便，故治大腹黄疸。诸虫瘕，咸属湿热所成，得咸寒之气，则

---

[1]　陈平，傅杰，严宜昌.地龙的本草考证[J].中药材，1997，20(3)：158－160.

痕自消,虫自去,而蛊毒之热亦解矣。

【民俗文化】

《本草纲目》:小儿急惊五福丸:用生蚯蚓一条研烂,入五福化毒丹一丸同研,以薄荷汤少许化下。《普济方》。云:梁国材言:扬州进士李彦直家,专货此药,一服千金,以糊十口。梁传其方,亲试屡验,不可不笔于册,以救婴儿。

【现代研究】

地龙含次黄嘌呤,有平喘作用;蚯蚓解热碱为酪氨酸的衍生物,具有解热作用;蚯蚓素具有溶血作用;蚯蚓毒素为一种毒性物质,能引起痉挛;此外,还含有多种酶类和蛋白质、琥珀酸、脂肪酸类、胆甾醇、胆碱、氨基酸类、6-羟基嘌呤核酸衍生物、类脂维生素 B、脂肪酸及磷等。

药理研究表明,地龙具有溶栓、抗肿瘤、增强免疫力、降压、镇静、杀精子等作用。[1]

蝼蛄

味咸,寒。

主治产难,出肉中刺,溃痈肿,下哽噎①,解毒,除恶疮。一名蟪②蛄,一名天蝼,一名螜③。生东城④平泽。夜出者良。

【注释】

① 哽噎(yē yē):中医症状名,谓食物梗塞,难下咽。

② 蟪(huì):音"惠"。

③ 螜(hú 胡):古书上指蝼蛄。

④ 东城:古代郡县名。秦始皇始置东城县(治今安徽定远县朱马乡下马铺),属九江郡。东汉恢复西汉旧名,东城县改属下邳郡,东汉末,属东城郡。

【译文】　蝼蛄,味咸,性寒。主治难产、食物梗塞难以下咽、恶疮,能顶出停留在肌肉中的异物、促成痈疮破溃、解毒。又名蟪蛄、天蝼、螜。产于东城县的平泽中。夜间出来活动的蝼蛄,药用效果好。

[1]　张继喜,王海平,吕芳.中药地龙药用分析及研究进展[J].药物与人,2014,27(3):16.

【按语】 《中药大辞典》记载本品为蝼蛄科蝼蛄属动物非洲蝼蛄 *Crryllotalpa africana* Palisot et Beauvois 和华北蝼蛄 *G. unispina* Saussure 的全虫。

魏道智等[1]通过考证发现，非洲蝼蛄为东方蝼蛄 *Gryllotalpa orientalis* Burmeister 之误，应当予以纠正。

【历代名医汇讲】

1. **功效主治** 《本经逢原》：《本经》主难产，出肉中刺，去溃肿，下哽噎，解毒除恶疮。

《发明》蝼蛄性善穴土，故能治水肿。自腰以前甚涩，能止大小便。自腰以后甚利，能通大小便，取以治水最效。但其性急，虚人戒之。《本经》治难产者，取其下半煮汤服之则下也。出肉刺、溃痈肿恶疮者，生捣涂之，肉刺即出，疮肿即溃也。下哽噎者，炙末吹之哽噎即下，非噎膈之谓也。《千金》治箭镞入肉，以蝼蛄杵汁滴上三五度自出。延年方治胎衣不下，以蝼蛄一枚，水煮数沸，灌下入喉即出。小儿脐风，蝼蛄、甘草等分为末敷之效。

2. **产地生境** 《本草发明》：虚人勿用，因其性急故也。

【现代研究】

蝼蛄机体的化学成分有13种氨基酸，主要有天门冬氨酸、组氨酸、丙氨酸、酪氨酸、谷氨酸、脯氨酸、苏氨酸、缬氨酸、亮氨酸、异亮氨酸、甘氨酸等。其中，脯氨酸含量最高，天门冬氨酸、苏氨酸及酪氨酸含量最低。蝼蛄体内的微量元素和宏观元素含量丰富，微量元素有磷、钙、钾、镁等；宏观元素有铁、锌、锰、钛、锶、硒、钼等[2]。

有关药理方面的研究很少。欧洲蝼蛄的提取物被用于治疗伤口和烧伤，而东方蝼蛄的提取物被用于治疗脓肿和溃疡；东方蝼蛄提取物对人体的癌细胞具有细胞毒性。毒理实验：家兔体重、白细胞计

[1] 魏道智，郭澄，刘皋林，等.蝼蛄的本草考证[J].中药材，2003，26（4）：284-286.
[2] 魏道智，郭澄，刘皋林，等.中药蝼蛄中微量元素与临床药效的相关性分析[J].广东微量元素科学，2002，9（10）：64-67.

数、血红蛋白含量测定、尿蛋白及沉淀检查均未发现异常，表明无长期毒性反应。[1]

蜣螂①

味咸，寒。

主治小儿惊痫、瘈疭、腹胀、寒热、大人癫疾、狂易。一名蛣蜣②。火熬之良。生长沙池泽。

【注释】

① 蜣螂（qiāng láng 腔郎）：昆虫名，即屎壳郎。

② 蛣蜣（jié qiāng 杰腔）：蜣螂的别名。

【译文】 蜣螂，味咸，性寒。主治小儿惊痫、瘈疭、腹部胀满、恶寒发热、大人癫病、精神失常。又名蛣蜣。焙干后使用效果好。产于长沙的池泽中。

【按语】 《中药大辞典》记载本品为金龟子科蜣螂属动物屎壳郎 *Catharsius molossus* （Linnaeus）的全虫。6～8 月间晚上利用灯光诱捕，沸水烫死，晒干或烘干。

【历代名医汇讲】

功效主治 《本草发明》：主小儿惊瘈疭，腹胀寒热，疳虫，大人癫疾狂易，手足端寒，肢满奔豚。诸方云：一切恶疮疽鼠瘘，取十数枚捣烂傅之，干者油调傅，或死蜣螂烧末和醋，傅鼠瘘及蜂瘘，数过即愈。又取心腹下肉稍白者，研，贴疔疮，半日许再易，血尽根出愈。为丸塞下部，引痔虫出，尽瘥。又研涂箭头入肉伤处，斯须痛定，心微痒，忍至痒极，撼之拔出。又治附骨疽，蜣螂七枚，和大麦烂捣，封之。

《长沙药解》：善破癥瘕，能开燥结。

【民俗文化】

《本草纲目》：〔颂曰〕箭镞入骨不可移者。用巴豆微炒，同蜣螂

［1］ 范雪迎，穆婷，高培.蜣蜋药学研究进展［J］.安徽农业科学，2013，41（13）：5743－5744.

捣涂。斯须痛定,必微痒,忍之。待极痒不可忍,乃撼动拔之立出。

此方传于夏侯郓。郓初为阆州录事参军,有人额有箭痕,问之。云:从马侍中征田悦中箭,侍中与此药立出,后以生肌膏傅之乃愈。因以方付郓,云:凡诸疮皆可疗也。郓至洪州逆旅,主人妻患疮呻吟,用此立愈。《翰苑丛记》云:李定言:石藏用,近世良医也。有人承檐溜浣手,觉物入爪甲内,初若丝发,数日如线,伸缩不能,始悟其为龙伏藏也。乃叩藏用求治。藏用曰:方书无此,以意治之耳。末蜈蚣涂指,庶不深入胸膜,冀它日免震厄。其人如其言,后因雷火绕身,急针挑之。果见一物跃出,亦不为灾。《医说》亦载此事。

【现代研究】

国内外对蜈蚣的有效部位及化学成分等方面的研究较少,不能充分阐释其临床疗效的物质基础,更缺少一种质量控制的指标性成分对其临床用药提供质量保证,使其临床应用受到了极大的限制。已有的研究表明蜈蚣中含有蜈蚣毒素(约占 1%)、总脂肪酸(包括棕榈酸、硬脂酸、油酸、亚油酸、亚麻酸以及其他脂肪酸,约占 8.357%),此外,还含有壳聚糖以及少量铜、锌、铁、锰等微量元素[1]。

蜈蚣的药理作用十分广泛,目前对其药理作用的研究报道主要是在治疗前列腺增生、抗前列腺炎以及抗癌等方面。其他方面药理作用,国外亦有研究报道蜈蚣有效部位具有抗凝血和类纤维蛋白酶作用,这些研究和报道都提示蜈蚣可能具有很好的活血化瘀的作用。同时蜈蚣中的壳聚糖还能增强动物体内巨噬细胞的功能,增强肝脏的抗毒作用,促进伤口愈合,以及抗炎、抗凝血作用等。

地胆

味辛,寒。

主治鬼疰、寒热、鼠瘘、恶疮、死肌,破癥瘕,堕胎。一名

［1］ 陈振华,管咏梅,欧水平,等.药用蜈蚣有效部位及药理研究进展［J］.中成药,2012,34(9):1778-1779.

蚖^①青。生汶山川谷。

【注释】

① 蚖(yuán)：音"原"。

【译文】 地胆，味辛，性寒。主治鬼疰、恶寒发热、鼠瘘、恶疮、身体肌肉坏死或失去感觉，能破除腹部积块、堕胎。又名蚖青，产于汶山的川谷中。

【按语】 《中药大辞典》记载本品为芫青科短翅芫青属动物地胆 *Meloe carctatus* Motschulsky 和长地胆 *M. violceus* Linnaeus 的全虫。

【历代名医汇讲】

1. 药名释名 《本草发明》：黑腹乌头，甲多黑黄斑纹。此一虫五变，二三月在芫花，名芫青；四五月在王不留行者，即以此名之；六七月在葛上，名为葛上亭长；八月在豌豆花上，即呼斑蝥；九月蛰地，呼为地胆。名异而疗病则同。

2. 功效主治 《本草经集注》：主治鬼疰，寒热，鼠瘘，恶疮，死肌，破癥瘕，堕胎。蚀疮中恶肉，鼻中息肉，散结气石淋，去子，服一刀圭即下。

《本经逢原》：发明 地胆有毒而能攻毒。性专破结堕胎，又能除鼻中息肉，下石淋功同斑蝥，力能上涌下泄。

马刀

味辛，微寒。

主治漏下赤白、寒热，破石淋，杀^①禽兽贼鼠。生江湖^②池泽。

【注释】

① 杀：毒死。

② 江湖：江河湖海。

【译文】 马刀，味辛，性微寒。主治女子月经停止后又见下血淋漓不断及带下赤白、恶寒发热、石淋，能毒死禽兽及老鼠。产于江河湖海池泽中。

【按语】　《中药大辞典》记载本品为蚌科楔蚌属动物巨首楔蚌 *Cuneopsis capitata*（Heude）或矛蚌属动物短褶矛蚌 *Lanceolaria grayana*（Lea）及其近缘种的贝壳。

【历代名医汇讲】

功效主治　《本草经集注》：主治漏下赤白，寒热，破石淋，杀禽兽贼鼠。除五脏间热，肌中鼠蹼，止烦满，补中，去厥痹，利机关。

贝子

味咸，平。

主治目翳、鬼疰、蛊毒、腹痛、下血、五癃，利水道。烧用之良。生东海池泽。

【译文】　贝子，味咸，性平。主治眼中出现翳膜、鬼疰、蛊毒、腹痛、便血、五癃，能通利水道。烧制后使用效果好。产于东海的池泽中。

【按语】　宋平顺[1]考证认为，在大多数本草中记载的贝子指小贝子，原动物为货贝 *Monetaria moneta*（L.），现在称为白贝齿。

《中药大辞典》名白贝，记载为宝贝科货贝属动物货贝 *Monetaria moneta*（Linnaeus）、环纹货贝 *Monetaria* annulus（Linnaeus）等的壳。6～8月捕捉，晒干。

【历代名医汇讲】

功效主治　《本草经集注》：主治目翳，鬼疰，蛊毒，腹痛下血，五癃，利水道。除寒热温疰，解肌，散结热。

豚卵①

味甘，温。

主治惊痫、癫疾、鬼疰、蛊毒，除寒热、贲豚、五癃、邪气、

---

[1]　宋平顺.白贝齿与紫贝齿的本草考证[J].基层中药杂志,1994,8(4)：1-3.

挛缩。一名豚颠。

猪悬蹄^②：主治五痔、伏热在肠、肠痈、内蚀。

【注释】

① 豚（tún 屯）卵：《本草纲目》："即牡猪外肾也。牡猪小者多犗去卵，故曰豚卵。"豚，小猪；卵，睾丸。

② 悬蹄：《神农本草经疏》："悬蹄乃蹄甲之悬起不着地者。"

【译文】 豚卵，味甘，性温。主治惊痫、癫病、鬼疰、蛊毒、恶寒发热、有气从少腹上冲胸咽、五癃、邪气结聚、痉挛。又名豚颠。猪悬蹄，主治五痔、热邪伏藏于肠内深处、肠痈腐蚀溃烂。

【按语】 《中药大辞典》记载：① 豚卵，为猪科猪属动物猪 *Sus scrofa domestica* Brissone 的睾丸。② 猪悬蹄，名猪蹄甲，为猪科动物猪的蹄甲。

【历代名医汇讲】

功效主治 《本草经集注》：主治惊痫，癫疾，鬼疰，蛊毒，除寒热，奔豚，五癃，邪气挛缩。

燕屎

味辛，平。

主治蛊毒、鬼疰，逐不祥邪气，破五癃，利小便。生高山平谷。

【译文】 燕屎，味辛，性平。主治蛊毒、鬼疰、五癃，能驱除不祥之邪气、通利小便。产于高山的平谷中。

【按语】 燕屎治病，古有例方，然甚少验案。现今更乏报道。

【历代名医汇讲】

功效主治 《本草经集注》：主治蛊毒，鬼疰，逐不祥邪气，破五癃，利小便。

天鼠屎

味辛，寒。

主治面痈肿、皮肤洗洗时痛、腹中血气，破寒热积聚，除惊悸。一名鼠沾，一名石肝。生合浦^①山谷。

【注释】

① 合浦：古代郡名。汉武帝置合浦郡，郡治合浦（今广西合浦县城），同时设合浦县。合浦县辖地为今合浦、浦北、北海、灵山、钦州、博白、廉江、容县、北流以及邕宁、横县的一部分，统属交州。

【译文】 天鼠屎，味辛，性寒。主治面部痈肿、寒邪布散于皮肤而恶寒颤栗并时有疼痛、寒热邪气结聚腹部所致气滞血瘀各类积块、惊悸。又名鼠沾、石肝，产于合浦郡的山谷中。

【按语】 《中药大辞典》名夜明砂，载为蝙蝠科蝙蝠属动物蝙蝠 *Vespertilio superas* Thomas、大管鼻蝠 *Murina leucogaster* Milne - Edwards、伏翼属普通伏翼 *Pipstrellus abramus* Temminck、兔蝠属大耳蝠 *Plecotus auritus* Linnaeus、棕蝠属华南大棕蝠 *Eptesicus andersoni*（Dobson）；蹄蝠科蹄蝠属动物大马蹄蝠 *Hipposideros armiger* Hodgson 及菊头蝠科菊头蝠属动物马铁菊头蝠 *Rhinolophus ferrumequinum* Schreber 等的粪便。全年均可采，以夏季为宜，从山洞中铲取晒干。

露蜂房

味苦，平。

主治惊痫、瘛疭、寒热邪气、癫疾、鬼精蛊毒、肠痔。火熬之良。一名蜂场。生牂柯^①山谷。

【注释】

① 牂（zāng 臧）柯：古代郡名。汉武帝置。治故且兰县（今贵州省贵阳市附近）。西汉后期属益州刺史部。

【译文】 露蜂房，味苦，性平。主治惊痫、瘛疭、寒热邪气、癫病、鬼魅精怪蛊毒之邪、肠痔。焙干后使用效果好。又名蜂场，产于牂柯郡的山谷中。

【按语】 露蜂房，现今通用名为蜂房，《中华人民共和国药典》规定品种为胡蜂科昆虫果马蜂 *Polistes olivaceous* (DeGeer)、日本长脚胡蜂 *Polistes japonicus* Saussure 或异腹胡蜂 *Parapolybia varia* Fabricius 的巢。

【历代名医汇讲】

1. 药名释名 《本草崇原》：蜂房是胡蜂所结之窠，悬于树上，得风露者，故名露蜂房，乃水土所结成。

2. 功效主治 《本经逢原》：露蜂房，阳明药也。《本经》治惊痫癫疾，寒热邪气，蛊毒肠痔，以其能祛涤痰垢也。疮疡齿痛及他病用之者，皆取其以毒攻毒杀虫之功耳。

3. 产地生境 《本草发明》：生山林中，得风露气者佳，大如瓮桶者尤妙。七月七日采，又云：十一月、十二月采者妙。

【现代研究】

化学研究：蜂房由蜂胶、蜂蜡和"蜂房油"以及其他成分组成，如胡蜂的茧衣、树脂、昆虫碎屑等。化学成分包括黄酮类、酚酸类、核苷类、油脂、酶类、大分子蛋白质、多肽和其他小分子化合物等，另外还含有锌、硅、锰、钾、铜等微量元素[1]。

研究已发现，蜂房具有抗炎、抗菌、抗肿瘤、镇痛、补肾壮阳、增强免疫力等多种药理作用。报道称蜂房提取物可改善糖尿病导致的胃肠神经功能紊乱，其机制可能是蜂房提取物能对抗糖尿病引起的胃肠神经病变。还报道露蜂房水提液对淋巴细胞的转化具有明显的抑制作用，即可抑制 T 细胞介导的免疫功能[2]。

樗[①]鸡

味苦，平。

---

[1] 王亚婷.蜂房的成分分析与质量分析方法的研究[D]：[硕士论文].太原：山西中医学院，2015：63.

[2] 张娜，解红霞.蜂房的化学成分及药理作用研究进展[J].中国药房，2015，26(24)：3447-3449.

主治心腹邪气、阴痿，益精强志，生子，好色^②，补中，轻身。生河内川谷。

【注释】

① 樗(chū)：音"初"。

② 好色：使面色变好。

【译文】 樗鸡，味苦，性平。主治心腹邪气结聚、阳痿，能补益阴精、增强记忆力、调养中焦脾胃，使人易于生育、容貌姣好、身体轻健。产于河内的川谷中。

【按语】 《中药大辞典》记载为蜡蝉科(樗鸡科)斑衣蜡蝉属动物樗鸡 *Lycorma delicatula* White 的成虫。

【历代名医汇讲】

功效主治 《本经逢原》：樗鸡，厥阴经药也。能活血散血，治目翳。拨云膏中与芫青、斑蝥同用，亦是活血散结之义。能通血闭，行瘀血，主瘰，辟邪气，疗犬伤。

木虻^①

味苦，平。

主治目赤痛、眦伤泪出、瘀血、血闭、寒热酸嘶^②、无子。一名魂常。生汉中川泽。

【注释】

① 虻(méng)：音"萌"。

② 酸嘶：据尚志钧《神农本草经校注》，酸嘶，指肌肉筋骨酸痛。嘶，《一切经音义》："嘶，酸痛也。"

【译文】 木虻，味苦，性平。主治眼睛红肿疼痛、眼角溃烂、多泪、瘀血、女子闭经、恶寒发热、肌肉筋骨酸痛、不能生育。又名魂常，产于陕西汉中的川泽中。

【按语】 张树生^[1]认为，木虻为虻科昆虫雄性复带虻的全体，

---

[1] 张树生.神农本草经理论与实践[M].北京：人民卫生出版社，2009：356.

因其从木叶脱蛆而出，又常着木叶之上，且以服食草之汁液为生，故以为名。以其得之不易，后世常以雌性之虻虫使用，故功效可与之互参。自《神农本草经》将之列入药品后，后世使用不多，其效方也缺。现今更乏报道。

【历代名医汇讲】

功效主治 《本草经集注》：主治目赤痛，伤泪出，瘀血，血闭，寒热酸，无子。

【民俗文化】

《本草纲目》：金幼孜《北征录》云：北虏长乐镇草间有虻，大者如蜻蜓，拂人面喢嘬。元稹《长庆集》云：巴蜀山谷间，春秋常雨，五六月至八九月则多虻，道路群飞，咂牛马血流，啮人毒剧。而毒不留肌，故无治术。

蜚虻①

味苦，微寒。

主逐瘀血，破下血积、坚痞②癥瘕、寒热，通利血脉及九窍。生江夏川谷。

【注释】

① 蜚虻（fēi méng）：音"非萌"。

② 坚痞：即实痞。中医病名。多由湿浊内阻，寒滞脾胃，痰食内结，或肝气郁遏或外邪内恋所致。症见胃脘痞塞满闷，伴有呕逆，大便秘结，甚则疼痛不能饮食。

【译文】 蜚虻，味苦，性微寒。主治实痞、腹部积块、恶寒发热，能破除瘀血积滞、通利血脉九窍。产于江夏的川谷中。

【按语】 《中药大辞典》名虻虫，为虻科虻属动物华虻 *Tabanus mandarinus* Schiner 及其同属多种昆虫和黄虻属双斑黄虻 *Atylotus bivittateinus* Takahasi 的雌性全体。

【历代名医汇讲】

功效主治 《神农本草经疏》：主逐瘀血，破下血积，坚痞癥瘕，

寒热,通利血脉及九窍,女子月水不通,积聚,除贼血在胸腹五脏者,及喉痹结塞。

《疏》:蜚虻,其用大略与䗪虫相似,而此则苦胜,苦能泄结。性善啮牛马诸畜血,味应有咸,咸能走血,完素云:虻饮血而用以治血。故主积聚癥瘕,一切血结为病,如《经》所言也。苦寒又能泄三焦火邪,迫血上壅,闭塞咽喉,故主喉痹结塞也。

【现代研究】

虻虫的化学成分研究较少。采用等离子体发射光谱法对虻虫中的微量元素进行分析,发现虻虫含有丰富的微量元素如铁、锌、铬、锰、镁、锶等。有人认为其抗癌抑癌作用可能与锰、镁、锌的含量较高有关。虻虫中还含有蛋白质、多肽、胆固醇、多种氨基酸、肪酸、甾类及色素等[1]。

药理研究:虻虫有抗凝和对纤溶系统的作用、对纤维蛋白含量与血小板聚集性作用、对正常家兔血液流变学的影响、对小肠功能的影响、抗炎作用、镇痛作用。其他报道称虻虫对家兔离体子宫有兴奋作用。对内毒素所致肝出血性坏死病灶的形成有显著的抑制作用。[2]

蜚蠊①

味咸,寒。

主治血瘀、癥坚、寒热,破积聚、喉咽痹、内寒无子②。生晋阳川泽。

【注释】

① 蜚蠊(fěi lián):音"匪联"。

② 内寒无子:子宫虚寒导致不孕。又,尚志钧《神农本草经校注》理校认为,蜚蠊性寒,应该不可能治寒证,于是改"寒"为"塞"。

［1］ 刘大有,徐莉,李莉.虻虫的研究进展[J].中草药,1997,28(7):440.
［2］ 李军德,黄璐琦,陈敏,等.中药虻虫研究进展[J].中国实验方剂学杂志,2010,16(8):229-230.

【译文】 蜚蠊，味咸，性寒。主治血瘀、各类腹部积块、恶寒发热、咽喉痹痛、子宫虚寒而不孕。产于晋阳的川泽中。

【按语】 《中药大辞典》名蟑螂，记载为蜚蠊科大蠊属动物美洲大蠊 *Periplaneta americana*（Linnaeus）、澳洲蜚蠊 *P. australasiae*（Fabricius）及蜚蠊属动物东方蜚蠊 *Blatta orientalis* Linnaeus 的全体。

【历代名医汇讲】

功效主治　《本草经集注》：主治血瘀，癥坚，寒热，破积聚，喉咽痹。内塞无子，通利血脉。

【现代研究】

蜚蠊含有碳酸钙、蛋白质、氨基酸、糖类、脂肪、消化酶、维生素、巩膜质、蛋白酶、淀粉酶、酯酶等，还含有细胞色素 a、细胞色素 b、细胞色素 c、甲壳素、辅酶 A、烟酸、钙、镁、铁、锌等人体所必需的 18 种的物质，还含有蛋白质、糖类等多种营养成分[1]。

药理作用：包括抗病毒、抗肿瘤作用；保肝作用；消肿、镇痛及抗炎作用；组织修复作用；对血管的作用；抗氧化作用。

毒理学研究：给动物大剂量口服或静脉注射康复新制剂，对体重、血象、肝、肾功能、中枢神经系统、心血管系统、呼吸系统均无明显影响，对眼结膜、鼻黏膜、皮肤、肌肉组织均无明显刺激性，也不会引起动物皮肤过敏反应，在人二倍体细胞实验中无诱变性[2]。

䗪虫[①]

味咸，寒。

主治心腹寒热洗洗、血积癥瘕，破坚、下血闭，生子大良。一名地鳖。生河东川泽。

[1] 戴云，曾茗，项朋志.蜚蠊的药用价值[J].中药材,2005,28(9)：848.
[2] 陈启亮，唐东昕，龙奉玺.土家药蜚蠊的研究进展[J].时珍国医国药,2015,26(7)：1720.

【注释】

① 䗪(zhè 这)虫：地鳖虫。

【译文】　䗪虫，味咸，性寒。主治心腹邪气结聚所致恶寒发热及肤冷颤栗、腹部血液结滞而成积块、闭经。能使女子易于生育，效果很好。又名地鳖，产于河东的川泽中。

【按语】　䗪虫，现今通用名为土鳖虫，《中华人民共和国药典》规定品种为鳖蠊科昆虫地鳖 *Eupolyphaga sinensis* Walker 或冀地鳖 *Steleophaga plancyi* (Boleny)的雌虫干燥体。

【历代名医汇讲】

功效主治　《本草经疏》：䗪虫生于下湿土壤之中，故其味咸，气寒。得幽暗之气，故其性有小毒。以刀断之，中有白汁如浆，凑接即连，复能行走，故今人以之治跌扑损伤，续筋骨有奇效。乃足厥阴经药也。夫血者，身中之真阴也。灌溉百骸，周流经络者也。血若凝滞则经络不通，阴阳之用互乖，而寒热洗洗生焉。咸寒能入血软坚，故主心腹血积，癥瘕血闭诸证，血和而荣卫通畅，寒热自除，经脉调匀，月事时至，而令妇人生子也。又治疟母为必用之药。

【现代研究】

土鳖虫药材含有氨基酸、挥发油、脂肪酸、生物碱和尿素囊等化学成分。具有抗凝血、抗缺氧、调节血脂、抗肿瘤、影响红细胞免疫功能和保护血管内皮细胞等药理作用[1]。

蛴螬①

味咸，微温。

主治恶血、血瘀痹气②，破折血③在胁下坚满痛④、月闭、目中淫肤、青翳白膜。一名蟦⑤蛴。生河内平泽。

[1]　杨红莲，刘梅.土鳖虫的化学成分及药理研究[J].陕西中医学院学报，2005，28(2)：48.

【注释】

① 蛴螬（qí cáo 齐曹）：昆虫名，金龟子的幼虫。

② 血瘀痹气：即血痹。为邪入血分而成的痹证。由气血虚弱，当风睡卧，或因劳汗出，风邪乘虚侵入，使血气闭阻不通所致。

③ 折血：瘀血、坏死的血。折，夭折、死亡。

④ 坚满痛：坚硬、胀满、疼痛。

⑤ 蟦（fèi）：音"费"。

【译文】 蛴螬，味咸，性微温。主治溢出经脉而未消散的败坏之血、血痹、胸胁下瘀血停积所致坚硬胀满疼痛、女子闭经、目息肉淫肤、眼部青翳白膜。又名蟦蛴，产于河内的平泽中。

【按语】 《中药大辞典》记载本品为鳃金龟科爪鳃角金龟属动物东北大黑鳃金龟 *Holotrichia diomphalia* Bates 及其近缘动物的幼虫。

【历代名医汇讲】

1. *功效主治* 《本草发明》：主恶血血瘀，痹气破折，血在胁下坚满痛，金疮内塞及月闭，下乳汁。目中淫肤，青翳白膜，取汁滴目中。治喉痹，取汁点喉中，又傅痈疽、痔漏、恶疮。医方：破伤风初觉有风，急取一二个捏住，待虫口吐水，就抹破处，即着厚衣，少得，疮口觉麻，两肋微汗，风出立效。如风紧急，速取三五个，剪去尾，黄水自出，涂疮口，再滴些入热酒内，饮之汗出，立效。

2. *产地生境* 《本草发明》：诸朽木中皆有，桑柏树中者更佳。粪土中生者，虽肥皮黄内暗，可傅恶疮，不如木中者洁白为妙。

【现代研究】

蛴螬含有多种药用化学成分，文献报道，蛴螬含有脂肪酸、氨基酸、多肽、蛋白质、糖类、生物碱、有机酸盐及甾体化合物等[1]。

药理作用：包括抗肿瘤作用，治疗眼部疾病的作用，蛴螬滴眼液用于治疗白内障、角膜翳有较好功效；保肝作用，文献报道，利用氯仿

---

[1] 陈智，郑学燕，朱荣刚.蛴螬化学成分及药理作用研究进展[J].食品与药品，2014，16(1)：62-63.

和β-D-氨基半乳糖诱导制备急性肝细胞损伤,得到肝硬化模型,利用蛴螬单味药治疗后,测得血浆中丙氨酸氨基转氨酶、天冬氨酸氨基转移酶以及碱性磷酸酶的活性降低,保肝作用优于水飞蓟素,其他还有抗菌作用。

水蛭[①]

味咸,平。

主逐恶血、瘀血、月闭,破血瘕积聚、无子,利水道。生雷泽池泽。

【注释】

① 蛭(zhì):音"至"。

【译文】 水蛭,味咸,性平。主治溢出经脉而未消散的败坏之血、血瘀、女子闭经、血瘕、腹部积块、不孕不育,能通利水道。产于雷泽的池泽中。

【按语】 《中华人民共和国药典》规定品种为水蛭科动物蚂蟥 *Whitmaniapigra* Whitman、水蛭 *Hirudo nipponica* Whitman 或柳叶蚂蟥 *Whitmaniaacranulata* Whitman 的干燥全体。

【历代名医汇讲】

功效主治 《神农本草经疏》:主逐恶血,瘀血月闭,破血瘕积聚无子,利水道,又堕胎。

《疏》:水蛭生于溪涧阴湿之处,其味咸苦,气平有大毒。其用与虻虫相似。故仲景方中往往与之并施。咸入血走血,苦泄结,咸苦并行,故治妇人恶血,瘀血月闭,血瘕积聚因而无子者。血畜膀胱则水道不通,血散而膀胱得气化之职,水道不求其利而自利矣。堕胎者,以其有毒善破血也。

简误:水蛭、虻虫,皆破逐瘀血、血瘀发病之恶药。而水蛭入腹,煅之若尚存性,尚能变为水蛭,啮人肠脏,非细故也。破瘀消血之药尽多,正足选用,奚必用此难制之物? 戒之可也。如犯之,以黄泥作丸吞之,必入泥而出。

【民俗文化】

《本草纲目》:〔时珍曰〕按《贾谊新书》云:楚惠王食寒菹得蛭,恐监食当死,遂吞之,腹有疾而不能食。令尹曰:天道无亲,惟德是辅。王有仁德,病不为伤。王果病愈。此楚王吞蛭之事也。王充《论衡》亦云:蛭乃食血之虫,楚王殆有积血之病,故食蛭而病愈也。与陶说相符。

【现代研究】

化学成分:水蛭的主要成分为大分子类化合物,如水蛭素、肝素、组织胺、吻蛭素、氨基酸等。水蛭中也含有糖脂类、喋啶类、甾体类和羧酸酯类等多种小分子类物质[1]。

药理作用:主要有抗凝血、抑制血栓形成、抗血小板聚集、降脂、脑保护作用、抗细胞凋亡、抗肿瘤、抗纤维化、抗炎、改善肾功能、中止妊娠、促进周围神经再生、促进血管新生及抗新生血管的双重作用等,其中以抗凝血、抑制血栓形成、降脂、抗肿瘤作用较为突出[2]。

鮀①鱼甲

味辛,微温。

主治心腹癥瘕,伏②坚积聚、寒热、女子崩中、下血五色、小腹阴中相引痛、疮疥、死肌。生南海池泽。

【注释】

① 鮀(tuó):音"驼"。

② 伏:去除。

【译文】 鮀鱼甲,味辛,性微温。主治腹部积块、各类顽固的积块、恶寒发热、女子阴道忽然大量出血、下血颜色错杂、小腹与阴部相

[1] 郭晓庆,孙佳明,张辉.水蛭的化学成分与药理作用[J].吉林中医药,2015,35(1):47.
[2] 潘雪,马端鑫,李燕.水蛭药理作用的研究进展[J].中国民族民间医药,2015,24(14):24.

互牵引作痛、疥疮、身体肌肉坏死或失去感觉。产于南海郡的池泽中。

【按语】 鮀鱼现今通用名为扬子鳄,《中华本草》记载其为鼍科动物扬子鳄 *Alligator sinensis* Fauvel 的甲片。

1972 年中国政府已将其列为国家一级保护珍稀动物,严禁捕杀。1973 年联合国将其列为濒危种和禁运种。

【历代名医汇讲】

功效主治 《本草经集注》:主治心腹癥瘕,伏坚,积聚,寒热,女子崩中,下血五色,小腹阴中引相痛,疮疥死肌,治五邪涕泣时惊,腰中重痛,小儿气癃眦溃。

【民俗文化】

《本草纲目》:〔时珍曰〕鼍穴极深,渔人以篾缆系饵探之,候其吞钩,徐徐引出。性能横飞,不能上腾。其声如鼓,夜鸣应更,谓之鼍鼓,亦曰鼍更,俚人听之以占雨。其枕莹净,胜于鱼枕。生卵甚多至百,亦自食之。南人珍其肉,以为嫁娶之敬。陆佃云:鼍身具十二生肖肉,惟蛇肉在尾最毒也。

蟹

味咸,寒。

主治胸中邪气、热结痛、喎僻、面肿。败漆①。烧之致鼠②。生伊洛③池泽。

【注释】

① 败漆:古人认为蟹可使生漆化成水。《本草经集注》:"仙方以化漆为水,服之长生。"《本草图经》:"其黄能化漆为水。"

② 烧之致鼠:古人认为烧蟹可以引来老鼠。《本草经集注》:"以黑犬血灌之三日,烧之,诸鼠毕至。"《本草图经》:"黄并螯烧烟,可以集鼠于庭。"

③ 伊洛:伊水与洛水。两水汇流,多连称,指河南洛阳。

【译文】 蟹,味咸,性寒。主治胸中热邪蕴结作痛、口眼歪斜、面部肿胀。可使生漆化成水。烧之会招来老鼠。产于河南洛阳的池泽中。

【按语】 《中药大辞典》记载本品为方蟹科绒螯蟹属动物中华绒螯蟹 *Eriocheir sinensis* H. Milne – Edwards 和日本绒螯蟹 *E. japonicas* (de Haan)的肉和内脏。

【历代名医汇讲】

1. 功效主治 《本草经集注》：主治胸中邪气热结痛，喎僻，面肿，败漆烧之致鼠。解结散血，愈漆疮，养筋益气。

2. 服食养生 《本草经疏》：蟹性冷，能散血热为病，故跌扑损伤，血热瘀滞者宜之。若血因寒凝结，与夫脾胃寒滑，腹痛喜热恶寒之人，咸不宜食。有独螯、独目、两目相向、六足、四足、腹下有毛、腹中有骨头、背有星点、足斑目赤者，并有毒，不可食，能害人。被其毒者，冬瓜汁、紫苏、蒜、豉、芦根汁，皆可解之。不可与柿及荆芥食，发霍乱动风，木香汁可解。

《本经逢原》：未被霜者有毒。多食腹痛泄泻，生姜、紫苏、豉汁、芦根汁并可解之。

虾蟆[①]

味辛，寒。

主治邪气，破癥坚血、痈肿、阴疮。服之不患热病。生江湖。

【注释】

① 虾蟆(há ma 哈嘛)：同"蛤蟆"。

【译文】 虾蟆，味辛，性寒。主治邪气结聚、血液结滞所致腹部积块、痈肿、阴疮。服之能避免热病。产于江河湖海中。

【按语】 《中药大辞典》记载本品为蛙科蛙属动物泽蛙 *Rana limuocharia* Boie 的全体。

【历代名医汇讲】

功效主治 《本草经集注》：主治邪气，破癥坚血，痈肿，阴疮，服之不患热病。治阴蚀,疽疠恶疮,猘犬伤疮,能合玉石。

《本草崇原》:主治邪气,破癥坚血,痈肿阴疮。服之不患热病。禀土金水之气化所生。主治邪气者,辛以散之也。禀金气,故破癥坚血。禀土气,故治痈肿阴疮。禀水气,故服之不患热病。

【民俗文化】

《本草纲目》:〔时珍曰〕古方多用蛤蟆,近方多用蟾蜍,盖古人通称蟾为蛤蟆耳。今考二物功用亦不甚远,则古人所用多是蟾蜍,且今人亦只用蟾蜍有效,而蛤蟆不复入药矣。按张杲《医说》载《摭青杂说》云:有人患脚疮,冬月顿然无事,夏月臭烂,痛不可言。遇一道人云:尔因行草上,惹蛇交遗沥,疮中有蛇儿,冬伏夏出故也。以生蛤蟆捣傅之,日三四换。凡三日,一小蛇自疮中出,以铁钳取之。其病遂愈。

石蚕

味咸,寒。

主治五癃,破石淋,堕胎。

肉:解结气,利水道,除热。

一名沙虱。生江汉①。

【注释】

① 江汉:江汉平原,位于湖北省中南部,由长江与汉江冲积而成。西起宜昌枝江,东迄中国中部最大城市武汉,北抵钟祥,南与洞庭湖平原相连。

【译文】 石蚕,味咸,性寒。主治五癃、石淋,能堕胎。肉,能疏畅气机、通利水道、清除热邪。又名沙虱,产于江汉平原中。

【按语】 宋向文等[1]通过石蚕本草文献的考证,并结合石蚕基源植物生态环境、形态特征的野外考察,访问民间医生和药农对石蚕的利用,及调研药材市场中石蚕药材的来源、销售渠道,进而确定《神

---

［1］ 宋向文,王德群,韩邦兴.《神农本草经》石蚕考证[J].中药材,2015,38(2):400.

农本草经》石蚕基源应为水龙骨科植物日本水龙骨 *Polypodiodes niponica*（Mett.）Ching。

《中药大辞典》记载为石蛾科石蛾属昆虫石蛾 *Phryganea japonica* Ml.或近缘昆虫的幼虫。

【历代名医汇讲】

功效主治 《本草经集注》：主治五癃，破石淋，堕胎。

斑猫

味辛，寒。

主治寒热、鬼疰、蛊毒、鼠瘘、恶疮、疽蚀、死肌，破石癃[①]。一名龙尾。生河东川谷。

【注释】

① 石癃：即石淋。

【译文】 斑猫，味辛，性寒。主治恶寒发热、鬼疰、蛊毒、鼠瘘、恶疮、痈疽溃烂、身体肌肉坏死或失去感觉、石淋。又名龙尾，产于河东的川谷中。

【按语】 斑猫，现今通用名为斑蝥，《中华人民共和国药典》规定品种为芫青科昆虫南方大斑蝥 *Mylabris phalerata* Pallas 或黄黑小斑蝥 *Mylabris cichorii* Linnaeus 的干燥体。

【历代名医汇讲】

1. 性味运气 《本经求真》：（专入下部）其味辛，其气寒，其性下走而不上。畏巴豆、丹参。恶甘草、芫花。

2. 功效主治 《本经求真》：破恶气恶毒（专走下窍，直至精溺之处，蚀下败物，痛不可当），故书言外用止可以蚀死肌，敷疥癣恶疮；内治止可以破石淋，拔瘰疬疔肿，下犬伤恶毒而已，取其以毒攻毒也。

【现代研究】

斑蝥是一类重要的药用昆虫，经过对斑蝥的长期研究，1975 年上海斑蝥协作组肯定了斑蝥虫体所含的斑蝥素为抗癌有效物质，其化学成分为单萜烯类,毒性很强,1g 斑蝥可致 400 人死亡。斑蝥虫体内除含有斑蝥素外,还含有脂肪、蜡质、蚁酸、色素和多种微量元素等物质。

药理作用:研究表明,斑蝥素能抑制肿瘤细胞的蛋白质合成,继而影响 RNA 和 DNA 的合成及细胞周期的进程,促进肿瘤细胞凋亡,抑制肿瘤细胞增殖。斑蝥素还具有升高白细胞的作用,它对骨髓造血系统的影响,可能与加速骨髓粒细胞成熟、释放及促进骨髓造血干细胞增殖有关;去甲斑蝥素能显著抑制体外刺激因子 CoA 或脂多糖引起的小鼠淋巴细胞的增殖及混合淋巴细胞反应[1]。而斑蝥素水浸剂体外试验可抑制堇色毛癣菌等种致病皮肤真菌,可杀死丝虫幼虫,对某些常见植物病原真菌的菌丝生长和菌核萌发有抑制作用[2]。

杏核

味甘,温。

主治咳逆上气、雷鸣①、喉痹、下气、产乳②、金创、寒心③、贲豚。生晋山川谷。

【注释】

① 雷鸣:即腹中雷鸣,肠鸣音。

② 产乳:产乳难,即难产。

③ 寒心:寒邪伤心。

【译文】　杏核,味甘,性温。主治咳逆气喘、腹中肠鸣巨响、喉痹、难产、外伤、寒邪伤心、有气从少腹上冲胸咽,能导气下行。产于山西太行山脉的川谷中。

【按语】　杏核现今通用名为苦杏仁,《中华人民共和国药典》规

［1］　尹璇,陈志伟.斑蝥素及其药理作用研究进展[J].生命科学仪器,2009,3(7):3-5.

［2］　云月利,徐冠军.斑蝥素对植物病原菌抑制作用的研究[J].湖北大学学报,2003,25(4):342-345.

定品种为蔷薇科植物山杏 *Prunus armeniaca* L. var. *ansu* Maxim.、西伯利亚杏 *Prunus sibirica* L.、东北杏 *Prunusmandshurica*（Maxim.）Koehne 或杏 *Prunus armeniaca* L.的干燥成熟种子。夏季采收成熟果实，除去果肉和核壳，取出种子，晒干。

【历代名医汇讲】

功效主治 《神农本草经疏》：简误：杏仁性温，散肺经风寒滞气殊效，第阴虚咳嗽，肺家有虚热、热痰者忌之。风寒外邪，非壅逆肺分，喘急息促者，不得用。产乳，金疮无风寒击袭者，不得用。惊痫，喉痹，亦非必须之药。用者详之。双仁者能杀人。《本经》言有毒，盖指此耳。

《本草发明》：杏仁专入肺经，乃利下之剂，故《本草》主咳逆上气，雷鸣喘促，咳嗽，喉痹，下气，除肺燥，散肺风及热风燥在胸膈间，故风热嗽者用之。又坠痰，润大肠气闭难通。

【现代研究】

化学成分：苦杏仁中含有苦杏仁苷、纤维素、糖类、油脂等，此外含有丰富的脂肪、蛋白质、多种微量元素和维生素，其中不饱和脂肪酸的含量很高，氨基酸种类齐全，搭配合理，钾、钙、铁、镁、锌和维生素 E 的含量高，不同产地苦杏仁的化学成分具有明显的差异[1]。

药理作用：苦杏仁所含苦杏仁苷口服后，在下消化道分解后产生少量氢氰酸，能抑制咳嗽中枢而起镇咳平喘作用。在生成氢氰酸的同时，也产生苯甲醛，后者可抑制胃蛋白酶的活性，从而影响消化功能。苦杏仁苷及其水解生成的氢氰酸和苯甲酸体外试验均证明有微弱抗癌作用。苦杏仁油对蛔虫、钩虫及伤寒杆菌、副伤寒杆菌有抑制作用，且有润滑性通便作用。此外，苦杏仁苷有抗突变作用，所含蛋白质成分还有明显的抗炎及镇痛作用。

---

[1] 李科友,史清华,朱海兰,等.苦杏仁化学成分的研究[J].西北林学院学报，2004,19(2)：124.

桃核

味苦,平。

主治瘀血、血闭瘕邪气,杀小虫。

桃华:杀疰恶鬼,令人好色。

桃枭①:微温。主杀百鬼精物。

桃毛:主治下血瘕、寒热、积聚、无子。

桃蠹②:杀鬼,辟不祥。

生太山川谷。

【注释】

① 桃枭(xiāo 消):经冬不落的干桃子。《本草纲目》:"桃子干悬如枭首磔木之状,故名。"

② 桃蠹(dù 杜):《证类本草》:"食桃树虫也。"

【译文】 桃核,味苦,性平。主治瘀血、闭经、血瘕,能驱除寄生虫。桃花,能驱除鬼疰、鬼魅等邪气,使人容貌姣好。桃枭,性微温,主要能驱除各种鬼魅、精怪等邪气。桃毛,主治血瘕、恶寒发热、腹部积块、不孕不育。桃蠹,能驱除鬼魅等不祥之邪气。产于泰山的川谷中。

【按语】 本品现今通用名桃仁,《中华人民共和国药典》规定品种为蔷薇科植物桃 *Prunus persica*(L.)Batsch 或山桃 *Prunus davidiana*(Carr.)Franch.的干燥成熟种子。果实成熟后采收,除去果肉及核壳,取出种子,晒干。

《中药大辞典》记载:① 桃华,名桃花,为蔷薇科植物桃或山桃的花,3~4 月间将开放时采摘,阴干,放干燥处。② 桃毛,为蔷薇科植物桃或山桃的果实上的毛。将未成熟果实之毛刮下,晒干。

【历代名医汇讲】

功效主治 《本草发明》:桃仁苦以破滞血,甘以生新血,苦重于甘,用破血为专也,故《本草》主瘀血血闭,大便血结,血秘,血燥,通润大便。又去血中之热,破血癥瘕,杀小虫邪气,止咳逐上气,消心下坚

痞,心下痞,皆瘀血。除卒暴击,通月水,止痛。凡此皆所以破血滞也,何为? 又生血,盖去滞,正所以生新,推陈致新之义也,当意得之。

《本经逢原》:《本经》主瘀血血闭癥瘕邪气,杀三虫。

《发明》桃仁入手足厥阴血分,为血瘀、血闭之专药。苦以泄滞血,甘以生新血,毕竟破血之功居多。观《本经》主治可知仲景桃核承气、抵当汤,皆取破血之用。又治热入血室瘀积癥瘕经闭疟母,心腹痛,大肠秘结,亦取散肝经之血结。熬香治癞疝痛痒,《千金》法也。桃实甘酸,多食令人腹热作泻。桃奴杀百鬼精物,疗中恶腹痛瘀血癥坚,破血,酒磨服;止血,烧灰服。桃树上胶最通津液,能治血淋、石淋、痘疮黑陷,必胜膏用之。桃叶治传尸,有水炙法,方用桃叶一斗、艾叶、厚朴各二两,分二囊盛,置以火酒数斤煮沸,更迭煮药,熨患人背脊,酒尽为度,不过三次,瘵虫永绝。又疮中小虫,捣烂涂之。

【现代研究】

桃仁主要化学成分有脂质(如中性脂、糖脂质、磷脂)、苷类(苦杏仁苷、野樱苷)、糖类(葡萄糖、蔗糖等)、蛋白质、氨基酸、苦杏仁酶、尿囊素酶等。其中,苦杏仁苷(Amygdalim)属于芳香族氰苷,它在苦杏仁酶(Amygdalase)及樱叶酶(Prunase)等葡萄糖苷酶作用下,水解生成野樱皮苷(Prunasin)和杏仁氰(Mandelonitr ile),后者不稳定,遇热易分解生成苯甲醛和氢氰酸(HCN),HCN 有剧毒,大量口服苦杏仁苷易导致严重中毒,机制主要是 HCN 与细胞线粒体内的细胞色素氧化酶三价铁起反应,抑制酶的活性而引起组织细胞呼吸抑制,导致死亡[1]。

药理作用:桃仁有保护心血管作用;对肝脏、矽肺的作用;抗炎、抗氧化作用;提高机体免疫力,抗过敏,抗肿瘤作用。桃仁中含有的脂肪油,还起到润滑肠道的作用,有利于机体的排便[2]。

---

[1] 修春,李铭源,宓穗卿.桃仁的主要化学成分及药理研究进展[J].中国药房,2007,18(24):1903.

[2] 赵永见,牛凯,唐德志.桃仁药理作用研究近况[J].辽宁中医杂志,2015,42(4):889.

瓜蒂

味苦,寒。

主治大水、身面四肢浮肿,下水,杀蛊毒、咳逆上气,食诸果不消,病在胸腹中,皆吐下之。生嵩高平泽。

【译文】 瓜蒂,味苦,性寒。主治严重水肿、头面身体四肢浮肿、咳逆气喘、食物无法消化,能去除水湿、驱除蛊毒。病在胸腹部,服用瓜蒂能通过涌吐、泻下以祛邪治病。产于嵩山的平泽中。

【按语】 《中药大辞典》名甜瓜蒂,记载为葫芦科香瓜属植物甜瓜 *Cucumis melo* L.的果柄。采摘成熟的果实,取果柄,鲜用或晒干。

【历代名医汇讲】

1. 性味运气 《本草求真》:甜瓜蒂(专入脾、肺、胃)。味苦气寒,有毒。

2. 功效主治 《本草发明》:瓜蒂极苦,堪为膈间涌吐之剂。凡胸中寒邪、膈间痰塞、与夫食物病在胸膈中者,皆吐越之,故《本草》主消大水,身面四肢浮肿,下水,此湿邪在膈上也。杀蛊毒,咳逆上气,逐咽喉风潮、痰涎窒塞。

《长沙药解》:利水而泄湿淫,行瘀而涌腐败。瓜蒂苦寒,泄水涤痰,涌吐腐败,以清气道,荡宿食停饮,消水肿黄疸,通脑闷鼻衄,止咳逆齁喘,湿热头痛,风涎喉阻,一切癫痫蛊胀之病皆医。

3. 产地生境 《本草发明》:瓜蒂要待瓜气足,其蒂自然落在蔓上。采之去瓜皮,用蒂约长半寸许,暴干用。

苦瓠①

味苦,寒。

主治大水、面目四肢浮肿,下水,令人吐。生晋地川泽。

【注释】

① 瓠(hù):因护。

【译文】 苦瓠,味苦,性寒。主治严重水肿、面目四肢浮肿,能去除水湿、使人呕吐。产于山西的川泽中。

【按语】 《中药大辞典》名苦壶卢,为葫芦科葫芦属植物小葫芦 *Lagenaria siceraria* (Molina) Standl var. *microcarpa* (Naud.) Hara 的果实。8~9 月果实成熟时采收,剖开果实,除去种子,晒干。

【历代名医汇讲】

功效主治 《本经逢原》:《本经》治大水,面目四肢浮肿,下水,令人吐。

《发明》瓠有甜苦二种。甜者虽言无毒,亦不利人。扁鹊云,患脚虚胀者不得食之,患永不瘥。苦者尤伤胃气,不可轻试。凡苦寒药皆能伐胃,不独瓠也。《本经》治大水浮肿,又云下水,令人吐,大伤中气。今人治黄瘅水气,大小便不通。或浸火酒饭上蒸,或实糖霜煅存性,必暴病实证庶可劫之。若久病胃虚误服,必致吐利不止,往往致毙,可不慎欤。其子煎汁或酒浸,治鼻窒气塞,少少滴入。又目疾肉血翳药中亦有用者,取苦寒以降火也。长柄胡芦烧灰存性,腋下瘿瘤研末擦之,以愈为度。

【现代研究】

现代研究较少,临床报道有食用苦瓠中毒事件与分析:瓠瓜与葫芦瓜出自一宗,葫芦瓜是它的一个变种,因此名称相混。其形态有长形(长瓠子)、线形(线瓠子)和葫芦形(葫芦瓜)。食用苦瓠瓜引起的食物中毒事故 2001 年国内已有报道,由于苦瓠瓜与正常瓠瓜外形不易区别,只有在食用时才发现。苦瓠瓜含有生物性毒素"苦瓠瓜子苷",是一种耐热物质,漂洗和加盐等均不能将其除去,高热煮熟后仍有毒性。出现苦味瓜的主要原因是种子遗传原因,也就是种子携带有苦味基因。因此,人们在购买瓠瓜时,应先用舌尖舔尝鉴别其有无苦味,煮熟后的瓠瓜如有苦味不应食用,以防食物中毒[1]。而临床上用苦瓠催吐也正是利用其毒性,但要注意用量。

---

[1] 王亚龙,刘秀平,邢建勇.苦瓠子和苦葫芦引起的食物中毒的调查分析[J].现代预防医学,2005,32(8):968.

腐婢

味辛,平。

主治痎疟、寒热、邪气、泄痢、阴不起、病酒头痛①。生汉中。

【注释】

① 病酒头痛:指饮酒过量头痛。

【译文】 腐婢,味辛,性平。主治疟疾、恶寒发热、邪气结聚、泄泻痢疾、阳痿、饮酒过量头痛。产于陕西汉中。

【按语】 《中药大辞典》记载本品为马鞭草科豆腐柴属植物豆腐柴 *Premna microphylla* Turcz.的茎、叶。春、夏、秋季均可采收,鲜用或晒干。

《神农本草经》腐婢是什么东西,在南北朝时已不清楚。《名医别录》云是小豆花,《本草经集注》认为是海边小树,唐代《新修本草》认为是葛花。《中药大辞典》取《本草经集注》之说,王玠[1]考证认为中药腐婢是泛指豆科多种植物的小豆花,非特指赤小豆花。从功能上考证《本草经集注》更有可能。

【历代名医汇讲】

1. **药名释名** 《本草经集注》:今海边有小树,状似栀子,茎条多曲,气作腐臭,土人呼为腐婢,用治疟有效,亦酒渍皮治心腹痛。恐此多当是真。若尔,此条应在木部下品卷中也。

2. **功效主治** 《本草发明》:主痎疟,寒热邪气,泄痢,阴不起,止消渴。病酒头疼,与葛花共解酒,不醉。

3. **产地生境** 《本草经集注》:生汉中,即小豆华也。七月采,阴干。

---

[1] 王玠.赤小豆、相思子及腐脾考[J].中药材,1995,(8)6:312-314.

| 第二部分 |

《神农本草经》研读

第一章 《神农本草经》其书

一、《神农本草经》的时代

《神农本草经》是我国现存最早的完整系统的药物学专著,为现在可知我国早期临床用药经验的第一次系统总结,被誉为中医学四大经典著作之一。书中记载了系统的中药理论知识,直至今天仍被中药学所继承。书中共收载药物365种,多数药物至今仍是临床常用药物。由于书中大部分药物是植物药,在我国古代植物药又被称为本草,"本草"成了药物的代名词;本书以"本草经"命名,后世药物著作大多也以"本草"命名,以彰显其流传脉络。

那么,《神农本草经》是怎样一部著作,它产生在什么时代。首先让我们看《神农本草经》书名给了我们三个关键词:神农、本草、经。

(一)神农

1. 神农氏 神农是我国古代传说中的先祖之一。但是传说的内容非常繁杂矛盾,我们在这里只能了解一些说法,掌握大致轮廓,不可能也没必要去详细考证。《吕氏春秋·审分览》记载:"神农十七世有天下,与天下同之也。"神农是氏族部落首领的称呼,而不是一个人的特定名称。而到后世的传说倾向于把神农氏看作是一个神人,把众多有关农业的发明权归结到他的身上。被世人尊称华夏太古三皇之一,传说中的农业和医药的发明者。

传说神农氏的形象很怪异,人身牛首。在红山文化(起始于公元七千多年前的农业文明,是华夏文明最早的文化痕迹)的玉雕中,有一类神人像,被习惯称之为"太阳神"。有学者考证认为此类玉雕,不管从外观造型还是内在寓意上，都指向神农氏，这可能即是神农氏部落后裔制作并尊崇的先祖图腾。

（1）神农不等于炎帝：《管子·封禅第五十》记载："管仲曰：古者封泰山禅梁父者七十二家，而夷吾所记者十有二焉。昔者无怀氏封泰山，禅云云；虙羲封泰山，禅云云；神农封泰山，禅云云；炎帝封泰山，禅云云；黄帝封泰山，禅亭亭；颛顼封泰山，禅云云；帝喾封泰山，禅云云；尧封泰山，禅云云；舜封泰山，禅云云；禹封泰山，禅会稽；汤封泰山，禅云云；周成王封泰山，禅社首。皆受命然后得封禅。"

齐桓公成就霸业，在葵丘大会诸侯，准备祭祀天地。管仲告诉他封禅的上古帝王有七十二家，他只记得十二家了。值得注意的是这十二家中神农和炎帝是分开的，神农在前，炎帝在后。

《史记》也有相同记载。炎帝是一个跨时代的人物，在神农氏之后才有了帝王之说。另据《管子·侈靡第三十五》记载："故书之帝八，神农不与存，为其无位，不能相用。"说明神农氏不是帝王（应该是部落首领，包括之前的无怀氏、伏羲氏，直至炎帝时才开始称帝王），不在"八帝"之列，后世将神农与炎帝混淆的说法必定有误。

（2）神农十七世，炎帝有八：《吕氏春秋·审分览》记载："神农十七世有天下，与天下同之也。"《战国策·鲁语上·展禽论祀爰居》记载："昔烈山氏（神农氏）之有天下也，其子曰柱，能殖百谷百蔬。"

《帝王世纪》："神农氏在位百二十年，凡八世：帝承、帝临、帝明、帝直、帝来、帝哀、帝榆罔。"这里皇甫谧是将"八代炎帝"与神农氏混淆了。这种混淆在《史记》中就开始了。

炎帝与神农氏都不是一个人，都是一个部落。神农氏为华夏民族农业发明的始祖，而炎帝则是神农氏之后，原始社会氏族部落的首领和政治领袖。炎帝是神农氏的后代，或者说是神农氏部落的后代，统一了各氏族部落，走向帝王统治地位称之"炎帝"。这样一来，我们就不难理解各地为什么有那么多神农和炎帝的名胜，它们是至少25代部落首领的名胜。

（3）神农等同于炎帝：在传说中，甚至史书上，炎帝与神农氏形象的混淆早就开始了。《史记·五帝本纪》记载:"神农氏,姜姓也。母曰任姒,有蟜氏女登,为少典妃,游华阳,有神龙首感生炎帝,人身牛首,长于姜水,有圣德,以火德王,故号炎帝,初都陈,又徙鲁,又曰魁隗氏,又曰连山氏,又曰列山氏。"

神农与炎帝传说在这里又合二为一了。在它带给我们的困惑之外,应该给我们一个启迪,神农的时代是那么漫长,距今是那么遥远。下面的理解是我们按照司马迁把二者统一了。

(4) 神农(约等于炎帝)功绩:神农是古代传说中的农神,汉代以前文献有关农业生产的发明创造无不与神农有关。其主要贡献有:

制耒耜,种五谷:奠定了农业生产的基础。

立市廛:开辟了市场交换。

作五弦琴:使百姓得到休息娱乐。

削木为弓:猎取野兽,保护自己。

制作陶器,改变饮食结构。

但多数人没有注意,汉代以前神农还未涉及医药[1]。到汉代,有关神农的附会更加增多,而仍以农事为主。虽然神农尝百草的传说,在汉初已有流传,但是仔细分析会发现这时所说的"尝百草"并非指医药而言,而仍然是农业发明的范畴。流传最广,最为医药学者津津乐道的,首推《淮南子·修务训》中一段话:"古者,民茹草饮水,采树木之实,食蠃蛖之肉,时多疾病毒伤之害,于是神农乃始教民播种五谷,相土地宜,燥湿肥墝高下,尝百草之滋味,水泉之甘苦,令民知所辟就。当此之时,一日而遇七十毒。"仔细推敲就会发现神农尝味百草之目的,不过"教民食谷"而已,实无关医事。

(5) 神农在汉代才开始发现药物:两汉之后,随着经学的流行,有关神农与医药传说渐丰,如:

---

[1] 王家葵,张瑞贤.神农本草经研究[M].北京:科学技术出版社,2001: 18-19.

郑玄注《周礼·天官》疾医云："其冶合之齐，存乎神农、子仪之术。"

《帝王世纪》："炎帝神农氏长于长江水，始教天下耕种五谷而食之，以省杀生。尝味草木，宣药疗疾，以救夭伤之命，百姓日用而不知，著本草四卷。"

民间神话传说的流行，神农氏也与医药有了千丝万缕的联系。如干宝《搜神记》："神农以赭鞭鞭百草，尽知其平毒寒温之性，臭味所主，以播百谷，故天下号神农也。"人们在塑造祖先发明了农业的同时，也把医药的发明归功于他，这不仅仅是祖先崇拜，从历史的角度上也可以看出其合理性，没有人感觉唐突，反而会不知不觉，自然而然。

2. 本草

（1）《汉书》中"本草"的含义："本草"一词最早见于《汉书》。"本草"二字作为词汇在《汉书》中先后出现过 3 次，有着不同的含义。

1）官职：《汉书》卷二十五《郊祀志》："成帝建始二年（公元前 31 年），候神方士、使者副佐、本草待诏，七十余人，皆归家"。颜师古注曰："本草待诏，谓以方药本草而待诏者。"

2）专学：《汉书》卷十二《平帝纪》："元始五年（公元 5 年），征天下通知逸经、古纪、天文、历算、钟律、小学、史篇、方术、本草，以及《五经》《论语》《孝经》《尔雅》教授者，在所为驾，一封轺传，遣诣京师，至者数千人。"

3）著作：《汉书》卷九十二《游侠传》："楼护字君卿，齐人。父世医也，护少随父为医长安，出入贵戚家。护诵医经、本草、方术数十万言，长者咸爱重之，共谓曰：'以君卿之材，何不宦学乎？'由是辞其父，学经传，为京兆吏数年，甚得名誉。"

《汉书》虽有"本草"一词，但我们还没有证据说《本草经》成书西汉时也。

（2）"本草"的另一个含义指药物："本草"在古代另一个含义是指药物，如五代韩保昇所云："按药有玉石草木虫兽，而直云本草者，为诸药中草类最多也。"[1]

（3）"本草"的近现代含义：在近现代以来，"本草"一词的含义更加丰富，学者们对其理解不尽相同，在不同的场合下往往指代不同含义。具体含义如下。

1）药物或生药：自 20 世纪初以来，"本草"一词又常指代药物。如老一辈本草学家赵燏黄认为，"本草"即是生药[2]。后来的本草学家尚志钧也认为，"本草"的含义即是药[3]（但在其著作中又常用本草指古代药物学文献）。无论是生药还是药，"本草"一词都是指药物或药材这种具体实物。

2）药物学：《中华本草》认为，"本草"系指药物学[4]，即是一门关于药物的专门学问。

3）中国古代传统药物学：郑金生认为，"本草"指的是"中国古代传统药物学"。

4）我国古代药物学著作：郝近大认为，"本草"一词应定义为特指我国古代药物学著作为宜[5]。

对于"本草"一词出现的上述不同理解，是学术发展演变过程中出现的不可避免的产物，具有一定的时代特征。在现代药物学学术体系下，中药学已经成为一个包括中药各领域的综合学科，"本草"关于"药物""药物学""中国古代传统药物学"等含义逐渐演化为更加清晰规范的"药物""中药""中药学"等概念，而其"古代药物学著作"的含义则至今仍为人们所习用。就目前本草领域研究的实质内容而言，其区别于一般药物学学科的特征也是其乃围绕古代药物学文献

[1]　（宋）唐慎微. 重修政和经史证类备用本草（影印本）[M].北京：人民卫生出版社影印，1982：25.
[2]　赵燏黄.中国历代本草简介[J]. 上海中医药杂志，1956，7：36 - 37.
[3]　尚志钧撰，尚元胜，尚元藕整理.中国本草要籍考[M].合肥：安徽科学技术出版社，2009：8.
[4]　国家中医药管理局《中华本草》编委会.中华本草（第一卷）[M]. 上海：上海科学技术出版社，1999：8.
[5]　郝近大.本草今义辨[J].中药通报，1988，13(11)：3 - 5.

而展开的,因此成为中药学这一综合学科下的一个分支。

3. 经 "经"的本义是织物的纵线,《说文解字》:"经,织也。"与"纬"相对。《玉篇》:"经,经纬以成缯帛也。"纵丝为经,横丝为纬,在织布时,经静而纬动。

从经的本意引申为经典,历来被尊奉为典范的著作,再引申指某一学科的专门著作。

中国古代典范的著作即经书:如"五经"指五部儒家经书,即《易》《书》《诗》《礼》《春秋》,汉时订为五经。为儒家讲学的重要典籍。之后又发展为"十三经",指《易经》《书经》《诗经》《周礼》《仪礼》《礼记》《春秋左传》《春秋公羊传》《春秋谷梁传》《论语》《孝经》《尔雅》《孟子》等十三部儒家的经典。

儒学有儒学的经典,其他学派、宗教、学科也有各自的经典。

某一学科的专门著作也是经典,中医学的经典,是中医发展史上起到重要作用,一直影响规范着后代学术发展的著作。关于四大经典的具体组成目前还存在争议,但学术界一般的看法是将《黄帝内经》《难经》《伤寒杂病论》《神农本草经》作为中医四大经典。这四部书对古代乃至现代中医都有着巨大的指导作用与研究价值。

无论是哪类经典,都有一个特点,就是经得起反复阅读、玩味,常看常新。

(二)《神农本草经》成书年代

1. 神农氏的时代 神农氏统治经历了 17 个世代,加上炎帝的8 个世代,共 25 个世代,到黄帝部落崛起的时候才衰落下去了。按照一世平均 30 年计算,那么神农氏统治的时期大约为 750 年,如果把这当作信史看待,黄帝的时代,在距今大约 5000 年以前,以此上推750 年,大约就可以推断出神农氏统治开始于距今大约 5700 多年以前。

即使这些真实可信,那时的中国还处在原始社会,文字尚未发明,显然不可能有著作出现。因此,《本草经》不可能是神农氏(包括炎帝)所作。那么它可能出现在什么时期呢?

2. 汉代的风俗 汉代的《淮南子·修务训》："世俗之人,多尊古而贱今,故为道者必托之于神农、黄帝而后能入说。"意思说,当时的世俗,大多是崇古而轻今的,所以为了宣传自己的学说主张的人,常常要假托神农、黄帝的名义,然后才能让世人乐意接受他们的学说主张。

事实正是这样,从《汉书·艺文志》中我们可以看到许多当时的托名书籍。《神农本草经》会不会出现于这一时期呢?

3. 近现代学者对《神农本草经》的认识

(1) 伪书:梁启超《中国历史研究法》[1]:"伪书者,其书全部或一部分纯属后人伪作而以托诸古人也。例如现存之《本草》号称神农作,《素问内经》号称黄帝作⋯⋯文字未兴时代之神农,已能作《本草》,是谓无因;《本草》出现后若干千年,而医学药学上更无他表见,是谓无果。无因无果,是无进化。如是则吾侪治史学为徒劳。是故苟无鉴别伪书之识力,不惟不能忠实于史迹,必至令自己之思想涂(途)径大起混乱也。""今所称《神农本草》,《汉书·艺文志》无其目,知刘向时决未有此书。再检《隋书·经籍志》以后诸书目及其他史传,则知此书殆与蔡邕、吴普、陶弘景诸人有甚深之关系,直至宋代然后规模大具。质言之,则此书殆经千年间许多人心力所集成,但其书不惟非出神农,即西汉以前人,参预者尚极少,殆可断言也。"

在其《古书真伪及其年代》[2](《古书真伪常识》)中亦说:"最著名的《神农本草》一书,相传为神农口尝百草,辨别苦辛,然后编著成书。其实此书与神农丝毫无关,乃汉末以后,渐渐凑成,至梁陶弘景,才完全写定。"

梁启超继续说"古书中有许多经各时代无数人踵武赓续而成者,如《本草》一书即其例。吾尝欲详考此书成立增长之次第,所搜资料

［1］ 梁启超.中国历史研究法(外二种)[M].石家庄:河北教育出版社,2000:104-108.
［2］ 梁启超.古书真伪及其年代[M].上海:中华书局,1936:19.

颇多,惜未完备,不能成篇耳。"这种和稀泥的说法就成了后来的《神农本草经》"非一时一手所成"。

目下在众多观点中最为流行,也最为公众接受的,就是本书"非一人一时"之作的说法。这种观点承认"神农"是伪托,当是战国及秦汉医药学家通过对药学资料不断搜集整理,最后成书。这样一来,既满足了好古之人,又可解释年代较晚文字的在书中的存在,皆大欢喜。大部分教材持此说。

马继兴《中医文献学》虽将《本草经》成书下限考定为战国,仍然认为:"《神农本草经》并非一人一代的产物,其中包括了夏、商、周各代,初期简帛医籍中广大劳动人民在医疗实践中所累积的药学成果,而其基本定稿至少不晚于战国末期。"[1]

（2）西汉所作:尚志钧认为:"现存《证类本草》白字（指《本草经》）,虽杂有东汉时代外来药和汉代时制地名,不等于《神农本草经》到东汉时才有。可能西汉时已有此书了。西汉《淮南子·修务训》云:'世俗之人多尊古而贱今,故为道者,必托之神农、黄帝而后始能人说。'这就提示《本草》托之神农,在《淮南子》以前就有了。"[2]《神农本草经》出于汉代本草官之手。"可以确认汉代被诏的本草官,他们长期从事药物合和工作中获得药性知识,从经方中获得药物治疗知识,从神仙著作中获得药物养生知识,他们把这三部分知识糅合为一体,以药物为纲,撰写成本草专书。书成后,为着取信于世人,不得不托名神农、子仪等先秦人物,从而取得上级官员的信任,就能更好地获得'本草待诏'的机会。所以《神农本草经》疑是汉'本草待诏'者托名之作。"[3]

马伯英《中国医学文化史》亦认为:"《本经》作为中国第一部药物学集大成著作,应系在汉代求神仙不老之药的文化背景及原有治疗

［1］　马继兴.中医文献学[M].上海:上海科学技术出版社,1990:246.
［2］　尚志钧.《神农本草经》成书年代讨论[M].见:中医八大经典全注.北京:华夏出版社,1994:246-249.
［3］　尚志钧.神农本草经校注[M].北京:学苑出版社,2008:309-312.

用药经验的基础上成书,以西汉成书较为有准。"并指出:"《神农本草经》为汉武帝之后不久的那些方士医生撰著,为方士文化在医药中的结晶,应可认定。"[1]

(3) 东汉所作:梁启超《古书真伪及其年代》:"此书(指《本草经》)在东汉三国间盖已有之,至宋齐间,则已成立规模矣。著者姓名虽不能确指,著者年代则不出东汉末讫宋齐之间。"[2]

(4)《神农本草经研究》观点[3]:王家葵对《神农本草经》成书年代进行了系统考订:"除《汉书》外,本草书名已多见。"

东汉安世高译《捺女耆域因缘经》云:"逢一小儿担樵,耆域望视,悉见此儿五脏肠胃,缕悉分明,耆域心念,《本草经》说,有药王树,从外照内,见人腹脏,此儿樵中,得无有药王邪?"安世高本名清,原为安息国太子。自幼信奉佛教,让位于其叔。他精研阿毗昙,修习禅定。于东汉建和元年(公元 147 年)到达洛阳。不久即通晓汉语,翻译经典。译经工作约止于东汉建宁(公元 168~171 年)中。随后,游历了江西、浙江等地。此处引佛典有"本草经"一词,非谓此三字为西域泊来,实安世高译经时,借用当时汉地固有名词,用作翻译梵文"药书",则彼时中土已有《本草经》流行无疑。

1) 语言风格上:与《五十二病方》《武威汉代医简》等进行比较,对功效构词特点进行分析,发现《神农本草经》全书语言风格统一,遣词用字时代特征明显,体例严密,其成书过程应该是一次完成的,故与成书年代考证密切相关的书名、药名、地名等绝非后人增补。

2) 通过对药名训释的分析:外来药名(胡麻、戎盐、枲耳、蒲陶、薏苡仁),《神农本草经》成书必然在这些药物传入之后。

与职官有关的药名,如赤箭、徐长卿皆名鬼督邮,独活一名护羌使者,都是汉代以后官名,绝不是先秦的作品。

[1] 马伯英.中国医学文化史[M].上海:上海人民出版社,1994:271-273.
[2] 梁启超.古书真伪及其年代[M].上海:中华书局,1936:19.
[3] 王家葵,张瑞贤.神农本草经研究[M].北京:科学技术出版社,2001:13-39.

与《山海经》《五十二病方》等书相比，药名特点距今近去古远。就此尚志钧的《神农本草经校注》根据《尔雅》等书逐一进行了比较。

与西汉《急就篇》药名非常一致。

3）从郡县建置年代考察：《神农本草经》所出地名，多为西汉所置，今"永昌"一处为东汉，成书上限应在公元69年永昌设郡以后。

4）《神农本草经》的成书年代：在东汉和帝永元六年（公元94年）前后。

（三）《名医别录》是什么时间出现的

南北朝时期的陶弘景对本草著作进行了整理，从而出现了所谓三部中药著作《神农本草经》《名医别录》《本草经集注》。

最早出现《别录》书名的是唐代《新修本草》孔志约序："梁陶弘景雅好摄生，研精药术。以为《本草经》者，神农之所作，不刊之书也。惜其年代浸远，简编残蠹，与桐、雷众记，颇或踳驳。兴言撰缉，勒成一家，亦以雕琢经方，润色医业。《本经》虽阙，有验必书；《别录》虽存，无稽必正。考其同异，择其去取。铅翰昭章，定群言之得失；丹青绮焕，备庶物之形容。撰本草并图经、目录等，凡成五十四卷。"

再看陶弘景本人的说法："隐居先生，在乎茅山岩岭之上，以吐纳余暇，颇游意方技，览本草药性，以为尽圣人之心，故撰而论之。

"旧说皆称《神农本草经》，余以为信然。昔神农氏之王天下也，画易卦以通鬼神之情；造耕种，以省煞害之弊；宣药疗疾，以拯夭伤之命。此三道者，历群圣而滋彰。文王、孔子，象象繇辞，幽赞人天。后稷、伊尹，播厥百谷，惠被生民。岐、皇、彭、扁，振扬辅导，恩流含气。并岁逾三千，民到于今赖之。

"但轩辕以前，文字未传，如六爻指垂，画象稼穑，即事成迹。至于药性所主，当以识识相因，不尔何由得闻。至乎桐雷，乃著在篇简。此书应与《素问》同类，但后人多更修饰之耳。秦皇所焚，医方、卜术不预，故犹得全录。而遭汉献迁徙，晋怀奔迸，文籍焚麾，千不遗一。

"今之所存，有此四卷，是其本经。所出郡县，乃后汉时制，疑仲景、元化等所记。又有《桐君采药录》，说其华叶形色。《药对》四卷，论其佐使相须。魏、晋以来，吴普、李当之等，更复损益。或五百九十五，或四百三十一，或三百一十九。或三品混糅。冷热舛错，草石不分，虫兽无辨，且所主治，互有多少。医家不能备见，则识智有浅深。今辄苞综诸经，研括烦省。以《神农本经》三品，合三百六十五为主，又进名医副品，亦三百六十五，合七百三十种。精粗皆取，无复遗落，分别科条，区轸物类，兼注名世用，土地所出，及仙经道术所须，并此序录，合为三卷。虽未足追踵前良，盖亦一家撰制。吾去世之后，可贻诸知音尔。"

《嘉祐本草》序言："然旧经才三卷，药止三百六十五种，至梁陶隐居，又进名医别录，亦三百六十五种，因而注释，分为七卷。"[1]这是道明《集注》中的"名医副品"，即"名医别录"。《新唐书·于志宁传》中提到于志宁答皇帝问时说："别录者，魏晋以来，吴普、李当之所记，言其花叶形色，佐使相须，附经为说，故弘景合而录之。"[2]这也表明《集注》中的"名医副品"即"别录"。《嘉祐本草》序中明确提出："凡陶隐居所进者，谓之名医别录。"

那么我们可以得出结论，所谓的《名医别录》实际上是陶弘景根据当时各种版本的本草著作合并统筹而成，时代也相仿佛，应该与《神农本草经》是"等值"的。

了解了《神农本草经》的成书年代，我们就要进一步了解《神农本草经》是孤立出现的吗？如果不是，与它伴生的还有什么？

二、《神农本草经》问世前后其他书籍对药物的记载

对于古人的访问，阅读他们遗留下来的作品是一个途径。为了了解《神农本草经》，我们有必要了解以下春秋战国到秦汉之间古籍中对药物的记录。

[1] 唐慎微.重修政和经史证类本草[M].影印本.北京：人民卫生出版社，1982：25.
[2] 欧阳修.新唐书[M].排印本.北京：中华书局，1975：4003.

（一）汉代之前没有发现与《本草经》类似的书名

（1）汉代之前药物书名有"药论"，如《史记·扁鹊仓公列传》云："（公乘阳）庆有古先帝遗传黄帝、扁鹊之脉书，五色诊病，知人生死，决嫌疑，定可治，及药论书，甚精。"

（2）《汉书·艺文志》中"本草"非"本草"，"经方者，本草石之寒温，量疾病之浅深，假药味之滋，因气感之宜，辨五苦六辛，致水火之齐，以通闭解结，反之于平。"

（3）《黄帝内经》中所提及的书名没有"本草"，《黄帝内经》中提及到达书名有《五色诊》《五色脉变》《揆度》《奇恒》《玉机》《上经》《下经》《脉法》《奇恒阴阳》《针经》《九针》《热论》《刺法》《本病》《金匮》《气穴所在》《阴阳十二官相使》《天元册》《阴阳传》《奇恒之势》《寿夭刚柔》《官针》等。

（4）张仲景看到的医著没有"本草"，张仲景提及旳医书有《素问》《九卷》《八十一难》《阴阳大论》《胎胪》《药录》《平脉辨证》等。

由上述代表性著作中，我们可以看出本草作为书名在汉代不是普遍的。

（二）《神农本草经》时代前后（春秋战国到秦汉之间）的药物记载

1.《诗经》中的"准药物" 《诗经》是我国现存最早成书的文学作品，也是我国最早的一部诗歌总集。大约成书于春秋中期，起初叫做《诗》，孔子曾多次提到这个名称，如"《诗》三百，一言以蔽之，曰：'思无邪。'"（《论语·为政》）经学者考定，《诗经》中的作品都是在周武王灭商（公元前1066年）以后产生的。

古代读书人没有不读《诗经》的，而且还常常以此书作为开蒙之书。《论语·阳货》："《诗》可以兴，可以观，可以群，可以怨，迩之事父，远之事君，多识于鸟兽草木之名。"《诗经》中有大量鸟兽草木之名，读这些文字可以扫盲，还有助于增加常识。是古代文人的必修课。

《诗经》中其实没有直截了当的药物，但是其中载有的鸟兽草木，

有不少在后来被收入药物书中,因此许多文章也说《诗经》中收载了若干药物,有统计说有 80 余种。试举出几例:

如《周南》"关雎"篇:"参差荇菜,左右采之";"卷耳"篇:"采采卷耳,不盈顷筐";"芣苢"篇:"采采芣苢,薄言采之"。经考证,卷耳即苓耳,芣苢即车前草,皆为中药。

《召南》"采蘩"篇:"于以采蘩,于沼于沚";"采苹"篇:"于以采苹,南涧之滨";"草虫"篇:"陟彼南山,言采其蕨"。考证认为蘩即白蒿,苹为田字草,蕨为多种植物的类称,皆有入药的记载。

《邶风》"匏有苦叶"篇:"匏有苦叶,济有深涉";"谷风"篇:"采葑采菲,无以下体。""谁谓荼苦? 其甘如荠。"匏是一种葫芦,葑菲为芜菁,荼即茶。

《鄘风》"墙有茨"篇:"墙有茨,不可埽也";"桑中"篇:"爰采唐矣? 沬之乡矣"。茨即蒺藜,唐即菟丝子。

……

可以看出,《诗经》中的药物都是和劳动的场面相伴的。古人在劳动中认识了这些植物,开始采集食用它们,逐渐认识到它们除充饥外,还有某种治疗的作用。

2.《山海经》中的"神怪药物" 《山海经》,古人曾一度认为是夏禹、伯益所作,今人多不以为然,而认为是一部大约在战国至汉初这段时间成书的著作。该书内容丰富,记载了众多方国、山河、人物、异兽等等。刘宗迪将其定位为:"《山海经》是一部记录古代民众知识的知识性而非思想性读物。"[1]该书内容丰富,记载了众多方国、山河、人物、植物、异兽等等。在众多记载中,《山海经》还记载了某些与医药相关的内容,因为这些记载晚于殷墟甲骨文,早于《黄帝内经》和《五十二病方》,更早于《神农本草经》,因而有不可忽视的史料价值。

---

[1] 廖明君,刘宗迪.《山海经》与上古学术传统——刘宗迪博士言谈录[J].民族艺术,2003,4: 14.

　　按照象思维[1]的认识，当时的人们对于药物的认识还是基于一种非常模糊的认识，当人们看到某些动物、植物具有特殊性能和体质结构，就联想到能否把它也移植给自己，使自己也产生这样的特殊性能和体质结构。

　　如《南山经》中就有："直爰之山……有兽焉，其状如狸而有髦，其名曰类，自为牝牡，食者不妒。"因为这种动物本身不分雌雄，因而不具备嫉妒的恶习，所以，认为如果吃了它，也可以治疗人类的妒病。再如《西山经》云："昆仑之丘……有木焉，其状如棠，黄华赤实，其味如李而无核，名曰沙棠，可以御水，食之使人不溺。"因为沙棠可以防水，人吃了也不会淹死。这种现在看来荒诞不经的想法，当时的人们是深信不疑的。

　　当然大量的记载并没有说明治疗疾病的原理，而只说可以防治某病，等等。如"河罗之鱼，食之已痈"；荣草，"食之已风"；"有鸟……名曰青耕，可以御疫"；鬼草"服之不扰"，荀草"服之美人色"（《中山经》）。祝余"食之不饥"（《南山经》）。水族鲑，"食之无肿疾"；櫰木，"食之多力"；薰草，"佩之可以已疠"，"浴之已疥"（《西山经》）等等，既有治疗用药，也有保健预防用药。

　　《山海经》收录的药物，各家统计数目不同，由数十至百余，皆因对药物的理解不同所致。治疗疾病数十种，用药方法有内服、沐浴、佩带、涂抹等多种用药方法。

　　《山海经》的药物有两个特点：① 多数药物与疾病是一一对应的，即一药治一病，少数兼治两种疾病。而后代多数药物都是组方治疗疾病的，从这里我们可以看到医学发展的痕迹，从单味应用到复方配伍，是医学发展的过程，在《山海经》中保留了较为原始的医药风貌。② 动物药多于植物药材。医药的发展离不开社会生产的发展。

---

[1] 象思维的理论可以参考王树人的两部著作：《传统智慧再发现》两卷，作家出版社，1997；《回归原创之思——"象思维"视野下的中国智慧》，江苏人民出版社，2005。

原始社会的居民一般居住在森林中，靠渔猎采集为生。动物药的大量使用是原始人类渔猎、畜牧时代的遗留。在农业生产还不发达的时期，人们的食物主要是动物，药物也就随着动物的食用而被发现。当农业发达以后，人们的饮食发生了变化，植物性食物增加，才产生了后来大量的植物类药物。

3.《尔雅》中的"药物"释名　《尔雅》是我国最早的一部解释词义的专著，也是第一部按照词义系统和事物分类来编纂的词典。作为书名，"尔"是"近"的意思（后来写作"迩"），"雅"是"正"的意思，在这里专指"雅言"，即在语音、词汇和语法等方面都合乎规范的标准语。《尔雅》的意思是接近、符合雅言，即以雅正之言解释古语词、方言词，使之近于规范。

在历史上，《尔雅》备受推崇。这是由于《尔雅》汇总、解释了先秦古籍中的许多古词古义，成为重要工具书。学习《尔雅》可以"博物不惑"，多识鸟兽草木虫鱼之名，增长各种知识。成书的上限不会早于战国，下限不会晚于西汉初年。

《尔雅》全书收词语4 300多个，分为2 091个条目。本20篇，现存19篇。这些条目按类别分为释诂、释言、释训、释亲、释宫、释器、释乐、释天、释地、释丘、释山、释水、释草、释木、释虫、释鱼、释鸟、释兽、释畜19篇。"释草"以下7篇解释的是关于植物动物方面的词语，与药物有关的语词也在这7篇之中。如：

释草："薜，山蕲。""术，山蓟。杨枹蓟。"

释木："柽，河柳；旄，泽柳；杨，蒲柳。""杞，枸檵。"

释虫："螘，天蝼。""蟠，鼠负。"

释鱼："鳐，鮤。""科斗，活东。"

释鸟："舒凫，鹜。""蝙蝠，服翼。"

释兽："鹿：牡，麚；牝，麀；其子，麛；其跡，速；绝有力，麆。""麝父，麕足。"

释畜："羊，牡，羒；牝，牂。牡，羒；牝，牂。"

《尔雅》中对要用动植物的解释，后世经常出现在各种本草书中。

除传世著作之外,20 世纪以来还有一些出土医书,为我们揭示了古人对于医药的认识,那些尘封已久的历史愈渐清晰地呈现在我们面前。

4.《万物》中的原始药物 1977 年在阜阳县双古堆 1 号汉墓中发掘出土。墓主夏侯灶,为西汉第二代汝阴侯,是西汉开国功臣夏侯婴之子,卒于文帝十五年(前 165 年)。因此,阜阳汉简为汉初遗物。从 1980 年 9 月开始,由国家文物局古文献研究室和阜阳地区博物馆联合组成了阜阳汉简整理组,对这批汉简进行整理,发现包括竹简,木简,木牍 3 类简文计有 11 种古籍。

在汉简中有一部分有大量的药物记载,被编号为 W001,因竹简上有"万物之本,不可不察也;阴阳之化,不可不知也"的简文而被定名为《万物》[1]。夏侯灶是西汉开国名将夏侯婴的儿子,卒于汉文帝前元十五年(公元前 165 年),故《万物》的竹简抄写年代,应在西汉初年,而其内容撰写的时间,据专家推测应是秦汉之间,早于长沙马王堆出土的医学简帛。《万物》残简共计 133 支,共约 1 100 字。

《万物》的本草学成就:《万物》的药物有 70 余种,包括动物药、矿物药和植物药。植物药材超过 40 种,矿物药不足 10 种,其余为动物药。可以看出,在《万物》时期,动物药的优势已让位给了植物药,这显然与农业发展有关。《万物》中的药物,绝大多数为日常生活中所能接触到的东西,这是药物早期发展阶段的一个特征。

《万物》记载的药物功用,有很多不仅与后世本草学相符合,而且至今仍在临证医疗中被应用。如,《万物》有"已癃以石韦与燕矢也",意思是可用石韦和燕矢治疗癃闭(小便不通),至今临床上中医还常用石韦治疗小便不通的疾病。再如《万物》有"商陆羊头之已鼓胀也",意思是商陆和羊头可以治疗鼓胀(腹水)一类的病症,至今中医还在辨证使用。这与《山海经》记载的药物已多被废弃有很大的不

---

［1］ 文化部古文献研究室,安徽阜阳地区博物馆阜阳汉简整理组.阜阳汉简《万物》[J].文物,1988,4：36 - 47,54.

同。《万物》与《山海经》相同的有一点是多数治疗都是单味药，或者两味药，但没有形成方剂，是药物与疾病的一一对应。

《万物》中已经有了简单的加工炮制，如"咭"（切开）、"燔"（烤）、"煮"等几种原始方法。但是令人奇怪惊异的是，《万物》中竟然把有些毒药当成是可以常服的药物。如"服乌喙百日令人善趋也"，"乌喙与□使马益走也"。乌喙即乌头，有毒，过量或常服都会中毒。后世使用乌头都是经过严格炮制或者长时间煎煮才能服用。难以理解的是长期服用（百日）不经处理的乌头下不但不中毒，反而体轻善跑。

5. 武威汉代医简和马王堆医学简帛中的药物

（1）马王堆医学简帛：1972年起在湖南长沙马王堆汉墓中发掘出了大量珍贵文物，轰动世界。尤其引起医药界兴趣的是1973年末在三号墓出土了大量帛书和少量竹木简，其中有220枚竹木简和帛书为医学内容，分属14种医书，包括帛书《足臂十一脉灸经》《脉法》《阴阳脉死侯》《五十二病方》《养生方》《杂疗方》《却谷食气》，竹简《十问》《合阴阳》《天下至道谈》，帛画《导引图》等。该墓的下葬时间是在汉文帝初元十二年（公元168年），据考证，这些简帛的成书年代并不统一，但基本上是秦汉间的著作。有专家统计，这些著作中收载了近400种药物，其中动物药116种、植物药180种、矿物药31种，其他和待考药物79种。从这些简帛中可以看出当时人们对于采药、炮制、加工制剂、贮藏等药物等药物知识都有一定认识。

最近，精装八开七巨册由复旦大学教授裘锡圭先生主编的《长沙马王堆汉墓简帛集成》由中华书局出版。马王堆汉墓简帛图版得以首次集中完整公布。该书释文准确、校注严谨，部分帛书的整理取得突破性进展，如《五十二病方》新释200余字，改释100余字。

（2）武威汉代医简：1972年在甘肃武威柏树乡旱滩坡汉墓出土了92枚医药简牍，根据考古专家鉴定，武威汉代医简的抄写时间大约在东汉的公元1世纪，比马王堆汉墓古医书要晚。武威汉代医简中记载的药物近百种，植物药材占60余种，动物药和矿物药都是十余种。在这些医方中，个别已有方名，如"白水侯方"。方中药物已有简单炮制,如父且、冶、渍、烦等。

6. 新近考古发现的医简 老官山汉墓医简和南昌西汉海昏侯墓医书也引起了学者的兴趣。

2012 年 7 月至 2013 年 8 月,成都文物考古研究所和荆州文物保护中心组成考古队,对位于成都金牛区天回镇、成都地铁三号线建设工地的一处西汉时期墓地进行了抢救性的考古发掘。该墓葬内发现 920 支医学竹简。据考古人员介绍,医简分两处存放,根据竹简长度、摆放位置、叠压次序和简文内容,可分为 9 部医书,其中除《五色脉诊》一部之外,皆无书名,经初步整理暂定名为《敝昔医论》《脉死侯》《六十病方》《尺简》《病源》《经脉书》《诸病症侯》《脉数》等。此外,还有 184 支(含残简)组成的内容为《医马书》。

2011 年,南昌西汉海昏侯墓在新建区大塘坪乡观西村附近山上被发现,随后文物部门进行了抢救性挖掘。2016 年 3 月海昏侯墓的墓主被确认为汉废帝刘贺。海昏侯墓目前共出土了一万件(套)文物,竹简有五千多枚。其中已发现的有《论语》《史记》《医经》《孝经》《医书》以及筑墓的赋等。医学界的兴趣集中在《医经》和《医书》上,我们期待专家更多的解读。

7. 其他汉代以前书籍

(1)《管子·地员篇》:《地员篇》是最早的植物生态学著作,为中国古代植物地理科学做出了贡献。内容似乎是战国时代农家的资料。

该书对于各种土壤适合种植的农作物进行了分类,其中也涉及部分药物,如:

> 五沃之物……莲与蘪芜、藁本、白芷。

> 五位之物……群药安生,姜与桔梗,小辛、大蒙。其山之泉,多桔、苻、榆;其山之末,有箭与苑;其山之旁,有彼黄蒀,及彼白昌,山藜、苇、芒。群药安聚,以圉民殃。

(2)《范子计然》:题为春秋时代范蠡所著,实际成书不早于汉武帝时期,不晚于两汉之际,极可能写成于新莽时期。全书不足 1 万字。分上、中、下卷,首先简述了天、地、日、月、三光、风雨、露、四时、九田等气象、地理知识,后面记录了101种商品。除去五谷、布、繡、罗、纨素、绨、锦、白素、饼、酱、玉、铅粉、墨、兔毫、狐皮15种衣、食、美容、文化用品外,其余86种全为药材商品。占商品总数的85.1%。

《范子计然》药物示例(据马国翰《玉函山房辑本》本):

松脂出陇西,如胶者善。(《太平御览》卷九百五十三)

柏枝脂出三辅,上价七十,中三十以下。(《太平御览》卷九百五十四)

桑出三辅。(《太平御览》卷九百五十五)

芜荑在地,赤心者善。(《艺文类聚》卷八十八,《太平御览》卷九百五十六)

蜀椒出武都,赤色者善;秦椒出陇西天水,细者善。(《艺文类聚》卷八十九。《太平御览》卷九百五十八。《齐民要术》卷四引作"蜀椒出武都,秦椒出陇西天水")

在卷下86种药材商品中,矿物药15种,动物药6种,植物药(含真菌类)65种。1种(滑石)无产地,3种(芜荑、芎䓖、射干)产地不详,其余82种记有品名、产地。39种记有优质品的质量标准。4种(犀角、螵蛸、柏脂、皂荚)记有上、中、下等级及价格。2种药材(兰、赭石)有多种商品规格。优质药材的质量标准,包括产地、形状、粗细、色泽、质地、气味、采收季节7项指标要求。

与《神农本草经》的关系:有学者对比两书所载药材,药名完全相同者多达61种,占了《范子计然》所载药材的近2/3。而真正完全溢出《神农本草经》记载范围之外的药材只有8种,足见两者关系之密切。

(3)《急就篇》:中国古代教学童识字的字书。西汉元帝时(公元前48年~公元前33年)黄门令史游作。全书为三言、四言、七言韵语。三言、四言隔句押韵,七言则每句押韵,以便诵习。

篇中分章叙述各种名物,如姓氏人名、锦绣、饮食、衣服、臣民、器物、虫鱼、服饰、音乐,以及宫室、植物、动物、疾病、药品、官职、法律、地理等,不仅为识字而设,还有传播知识、以应实际需要的意思。

这些应用字反映了当时人们的生活,有重要的史料价值。我们在这里可以见到与当时人们的生活有密切关系的草木鸟兽虫鱼的名目,可以了解当时人们对于人体生理和疾病、医药的知识。集中涉及药物的内容如下:

> 灸刺和药逐去邪,黄芩伏苓礜茈胡。
>
> 牡蒙甘草菀藜芦,乌喙附子椒芫华。
>
> 半夏皂荚艾橐吾,芎藭厚朴桂栝楼。
>
> 款冬贝母姜狼牙,远志续断参土瓜。
>
> 葶苈桔梗龟骨枯,雷矢雚菌荩兔庐。

此书注家很多,也有不同见解,至少这里直接论及的有近 40 种药,再加谷、菜(葵、葱、蓼、苏、芜荑、茱萸等均在此)、果、锻铸金属等中的散在内容,超过 50 种。如果我们把《急就篇》中这些药名理解为秦及西汉初年的常用药材,则当时的药材种类已相当可观了。

8.《伤寒杂病论》中的"经方药物" 《伤寒杂病论》是东汉末年张仲景所著,因该书确立了中医学理法方药、辨证施治的原则,被后世尊为"众方之祖",张仲景也被尊为"医圣"。《伤寒杂病论》虽然不是药物专著,却包含了众多的药物内容,张仲景方被后世成为"经方",而药物也是"经方药物"。《伤寒杂病论》被后世分为专治外感的《伤寒论》和专治杂病的《金匮要略》。据学者统计,两书共收载药物215 味,其中植物药 127 味、动物药 39 味、矿物药 25 味,这时的药物中动、植、矿物的比例与《山海经》时期已明显不同了,植物药大幅度增加,矿物药小幅度增加,而动物药越来越少了。

公认《伤寒杂病论》要晚于《神农本草经》,前者使用的药物有60％见于后者。《伤寒杂病论》问世的 200 多年后,陶弘景的《本草经集注》又收录了其中的大部分药物,使《伤寒杂病论》的药物84％进入其中。其余的药物又被后代陆续收入本草之中。《伤寒杂病论》已经是一部完善的医学著作,后世的许多医学理论、方法、技术等都可以在这部书中找到踪迹。该书虽然不是药学著作,但也已经涉猎了药物的炮制、剂量、性味、配伍、服法等诸多方面,成为了解汉代及以前药物使用历史的必读书。

9. 吴普本草　一作《吴氏本草》。6卷。魏代吴普约撰于公元3世纪初期。其说药性,集录神农、黄帝、岐伯、雷公、桐君、扁鹊、季氏、一经、医和9家之论,乃魏以前药性研究之汇总。所记药效,注重临床实际,较少神仙方士之说。此书约佚散于北宋。

最早的辑本为清代焦循辑本——《吴氏本草》(1793年),载药168种,今存稿本。孙星衍等所辑《神农本草经》中,亦收录此书内容,散附于各药条下,且题《本经》为"魏吴普等述",明显受至影响。尚志钧1961年也曾辑佚《吴普本草》,得药200余,仿《本草经集注》分类法,考据详明。

《吴普本草》示例(据尚志钧辑本):

丹砂(《御览》卷九百八十五)

神农甘。黄帝、岐伯:苦,有毒。扁鹊:苦。李氏:大寒。或生武陵。采无时,能化朱成水银,畏磁石,恶咸水。

玉泉(《御览》卷九百八十八)

一名玉屑。神农、岐伯、雷公:甘。李氏:平。畏冬华,恶青竹。白玉体如白头公。

钟乳(《御览》卷九百八十七)

一名虚中,一名夏。神农:辛。桐君、黄帝、医和:甘。扁鹊:甘,无毒。李氏:大寒。或生太山山谷阴处,岸下聚溜汁所成,如乳汁,黄白色,空中相通。二月、三月采,阴干。

矾石(《御览》卷九百八十八)

一名羽涅,一名羽泽。神农、岐伯:酸。扁鹊:咸。雷公:酸,无毒。生河西或陇西,或武都、石门。采无时。岐伯:久服伤人骨。

选取了若干具有代表性的著作,从中我们可以看到春秋战国到秦汉间药物使用的沿革变迁:古人对于药物的认识有一个渐进的过程,古代的药物与生产生活实践有密切关系,药物多与食物相联系,药物从盲目的被动使用到经验的传播,再到理论的形成,治病从单味药物发展到组方,再固定成方……春秋时期,《诗经》中可能被当作食物的植物有治疗的作用,被我们认为有药物的苗头;《山海经》中已经明确说明某物"已"某疾,显然是治疗的药物。从中我们还可以看出早期人们发现中药的方法和思路;《尔雅》作为十三经之一,自古受到重视,其末7篇诠释的是动植物名称,与药物密切相关;地下的挖掘带来了最大的真实,《万物》、马王堆古医书、武威汉代医简、老官山汉墓医简、海昏侯汉墓医简,把我们从现实带到了烽火硝烟的战国,又引我们走到大汉之初,药物逐渐固定,医方出现,人们不再满足于天然草根树皮、兽骨石头,而是有意识地对他们进行加工炮制,目的是减少毒性,增大疗效,方便储存、运输、服用……当我们踏上古人一个个脚印的时候,会发现在《神农本草经》出现的时候已经登上了一个高高的山峰。

正是应用了《神农本草经》中的药物,医圣张仲景撰写了《伤寒杂病论》,创立辨证论治、理法方药。继承了张仲景等医家的药物成就,本草又发展出了《本草经集注》《新修本草》《证类本草》《本草纲目》……

第二章 《神农本草经》与汉代文化[1]

一部作品必然会受到作者生活时代的影响，被它所处的时代打上特有的文化烙印。因此，我们要想很好地认识一部作品，有必要对作者所处时代的文化特征进行解读。《神农本草经》除了文字古朴难懂外，书中有很多内容对于我们理解和学习仍构成了很大的难度，如在"序录"中对于药物分类的记述"上药一百二十种为君，主养命，以应天。无毒，多服久服不伤人，欲轻身益气不老延年者，本上经"，"中药一百二十种为臣，主养性，以应人，无毒，有毒，斟酌其宜，欲遏病，补虚羸者，本中经"，"下药一百二十五种为佐使，主治病，以应地，多毒，不可久服，欲除寒热邪气，破积聚、愈疾者，本下经"。为什么上药主养命，而不是治病？上药为君，这里的"君"作何理解，是药物"君臣佐使"配伍中的君药吗？在具体的药物条文中：云母"久服轻身延年神仙"；丹砂"能化为汞"；水银"镕化还复为丹"；铅丹"炼化还成九光"；白青、理石等杀三虫；太一禹余粮可以"飞行千里"；升麻"杀百精老物殃鬼"等等，这些内容常被认为是迷信糟粕，他们出现在书中，应该如何理解？要想准确地解读和评价《神农本草经》中的内容和学术价值，我们有必要从汉代的文化入手，对该书进行学习。《神农本草经》中的这部分学术内容与汉代儒家思想、神仙方士、阴阳五行和巫术思想四个方面相互联系紧密，下文分别从这四个方面对该书的内容加以阐述。

---

[1] 该章节大部分内容参考王家葵、张瑞贤所著《〈神农本草经〉研究》一书，对于文献出处以下不作一一标记。

一、儒家思想对《神农本草经》的影响

东汉初期儒家思想文化是占统治地位的,然而汉代建立之初并非如此。刘邦推翻了秦朝的统治。西汉初年,社会经济衰弱,刘邦登基后,对秦"二世而亡"很警惕。他要士人陆贾总结一下包括秦朝在内的历代兴亡的经验教训,为他提供借鉴。陆贾根据黄老学说,并结合当时国家残破、经济凋敝的情况,提出"事逾烦,天下逾乱;法逾滋,而奸逾炽;兵马益,而敌人逾多。秦非不欲为治,然失之者乃举措暴众,而用刑太极故也"(见《新语》)的见解。主张不要"用刑太极",不要"极武",而要"文武并用",认为这才是国家生存的长久之道。这个观点就是老子所提倡的圣人处无为之事,行不言之教的"无为而治"。无为而治并非不作为,而是顺应事物发展的规律,适度而治。《新语》的观点基本符合当时刘邦的建国思想,也反映了秦朝后期的政治和社会需要。

后来的吕后、文帝、景帝基本上也是推行这个政策。尤其是文帝、景帝时期,进一步采用政论家晁错提出的"贵粟政策""轻徭薄赋""与民休息""以德化民"的政策。这一治理国家的方式取得了良好的效果,生产日渐得到恢复并且迅速发展,出现了多年未有的稳定富裕景象。《史记·平准书》:"京师之钱累巨万,贯朽而不可校。太仓之粟陈陈相因,充溢露积于外,至腐败不可食",史称"文景之治"。可见,西汉建国初期采取的是道家无为而治的思想来治理国家,那么我们后来所说的儒家思想是如何登上历史舞台,占据社会主导性的统治地位呢?这里我们要重点介绍两个关键性的人物,汉武帝和董仲舒。

汉武帝(刘彻)是西汉第五任皇帝,汉景帝第十子,具有雄才伟略。他看到最高统治集团以黄老思想指导政治,在官吏中或社会上,诸子百家的思想仍然很活跃,这样是不利于加强中央集权的。因此,"广延四方之豪俊,欲闻大道之要,至论之极。"以寻求更好的治国之法。群贤毕现,陈述个人治国的观点。董仲舒以"天人三策"为对,他

说："春秋大一统者,天地之常经,古今之通宜也。今师异道,人异论,百家殊方,指意不同,是以上亡以持一统,法制数变,下不知所守。"建议"诸不在六艺之科、孔子之术者,皆绝其道,勿使并进(亦即'罢黜百家,尊崇儒术'的思想)"(见《汉书·董仲舒传》)。这种只尊奉一家的治国思想十分切合汉武帝之意旨,因此为武帝所重用。也就是从此开始儒家思想成为汉代的官方哲学思想登上历史舞台,并在其后历代思想中占据统治地位。几千年来,孔子被奉上神坛,与董仲舒有最根本的关系。儒家的治国思想、伦理纲常在《神农本草经》一书中有多处体现。

(一) 儒家尊君思想的影响

尊君思想是儒家治国思想的集中体现,这种思想在《神农本草经》中有很明显的表现。《神农本草经》中的尊君思想主要体现在以下两个方面。

第一,是对《神农本草经》中药物分类思想的影响。

《神农本草经》共收载药物 365 种,按照药物的性质不同被分为三等,即上品药、中品药,以及下品药。

《神农本草经》"序录"中载:"上药一百二十种为君,主养命,以应天。无毒,多服久服不伤人,欲轻身益气不老延年者,本上经。"

"中药一百二十种为臣,主养性,以应人,无毒,有毒,斟酌其宜,欲遏病,补虚羸者,本中经。"

"下药一百二十五种为佐使,主治病,以应地,多毒,不可久服,欲除寒热邪气,破积聚、愈疾者,本下经。"

这三段论述,基本涵盖了以下信息:① 上品药物数目为 120 种,是君药;中品药物数目为 120 种,是臣药;下品药物数目为 125 种,是佐使药。② 上品药主养命,与天相应;中品药主养性,与人相应;下品药主治病,与地相应。③ 上品药无毒,可以多服久服,并且具有补益功能,可以使人觉得身体轻松,延缓衰老;中品药有或稍有毒性,但以无毒为主,可以阻止疾病的发生,并且具有补益作用;下品药多具有毒性,不可长久服用,主要用来治疗疾病,包括清除人体寒热邪气的侵袭人体,消除体内积聚等功效。

值得强调的是,"性"有两种解释,首先,"性"通"生",如《左传·昭公十九年》记载:民乐其性,而无寇雠。其次,"性"指精神,道教有性命双修之法,性即是指的精神层面而言。道教的这种"性"的观念是在内丹术出现后才被提出,是宋元后的产物,因此,这里的"性"应指第一种含义而言,有生命的意思。而与性相比,上品药中的"命"更有一种与生俱来的含义。也可以理解为命是先天的,性是后天的。

《神农本草经》中明确道出了"上药为君""中药为臣""下药为佐使"的思想。书中上药为君的主张,是汉代儒家尊君思想的折射,是作者将儒家君臣体系在方药配伍中的理想化。上药应天,只有上药才具有为君的资格。如董仲舒所说:"天者,百神之君也,王者之所最尊也。"上药顺应天命,即如"受命之君,天意之所予",我们称君王为天子,就是此义,在方剂中的地位居于最高。同样,中药应人为贱,下药应地更贱,故只能居于臣属佐使的地位。

第二,对药物配伍使用的影响。

如同治理国家,上至君王,下至百姓,只有共同参与、相互配合,才能将国家治理得繁荣昌盛。使用药物治疗(预防)疾病也同样需要不同等级的药物相互配伍、协同作战。《神农本草经》"序录"指出药物配伍的规律:"药有君、臣、佐、使,以相宣摄(宣摄:宣,发散;摄,收敛。实际上是指辨证的配伍,取之中和),合和(古代对于药物配伍的另一种说法)者,宜用一君、二臣、三佐、五使,又可一君、三臣、九佐使也。"这里主要说了药物的两种物配伍方式:一种配伍方式为一味君药、二味臣药、三味佐药和五味使药;另一种配伍方式为一味君药、三味臣药和九味佐使药。但无论哪种配伍方式,君药的数量是固定的,即只有一味,暗示着国家君王的唯一性;而且臣药少于佐使药。这都深刻地体现了以儒家思想所构建的人类社会中以君为尊的思想,以及等级分明的社会制度。恰如贾谊所说:"等级分明,而天子加焉,故其尊不可极也。"(《汉书·贾谊传》)这正是儒家政典模式的缩影。若方剂中多君少臣、多臣少佐,必悖儒家社会君臣上下之礼。

　　我们发现《神农本草经》中所说的配伍方式与现在我们所用的药物配伍方式有相悖之处。举个例子来说，《伤寒论》"附子理中丸"中的附子在《神农本草经》中被列为"下药"。按照《神农本草经》的理论，由于附子位居下品，只能作为佐使药。而从张仲景拟方治病的本意来看，"附子理中丸"是用于治疗因脾胃阳虚所致的脘腹冷痛、呕吐泄泻等。在该方中，附子味辛、性温，有毒，具有回阳气、散阴寒之功效，对于因脾肾阳虚所致的虚寒之证具有主要的治疗作用，是被用作君药。

　　这种"主病为之君"的思想早在先秦时期已深入人心。《庄子·徐无鬼》中说："药也，其实堇也、桔梗也、鸡雍也，豕零也，是时为帝也。"此处帝与君含义相仿。风邪为患，立下品药堇（乌头）为君，水饮为患，立中品药豕零为君，以行君道，而不必断断于《神农本草经》的上药为君。也就是说衡量一味药物是否作为君药的关键在于该药是否对于疾病能够起到主要的治疗作用，而与其所属三品分类无关。

　　到了唐代，在王冰补入的《素问·至真要大论》中更是明确提出了"主病为之君"的说法，即："主病谓之君，佐君之谓臣，应臣之为使。"又云："君一臣二，制之小也；君一臣三佐五，制之中也；君一臣三佐九，制之大也。"（七方之制）

　　从先秦的"主病谓之君"的思想到《神农本草经》中"上药为君"思想的转变，其主要原因就在于从先秦到两汉儒家思想的变更。

　　在先秦时期，国君虽然也居于崇高的地位，但尚未被绝对神圣化，国家的利益高于国君的利益。如《孟子》所说："民为贵，社稷次之，君为轻"，即"国贵君轻"。又如，《吕氏春秋》中提出："天下非一人之天下，天下之天下也。"在一定条件下，甚至还可以"废其非君，而立其行君道者"。而到了汉武帝时期，儒家思想成为官方哲学，君权便被神格化。如董仲舒云："天者，百神之君也，王者之所最尊也。"因为上药应天，位居最高等级，只有上药才具有为君的资格，而且只能用为君药。

　　显而易见，"上药为君"是一种机械的方剂配伍理论，限制了药物

运用的灵活性,有悖于临床用药规律。正因如此,这种配伍理论并无
实用价值,经不起临床的检验,不久便被后起的《素问·至真要大论》
中"主病为君"的理论所取代,直到今天,我们所使用的药物配伍理论
仍是遵循"主病谓之君,佐君之谓臣,应臣之为使"的配伍方法。然
而,《神农本草经》的功绩也不可淹没,书中首先提出"君臣佐使"理
论,使得中医药物配伍走上了系统化的道路。

（二）天人相应思想

我们知道,中国古代的天文学非常发达。是世界上起步最早,发
展最快的国家。所谓"中国古代天文学",乃是今天我们的一种追认,
因为中国古代并无现代意义上的"天文学",而只有所谓"天算学""星
占学"之类。其研究目的与意义与今天的"天文学"完全不同,并非所
谓"科学研究",而是对当时社会政治的解释和对未来的预测。《汉
书·艺文志》云:"天文者,序二十八宿,步五星明,以纪吉凶之象,圣
王所以参政也。"

各种天文现象被认为与人类社会的各种变动相关,而尤其与政
治问题相关,即所谓"天命"。《诗·大雅·大明》:"有命自天,命此文
王。"《诗·大雅·维天之命》:"维天之命,于穆不已。"《尚书·多方》:
"我周王察天之命。"《论语·颜渊》:"生死有命,富贵在天。"天命观是
我们民族先秦时期就已经形成的基本观念。

"天命"的表现就是天象,天象有所谓"吉凶",表示"天命"之所
寄。天象的种种变化,往往表明现实政治是否得到"天"的认同,将有
什么样的自然灾害,是否将发生战争,战争形势将对谁有利等。

东汉时期,董仲舒提出天人感应,即认为天与人是相对应的。如
天有四季则人有四肢,天有五方(东、南、西、北、中)则人有五脏(肝、
心、脾、肺、肾),等等。这也就是所谓的"天人相副"。

儒家"天人相副"的思想在《神农本草经》中也有明确的体现。古
代星象家为测定天体星辰的运行,将天空分为 365 等分距离,称为
365 度。这个数字正与《神农本草经》中所收录的 365 种药物数相符。
《神农本草经》"序录"中说:"三品合三百六十五种,法三百六十五度,

一度应一日,以成一岁。"这里三品是指三品药数,而度是指天的三百六十五度分之一,《神农本草经》中的 365 种药物正好与天的 365 度相应,一度又与一天相应,365 天组成一年。正如李时珍所说:"《神农本草》,药分三品,计三百六十五种,以应周天之要。"

其实,在《神农本草经》产生时期,医学文献中所记载的药物已经远不止 365 种,就连当时的许多常用药物,如《五十二病方》中所提到的蛇莓、大皮桐、乌雄鸡,《急救篇》中所提到的艾、乌喙,《伤寒杂病论》中所提到的芒硝、白前、桂枝、香豉、白酒、苦酒(醋)等也均未被收入《神农本草经》。这也就更进一步证实了,《神农本草经》的药物数量为 365 种,是本书的作者强行规定的。

此外,天人相应的思想还表现在《神农本草经》对于上、中、下三品药物的划分顺序:"上药一百二十种为君……以应天";"中药一百二十种为臣……以应人";"下药一百二十五种……以应地",即上、中、下三品药物分别对应于三才中的天、人、地。

在汉代以前,三才的顺序为天、地、人,人居于最次等的地位。如《老子》中云:"人法地,地法天,天法道,道法自然。"又如《易·说卦》:"是以立天之道,曰阴与阳;立地之道,曰刚与柔;立人之道,曰仁与义。"而到了汉代,这种天、地、人三才的顺序发生了改变,人已经不再是天地的附庸,而直接是天的产物。如《春秋繁露》中"天之生人也,人之受命于天也","人居天地之间","举凡一切,皆归之以奉人",都是这种思想的体现。由此看出,《神农本草经》以上、中、下三品,分应天、人、地三才,正是汉代儒家三才思想影响下的产物。

(三) 儒家仁学思想的影响

《神农本草经》还受到当时儒家仁学思想的影响。仁学是儒家思想的核心,所谓仁学,就是"仁爱通和之学",强调做人应该怀有仁慈之心,由仁而生爱,即孔子所谓"仁者爱人"。仁学的思想在《神农本草经》中的表现,可通过《神农本草经》与《五十二病方》的对比来加以说明。

《五十二病方》是 1973 年湖南长沙马王堆三号汉墓出土的,成书年代早于《神农本草经》的一部医学方书。该书成书于战国时期，共载疾病 52 条，处方数百首，载药 247 种。通过两书的对比，我们发现，在人部药物的选取方面，两书有很大的不同。

《五十二病方》的 247 种药物中，有多达十余种为人体的器官或人体的分泌物，如人发、男子泊（精液）、男子恶（粪便）、溺、头脂、燔死人头、人泥等等。而在《神农本草经》中人部药物仅人髲一种。《释名》："髲（音必），被也，发少者得以被助其发。髢（音敌），鬄也，剔刑人之发为之也。"（假发）可见，人髲的解释应是假发，它有刑徒头上剃得，通过这种辗转途径得来的假发入药，尚不违背"身体发肤受之父母，不敢毁伤"的古训。

《五十二病方》的成书于战国时期，当时儒家思想尚未在社会上占统治地位，从内容中可以看出该书一方面是受到战国时巫术思想的影响，另一方面也受到了古人"近取诸身，远取诸物"思想的影响，因此，书中出现了大量的人部药物的使用。而在《神农本草经》编写的时期，儒家思想已经成为社会的主流思想，儒家认为"仁者爱人"，以人的器官作为药物，是"礼崩乐坏"的表现，这是绝对难以容忍的。因此，在《神农本草经》中人部药物仅存人髲一种，无疑体现了儒家仁学思想的影响。

在《神农本草经》中这些儒家思想的体现，并作为该书构建的主体框架与思想，无疑说明该书是在儒家哲学登上历史舞台并占据统治性哲学思想后的产物，从而也证明了该书的产生时间不会早于西汉汉武帝时期。

二、神仙方士对《神农本草经》的影响

神仙方术思想来源于原始社会的巫术，方士们认为人的长生不死乃至成仙都可以求得，他们或者于炉火中自行炼制不死之药，或者寻找仙药、仙人，或者以方术招致鬼神。东汉末年，神仙方术被方仙道所继承，而神仙方士也逐渐衍化为道士。

神仙方士思想自产生以来，引起了普遍的影响。

如《庄子》："藐姑射之山，有神人居焉，肌肤若冰雪，绰约若处子，不食五谷，吸风饮露，乘云气，御飞龙，而游乎四海之外。"

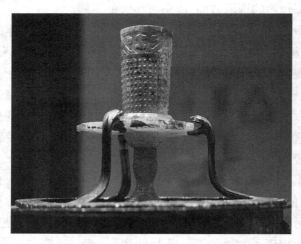

图 1　承盘高足杯。此图拍摄于广东南越王墓。南越王墓是西汉初年建都番禺的南越国第二代王赵眜的陵墓。赵眜号文帝，公元前 137 年至公元前 122 年在位，是秦统一岭南名将赵佗之孙。

神仙方士之术，到汉武帝之世而昌盛，开启其后东汉、魏、晋道教神仙方术思想的基础。东汉时期虽已儒家学说作为官学，但是，起源于战国末期的神仙方术思想仍然弥漫于朝野上下。如刘安《淮南万毕术》、魏伯阳《周易参同契》都主张通过服食而致神仙。《史记》中所载的李少君、栾大、宋无忌、正伯乔、充尚，羡门子高都为神仙方士。乐府《长行歌》：仙人骑白鹿，发短耳何长。导我上太华，揽芝获赤幢。来到主人门，奉药一玉箱。主人服此药，身体日康强。发白复更黑，延年寿命长。《汉志·方技略》有医经、经方、神仙和房中，可见医学与神仙之术都是古代的方剂之一，在汉代之前就有，神仙中药是与求仙有关的"服食""行气""导引"等术。神仙方士迷信于仙药，沉醉于炼丹，施技于法术，这些思想在《神农本草经》中都有所体现。

（一）"仙药"思想对《神农本草经》的影响

服食也叫服饵，主要是一种内服外物，通过口腹与外部自然界进行物质交换的方术。服食的内容，从植物、动物到矿物和化学制剂，几乎无所不包。如果仅从成分内容上看，似乎神仙方士的服食与医术中的方药区别不大。但二者的区别主要是用药目的、方法和药物体系。服食的目的是为求得长生不死，而医药的目的是为了治病救人；服食的药物要久服，医疗的药物讲究中病即止；服食的药物以金石矿物为主，而医疗所用的药物以草木类为主。

神仙方士的这种服食常常与辟谷术相联系。辟谷并非绝对意义上的完全不吃不喝，可分为服食辟谷和服气辟谷两种。其中服食辟谷是通过服食"仙药"，来达到一种不会饥饿的状态，从而不去吃普通人所食用的五谷杂粮。如《汉武帝外传》载，东汉方士王真"断谷二百余年，肉色光美，徐行及马，力兼数人"。

《神农本草经》将所有药物分为上、中、下三品。上品120种为君，无毒，主养命，多服久服不伤人，如人参、阿胶；中品120种为臣，无毒或有毒，主养性，具补养及治疗疾病之功效，如鹿茸、红花；下品125种为佐使，多有毒，不可久服，多为除寒热、破积聚的药物，主治病，如附子、大黄。以有毒无毒，是否可以久服作为药物分类的标准具有典型的神仙思想。

其一，药物是用来治疗疾病的。而《神农本草经》却将是否有毒，是否具有补益作用，服之可以不老延年作为评判药物等级的标准，将虽有毒性，但具有除寒热邪气、破积聚的具有治疗疾病作用的药物列为下品，这脱离了药物作为"治病草"而使用的基本概念，无非是当时神仙思想的一种折射。

神仙方士们认为，祛除疾病是修道成仙的最基本层次，因而相应的治疗药物也就被列为下品，且这部分药物多具有毒性；同时具有补益作用及防病作用的药物被列为中品；然而无疾不等于成仙，想获得长生，不依靠外力——药物是无法达到的，因此具有补益延年作用可以久服的药物就被列为上品。

其二,临床上药物治疗疾病的原则是"中病即止"。而在《神农本草经》的365种药物中,竟然有150多种提到"久服,令人轻身不老",其中10多种还特别指出"久服轻身益气,延年不老神仙"。如:云母"久服轻身延年神仙";玉泉"久服耐寒暑,不饥渴,不老神仙"。朴消"炼饵服之,轻身神仙";石胆"久服增寿神仙";丹砂"久服通神明,不老";太一余粮"久服耐寒暑,不饥,飞行千里,神仙";雄黄"久服轻身神仙";水银"久服神仙不死";蒲黄"久服延年神仙";青芝、赤芝、黄芝、白芝、黑芝"久服轻身不老,延年神仙";鸡头实"久服耐老神仙";显然,这便是当时神仙方士所提倡的服食,这种服食的目的也不是士大夫概念中的"轻身益气",而是他们成仙道途中的手段之一。

在《神农本草经》中所记载的服用后使人不产生饥饿的药物如,玉泉"久服耐寒暑,不饥渴";无色石脂"久服补髓益气,肥健,不饥";凝水石"久服不饥";长石"久服不饥";术"延年不饥";泽泻"久服耳目聪明,不饥";署豫"轻身不饥延年"等;薏实、旋花、青蘘、麦门冬、茯苓、柏实、榆皮、桑根白皮、蜜蜡等共26种。因为方士们认为人食五谷杂粮,要在肠中积结成粪,产生秽气,或者阻碍成仙的道路,而服食"仙药"则不会产生这种顾虑,并且可以通过祛除体内杂质,收到奇异的效果。

(二) 金石药物与炼丹术对《神农本草经》的影响

《神农本草经》"序录"中规定,作为上品药物,一定是要没有毒性。只有没有毒性的药物才可以长久服食。然而事实并非如此,丹砂在《神农本草经》中被列为上品药之一,现代的医学却证明丹砂(或称为朱砂)实为硫化汞(HgS),是具有剧烈毒性的药物。在该书中不止丹砂一味,许多金石类药物都被该书收录,作为中上品之药,认为无毒,可以久服,轻身延年,乃至不死成仙。在《神农本草经》中金石类药物占了很大的比重,共有45味,占全书的12%以上。金石类药物是神仙方士服食的药物之一种,也是最为重视的一种。这确实反映了该书作者神仙方士的影响,对于金石之品非常重视。

为什么在古代,方士们会认为诸如丹砂之类的金石药物没有毒性,并且服食这些药物可以不死成仙呢？在同时期的方士著作中我们可以找到答案。如汉代《黄帝九鼎神丹经》中云："且草木之药，埋之即朽，煮之即烂，烧之即焦，不能自生，焉能生人。"草木类的药物，由于其"埋之即朽，煮之即烂，烧之即焦"的特性，本身都不能存活很久，人吃了这类药又怎么能得到长生不死呢！相反，金石矿物类药物本身就有不易毁坏、不易腐朽的特性，存在几千年都不会有任何损害，正如魏伯阳《周易参同契》中云"金性不败朽，故为万物宝"，因此"术士服食之，寿命得长久"。正是古人"假外物以自坚固"的取类比象思想，这也是一种机械的推理，也就是吃什么就变什么或以形补形。

然而，随着神仙方士大量服食单纯矿物、金属药物的实践，他们也发现大部分未经煅炼的金石、矿物服用后常常引起中毒，这些药物不是简单的能够直接服食，而是要经过烧炼加工过程，也就是所谓的炼丹。在汉代，炼丹已成为神仙方士的重要活动之一。用铅汞等物烧制的"金丹""黄白"，不但原料是天地之精华，生成物也超过自然之物，更在众药之上。

《神农本草经》中部分药物条文中保留了直接与炼丹术相关的内容。如丹砂"能化为汞"；空青"能化铜铁铅锡作金"；曾青"能化金铜"；石胆"能化铁为铜成金银"；朴消、消石"能化七十二种石"；水银"能杀金银铜锡毒，镕化还复为丹"；石硫磺"能化金银铜铁奇物"；铁精"化铜"；铅丹"炼化还成九光"。

由于当时社会知识和科学技术的匮乏，这些神奇现象的产生让当时的炼丹之士兴奋不已，也很自然地让他们联想到经过这些奇异现象所产生的药物必具非凡之效，使得方术士深深沉迷于炼制丹药，而歪曲了他们的毒性。即使是有中毒现象的发生，方士们也会认为是自己烧炼方法或者火候不对，再加上一些故弄玄虚者，人们也就对于服食丹药不会中毒反而可以成仙的说法深信不疑。现在的科学试验已经证明古人的灵丹妙药的炼制实际上就是一些简单化学反应的产物。如丹砂的炼制为丹的过程为：丹砂"能化为汞"，水银"镕化还复为丹"。这个过程的化学反应式为：

$$HgS + O_2 \xrightarrow{\triangle} Hg + SO_2$$

$$Hg + 1/2O_2 \xrightarrow{\triangle} HgO$$

丹砂炼制后成的"丹"便为氧化汞（HgO）。

又如空青、曾青、石胆等都是铜盐，《神农本草经》所记载的"能化铜铁铅锡作金"；"能化金铜"；"能化铁为铜成金银"都是它们与比其活性更强的金属如铁等的置换反应。如"能化铁为铜"这个反应的离子方程式如下：

$$Cu^{2+} + Fe \longrightarrow Fe^{2+} + Cu$$

再如，铅丹（主要成分为铅加工制成的四氧化三铅）"炼化还成九光"即是铅经过炼化，在不同的反应条件下，生成不同颜色的铅的氧化产物，如红色的 Pb_3O_4，橘黄色的 Pb_2O_3，深棕色的 PbO_2，黄红色的 PbO，灰色的 Pb_2O 等。所谓"九光"就是指这些不同颜色的氧化铅。

现在看来，这些化学反应实在是不值一提。但是，五千年的科技发展并不能抹杀当时的人类成就。炼丹术是古代劳动人民在长期的采矿与冶炼实践中产生的，是人类智慧的结晶。炼丹家在炼丹过程中所创造的浸取、蒸馏、蒸发、烧灼、升华、结晶、水浴、沙浴等操作方法都给现代化学奠定了基础，建立了初步规模，可以说炼丹术就是现代化学的萌芽。而他们炼出的金丹虽然不能使人长生不死，有些却是可以用来治疗人类疾病的药物，如水银、硫黄、丹砂等。

除此之外，神仙方士的炼丹术对《神农本草经》中药物的影响还表现在其炼丹时的常用药物和所使用的器具方面。如《黄帝九鼎神丹经》《太清金液神丹经》《五金粉图诀》《周易参同契》中提到的雄黄、雌黄、磁石、云母、禹余粮等，以及炼丹时所用来制六一泥所用的戎盐、卤盐、牡蛎、五色石脂、滑石、代赭石等，乃至伏火所需的草灰（即冬灰），都在《本草经》中有记载。

值得一提的是历史上著名的"五石散"。五石散，顾名思义即是由五种矿石炼制而成的石药。

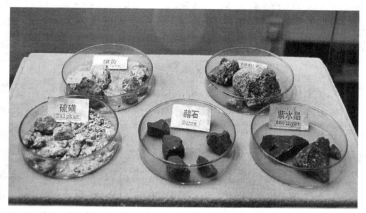

图2 南越王墓出土的五石散。包括紫水晶、硫黄、雄黄、赭石以及绿松石。

有的学者提出五石散的最早记载见于张仲景的"侯氏黑散方"和"紫石寒石散方"，而实际历史上早在春秋战国时期便有记载。《史记·扁鹊仓公列传》中云，"齐王侍医遂病，自练五石服之。臣意往过之，遂谓意曰：'不肖有病，幸诊遂也。'臣意即诊之，告曰：公病中热。论曰'中热不溲者，不可服五石'"，是扁鹊与齐王侍医遂论述五石散治疗的宜忌。历史上真正把服食五石散推向高潮的要"归功"于魏晋时期以何晏为代表的士大夫。当时整个社会掀起了一股服食五石散的狂潮，皇甫谧《解散说》曰："近世尚书何晏，耽声好色，始服此药，心加开朗，体力转强，京师翕然，传以相授。历岁之困，皆不终朝而愈，众人喜于近利，未睹后患。晏死之后，服者弥繁，于时不辍，余亦豫焉。"于此也可以看出历史上五石散功用的多用性：在医家如扁鹊、齐王医遂、张仲景的眼中五石散是治病良药，在南越王眼中是炼丹服食的仙药，而在士大夫何晏的眼中却是兴奋剂。

历史上五石散的成分多种多样，现在为大家所公认的五石散主要成分是"石钟乳、石硫磺、白石英、紫石英和赤石脂"，这种说法源自鲁迅先生所著《魏晋风度及文章与药及酒之关系》，与南越王墓中所出土的五石散成分略有不同。实际上五石散虽有一定的治疗作用，但这种药含有对人体有害的毒素，吃了以后会造成慢性中毒，并可能导致死亡，实不宜长期服食。

（三）其他方士法术对《神农本草经》的影响

汉代方士所用的神仙法术，除上述的服食仙药、金丹，辟谷以外，还有其他多种修炼、应用的法术，而这些法术的实施，大部分仍然离不开药物的使用。在《神农本草经》中也有关于借助药物来行使法术的记载。如服用太一禹余粮（氧化物类矿物褐铁矿）后可以"飞行千里"；服用泽泻后"能行水上"；将羚羊角带入山林中焚烧可以"辟虎狼"；佩戴雄黄可以"胜五兵"（兵器不能侵犯）；佩戴女青可以"辟不祥"等。此外，方士们画符所常用的丹砂、雄黄、代赭石，在《神农本草经》中都有"杀精物恶鬼"的神奇功效。

在《神农本草经》中还有白青、理石、长石、粉锡、天门冬、蘼芜、鸢尾、贯众、青葙子、蚤休、蒿畜、厚朴、山茱萸、吴茱萸、芫茜、雷丸、楝实、桐叶、梓白皮、彼子、麝香、白僵蚕、蜈蚣、白蚯蚓 20 余味药物提到有杀"三虫"的功效。"三尸虫"的说法早在西汉的纬书中便有记载，这种思想被《神农本草经》所吸取，也成为道教思想渊源之一。纬书《河图记命符》中载："人身中有三尸，三尸之为物，实魂魄鬼神之属也。"这里所说的"三尸"也就是三种"魂魄鬼神"。其后道教文献中明确提出过三尸虫的称谓以及除三尸虫之法。三尸虫，即"上尸虫""中尸虫"和"下尸虫"，又分别被命名为彭倨、彭质、彭矫，或青姑、白姑、血姑。"上尸虫"居于人体上部，"中尸虫"居于人体中部，"下尸虫"居于人体下部。三尸虫是伴随人的出生便存在于体内，可以记录人的功过，并在庚申之日将这些功过上报给天帝，天帝根据人的功过判人罪行，轻者致病，重者丧命。道士们要想成仙就必须先除掉这"三尸虫"。除掉三尸虫的方法很多，除上述通过服用药物的方法外，还有守庚申、沐浴、辟谷、服气、吞符等方法。比如前文所提到的辟谷法。道教认为三尸是在人体中是靠谷气生存的，如果人不食五谷，断其谷气，那么三尸虫在人体中就不能生存了。

从三尸虫的来源和治疗三尸虫所使用的药物上来看,三尸虫实际上就是存在于人体内的寄生虫,只不过是方士、道士们将其神秘化罢了。《神农本草经》中所记的杀三虫药物为后世道教去三尸提供了用药依据,在后世许多道教典籍所记载的处方中,往往使用了其中的药物。

三、阴阳五行学说在《神农本草经》中的体现

阴阳五行学说是战国时期以术数为基础发展起来的哲学流派,也是中国特有的认识模式。它用阴阳五行的概念,归纳纷繁的自然现象,企图以此说明宇宙秩序及其内部联系。战国以后,特别是汉代谶纬学说流行以来,阴阳五行思想流布甚广,举凡文史哲医各个领域无不受其浸染。

庞朴先生认为:中国传统文化中阴阳自阴阳,五行自五行,原属于两个不同系统。五行、八卦、阴阳分别起源于三种不同的占卜方法:龟卜、卦卜、枚卜,代表了古老中国东方、西方、南方不同的部族文化。战国后期,三者逐步融合,终于形成了一种以阴阳五行为骨架、以中庸思想为内容、以伦理道德为特色的文化,及人们通常所说的中国型文化。[1]这种自战国后期相互融合的阴阳五行思想在《神农本草经》中也有所体现。

（一）四气五味与阴阳五行

《神农本草经》用阴阳五行学说指导药物配伍,阐明药性理论。如:"药有阴阳配合,子母兄弟。"又云:"药有酸咸甘苦辛五味,又有寒热温凉四气。"五色石脂条:"五石脂,各随五色补五脏。"这说明《神农本草经》是阴阳五行学说广泛流行后的产物。

据统计,《神农本草经》中记载五味药数分别为辛味药 98 种,其中甘味药 78 种,酸味药 14 种,苦味药 131 种,咸味药 36 种。据《素问阴阳应象大论》所说的五味阴阳属性(辛、甘发散为阳,酸、苦

---

[1] 庞朴. 阴阳五行探源[J]. 中国社会科学,1984,3：75-98.

涌泄为阴,咸味涌泄为阴)的理论,《神农本草经》中属辛甘味的阳药共 176 种,属咸味的阴药共 182 种,基本上符合"阴平阳秘"的自然法则。

从甘味药在三品中的位置分析:《神农本草经》中共 78 味药属甘味,其中属上品者 58 种、中品 15 种、下品 5 种,多数甘味药属上品。这与董仲舒所提倡五行重土、五味贵甘的理论有关。《春秋繁露》云:"土者,五行最贵者也,其义不可以加矣。五声莫贵于宫,五味莫贵于黄。"又云:"甘者,五味之本。土者,五行之主也。"

(二)五行与五脏配属

五味与五行的对应关系最早见于《尚书·洪范》:"润下作咸,炎上作苦,曲直作酸,从革作辛,稼穑作甘。"而五味与五脏的对应关系最早见于《管子·水地》:"五味者何?曰五脏,酸主脾,咸主肺,辛主肾,苦主肝,甘主心。"五脏对应五行:脾木、肝火、心土、肾金、肺水。其后《吕氏春秋》《淮南子·时则训》《太玄经》的说法有所不同。如《淮南子·时则训》云:"孟春之月,盛德在木,祭先脾;孟夏之月,盛德在火,祭先肺;季夏之月,盛德在土,祭先心;孟秋之月,盛德在金,祭先肝;孟冬之月,盛德在水,祭先肾。"五脏对应五行为:脾木、肺火、心土、肝金、肾水。而东汉时期《白虎通义·情性》云:"肝象木、肺象金、心象火、肾象水、脾象土。"五脏对应五行为:肝木、心火、脾土、肺金、肾水。

五行与五脏对应关系在两汉之际发生了重大的改易,其中最主要是心的五行属性变化。心被认为是"君主之官"(《素问·灵兰秘典论》)及"五脏之主"(《淮南子·原道篇》)。西汉以土德为国运,因此,心对应五行中的土。而东汉光武帝以赤符受命,立火德为国运,因此该心为火脏,建立了一直延续至今的五行五脏对应格局。

《神农本草经》中六芝条可以窥见作者的五行观点:"青芝味酸补肝气;赤芝味苦益心气;黄芝味甘益脾气;白芝味辛益肺气;黑芝味咸益肾气。"五行五脏的对应关系与东汉心属火学说一致,也提示了该书的成书上限为东汉初年。

四、巫术与《神农本草经》

一提起巫术，大家往往想到的是野蛮和落后。但巫术并不是区分现代人和原始人的标志。对于巫术，社会人类学家马凌诺斯基曾指出无论有多少知识和科学能帮助人满足他的需求，它们总是有限度的。人世中有一片广大的领域，非科学所能用武之地。不论已经昌明的或尚属原始的科学，它并不能完全支配机遇，消灭意外，以及预测自然事变中偶然的遭遇。在这领域中欲发生一种具有实用目的的特殊仪式活动，在人类学中综称作"巫术"[1]。巫术中对神鬼等超自然现象的崇信在《神农本草经》仍有所体现。

（一）《神农本草经》中的巫术孑遗

《神农本草经》中与巫术相关的记载凡 30 余见：如丹砂"杀精魁邪恶鬼"；赤箭"杀鬼精物"；蓝实"杀蛊蚑、注鬼"；蘼芜"除蛊毒鬼注"；云石"主见百鬼精物"；升麻"杀百精老物殃鬼"；麝香"杀鬼精物"；牛黄"除邪逐鬼"；丹雄鸡"主杀鬼"；雄黄"杀精物、恶鬼、邪气"；石膏"除邪鬼"；卫矛"杀鬼毒、虫注"；白马茎"辟恶气、鬼毒"；羚羊角"辟蛊毒恶鬼不详"；犀角"主邪鬼"；燕屎"主蛊毒鬼注"；露蜂房"主鬼精蛊毒"；鬼臼"主杀蛊毒鬼注、精物"；徐长卿"主鬼物、百精"等等；上古巫医们将病因归咎为鬼魅作祟，因此也孕育而生具有"杀鬼精物"等功效的药物。

（二）《神农本草经》对巫术的否定

虽然，《神农本草经》中药物条文中保留有受到巫术思想影响的印记，但其在学术本质上，对巫术持否定态度，通过对《神农本草经》与《五十二病方》的对比不难看出这种学术态度。在疾病治疗方面：疣、息肉、疝气在医学初期是被认为难治性疾病，在《五十二病方》所记载的治疣的 7 个处方中 6 个用到祝由术，治肠疝气的 24 个处方中12 个用到祝由术，如治疣第三治方：以月晦日之丘井有水者，以敝帚

---

［1］［英］马凌诺斯基著. 费孝通译. 文化论［M］. 北京：华夏出版社，2002.

骚尤（疣）二七，祝曰："今日月晦，骚疣北。"入帚井中；而在《神农本草经》中对这些疾病的治疗则均明确记载了相应的药物，如"冬灰，去疣，息肉"；"石灰，去黑子，息肉"；"独活、防葵、芍药、藁本、贝母治疗疝气"。在药物方面：《五十二病方》载有很多带有"巫术色彩"的药物，如"女子月经布或死人裰治疝"；"褕颈（衣领）及头垢治淋"；"死人骨头疗牡痔"；而《神农本草经》中记载的药物则是有明确的药物功效或带有"神仙方士的色彩"的药物，如"滑石味甘，寒。主治身热，泄澼，女子乳难，癃闭，利小便，荡胃中积聚寒热，益精气。久服轻身，耐饥，长年"。在对病因病机的认识方面：《五十二病方》中仍将鬼神视作疾病发生的重要原因，而从《神农本草经》药物功效的记载中如泽泻"主风寒湿痹"，牛膝"主寒湿痿痹，四肢拘挛，膝痛不可屈伸，逐血气"；黄连"主热气目痛、眦伤泣出，明目，肠澼，腹痛下利，妇人阴中肿痛"。中可以看出书中对于疾病病因的认识已经基本达到"夫病之所由来虽多，而皆关乎于邪，邪者，不正之因，谓非人身之常理，风寒暑湿饥饱劳逸，皆各是邪，非独鬼气疫疠者矣"的层次。因此，可以说《神农本草经》重药、重医理，而《五十二病方》重巫术，两者有本质上的不同，《神农本草经》是巫医衰微时的作品，在学术上基本摆脱了巫术的干扰。

五、小结

《神农本草经》一书诞生于汉代，有深层次的文化背景。

（一）汉代多元文化的哲学思想是孕育本草文化的温床

汉代多元的哲学思想体系，为本草学术的萌芽提供了良好的契机。《神农本草经》以儒家的天人观为框架，构建了一个以药数副天数，以上、中、下三品分应三才的主体结构，其指导思想却是神仙家的服食、丹鼎理论，而说理工具则更多地借重阴阳数术家的阴阳五行学说和谶纬迷信。

（二）大一统的社会环境为本草学术萌芽创造了条件

在大一统的格局下，汉代商业有了很大的发展。《史记·货殖列传》云："汉兴，海内为一，开关梁，弛山泽之禁，是以富商大贾周流天下，交易之物莫不通，得其所欲。"《神农本草经》将中原各地，乃至西南蛮夷之处所出药物汇为一书，正是药材贸易繁荣的具体体现。这种药材的流通贸易，不惟在列国分治的先秦，乃至南北阻隔的六朝（陶弘景所处时代，如《新修本草》的序文中所提出的重修集注的原因之一就是南北阻隔，对于药物认识不足），也是不可想象的。

（三）秦汉以来医疗技术的提高使本草学术的建立成为必然

药物疗法是诸多治疗手段之一。汉代仓公自述医案25则，绝大多数使用方药。汉代《马王堆医书》大量医方药物的使用等。随着用药经验的日益积累，作为终结性的文字，本草专著在汉代问世，为势所必然。

第三章 《神农本草经》奠定了本草学的基础

《神农本草经》全书共载药365种,其中植物药256种、动物药64种、矿物药45种。在药物论述之前有《序例》,自成一卷,是全书的总论,共归纳了若干条药学理论,首次提出了"君臣佐使"的方剂理论,一直被后世方剂学所沿用,但在使用过程中,含义已渐渐演变;首次提出了药物的"四气"(寒、热、温、凉)和"五味"(酸、苦、甘、辛、咸),并明确了药物的毒性;首次提出了关于药物的配伍理论,即"七情"理论,概括为"单行""相须""相使""相畏""相恶""相反""相杀"7种,指出了药物的配伍前提条件,认为有的药物合用,可以相互加强作用或抑制药物的毒性,因而宜配合使用,有的药物合用会使原有的药理作用减弱,或产生猛烈的副作用,这样的药应尽量避免同时使用。书中还首先指出了剂型对药物疗效的影响,丸、散、汤、膏适用于不同的药物或病症,违背了这些,就会影响药物的疗效,等等。《神农本草经》中所提出的这些理论或原则一直为后世药学专著以及临床医家在临床用药时所遵循,可以说,《神农本草经》奠定了中药学理论基础。

《神农本草经》中的药学思想可以概括为两部分,一为临床药学理论,包括疾病的治疗原则、组方原则、药物毒性理论及服药方案等;二为基础药学理论,主要包括药物的性味理论、七情配伍理论、产地要求、采收以及药用部位要求、药物制剂和炮制要求等。下面将对这两方面分别展开论述。

一、临床药学理论

（一）君、臣、佐、使的药物配伍理论

在《神农本草经》中有相连的上下两段条文涉及君臣佐使理论，君臣佐使理论有两个层面的意义：阐述三品分类的基础；制订配伍的原则。

1. 阐述三品分类的基础 《神农本草经》指出：

"上药一百二十种为君，主养命以应天，无毒，多服久服不伤人。欲轻身益气，不老延年者，本上经。

"中药一百二十种为臣，主养性以应人，无毒有毒，斟酌其宜。欲遏病补虚羸者，本中经。

"下药一百二十五种为佐使，主治病以应地，多毒，不可久服。欲除寒热邪气，破积聚愈疾者，本下经。

"三品合三百六十五种，法三百六十五度，一度应一日，以成一岁。"

关于这点，陶弘景《本草经集注》[1]有进一步的阐述：

"今案上品药性，亦皆能遣疾，但其势力和厚，不为仓卒之效，然而岁月将服，必获大益，病既愈矣，命亦兼申。天道仁育，故云应天。独用百二十种者，当谓寅、卯、辰、巳之月，法万物生荣时也。

"中品药性，治病之辞渐深，轻身之说稍薄，于服之者，祛患当速，而延龄为缓，人怀性情，故云应人。百二十种者，当谓午、未、申、酉之月，法万物熟成时也。

"下品药性，专主攻击，毒烈之气，倾损中和，不可恒服，疾愈则止，地体收煞，故云应地。独用一百二十五种者，当谓戌、亥、子、丑之月，兼以闰之，盈数加之，法万物枯藏时也。

---

[1] 以下所引《本草经集注》皆采用：（梁）陶弘景编.尚志钧，尚元胜辑校.本草经集注（辑校本）[M].北京：人民卫生出版社，1994.

　　"今合和之体，不必偏用，自随人患苦，参而共行。但君臣配
隶，应依后所说，若单服之者，所不论耳。"

　　三品分类是我们所知中药最早的分类法，君臣佐使理论是三品
药物分类法的理论基础。这种分类方法显然是来自方士，来自养
生家。

　　养生家认为可以通过服用药物来达到不死乃至成仙，因此，在他
们的眼中，君药是上品药，是养命（寿数、性命）的，首先无毒应该是其
保障，唯有如此，才能放心地长期服用药物，以达到延年益寿的目的。
其次臣药，是中品药，是养性（通"生"。生命，生机）的，讲求的是药物
治疗的功效和保养身体的有机结合，需要综合平衡治病与养生的关
系，所以可以有毒，也可以无毒。再次是佐使药，是下品药，是专门治
疗急重疾病的，其目的很明确，就是除疾，所以这类药物往往是峻猛
有毒的，因此要中病即止，不可久服。

　　这也正是以后道教成仙所遵循的三个过程，即是除疾→强身→
延年（成仙）。

　　首先药物为什么要分类？

　　分类是一个逻辑学上的概念。是按照种类、等级或性质分别归
类。把无规律的事物分为有规律的，按照不同的特点分类事物，使事
物更有规律。当数量较少时分类的作用不很明显，当数量增加到一
定程度时，如果不分类就会造成混乱。如果数量更多，就需要层叠
分类。

　　中药的分类方法也在不断发展和进步。《神农本草经》采用了三
品分类法。《黄帝内经》中也有药物的分类法，即阴阳分类法。后世
有人进行了总结。如升降浮沉、五味、四气等。陶弘景除三品外，还
采用了自然分类法，对药物进行划分《本草经集注》的药物分类及归
纳法也是具有创造性的。他明确指出："今辄苞综诸经，研括烦省，以
神农本经三品合三百六十五为主，又进名医副品亦三百六十五，合七
百三十种。精粗皆取，无复遗落；分别科条，区畛物类……"也就是
说，这730种药的分类法是按照药物原来的自然属性来进行的。这

些门类,作者分成七部分,包括玉石、草木、兽禽、虫鱼、果菜、米谷和有名未用,比《本经》三品分类法是一大进步。在其后的一千多年中,这种方法一直被沿用。该书在描述内容、所载药物数量以及分类方法等方面,都比《神农本草经》上了一个新的台阶。

陈藏器编《本草拾遗》时,创立了"十剂分类法",十剂即宣、通、补、泄、轻、重、涩、滑、燥、湿十种,其内涵为:宣可去壅,即姜、桔之属是也;通可去滞,即通草、防己之属是也;补可去弱,即人参、羊肉之属是也;泄可去闭,即葶苈、大黄之属是也;轻可去实,即麻黄、葛根之属是也;重可去怯,即磁石、铁粉之属是也;涩可去脱,即牡蛎、龙骨之属是也;滑可去著,即冬葵、榆皮之属是也;燥可去湿,即桑白皮、赤小豆之属是也;湿可去枯,即紫石英、白石英之属是也。

宋代寇宗奭又加上"寒、热"二剂,为寒可去热,大黄、朴消之属是也;热可去寒,附子、桂之属是也。

但后人不称"十二剂",仍以"十剂"称之。这是一种按药物效用分类的方法,受到后世学者的重视,作为中药药学理论而被收载。

明代李时珍撰《本草纲目》时,"不分三品,惟逐各部;物以类从,目随纲举",在前人本草编写经验的基础上进行变革,分十六部为纲,六十类为目。

十六部为:水部、火部、土部、金石部、草部、谷部、菜部、果部、木部、服器部、虫部、鳞部、介部、禽部、兽部、人部。

六十类为:天水、地水(水部);金、玉、石、卤石(金石部);山草、芳草、隰草、毒草、蔓草、水草、石草、苔、杂草、有名未用(草部);麻麦稻、稷粟、菽豆、造酿(谷部);荤辛、柔滑、瓜菜、水菜、芝栭(菜部);五果、山果、夷果、味、瓜、水果(果部);香木、乔木、灌木、寓木、苞木、杂木(木部);服帛、器物(服器部);卵生、化生、湿生(虫部);龙、蛇、鱼、无鳞鱼(鳞部);鱼鳖、蚌蛤(介部);水禽、原禽、林禽、山禽(禽部);畜、兽、鼠、寓、怪(兽部);火部、土部、人部下无分。

十六部下辖六十类,所分极细,又很实用。

李时珍的这一分类法为后来之本草所借鉴,如张景岳之《本草正》分山草、隰草、芳香、蔓草、毒草、水石草、竹木、谷、果、菜、金石、禽兽、虫鱼、人等十四部。《本草汇言》亦分十四部，《本草汇》分十六部，《本草备要》缩简为草、木、果、谷菜、金石水土、禽兽、鳞介、鱼虫、人九部，《本经逢原》则将各类升格为部，扩展为 22 部。但万变不离其宗，仍不脱《纲目》分类体系。

吴其濬《植物名实图考》分为十二类，为谷、蔬、山草、隰草、石草、水草、蔓草、芳草、毒草、群芳、果、木。仍沿《纲目》旧轨分类。

清代黄宫绣《本草求真》对于药物的分类颇具独到之处。他除采用历代本草诸书所沿用的部属分类法，即将药物以草木谷菜金石等为编次外，还采用药物功效分类法，按药物之品性分为补、涩、散、泻、血、杂、食物七类，各类又分为若干子目，如补剂中又分为温中、平补、补火、滋水、温肾等；泻剂又分为渗湿、泻湿、泻水、降痰、泻热、泻火、下气、平泻等。于每味药下面注明该药的部属和卷首目录序号，可谓是本草著作中很有进步意义的索引形式，不仅便于查阅，而且有助于学者辨析药物的异同，指导临床遣药组方。例如，山药和白术虽同属补剂，但山药为平补，白术为温中，临床运用，自当有别。这一分类方法为现代中药学所沿用。

2. 君臣佐使理论制订配伍的原则　《神农本草经》指出：

"药有君臣佐使，以相宣摄。合和者宜用一君、二臣、三佐、五使；又可一君、三臣、九佐使也。

"药有阴阳配合，子母兄弟，根叶华实，草石骨肉。

"有单行者，有相须者，有相使者，有相畏者，有相恶者，有相反者，有相杀者。凡此七情，合和当视之。相须相使者良，勿用相恶相反者。若有毒宜制，可用相畏相杀；不尔，勿合用也。"

陶弘景《本草经集注》进一步的阐述：

"案今用药，犹如立人之制，若多君少臣，多臣少佐，则气力不周故也。而检世道诸方，亦不必皆尔。养命之药则多君；养性之药则多臣；治病之药则多佐。犹依本性所主，而兼复斟酌，详用此者，益当为善。又恐上品君中，复各有贵贱。譬如列国诸侯，虽并得称君制，而犹归宗周。臣佐之中，亦当如此。所以门冬、远志，别有君臣；甘草国老、大黄将军，明其优劣，不皆同秩。自非农岐之徒，孰敢诠正，正应领略轻重，为分剂也。"

细心的同学可能会发现在《黄帝内经》中也有"君臣佐使"的说法，而且与《神农本草经》不同。

《神农本草经》与《黄帝内经》中的"君臣佐使"理论，都是把当时社会政治生活中的等级观念引入方药配伍之中，两者有所不同，又有联系。

《神农本草经》中的所指是"药有君臣佐使，以相宜摄合和"，"合和"含有配伍意义，但"君臣佐使"本身，主要具有"上药""中药""下药"的药性三品含义，是把君臣佐使固定在每一种药物之上，无论放在什么地方，君药就是君药，臣药就是臣药，佐使药就是佐使药。

而《黄帝内经》中是"方制君臣"，着重表示药物在方剂组成中的不同地位或作用。《素问·至真要大论》："主病之谓君，佐君之谓臣，应臣之谓使，非上中下三品之谓也。"需要指出的是，《黄帝内经》七篇大论是晚于《神农本草经》的，从语言上可以看出其对《神农本草经》的继承性。后世医家对"君臣佐使"概念的应用，多宗《黄帝内经》原意。如李东垣[1]云："君药分量最多，臣药次之，使药又次之，不可令臣过于君，君臣有序，相与宣摄，则可以御邪祛病矣。"并举例说明："如《伤寒论》云：阳脉涩，阴脉弦，法当腹中急痛。以芍药之酸于土中泻木为君，饴糖、炙甘草甘温补脾养胃为臣，水挟木势亦来侮土，故脉弦而腹痛，肉桂大辛热佐芍药以退寒水，姜、枣甘辛温发散阳气，行于经脉皮毛为使，建中之名，于此见焉。"认为药量多少对于药物在方剂中的地位或作用产生影响。

"君臣佐使"，首载于《神农本草经》，用于药性三品分类。作为方剂学范畴的"君臣佐使"，最早见于《素问·至真要大论》，打破了《神

---

[1] 李东垣撰.脾胃论[M].见张年顺等.李东垣医学全书[M].北京：中国中医药出版社，2006：39.

农本草经》上中下三品区分"君臣佐使"的局限。我们可以理解为《神农本草经》中是药性的君臣佐使,而《素问·至真要大论》中是方剂的君臣佐使。

唐代王冰在《素问·至真要大论》中注[1]曰:"上药为君,中药为臣,下药为佐使,所以异善恶之名位,服饵之道,当从此为法。治病之道,不必皆然,以主病者为君,佐君者为臣,应臣之用者为使,皆所以赞成方用也。"暗示了《神农本草经》与《黄帝内经》的两个不同君臣佐使系统,强调了前者是"服饵之道",后者是"治病之道"。不可混淆药物分类之君臣佐使与方剂组成之君臣佐使。

君臣佐使,在《素问·至真要大论篇》中有关记载三处。① 叙方制奇偶(大小缓急奇偶复七方)。"大要曰:君一臣二,奇之制也。君二臣四,偶之制也。君二臣三,奇之制也。君二臣六,偶之制也。"② 叙方制大小。"君一臣二,制之小也。君一臣三佐五,制之中也。君一臣三佐九,制之大也。"③ 叙君臣佐使的意义。"主病之谓君,佐君之谓臣,应臣之谓使,非上中下三品之谓也"。

(二) 掌握病情,未病先防

《神农本草经》中载:"凡欲治病,先察其源,先候病机。五脏未虚,六腑未竭,血脉未乱,精神未散,食药必活。若病已成,可得半愈。病势已过,命将难全。"这段条文告诉我们治疗疾病时必须在查清病因的基础上掌握疾病的发展过程和规律。尤其可贵的是提出了未病先防的理念。

《史记·扁鹊仓公列传》[2]给我们提供了一份类似寓言的故事,生动讲解了"治未病"的艰难:

　　扁鹊过齐,齐桓侯客之。入朝见,曰:"君有疾在腠理,不治将深。"桓侯曰:"寡人无疾。"扁鹊出,桓侯谓左右曰:"医之好利也,欲以不疾者为功。"后五日,扁鹊复见,曰:"君有疾在血脉,不

[1] 黄帝内经素问[M].北京:人民卫生出版社,1963:545.
[2] 韩兆琦译注.史记[M].北京:中华书局,2007:310.

治恐深。"桓侯曰："寡人无疾。"扁鹊出，桓侯不悦。后五日，扁鹊复见，曰："君有疾在肠胃间，不治将深。"桓侯不应。扁鹊出，桓侯不悦。后五日，扁鹊复见，望见桓侯而退走。桓侯使人问其故。扁鹊曰："疾之居腠理也，汤熨之所及也；在血脉，针石之所及也；其在肠胃，酒醪之所及也；其在骨髓，虽司命无奈之何。今在骨髓，臣是以无请也。"后五日，桓侯体病，使人召扁鹊，扁鹊已逃去。桓侯遂死。

陶弘景也感慨医生诊察未病之难和患者相信医生之难：

"案今自非明医，听声察色，至乎诊脉，孰能知未病之病乎？且未病之人，亦无肯自治。故桓侯忽于皮肤之微，以致骨髓之痼。非但识悟之为难，亦乃信受之弗易。仓公有言：病不肯服药，一死也；信巫不信医，二死也；轻身薄命，不能将慎，三死也。"

《鹖冠子·世贤第十六》[1]也有一段关于"治未病"的"寓言"：

煖曰："王独不闻魏文侯之问扁鹊耶？曰：'子昆弟三人，其孰最为善医？'扁鹊曰：'长兄最善，中兄次之，扁鹊最为下。'魏文侯曰：'可得闻邪？'扁鹊曰：'长兄于病视神，未有形而除之，故名不出于家。中兄治病，其在毫毛，故名不出于闾。若扁鹊者，镵血脉、投毒药，副肌肤间，而名出闻于诸侯。'"

《神农本草经》本段条文字体现了药物治疗中的预防医学的思想。也就是说运用同一药物治疗疾病的最佳时期应该在疾病的初起阶段，病势微弱之时。如果病势已经形成，甚至病势已过，病情加深，则药物的疗效也必然减低，甚至丧失。古人提倡"上工治未病"，也就是说技术高超的医生在疾病还没有形成之时，就能提前判断病势，作出预防工作。如果不能提前作出判断，等到疾病袭击人体再去治疗，就好像等到渴了才去凿井，都是为时已晚。

（三）药物的毒性与剂量

《神农本草经》中载：

---

[1]　黄怀信.鹖冠子汇校集注[M].北京：中华书局，2004：335 - 337.

若毒药治病,先起如黍粟,病去即止,不去倍之,不去十之,取去为度。

陶弘景提出了毒药使用的标准,同时指出即使毒药,毒性轻重也有不同,应该"量宜"从事。

案盖谓单行一两种毒物,如巴豆、甘遂辈,不可便令至剂耳,依如经言。一物一毒,服一丸如细麻;二物一毒,服二丸如大麻;三物一毒,服三丸如小豆;四物一毒,服四丸如大豆;五物一毒,服五丸如菟矢;六物一毒,服六丸如梧子;从此至十,皆如梧子,以数为丸。而毒中又有轻重,如狼毒、钩吻,岂同附子、芫花辈耶?凡此之类,皆须量宜。

这段条文指出了运用药物时的方法和注意事项。用药治病,应该从小剂量开始用起,若这时疾病已经能够治愈,就应该立即停止继续使用;若病邪尚未祛除,就要逐渐加大剂量至中剂量,再到大剂量。一旦病邪被祛除,就应该停止继续使用。此条牵涉到的理论问题有毒性和剂量,还有以药试病的方法。

1. 毒性　这里的毒药与现代含义是不同的。它指的是治疗疾病的药物。

(1) 中医药学对中药毒性的认识:中医药学自古就认识到中药毒性问题,古人对中药毒性的认识由来已久,从某种意义上说,中药学的发展史也是中药毒性的认识史。

一般来说,现代药物毒性的含义两方面,一是指药物治疗窗过窄(中毒剂量与治疗剂量比较接近),或某些治疗量已达到中毒剂量的范围,因此治疗用药时安全系数小;一是指毒性对机体组织器官损害剧烈,可产生严重或不可逆的后果。中医与此不同。

《神农本草经》在谈中药基本药性时指出:"药有酸、咸、甘、苦、辛五味,又有寒、热、温、凉四气及有毒无毒。"明代的张景岳更提出"无药无毒"的说法,认为"即如家常茶饭,本皆养人之正味,其或过用、误用而能毒人。"

历代本草著作在具体的药物项下,大多有有毒无毒的药性说明,记载了各种药物的适应证、炮制方法、使用经验,并逐渐总结出配伍用药的"十八反""十九畏""妊娠禁忌"和"服药禁忌"等注意事项。

直至现行的国家药典,除一般无明显毒副作用的药物以外,仍将有毒的药物按三级划分,分别注明"小毒""有毒"或"大毒"。

此外,中药的毒性问题作为中药传统药性理论的一个重要组成部分,对于毒性的含义、毒性理论的形成、影响毒性大小的因素以及如何正确对待中药的毒性问题等都作了认真探讨,对指导临床合理用药具有重要意义。

(2) 中医药学对中药"毒"的认识演变

1)"毒"乃药物之总称:"毒"是古代药物的代名词。《周礼·天官》曰:"医师掌医之政令,聚毒药以供医事。"《景岳全书》曰:"药,谓草、木、虫、鱼、禽、兽之类,以能治病,皆谓之毒","凡可避邪安正者,皆可称之为毒药"。可见,古人把所有的药物都称为毒药。在这里,古人将"毒""药"并列,认为"毒"即是"药","药"即是"毒","毒"乃一切药物之总称。

2)"毒"指药物的偏性:中医药学认为药物之性味各有所偏,通过这种偏性可以纠正机体的偏盛,达到以偏纠偏、纠正机体阴阳盛衰的效果,这种性味的偏盛即为毒性。《类经》曰:"药以治病,因毒为能,所谓毒者,以气味之有偏也。"《神农本草经》云:"治寒以热药,治热以寒药,饮食不消以吐下药,鬼疰蛊毒以毒药。"这里的毒药,同寒药、热药、吐下药一样,属于对抗纠偏治法。这是中医药学对"毒"的独特认识。

3)"毒"指药物作用强弱的不同:药物的性味不同,作用强弱也就不同,古人对此种用无毒、小毒、有毒、常毒、大毒等级别来区别。如《素问·五常政大论》:"大毒治病,十去其六;常毒治病,十去其七;小毒治病,十去其八;无毒治病,十去其九。谷肉果菜,食养尽之,无使过之,伤其正也。"就是根据药物作用强弱的不同来予以区分。

4)"毒"指药物的毒副作用:古代本草文献关于"毒"的含义除包含以上三方面内容外,还包括药物的毒副作用,如《神农本草经》的三品分类法,实际上就是按药物的有毒、无毒分类的。上药无毒,中药无毒有毒,下药多毒。

(3)产生中药中毒的主要原因:概括起来,大致有以下几方面。

一是剂量过大,如砒霜、胆矾、斑蝥、蟾酥、马钱子、附子、乌头等毒性较大的药物,用量过大或时间过长可导致中毒。

二是服用时间过长,如关木通事件等。

三是误服伪品,如误以华山参、商陆代人参,独角莲代天麻使用。

四是炮制不当,如使用未经炮制的生附子、生乌头。

五是制剂服法不当,如乌头、附子中毒,多因煎煮时间太短,或服后受寒、进食生冷。

六是配伍不当,如误用了"十九畏""十八反"的药物,甘遂与甘草同用,乌头与瓜蒌同用而致中毒。

此外,个体差异与自行服药也是引起中毒的原因。

2. 剂量　剂量也是中药药性理论中的一个环节。古人云,"中医不传之秘在于量",可见中药的剂量的重要性。

(1)剂量的含义:药量是方剂的重要组成部分。剂量即药剂的用量。在中药,剂量是依据传统经验为达到一定治疗作用所应用的药量。整个方剂的量、方剂组成各药的量、单味药用于治疗的量,都可称为剂量。剂量是一切药性、药效的基础,所有药性、药效都以剂量为制约或前提。

单味药到复方的发展过程,也伴随着中药剂量由粗糙模糊到逐渐精确的过程。社会发展及社会的进步,如度量衡的应用普及、饮片加工的逐渐精细为药物的量化提供了必要条件,临床医学本身的发展,尤其是对药物功效及毒性认识的深入,是促使药物剂量规范化、精确化的内在力量。从《神农本草经》载药 365 种到现代的《中华本草》《中华人民共和国药典》,以及现代学者和临床医生对方剂学的研究,为中药量效研究提供了丰富的资料。

(2)单味药的常用有效量:如果一味药的用量没有达到最低有效量,便收不到预期的效果。而在治疗不同的疾病时,剂量有时需要变化,如中国药典就规定,麦芽行气消食、健脾开胃时用 9～15 g,回乳时则炒用 60 g;槟榔功效,杀虫消积行气利水截疟,一般用 3～9 g,但在驱绦虫、姜片虫时则用 30～60 g。

另外,中药在一定剂量范围内,随着剂量的增加,疗效也会相应提高。但当剂量超过一定限度,不仅疗效不会再提高,而且还可能出现以下三种情况:① 毒副效应。② 疗效反而下降。③ 产生相反效果。

(3) 方剂中各药的相对用量:临床处方用药,应注意方剂中药物之间在用量方面应符合一定的比例,以适应病情的需要。

如小承气汤与厚朴三物汤虽均由大黄、厚朴、枳实组成,但小承气汤以大黄 12 g 为君、枳实 6 g 为臣、厚朴 9 g 为佐,其功效为攻下热结,主治阳明里热结实证。而厚朴三物汤则以厚朴 24 g 为君、枳实 10 g 为臣、大黄 12 g 为佐使,其功效为行气消满,主治气滞腹满,大便不通。

由以上两方可以看出,《伤寒论》中的“小承气汤”和“厚朴三物汤”都由大黄、厚朴、枳实三味药组成。其中大黄泻热通便、厚朴行气散满、枳实破气消痞。小承气汤用于治疗大便秘结在肠胃所引起的腹痛、腹胀、便秘等阳明腹实症状,因此,方中大黄用量倍于厚朴,以大黄泻热通便为主,配合厚朴行气散满以去除腹胀症状;而厚朴三物汤用于治疗气滞所引气的腹胀、腹痛、大便不通等症状,因此应该以行气为主,选用具有行气散满的厚朴为君药,其剂量倍于大黄,而大黄配合厚朴起到泻热通便以解除腹痛的作用。两个方剂治疗的侧重点不同,因此,其药量在两方中也各不相同。相反,也可以根据药物的剂量来推断方剂的功效。

病人的体质情况决定用药的剂量,一般来说,儿童、老年或体质瘦弱的病人,用药量应轻些,特别是在给这些人使用清热、降火、泻下药时,用药量一定要轻,否则用药量偏重易损伤元气,对治疗不利。对一些体质健壮,且患有热证、实证的病人,用量宜重些,这样才能达到治疗目的。

季节也会影响药物的剂量,如《千金翼方》中的三黄丸,主治男子五劳七伤、消渴、不生肌肉、妇人带下、手足寒热。此方应四季气候不同而用量各异。

春三月：黄芩 120 g，黄连 120 g，大黄 90 g。

夏三月：黄芩 180 g，黄连 210 g，大黄 30 g。

秋三月：黄芩 180 g，黄连 90 g，大黄 60 g。

冬三月：黄芩 90 g，黄连 60 g，大黄 150 g。

为小蜜丸，服 1 个月病愈。

如《苏沈良方》中四味天麻煎方："世传四味五两天麻煎方。盖古方，本以四时加减，但传药料耳。春肝旺多风，故倍天麻；夏伏阴，故倍乌头；秋多利下，故倍地榆；冬伏阳，故倍元参。当去皮生用，治之方，捣乌头无复毒。此常服不独去病。乃保真延年，与仲景八味丸并驱矣。"这是因为中医学认为春温、夏热、秋凉、冬寒是四时正常气候变化的规律，人体的生理病理亦在随四时的气候交替而变化。中医把人体的生理、病理与自然气候结合起来研究疾病的转归及预后，又作为临床药物处方的依据。除此之外，药物剂量的大小还与药物的剂型、药物的毒性、药物的产地，以至不同的医学学派乃都有关。

（四）药物服用方法

《神农本草经》载：

> 病在胸膈以上者，先食后服药；病在心腹以下者，先服药后食；病在四肢血脉者，宜空腹而在旦；病在骨髓者，宜饱满而在夜。

这段条文是在说服药时间要根据疾病的不同病位而有所差异。而服药时间又与用餐的先后有关。

这里牵涉到一个服药时间与疗效的问题。

《冯氏锦囊秘录杂病痘疹药性主治合参·服饵先后》[1]："凡病在胸膈以上者，先食后服药；病在心腹以下者，先服药而后食；病在血

---

［1］（明）冯兆张.冯氏锦囊秘录杂病痘疹药性主治合参［M］.见：田思胜主编.冯兆张医学全书.北京：中国中医药出版社，1999：784.

脉四肢者,宜空腹而在旦;病在骨髓者,宜饱满而在夜;调理脾气者,宜食远而徐徐服之,药后勿就进食。调补肾元者,宜食前而顿服多服之,药后便可进食,若血食美味者更佳,盖助精血发生尤捷耳。故在上者,不厌频而少;在下者不厌频而多。少服则滋荣于上;多服则峻补于下。"

先食而后服药,使药效在上焦;先药而后食,使药效在下焦。清晨空腹服药,使药效迅速发挥作用,夜晚饭后服药,使药效徐缓发挥作用。

中医讲究辨证施治,需要辨别病变位置——即病位。任何一种疾病,都有它的病因、病位,同时要注意到相应的病因病机。例如病位有表与里、脏与腑、气与血、上焦与下焦、太阳与阳明,实际上就是辨病位之所在。《素问·阴阳应象大论》曰:"其高者,因而越之;其下者,引而竭之;中满者,泻之于内;其有邪者,渍形以为汗;其在皮者,汗而发之;其慓悍者,按而收之;其实者,散而写之。"杨上善注曰:"风热实于头胸,因泻越之。""寒湿实于腰足,引泻竭之。""气胀肠胃之中,可以泻之。"

陶弘景解释说:

> 案其非但药性之多方,节适早晚,复须修理。今方家所云:先食、后食,盖此义也……又有须酒服、饮服、温服、冷服、暖服。汤有疏、有数,煮汤有生、有熟,皆各有法,用者并应详宜之。

按照陶弘景的解释,其意还扩展到服用药物的多个方面。

《古今医统大全·服药序次》[1]做了更加具体的阐述:

> 清热汤宜凉服,如三黄汤之类;消暑药宜冷服,如香薷饮之类;散寒药宜热服,如麻黄汤之类;温中药宜熟而热,补中药皆然;利下药宜生而温,如承气汤之类。
>
> 病在上者,不厌频而少;病在下者,不厌顿而多。少服则滋

---

[1] （明）徐春甫编集.崔仲平,王耀廷主校.古今医统大全（下）[M].北京:人民卫生出版社,1991:1280.

荣于上，多服则峻补于下。

凡云分再服三服者，要令势力相及，并视人之强弱、羸瘦，病之轻重为之进退增减，不必局于方说，则活泼泼地也。云晬时，周时也，从今旦至明旦，亦有止一宿者。

大多数中药一日剂量分 2～3 次服。如汤剂头煎、二煎合并分 2 次服。成药每日服 3 次等。但为了避免食物的影响，通常宜在空腹或半空腹时服用。生脉散、十全大补汤、六味地黄丸等补益药饭前服更利吸收。乌贝散等制酸止痛收敛止血药物饭前服可直接中和胃酸、保护胃黏膜。桔梗、远志等祛痰药含植物皂苷，也须饭前服，它们能刺激胃黏膜，反射性地增加支气管的分泌而显现祛痰作用。而消食导滞的健胃药如保和丸、香砂积实丸等，饭后片刻服可充分接触食物，发挥消食化积、宽中除胀的作用。对胃有刺激性的药物如黄连素片等宜饭后服，以免刺激胃黏膜引起胃部不适。

古人认为药物能够治疗疾病，药物的正确选择固然重要，但绝不能忽视正确的服药方法。《神农本草经》中所记载的服药方法一直被后世医家所遵循，在《圣济总录》中更是原文引用了《神农本草经》中的话，并认为"此用药之常法也"。当然，这些只是服药的一般规律，如果所有疾病都照抄这一方法，就未免有些机械。在服药时还要考虑到疾病的特点，药物的性质和身体条件等。

（五）大略宗兆，本草家意；寒热温凉，随宜治疗

1. 大略宗兆，本草家意 在《神农本草经》中所涉及的病名大概有 170 多种，涉及内科、外科、妇科、耳、眼、鼻、喉、咽、寄生虫等各个方面的疾病，说明在几千年前的当时，人类社会所认识到的疾病种类远远少于现在社会疾病的种类，或者说当时人类社会所遭遇到疾病的种类远远少于现在。《神农本草经》从这 170 多种疾病中总结出 40 余种具有代表性的疾病（"大略宗兆"）列于序中：

夫大病之主，有中风、伤寒、寒热、温疟、中恶、霍乱、大腹水肿、肠澼、下痢、大小便不通、贲豚上气、咳逆、呕吐、黄疸、消渴、留饮、癖食、坚积、癥瘕、惊邪、癫痫、鬼疰、喉痹、齿痛、耳聋、目

盲、金创、跌折、痈肿、恶疮、痔瘘、瘿瘤；男子五劳七伤、虚乏羸瘦，女子带下、崩中、血闭、阴蚀；虫蛇蛊毒所伤。此皆大略宗兆，其间变动枝叶，各依端绪以取之。

这段条文所涉之病，皆为代表性疾病，是个疾病纲领。往往一个病名后附带众多同类疾病。面对临床错综复杂、千变万化的疾病，必须有纲领在胸，才能处乱不惊，以不变应万变。正如陶弘景所指出的：

案今药之所主，各止说病之一名。假今中风，中风乃数十种，伤寒证候，亦二十余条。更复就中求其例类，大体归其始终。以本性为根宗，然后配合诸证，以命药耳。病生之变，不可一概言之。所以医方千卷，犹未理尽。

从"大略宗兆"病名中，我们可以看到古今中医病名发生了一定的变化，随着人们认识的变化，有些病名更改了，有些分解了，有些合并了，有些消失了。而当今社会又不断有新的病种出现。我们更多的是需要从古典文献中学到古人认识疾病的方法。

2. 寒热温凉，随宜治疗　在了解了疾病的基础上，就需要知道如何治疗。《神农本草经》中载：

治寒以热药，治热以寒药，饮食不消以吐下药，鬼疰蛊毒以毒药，痈肿疮瘤以疮药，风湿以风湿药，各随其所宜。

其中"治寒以热药，治热以寒药。饮食不消，以吐下药"是中医正治法的思想，也就是用药性与疾病性质相反的药物来治疗疾病。此外，除了这些总体的治疗原则外，在治疗时又强调治疗个体疾病时治疗方法和药物的灵活应用，辨别病因而审因论治，如"饮食不消""风湿"；辨别病情轻重并根据病情轻重而施以用药，如"鬼疰蛊毒"均为重危病症；还要辨别躯体病，如"痈肿疮疡""风湿症"与内脏病（如"鬼疰蛊毒"）的差异而用药。通览365味药物之主治和功效，还可以发现，书中根据内科疾病、妇科疾病、外科疾病、五官科疾病、皮肤病等不同病种而施以不同药物予以治疗，这些内容都体现其重视辨证施治的用药思想。"其间变动枝叶，各宜依端绪以取之。"陶弘景也对此有了进一步的阐发：

> 案今药性，一物兼主十余病者，取其偏长为本，复应观人之虚实补泻，男女老少，苦乐荣悴，乡壤风俗，并各不同……此是达其性怀之所致也。

从中我们可以看到辨证施治的思想，看到因时、因地、因人制宜的思想，看到中医源头的“本草家意”。

“本草家意”，出自陶弘景。他有自己的诠释：

> 春秋以前及和、缓之书蔑闻，道经略载扁鹊数法，其用药犹是本草家意。至汉淳于意及华佗等方，今之所存者，亦皆修药性。张仲景一部，最为众方之祖宗，又悉依本草。但其善诊脉，明气候，以意消息之耳。至于刳肠剖臆，刮骨续筋之法，乃别术所得，非神农家事。
>
> 自晋世以来，有张苗、宫泰、刘德、史脱、靳邵、赵泉、李子豫等，一代良医。其贵胜阮德如、张茂先、裴逸民、皇甫士安，及江左葛稚川、蔡谟、殷渊源诸名人等，并亦研精药术。
>
> 宋有凡此诸人，各有所撰用方，观其指趣，莫非本草者。或时用别药，亦修其性度，非相逾越。

我们可以理解，以方药治疗疾病方法为主的方式是“本草家意”，以扁鹊、张仲景为代表的医者，皆“神农家”人。

二、基础药学理论

在《神农本草经》中所记载的除了运用于临床使用的药学理论外，还有关于药物的性味、配伍、炮制、剂型、产地等一些基础方面的理论，我们称之为基础药学理论。

(一) 药物的四气、五味

《神农本草经》载：

> 药有酸、咸、甘、苦、辛五味，又有寒、热、温、凉四气，及有毒、无毒。

五味的最早记载，一般认为是《尚书·洪范》：“润下作咸、炎上作苦、曲直作酸、从革作辛、稼穑作甘。"《五十二病方》已开始有味的记载,如毒堇实"味苦"。

1. 五味 五味的起源与烹调、饮食有很大关系,许多较早的文献记载"味"时往往与烹调、饮食有关。如《吕氏春秋》:"调和之事,必以甘、酸、苦、辛、咸。"《周礼·天官冢宰》中记载:"凡和,春多酸、夏多苦、秋多辛、冬多咸,调以滑甘。"又云"以五味、五谷、五药养其病,以五气、五声、五色视其死生",在味的功能上,"凡药,以酸养骨,以辛养筋,以咸养脉,以苦养气,以甘养肉,以滑养窍"。可以认为,人类最初从食物中感受到可引起不同生理效应的物性,而许多中药同是食物,人们通过对食味的联想、推理,就能对药味有一定的认识。吃水果我们会觉得很甜,吃没有成熟的葡萄我们会觉得酸涩。如同水果的味道是用嘴品尝出来的,早期药物的性味也是先人们用嘴品尝出来的。因此有了神农尝百草的传说。药物的"味"即是用来发现药物,也是对众多药物进行分类的依据。许多医家对味的认识是通过口尝而得,张介宾云:"余少年时,每将用药,必逐件细尝,即得其理,所益无限。"贾九如在《药品化义》中说:"有不能嚼其味者,须煎汁尝之。"《食物本草》:"食物有气味、主治、功用、禁忌诸端,兹先详臭味用口……"

关于药物的味道,《黄帝内经》中就有记载。它把药物的味道归纳为"酸、咸、甘、苦、辛"五种,称为"五味"。由于《黄帝内经》并非是药物学专著,因此其中没有把药物的五味具体到每一味药物。《神农本草经》继承了药物的五味理论,并在每一味药物下列出了它的味道。在长期的实践中人们发现了相同味道的药物作用于人体会产生相似的效果,而不同味道的药物作用于人体则产生的效果则完全不同,从而人们归纳出了五味理论。这样,五味的"味"就超出了它本身的含义,而直接与临床功效建立了联系。辛能散能行,酸能收能涩,甘能缓能补,苦能燥能泻,咸能软能下。

值得注意的是本草书中所记载的有些药物味道与实际品尝的味道不相符合,这种现象的出现是因为人们通过在临床用药过程中了解了药物的功效,而通过五味理论把具有某种功效的药物直接总结为具有某种味道的药物。

2. 四气　四气最早也与食物相关。《周礼·天官冢宰》食医:"凡食齐视春时,羹齐视夏时,酱齐视秋时,饮齐视冬时。"郑玄注云:"饭宜温,羹宜热,酱宜凉,饮宜寒。""寒、热、温、凉,通四时为言。"

《神农本草经》最早将药物的性质归纳为四种,即"寒、热、温、凉"。在《神农本草经》中将这四种药物的性质称为"四气"。寒凉与温热之间则只是程度上的差别,即是"凉次于寒""温次于热"。上文中所提到的"治寒以热药,治热以寒药",其中的热药、寒药便是指药物的性质而言。一般说来,寒凉的药物具有清热泻火、凉血解毒、滋阴生津的作用,而温热的药物具有温里散寒、补火助阳、温经通络、回阳救逆的作用。

北宋时寇宗奭主张"气"与"性"分论[1],认为:"今详之:凡称气者,即是香臭之气,其寒、热、温、凉,则是药之性。且如鹅条云:白鹅脂性冷,不可言其气冷也,况自有药性。论其四气,则是香、臭、臊、腥,故不可以寒、热、温、凉配之。如蒜、阿魏、鲍鱼、汗袜,则其气臭;鸡、鱼、鸭、蛇,则其气腥;肾、狐狸、白马茎、裈近隐处、人中白,则其气臊;沉、檀、龙、麝,则其气香。如此则方可以气言之。其序例中气字,恐后世误书,当改为性字,则于义方允。"这一观点虽有少数附和,但终没有扭转局面。

（二）失传的药性理论（药物的种类及入药部位）

《神农本草经》中有一段条文是已经失传的药性理论:

　　　药有阴阳配合,子母兄弟,根叶华实,草石骨肉。

陶弘景并没有对这段文字进行注解。失传的药性理论指其内容有文字记载,但意义已无法解释（后人附会臆测不作为原有含义看待）,成为历史悬案者。

1. 阴阳配合、子母兄弟——无解　在《神农本草经》中将具有相同

---

[1]　（宋）寇宗奭撰.颜正华,常章富,黄幼群点校.本草衍义[M].北京:人民卫生出版社,1990: 8 - 9.

基原的药物称之为"子、母、兄、弟"。历代本草著作对"子、母、兄、弟"的含义作了形象性的说明。在《蜀本草》中载："若榆皮为母,厚朴为子之类是也。"《本草序例抄》亦载："子母兄弟者,《日华子》所谓独活即是羌活的母类。李时珍所谓生姜初生嫩者名紫姜,或作子茎宿根为之母姜,并可以为正也。"《本草经解故》中载："乃若兄弟,如榆有大叶榆,细叶榆;菀有紫、白、青、黄色……"可以看出,"子母"关系也就是相生的关系,如桃树生桃子,桃树是母,桃子就是子。兄弟关系就是一种药物的不同品种,如大叶榆与细叶榆就是兄弟,他们都是榆树的不同品种。

2. 根茎花实,草石骨肉——药物的种类及入药部位　中药的取材十分广泛,有植物药、动物药、金石药("草、石、骨、肉")等等,单就植物药来说,植物的不同部分包括"根、茎、花、实"等也都可以用作药物,这些思想早在成书于东汉的《神农本草经》中有所提及。中药的种类品种繁多,在芸芸中药之间有着十分密切的联系。同一味药,其药材的不同部位所含成分可能存在差异,以致临床效应也不尽相同。如藜芦一药,其入药部位古今都未统一,有的用根茎,有的用须根,有的用地上的茎叶,有的用带根的全草。

（三）土地所出,真伪陈新

《神农本草经》载有一条"信息量"较大的条文,它包括了药物产地、采收和炮制的内容,道地药材的文章也常引用:

药有……阴干、暴干,采治时月生熟,土地所出,真伪陈新,并各有法。

1.《神农本草经》的药物产地

（1）是否有药物产地记载:由于《本草经集注》的出现,《神农本草经》渐渐淡出历史舞台,到了南宋时,《神农本草经》原书已经失传。但是《神农本草经》中的内容又相继通过《本草经集注》《新修本草》等而保留在《经史证类本草备急本草》各个版本（以下简称《证类本草》）及《本草纲目》中。现今我们所看到的《神农本草经》大多取材于《证类本草》的白字部分。而《证类本草》的白字中没有药味明确产地的记载,因此,在各种《神农本草经》的辑本中也没有产地的记载。

关于《神农本草经》是否有药物产地记载成为一个问题，直到上世纪七八十年代有人提出疑问，《神农本草经》真的没有产地记载吗？

一些学者指出，在原始的《神农本草经》中是有药物产地记载的。而且，这些产地的记载就在《证类本草》的黑字文中，而被误认为是在《名医别录》中所记载的。

关于《名医别录》《证类本草》两书的内容以及编写体例将在下面展开说明。这里要说明的是在《证类本草》中白字文被认为是《神农本草经》中的内容，而黑字文被认为是《别录》中的内容。

例如"滑石"一药，《证类本草》的白字文（《神农本草经》）中记载"生山谷"，而黑字文（《别录》）中记载"生赭阳山谷"。《本草经集注》作者陶弘景作注说："赭阳县先属南阳，南阳汉哀帝（公元前 6 年～公元前 1 年）置，明代《神农本草经》（即《神农本草经》）所注郡县，必是汉后时也。"这就说明了当时陶弘景所看到的《神农本草经》是带有药物产地的，只是陶弘景本人认为是后汉时所注，而将这部分内容移到了《名医别录》（《证类本草》黑字文）当中。

又如《证类本草》中记载："扁青生朱崖。"陶弘景在注中说："朱崖郡先属交州，在南海中，晋代省之。"朱崖是西汉时地名，即今广东海南省海口市琼山区。陶弘景说朱崖地名到晋代已不用了。根据这句话来看，扁青条中是有产地记载的。

这样的例子还有很多，这些例子都说明了在《神农本草经》中已经有了具体的关于药物产地的记载，这也与《神农本草经》序中所记载的"土地所出，真、伪、陈、新，并各有法"是一致的。据统计，在《神农本草经》365 种药物中，有产地记载的药物多达 350 多种。王家葵[1]将这些药物产地记载归纳为如下特征：① 在不同药物中同一地名的称谓不统一。如芍药生中岳川谷，黄芝生嵩山，署豫、桔梗等又云生嵩高，根据《汉书·郊祀志》："中岳嵩高也"可知《神农本草经》

---

[1]　王家葵，张瑞贤.神农本草经研究[M].北京：科学技术出版社，2001：34 - 39.

中所说的嵩山、嵩高、中岳是同一地区,就是今天的嵩山。② 大小地名兼夹。有的地名是泛指的,如青襄生中原川泽的"中原"就是一个非常笼统的泛指;有的称作州名,如旋花生豫州平泽中的"豫州";有的称作郡、国名,如巴豆生巴郡山谷,殷蘖生赵国山谷等;有的称作县邑名,如乌头生朗陵山谷,麦门冬生函谷川谷等;有的称作山川名,如羊踯躅生太行山山谷,水蛭生需泽池泽等。③ 古今地名混用。《汉书·地理志》中载:"汉兴,因秦制度,崇恩德,行简易,以抚海内……改雍曰凉,改梁曰益。"在《神农本草经》中称生雍州山谷者有菊花、独活、熊脂等,生梁州有石龙刍,而有说空青、苦菜等生益州。其中"雍"和"梁"均是汉朝以前的称谓,而"益"则是汉朝以后的称谓。

推证出药物的产地是记载于比《名医别录》更早的《神农本草经》中究竟有什么意义呢? 我们说它可以帮助我们更好地了解药物的"道地性"和"道地药材"的历史变革。

(2)汉代的行政区划在《神农本草经》中有体现:汉初的行政区划采取了"郡国并行制",即中央集权的郡县制和封建诸侯制并行。郡国的设置,并不是按照地域的大小划分,而是偏重政治和经济的中心区域,重中原及以东地区,轻南方和西部,前者布局稠密而幅员小,后者则相反。如今天河南省相当于当时的河南、河内、陈留、颖川、汝南、南阳郡和弘农郡的一半,而当时的会稽郡相当今江苏、浙江、福建三省地,西域都护府则等同于今新疆全境及西至中亚的巴尔哈什湖。

西汉的郡国,大致可分作三辅郡、普通郡、边郡、诸侯王国 4 种类型 103 个郡国,和 1 个与郡国同级的特别行政区——西域都护府。随着郡国不断增多,武帝年间为了进一步控制地方,加强中央集权,于元封五年(公元前 106 年)在郡国之上设立了冀、兖、青、徐、扬、荆、豫、幽、凉、并、益、朔方、交趾 13 州刺史部和司隶校尉部。西汉晚期王莽专权时,于元始五年(公元 5 年)改西汉 13 州刺史部为 12 州,废掉朔方合入并州,改凉州为益州,改交趾州为交州。

东汉时期地方行政建制一如西汉,虽有所变化,但很小。主要变化有:国都东迁;原来作为监察区性质的刺史部变成一级行政区;原司隶校尉部降为州，失去了原来的地位。

（3）秦汉以来关于药物产地的认识：人们很早就对物品的出产有了兴趣，在《山海经》《禹贡》中就有许多动物、植物、矿物产地的记载。汉代的《神农本草经》《伤寒杂病论》等著作中某些药名如阿胶、代赭石、巴豆、蜀漆等似乎是对产地的说明，可能是对道地药材的早期认识。这类药名在武威汉代医简和居延汉代医简中也有存在。更早的马王堆古医书中，也已有了清晰的药物产地记载，如："x谷名有泰室、少室，其中有石，名曰骈石……""阴菌出雒"。虽未说明产地与药物质量的关系，但却是明确表述药物产地的早期记录。某些非医学书籍中也有零星的药物产地的记载，如《说文解字》中就有"人蔘（音参）出上党"，"菀（茈菀）出汉中房陵"等药物产地记载。《神农本草经》指出："土地所出，真伪新陈，并各有法"，说明汉代已经开始注意药物质量与药物产地的关系了。比较集中地反映汉代药物产地的著作有《神农本草经》《范子计然》和《吴普本草》。

（4）道地药材的出现：对中药道地性的认识源远流长，远在《神农本草经》中就有"土地所出，真伪新陈，并各有法"的记载，强调了区分产地，讲究道地的重要性。其收载的药物中，有许多只从药名上即可看出与产地的联系，带有一定的道地色彩，如巴戟天、秦皮、代赭石等。《本草经集注》是最早倡导道地药材者，他认为："诸药所生，皆的有境界。秦、汉以前，当言列国。今郡县之名，后人所改耳。自江东以来，小小杂药，多出近道，气势理，不及本邦。假令荆、益不通，则令用历阳当归，钱唐三建，岂得相似。所以治病不及往人者，亦当缘此故也。蜀药及北药，虽有去来，亦复非精者，又市人不解药性，唯尚形饰。上党人参，殆不复售；华阴细辛，弃之如芥。且各随世相竞，顺方切须，不能多备诸族，故往往遗漏。今之所存，二百许种耳。"他在《本草经集注》若干药物项下注明了何地、何种土壤生长者佳，如谓地黄"生咸阳川泽黄土地者佳"。认识到优质药材以特定地区所产为佳品的重要特征。对四十多种常用中药的道地性用"第一""最佳""最胜""为佳""为良""为胜"等加以记述。《唐本草》指出："窃以动植形生，因方外性……离其本土，则质同而效异。"进一步认识到生态环境对药物品质的影响。《千金翼方》中首先按当时行政区划的"道"来归纳药材产地，特别强调"用药必依土地"，为后世正式采用"道地性"的术语奠定了基础。在唐宋时代，药物栽培有较大发展，有些栽培品种成为优质药材，如四川彰明县（今江油）栽种的附子品质优良，历经千余年而不衰。至明代《本草品汇精要》在每药项下均专列"道地"一条，始创道地这一名称。清代医家已发现药物效用不灵的原因之一是道地问题，如徐大椿在《药性变迁论》[1]中指出："当时初用之始，必有所产之地，此乃本生之土，故气厚而力全。以后移种他方，则气移而力薄矣。"几千年来，道地药材一直是人们防治疾病的有力武器，但是由于历史的限制，科学技术发展水平的影响，历代对中药"道地性"的认识局限在产地、生态、性状、功用等几个方面多有人为的因素，是模糊的、浅表的，未能揭示其本质和规律。

2. 采治时月生熟　虽然在《神农本草经》中只有数字谈到药物采收季节，而陶弘景却把此发扬光大了，他指出：

> 本草采药时月，皆在建寅岁首，则从汉太初后所记也。其根物多以二月、八月采者，谓春初津润始萌，未冲枝叶，势力淳浓故也。至秋则枝叶就枯，又归流于下。今即事验之，春宁宜早，秋宁宜晚，其花、实、茎、叶，乃各随其成熟耳。岁月亦有早晏，不必都依本文矣。

唐代孙思邈[2]指出："夫药采取不知时节，不以阴干曝干，虽有药名，终无药实。故不依时采收，与朽木不殊，虚费人工，卒无裨益。"元代王好古[3]引用其师李东垣的观点："凡药之昆虫草木，产之有

［1］（清）徐大椿撰.医学源流论［M］.见：（清）徐大椿撰.徐大椿医书全集.北京：人民卫生出版社，1988：188.

［2］（唐）孙思邈著.李景荣等校释.千金翼方校释［M］.北京：人民卫生出版社，1998：1.

［3］（元）王好古著.汤液本草［M］.见：盛增秀主编.王好古医学全书.北京：中国中医药出版社，2004：16.

地,根叶花实,采之有时。失其地则性味少异,失其时则气味不全矣。"

中药材种类繁多,药用部位不同,采收季节也不相同。因此就有每种药物的最佳采收期。一般而言,以根及根茎类入药的中药材品种,采收季节多在秋、冬或早春,待其生长停止、花叶凋谢的休眠期及早春发芽前采收。以花入药的中药材品种,要在花蕾含苞未放时采收,质量较好,否则花已盛开,则花易散落、失色、香气逸散。以果实及种子类入药的中药材品种,多在自然成熟或将近成熟时采收较好。以叶入药的中药材品种,宜在植株生长最旺、花未开放或花朵盛开时采收,此时植株已经完全长成,光合作用旺盛,有效成分含量最高。以全草入药的中药材品种,应在植株生长最旺盛而将要开花前采收。现代研究也证明,采收期对中药材化学成分及药材质量有一定程度的影响。

(四)"七情"之说

《神农本草经》关于药物配伍有一段条文,被称为"七情合和"理论:

　　药有……有单行者,有相须者,有相使者,有相畏者,有相恶者,有相反者,有相杀者。凡此七情,合和当视之。相须相使者良,勿用相恶相反者。若有毒宜制,可用相畏相杀;不尔,勿合用也。

陶弘景依例同样作出阐发:

　　案其主治虽同,而性理不和,更以成患。今检旧方用药,并亦有相恶、相反者,服之不乃为忤。或能复有制持之者,犹如寇、贾辅汉[1],程、周佐吴[2],大体既正,不得以私情为害。虽尔,

---

[1] 寇贾辅汉:东汉寇恂与贾复的并称。执金吾贾复部将杀人,汝南太守寇恂捕杀之。贾以为耻,扬言要杀寇恂。寇效蔺相如为大局退让。后经光武帝调解和好。见《后汉书·寇恂传》。后作为顾全大局解除私怨的典故。

[2] 程周佐吴:三国东吴名将周瑜心胸开阔,程普曾一度和周瑜不睦。程普自认为年长,多次欺辱周瑜。周瑜却始终折节容下,从不计较。程普后来特别佩服周瑜,曾对人说:"与周公瑾交,若饮醇醪,不觉自醉。"见《三国志·吴书九·周瑜传》。

恐不如不用。今仙方甘草丸,有防己、细辛;世方五石散,有栝楼、干姜,略举大者如此,其余复有数十余条,别注在后。半夏有毒,用之必须生姜,此是取其所畏,以相制耳。其相须、相使,不必同类,犹如和羹,调食鱼肉,葱、豉各有所宜,共相宣发也。

陶弘景《本草经集注》首先简要论述了《神农本草经》"七情"。认为相须、相使的含义是"各有所宜,共相宣发";相畏、相杀是"取其所畏,以相制耳";相恶、相反是"性理不和,更以成患"。陶氏并指出"旧方用药,亦有相恶相反者,服之乃不为害",主张以不用为妥:"虽尔,恐不及不用"。又将七情药例抄出,后世本草多有引载。李时珍在《本草纲目》曰:"独行者,单方不用辅也;相须者,同类不可离也;相使者,我之佐也;相恶者,夺我之能也;相畏者,受彼之制也;相反者,两不相合也;相杀者,制彼之毒也。"

《金匮玉函经·证治总例》[1]的"七情"论述如下:

> 药有相生相杀,相恶相反,相畏相得,气力有强有弱,有君臣相理,佐使相持。若不广通诸经,焉知草木好恶,或医自以意加减,更不依方分配,使诸草石,强弱相欺,胜负不顺,入人腹内,不能治病,自相斗争,使人逆乱,力胜刀剑。若调和得宜,虽未去病,犹得利安五脏。

关于七情的具体使用,早期各种《神农本草经》辑本几乎都没有出现,而敦煌出土的《本草经集注》(1955 年群联出版社影印)自第81 到 90 页,是介绍药物畏恶相反等"七情药例"。在这个"七情药例"中,载药 198 种。其中有 181 种是《本草经》的药物,17 种是《名医》增录的药物。每个药物都载有畏恶、相须、相使等"七情药例",而《集注》是陶弘景合《本草经》同《名医》增录的资料而成。那么《集注》中的"七情药例",可能承袭《本草经》或名医增录的资料而来,不可能是

---

[1] (汉)张仲景著.李顺保校注.金匮玉函经[M].北京:学苑出版社,2005:154.

陶弘景所独创。

宋代掌禹锡在《嘉祐本草》中引《蜀本草》中有关《本草经》"七情药例"的资料说:"凡365种,有单行者71种,相须者12种,相使者90种,相畏者78种,相恶者60种,相反者18种,相杀者36种。凡此七情,合和视之。"这段资料一开头就说凡365种,显然是指陶弘景整理的《本草经》药物数目365种。并把这365种药畏恶相须相使"七情药例"等资料作了全面统计。这也提示陶弘景整理的《本草经》中有"七情药例"存在的。

在《本草经集注》《备急千金要方》《新修本草》《太平圣惠方》《普济方》《证类本草》及《本草纲目》中均可见到"七情药例",各书虽内容逐渐增加,但其核心部分没有变化,均来源于《本草经集注》。

《医心方》"药畏恶相反法"全文收载了《本草经集注》"七情药例"内容。

现行的各版《中药学》教材中都有关于七情的定义和阐发,此处不再赘述。

七情的药物配伍方法至今仍然指导着中医临床的药物选择与使用。简单点说,除单行外,其他六种方法均为两种或两种以上药物的配伍方法。"相须"与"相使"是增加药物疗效的方法,相杀与相畏是抑制药物毒性的方法,而相恶与相反是降低药性和产生毒副作用的配伍方法。在临床上要选择前五种配伍方法而尽量避免出现药物配伍时的相反与相恶。

(五)药物的炮制

《神农本草经》关于炮制的论述不多:

药有……阴干、暴干,采治时日生熟……并各有法。

无论是原植物的产地、采摘的时间以及原材料的炮制方法都会对最后得到的药物的疗效产生很大的影响。早在《神农本草经》中已经注意到了这一点,但是对于具体的方法,在此书中并未给予说明。一般来说,从原植物的采摘到制成成药还要经过一系列繁琐的药物加工程序,我们称之为药物的炮制。

《神农本草经》最早提出了药物的炮制方法，有"阴干和曝干"两种，阴干是指将药物放置通风而没有阳光照射处干燥，曝干是指直接将药物放置在阳光下进行干燥。二者都是将新鲜的动植物进行干燥处理，制成药物进行长久保存的方法。由于药物都有其自身的特点，在加工炮制时要根据其本身的特点采用不同的炮制方法，但无论采取何种干燥方法，其最终目的都是将药物彻底干燥，达到可以长久保存的目的。

（六）药物的剂型

《神农本草经》有关于剂型的论述：

> 药有宜丸者，宜散者，宜水煮者，宜酒渍者，宜膏煎者，亦有一物兼宜者，亦有不可入汤酒者，并随药性，不得违越。

陶弘景从另一角度进行了解释：

> 又疾有宜服丸者，宜服散者，宜服汤者，宜服酒者，宜服膏煎者，亦兼参用，察病之源，以为其制耳。

药物经过加工炮制后，并不是直接可以使用的，而是通过某种剂型才能给患者使用。剂型是指药物制剂的形态。也指根据药物性质，以及治病和处方的要求制成的成品药。在《神农本草经》中已经提出了药物的剂型。可以看出，当时人们认识到的药物剂型有丸剂、散剂、汤剂（水煮者）、酒渍剂和膏剂等剂型。药物为什么不是由成药直接服用而要制成各种剂型呢？一是因为药物制成制剂后服用方便、省事，二是因为不同的剂型有不同的作用。我们从上文可以看出《神农本草经》是从药物的角度出发，讲究剂型的选择制作需要随从药性。而《本草经集注》是从疾病的角度出发，讲究剂型的选择制作需要"察病之源"。实际上我们在选择剂型上确实两个角度都要考虑。

宋代沈括[1]对剂型汤、散、丸选择和原理的看法就是结合了病与药两方面的需要的：

---

[1]　（宋）沈括著.侯真平校点.梦溪笔谈[M].长沙：岳麓书社，2002：194.

汤、散、丸，各有所宜。古方用汤最多，用丸、散者殊少……本体欲达五脏四肢者莫如汤，欲留膈胃中者莫如散，久而后散者莫如丸。又无毒者宜汤，小毒者宜散，大毒者须用丸。又欲速者用汤，稍缓者用散，甚缓者用丸，此其大概也。

第四章 《神农本草经》的传承

古书与现代书籍有着完全不同的内涵,尤其是像医药书籍这种应用性很强的书籍。现代意义的书籍有着明确的作者,作者有知识产权,流通中有市场营销,出版上有出版、再版、重订本等等,这些在古代都是不存在的。更有甚者有些书连印刷都免了,完全是抄写流传下来的。撰写书籍的目的并不是为了出名,目的单纯是为了保存和使用。

《神农本草经》就是这样。作为一部中药"元典"著作,它的源头是个谜,它的流传过程也曾扑朔迷离。

一、《神农本草经》的问世及宋以前的传承

(一)陶弘景与《神农本草经》的流传

前面已经提到,一般通行的说法认为,在战国至东汉间这么长的一段历史阶段中,非一时一人编写出了《神农本草经》。但是任何一部书籍——尽管可能有后代的修订增删——必定有一个书籍定型的阶段,否则就不成其为书了。《神农本草经》的成书大约是在于东汉和帝永元六年(公元 69 年)前后。

各种医学史对于秦汉本草史的描述依据,基本上都来自一段话,各种不同的理解分歧也产生于此。这就是《本草经集注》陶弘景的自序。文字不长,佟录如下:

> 秦皇所焚,医方、卜术不预,故犹得全录。而遭汉献迁徙,晋怀奔逃,文籍焚靡,千不遗一。今之所存,有此四卷,是其《本经》。所出郡县,乃后汉时制,疑仲景、元化等所记。又云有《桐

君采药录》,说其花叶形色。《药对》四卷,论其佐使相须。魏、晋已来,吴普、李当之等更复损益。或五百九十五,或四百四十一,或三百一十九;或三品混糅,冷热舛错,草石不分,虫兽无辨;且所主治,互有得失,医家不能备见,则识智有浅深。

今辄苞综诸经,研括烦省,以《神农本经》三品合三百六十五为主,又进名医副品,亦三百六十五,合七百三十种。精粗皆取,无复遗落,分别科条,区畛物类,兼注铭时用,土地所出,及《仙经》道术所须,并此序录,合为七卷。虽未足追踵前良,盖亦一家撰制。吾去世之后,可贻诸知音尔。

没有被秦始皇焚掉的医书,却在汉献帝[1]、晋怀帝[2]的兵乱中,遭逢战火,所剩无多。现有四卷原书[3]。其中关于郡县的内容可能来自张仲景、华佗等医家;植物形态的内容来自《桐君采药录》;药物配伍等内容来自四卷《药对》。魏晋以来,吴普、李当之等医家又有所增删,药物有的是 595 种,有的是 441 种,有的是 319 种,三品、寒温药性、植物矿物动物等都发生了混淆,连疾病主治都有错误。因为医家不能完整看到,所以认识程度不同。

如今综合各种古书,按《神农本草》分为三品,合计 365 种药物的标准,补入其他名医著作[4]中的药物,也有 365 种,合为 730 种。将

---

[1] 汉献帝刘协(181～234 年)。公元 196 年曹操挟持了刘协,并迁都许昌,"奉天子以令诸侯"。公元 220 年,曹操病死,刘协被曹丕控制,随后被迫传位于曹丕。公元 234 年,刘协病死,享年 54 岁。

[2] 晋怀帝(284～313 年),司马炽。306～313 年在位。武帝第二十五子,惠帝弟。武帝封为豫章郡王。惠帝立为皇太弟。光熙元年(306 年)东海王司马越毒死惠帝,立司马炽继皇帝位,次年改元永嘉。以司马越为太傅辅政。除三族刑,分荆州、江州八郡设立湘州。永嘉五年(311 年)诏令讨伐司马越。六月,匈奴刘曜、王弥率兵攻入京师洛阳,他被解送平阳(今山西临汾西南)。十六国时汉国刘聪封他为平阿公,次年晋封为会稽郡公。七年(313 年),刘聪命他青衣行酒,晋旧臣见状号声大哭,旋为刘聪所杀,享年 30 岁。

[3] 有人认为这就是《神农本草经》,但有不同见解。

[4] 有人认为就是《名医别录》。

各种药物一并分类收入，并注明采收季节、产地和《仙经》道术的有关事项，加上序录，共为 7 卷。虽不能说赶上古人，但也是一家之言。我去世后，可留给后世各同道者。

由于对于这段文字的理解不同，产生了如下的认识：

（1）前代留下《神农本草经》的不同版本，已经掺入了后世医家的内容，经陶弘景整理，筛选出《神农本草经》原文，加上《名医别录》一书内容，恰巧是 730 种，又加上陶弘景个人注释，成为《本草经集注》。

（2）与上述观点基本一致，但认为根本不存在所谓《名医别录》。所谓"名医副品"，实际上是散在的许多医家或成书或未成书的内容。

（3）不仅认为《名医别录》不存在，连《神农本草经》也不存在，只有各种古本草。直至陶弘景才出现了《本草经集注》，后世以此为依据，发明了《神农本草经》和《名医别录》。

不管什么观点，没有人否定陶弘景的存在，也没有人否定《本草经集注》的存在。后世所见的《神农本草经》都可以看到陶弘景的影子，从这种意义上可以说陶弘景是《神农本草经》的直接催生者。

陶弘景最有名的故事，就是梁武帝"屡加礼聘"，他坚持不出山。梁武帝问他："山中有什么，为什么不出山呢？"他先写了一首诗，后画了一幅画作为回答。诗为《诏问山中何所有赋诗以答》："山中何所有，岭上多白云。只可自怡悦，不堪持寄君。"画的内容是：纸上画了两头牛。一头散放水草之间，自由自在；一头锁着金笼头，被人用牛绳牵着，并用牛鞭驱赶。梁武帝看了诗和画，领会他的用意，就不再强迫他出来做官了。但是"国家每有吉凶征讨大事，无不前以咨问"，故当时人称之"山中宰相"。

陶弘景在医药方面的最大贡献，是对《神农本草经》的科学整理。《神农本草经》总结了汉代以前劳动人民积累的药物知识，共收载药物 365 种，分成上、中、下三品。书中对每一味药的产地、性质、采集和主治的病症，都作了详细的记载。对各种药物如何配伍以及简单的制剂，都做了概述。但随着实践的不断深入，人们的药物知识逐渐丰富起来。到了南北朝时期,汉代的这本《神农本草经》,不仅辗转传抄,"遗误相继,字义残缺",而且内容已经远远不能满足实践的需要。

因此,陶弘景便对本草学做了一次较全面的总结。他从自己《名医别录》编中挑选出了365种新品种附入《神农本草经》,使原书只有365种的药物增加到730种,并予以一一订正、调整、分类注释,编成《本草经集注》一书。

梁代陶弘景对南北朝以前的本草学进行了整理、总结、创新,并对本草学做出贡献,使中国本草学走上系统化,为后世历代主流本草所宗。所以《本草经集注》成为后世本草的典范。

历代主流本草,无论是总论或各论方面,都是沿袭陶弘景所创诸范例向前发展的。如药物自然属性分类,三品的分类,《神农本草经》文、《名医别录》文的区分,《神农本草经》和《名医别录》药条文内容的整订,《神农本草经》和《名医别录》文的书写程序……都是陶弘景在作《本草经集注》时定下来的。千余年来,历代本草学家一直是在沿用的。像今日流行各种《神农本草经》的辑本,其药物条文都是陶弘景整理的文字;各种本草所录的《名医别录》文,也是陶弘景整理的文字。

1. 全面总结本草,使本草学系统化　陶弘景作《本草经集注》之前,所见到的《本草经》是多种不同的本子,这些本子也许就是不同医生在抄录《本草经》时附经为说,而形成的不同抄本。这些不同的本子,收藏药物数量不同,主治内容多寡不同,三品分类不同,药性寒热不同,药物分类不同。陶弘景考察时发现,梁代以前医家用药都重视本草。如陶弘景序云:"其用药犹是本草家意……亦皆条理药性。"而梁代当时习医者,却不知本草的重要:"今庸医处治,皆耻看本草,其畏恶相反,故自寡昧,而药类违僻,分两参差,亦不以为疑脱。"同时陶弘景还见到当时卖药和配合药者,时有作弊。陶序云:"采送之家,传习造作,真伪好恶,并皆莫测,螵蛸胶著桑枝,蜈蚣朱足令赤……又合药之日,悉付群下,其中好药贵石,无不窃换……以此治病,固难即效。"

　　陶弘景深感本草的重要,而当时本草存在混乱,习医者不精研本草,采药者和合药者又在造假。如此情况,怎能治好病? 为此陶弘景下定决心,对本草作全面的总结。《本草经集注》的问世使本草学得到系统化。所以《本草经集注》不仅在当时受到欢迎,而且也是后世历代本草的典范。

　　2.《本草经集注》有承前启后作用　自从陶弘景《本草经集注》问世,到唐代将近有 160 多年,在这漫长的岁月中,对原有药物有了新的认识,新药不断地增加,所以唐代就有编修新本草的必要。唐代编修新本草,是在过去旧的本草基础上进行编纂的。至于选择什么样本子做蓝本,是要经过研究的。当时流行的本草有很多种,据《隋书·经籍志》收载本草,近 60 种。到唐代编纂《新修本草》时,独取陶弘景《本草经集注》为蓝本,对其他 50 多种本草皆不用。这就说明《本草经集注》总结前代本草极为完备,在当时是胜过所有的本草的。

　　3. 陶弘景发展了本草药性理论　陶弘景将《神农本草经》中序例进行了逐条注释,《神农本草经》序例是阐述中药理论的,陶弘景不仅对此进行了解释,还予以拓展发挥。例如他在序录中指出:“其甘苦之味可略,有毒无易知,惟冷热须明。”强调了药性的重点所在。

　　又如三品药性,《神农本草经》只提上、中、下三品一些原则的话,但陶弘景更具体地说:“今案上品药性,亦皆能遣疾,但其势力和厚,不为仓卒之效,然而岁月将服,必获大益,病既愈矣,命亦兼申。天道仁育,故云应天。独用百二十种者,当谓寅、卯、辰、巳之月,法万物生荣时也。中品药性,治病之辞渐深,轻身之说稍薄,于服之者,祛患当速,而延龄为缓,人怀性情,故云应人。百二十种者,当谓午、未、申、酉之月,法万物熟成时也。下品药性,专主攻击,毒烈之气,倾损中和,不可恒服,疾愈则止,地体收煞,故云应地。独用一百二十五种者,当谓戌、亥、子、丑之月,兼以闰之,盈数加之,法万物枯藏时也。”这些论说,对《本草经》三品药性是有所发展的。

　　《神农本草经》中有关于药物性味、有毒无毒、炮制、采收的要求,“药有酸、咸、甘、苦、辛五味,又有寒、热、温、凉四气及有毒无毒,阴干、暴干，采治时月生熟，土地所出，真伪陈新，并各有法。"却没有提及药物用法用量。陶弘景补充："又有分剂秤两，轻重多少，皆须甄别。若用得其宜，与病相会，入口必愈，身安寿延。若冷热乖衷，真假非类，分两违舛，汤丸失度，当瘥反剧，以至殆命。医者意也，喻如宰夫，以鳖为羹，食之更足成病，岂充饥之可望乎？故仲景每云：如此死者，医杀之也。"

关于毒药用量，《神农本草经》只言"若毒药治病，先起如黍粟，病去即止，不去倍之，不去十之，取去为度。"陶弘景认为这样不够具体，药物毒性大小强弱，各不相同，岂能单用黍粟为例。毒性不同的药物，应以不同容积物为例。所以陶序云："案盖谓单行一两种毒物，如巴豆、甘遂辈，不可便令至剂耳，依如经言。一物一毒，服一丸如细麻；二物一毒，服二丸如大麻；三物一毒，服三丸如小豆；四物一毒，服四丸如大豆；五物一毒，服五丸如菟矢；六物一毒，服六丸如梧子；从此至十，皆如梧子，以数为丸。而毒中又有轻重，如狼毒、钩吻，岂同附子、芫花辈耶？凡此之类，皆须量宜。"

4. 创新编写体例为后世历代本草典范　陶弘景《本草经集注》在序录方面，除对《神农本草经》序文若干条注释外，又创制很多新例。如诸药采制、合药分剂料理法、诸病主治例、解百药毒例、服药食忌例、药不宜入汤酒例、七情畏恶例、药对岁物药品例。此等创例，非《神农本草经》所原有，但后世历代本草，皆相继沿用，在某些方面，并有所发展。在这些创例中，体现陶弘景对梁以前本草学的成就作了系统性的总结。

在陶弘景所作的创例中，有很多论点，对后世药学起着深远的影响。

在诸药采制方面，重视药材原产地，提出"诸药所生，皆的有境界"。这就开创了"地道药材"之说。对采制药材，则指出植物药大多在一月、八月采取。并提出"春宁宜早，秋宁宜晚；花、实、茎、叶，各随其成熟"的采收经验。此外陶弘景重视药品"真伪好恶"，提出鉴别药品方法，实为开创中药鉴定的先河。

在合药分剂料治法中。对各种剂型制作方法,及各种药物炮炙方法,积累了很多经验。

例如对蜜的炼制,陶弘景说:"凡用蜜,皆先火煎,掠去沫,令色微黄,则丸药经久不坏。掠之多少,随蜜精粗。"为后世制药方法,提供了宝贵的经验。并在"诸病主治例"中,又创制按治疗作用对药物进行分类法。

陶弘景《本草经集注》在各论方面,也有创新。例如在药物分类方面,陶弘景除保持《神农本草经》三品分类外,又按药物天然来源,创立自然属性分类法。将全书收集药物,分为玉石、草木、虫兽、果、菜、米谷、有名无实七类。这种分类方法一直支配着中国历代本草的分类。如《新修本草》《开宝本草》《嘉祐本草》《证类本草》《本草纲目》《本草纲目拾遗》等,都是在陶弘景创立自然属性分类的基础上发展起来的。

5.《本草经集注》流传情况 《本草经集注》完整地收录了《神农本草经》的文字,以朱墨分书和大字小字的形式清晰地区别出《神农本草经》文、《名医别录》文和《本草经集注》陶弘景自己的文字。

在唐代《新修本草》颁行之后,《本草经集注》(包括上述三书)的内容被重新整合转录其中,该书就逐渐湮没无闻了。

《本草经集注》存有两种残卷,一是出土于敦煌石窟的残卷,一是出土于吐鲁番的残卷。敦煌本残卷只存一卷,也即"序录"部分,原卷长17米,正背两面均书写。1914年日本人桔瑞超及吉川小一郎受龙谷光瑞之命,在中亚细亚进行探险时,由敦煌携往日本。此卷正面及背面小部分为其他文献内容,背面有720行属《本草经集注》的序录,但缺卷首。据文字内容最末两行写有"开元六年九月十一日尉迟卢麟于都写本草一卷。辰时写了记"的记录,因此也被称为"开元写本"。罗振玉在1915年出版石印本,他认为此段文字与原文书法不同而认为应是六朝时的作品。此残卷1955年群联出版社有影印本。但其问题颇多,如卷子本中纵行格线、微细阴影及浅色文字等均未显现,原卷文字或呈现空白,或经加笔改写。2013年学苑出版社出版由郭秀梅主编的敦煌卷子《本草集注》全彩色仿真影印本,系首度向学界展示珍贵医籍之原貌。又在卷末补入"七情表"五纸,系《本草集注》成书过程的重要标志。吐鲁番出土的残卷为 28.5 厘米×27 厘米的残片,卷上只有燕屎、天鼠屎的全文,及豚卵后半部的注文,还有鼹(鼠泉)的前部正文,应是《本草经集注》中兽类药的部分内容,被认为是《本草经集注》七卷本的卷六部分。敦煌石窟的残卷藏日本龙谷大学图书馆,吐鲁番的残卷藏德国柏林国立图书馆[1][2]。2016 年王兴伊、段逸山编著上海科学技术出版社出版《新疆出土涉医文书》时将吐鲁番残卷收录其中。

《本草经集注》原书主要内容被收入《证类本草》《太平御览》等书,故得以保存至今。现有日本森立之所辑《重辑神农本草经集注》七卷(1847 年)、1961 年尚志钧辑《本草经集注》传世。

(二)《新修本草》与《神农本草经》的流传

《新修本草》是在公元 659 年由唐代政府主持编写颁行的第一部药典,它开启了我国官修本草的先河。

《新修本草》是官方行为,领衔挂名的官员自然不可少,但据多数人认为苏敬是真正的主持编纂者,其他还有 20 人左右的班子进行具体工作。

全书在序例之后,由三部分内容组成:本草、药图和图经。其本草部分是以陶弘景《本草经集注》为基础发展而成,药物由原来的730 种,增加到 850 种。以玉石、草木、兽禽、虫鱼、果菜、米谷等分类,并注意药物实际形态。当时曾下诏全国,征询各地药物形色,画成图形,另外还加有说明的图经。《新修本草》的药图和图经的篇幅繁富,超过正文的内容。

值得注意的是《新修本草》完整保留了《本草经集注》的内容,因而也间接保存了陶弘景整理过的《神农本草经》内容。他们在文字处

[1] [日]井口泰淳著.贺小平译.施萍亭校.关于龙谷大学图书馆藏大谷探险队带来敦煌古写经[J].敦煌研究,1991,(4):58-66.
[2] 叶红璐,余欣.敦煌吐鲁番出土《本草集注》残卷研究述评[J].中医研究,2005,18(6):57-60.

理上把《神农本草经》与《名医别录》书写成大字[1]，以朱墨分书区别，即红字为《神农本草经》，墨字为《名医别录》。新增药物也用大字，但小字标明"新附"以示区别。其他注文包括陶弘景注和《新修本草》新加的注文都用小字表示，《新修本草》注文前标明"谨案"用以区别。因而虽然唐本草问世后，《本草经集注》的光辉遂被湮没，但实际上它却牢牢地嵌刻在这部官颁药典中，随着《新修本草》的传播而传播。《神农本草经》也在这种形式下被反复传抄，流传下来。

当时书籍全靠手写，朱书大字就是《神农本草经》身份的标志。苏敬等创造的这种不改写《神农本草经》《名医别录》原文的编纂方法与当时对儒家经典的注疏是相似的，"注不破经，疏不破注"，体现了对经典权威性的尊崇。这种观念和方法也被后世所继承。

当苏敬等为《新修本草》的颁行沾沾自喜的时候，《本草经集注》似乎已经完成了他的使命，默默地推出了舞台，被人们所淡忘。可苏敬们没有想到的是，《新修本草》也被没有逃脱《本草经集注》同样的命运，大约 360 年后，当宋臣在短短时间编写了两版《开宝本草》之后，厄运临头了，在嘉祐三年（公元 1058 年）北宋政府再次重修本草时，却发现已经找不到一本完整的《新修本草》了。宋代以后的千余年间人们国内的人们已经看不到《新修本草》了。

时间慢慢地流淌，当时钟走向大清光绪十五年（公元 1889 年）时，兵部郎中傅云龙在日本意外地得到了《新修本草》旧抄本残卷，抄本第十五卷末有"天平三年岁次辛未七月时期日书生田边史"的题记，日本天平三年即公元 731 年，原来《新修本草》颁行 70 年就已经传到了日本，估计这位可敬的书生田边史就是当年日本到过大唐的留学生。惊喜之余傅云龙将该书模刻收入了自己编纂的《籑喜庐丛书》中，还把日本学者小岛宝素从《政和本草》中辑出的《新修本草》第三卷一并刻入。1955 年上海群联出版社还据此出过影印本。据说

---

［1］　是唐代苏敬等修本草时首次使用《名医别录》书名的，这一提法在 20 世纪以前没有疑义，相沿不替。

小岛宝素还辑出过卷六、七、八、九、十、十一,可惜已经失传。

在傅云龙发现《新修本草》不久,1899 年有人在敦煌石窟也见到了《新修本草》的残卷,其中还有乾封二年(公元 667 年)的字样,距离《新修本草》颁行仅 8 年。敦煌发现的残卷片段分别被收藏在英、法、日本,1952 年罗福颐根据出土残卷的胶片,摹写收入到《西陲古方技书残卷汇编》之中。

据马继兴等[1]研究,敦煌出土的医药卷子中已知的《新修本草》残卷共有四种写本:

第一种,现存英国伦敦不列颠博物院图书馆,编号为 S.4534。正背两面书写,高 26.5 厘米,正面为宅经,背面为《新修本草》。该卷子首尾均缺,又有所残断,今只存两个残片,其一为《新修本草》卷十七果部的残文,始自芰实注文的末节,以及樱桃及梅实之本文及注文;其二始自卷十八菜部蕺本文之末节,葫、蒜、堇汁、芸薹,次有卷十九米谷部品目,终于胡麻本文及注文前半节。两片均布帛,每行 16～21 字,系同一人手书。从其文字避讳治、世等字看,当为唐季抄本。

第二种,现存法国巴黎国立图书馆,编号为 P.3714。正背两面书写,背面杂书乾封二年至总章二年伊西等州驿牒,正面即《新修本草》卷十草部下品药,始自桔梗后半,终至白蔹,共计 30 种药,为残卷中文字最多的一种。

第三种,原卷现存法国巴黎国立图书馆,编号为 P.3822。13 行、每行 30～35 字,计有《新修本草》卷 19 菜部,葱实(包括根、汁)、苦瓠等 8 种药。

第四种,为《新修本草》孔志约序,原卷为李盛铎所藏。李盛铎为近代著名藏书家,所藏以版本书及敦煌卷子闻名当世。清末他做学部大臣时,敦煌所残余的古卷子正好由甘肃运到北京,他利用职权挑取其中最好的归诸私有,抗战时期这一批敦煌卷子精品尽跨海东去,

---

[1] 陈湘萍.敦煌残卷《新修本草》文献学考察[J].上海中医药杂志,1988,2:39－41.

归于日本人。

在日本还有另一种抄本是京都仁和寺藏镰仓时代卷子写本五卷。此写本 1936 年日本大版本草图书刊行会武田长兵卫氏曾影印出版。

除此中日学者多有作此书辑佚工作者,先后有清末李梦莹、范行准、日本小岛宝素、中尾万三等皆未告全功。而完成全帙影响较大的有日本冈西为人的《重辑新修本草》和国内尚志钧的《唐·新修本草》。2005 年安徽科学技术出版社出版尚志钧辑校《新修本草》(辑复本第 2 版)时,作者此次修订汲取了国内外很多专家的批评意见,并附录各种《新修本草》残本影印件及有关研究资料。影印件包括敦煌出土《新修本草》孔志约《唐本序》残卷,敦煌出土《新修本草》草部下品之上卷第十,傅云龙影刻《新修本草》十一卷本,日本武田氏影印《新修本草》仁和寺本,罗振玉藏日本传抄卷子本《新修本草》残卷。是现今最佳版本。

《神农本草经》虽然没有因为《新修本草》的颠沛而流失,却也饱受苦难。

二、两宋《神农本草经》的流传

(一)北宋时期《神农本草经》的流传

1. **历史背景** 宋代结束了五代十国的战乱与分裂局面,偃武修文,以其文治著称于史,是我国古代文化发展的鼎盛时期。宋代帝王对医学情有独钟,促进了医药学的发展。宋太宗自己留心医药,搜集有效方剂,又令太医官广集天下良方,汇成《太平圣惠方》,并自序:"朕昔自潜邸,求集名方……无非亲验,并有准绳,贵在救民,去除疾苦……可依方用药,则无不愈也。"

理学对知医为孝的发挥,宋代以前著名医家张仲景、皇甫谧、孙思邈等均论及知医为孝,使这一思想深入人心的还是程颢、程颐兄弟,程颢首先将医道与孝道并提。医学与理学在孝上的合一,使理学对医学产生了深刻影响。宋初名相范仲淹为布衣时,到灵祠祈祷"他时得相位乎?"不许,复又祷之曰:"不然,愿为良医"(《能改斋漫录》卷十三),自范仲淹"不为良相,愿为良医"之后,"不为良相,愿为良医"

成为儒以入医的思想根源。儒者"达则兼善天下,穷则独善其身"的古训成为达则治国,穷则医人。

造纸与雕板印刷术的发展,为书籍的广泛传播提供了必要条件,宋代政府成立校正医书局,直接让书籍的广泛校勘传播成为现实。校正医书局成立后第一部校正的医书即是本草。这也揭开了《神农本草经》在宋代传承的序幕。下图所示即是《神农本草经》成书到北宋的传承情况,亦可以看出,北宋就曾三次大规模地修订以《神农本草经》为背景的主流本草。

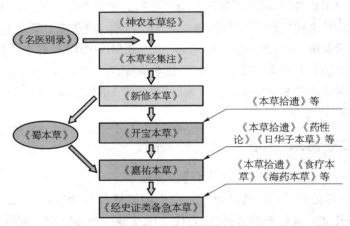

图3 《神农本草经》北宋前的流传大系

2. 北宋《神农本草经》发展脉络

(1)北宋初期——《开宝本草》:《开宝本草》实际上包括《开宝新详定本草》《开宝重定本草》两书。今一般指《开宝重定本草》。掌禹锡云:"《开宝新详定本草》开宝六年(公元973年),诏尚药奉御刘翰,道士马志,翰林医官翟煦、张素、王从蕴、吴复圭、王光箱、陈昭遇、安自良等九人,详校诸本。仍取陈藏器《拾遗》诸书相参,颇有刊正别名及增益品目。马志为之注解。仍命左司员外郎知制诰扈蒙,翰林学士卢多逊等刊定,凡二十卷。御制序,镂板于国子监。"

《证类本草》卷一"补注所引书传"载"《开宝重定本草》开宝七年,

诏以《新定本草》所释药类，或有未允夕又命刘翰、马志等重详定，颇有增损。仍命翰林学士李昉，知制浩扈蒙等重详定。凡神农所说以白字别之，名医所传即以墨字，并目录共二十一卷"，据上所述可知，由于是第一次出版印刷的本草书，经验不足，未能完全合乎朝廷的意愿，所以次年再次校修，增派了编书经验极丰富的翰林学士李昉等儒臣参与刊定，编成《开宝重定本草》。

《开宝重定本草》即今《开宝本草》，是以儒臣与医药学家合作整理书籍，继承了唐政府编修医书的优良传统。《开宝重定本草》更以白黑字代替了朱墨分书，应用于雕版印刷。

《开宝本草》是在《新修本草》的基础上进行校定增补而成，故卷次分类皆与《新修本草》同。其主要贡献与作用有以下三点：

1）完成了《新修本草》的校定。针对该书"尽考传误，刊为定本"（开宝重定序）。从而使《新修本草》在历时四百年的传抄之后，第一次有了补注刊本。

2）拟定了旨在保持前代本草面貌的体例。如采用白（阴文）、黑（阳文）字代替朱、墨两色；"唐附""今附""今按""今注"等详其出处。该书在体例上做出了创新，这使得本草典籍由传写转向版刻，以适应雕板印刷，为保存古本草作出了重大贡献。

3）增附药品及注文。该书续增药品 134 种，合《唐本草》原载共达 984 种。

《开宝本草》仅流行于宋代，在《崇文总目辑释》《通志·艺文略》《玉海》等书中皆有著录。原书虽不存，内容可见于《证类本草》中。

（2）北宋中期——《嘉祐本草》《本草图经》：这一时期的文化科学水平较宋初有了更大的发展，出现了像沈括、苏颂这样一批在科学事业上具有辉煌造就的政府官员。在政府儒臣们建议下，嘉祐二年（公元 1057 年）八月，集贤院成立校正医书局，第一件事就是着手校定本草，其规模在古代本草史上是空前绝后的。这次几乎同时编修了两部书，其一是《嘉祐本草》，其二是《本草图经》。前者是在《开宝本草》基础上拾遗补缺，后者仿《新修本草》编写办法，重在订伪求实。

这两书是姊妹篇，又各有不同的重心，采用的编写方式也不尽同。《嘉祐本草》主要是增补校正，需要广泛收集文献资料，所以基于"考正群书，资众见其功易就"这一想法，掌禹锡组织了儒臣与医官相结合的班子，集体完成《嘉祐本草》。与此同时，又在征集全国药物资料、标本的基础上，编修《本草图经》。有鉴于"论著文字，出异体则其体不一"，所以该书是由天文学家苏颂一人撰写。这些编纂本草的历史经验是值得后人借鉴的。

1)《嘉祐本草》"立例无所刊削"，旨在补其"漏略"，因此，它的成就在于文献学方面。它以引文广博、体例严谨著称于世。相形之下，此书所增 99 味药，反倒功在其次。《本草图经》的成就则在于它以全新的面貌把宋代本草推到了当时世界药学的最高水平。

《嘉祐本草》文献价值甚高，是后世研究本草发展及辑佚古本草的重要参考书。体例严谨，标识明晰，引文广博，取材精审。

该书引用文献 50 余种，其中本草文献 16 种。比较重要的有《吴氏本草》《蜀本草》《药对》《药性论》《食疗本草》《日华子诸家本草》《南海药谱》等。引用文献虽有所删节，但能忠实地保留其旨意，为后世研究古本草提供了宝贵的资料。该书收有经史百家中的药物资料，对唐慎微编《证类本草》有直接影响。

2)《本草图经》："图经"一般指针对绘图而作的解说。该书图文合一，仍以"本草图经"名之。或称《图经本草》。成书于嘉祐三年（1058 年），主要由苏颂负责编撰。

《本草图经》在编纂上拟定了一套向全国征集药图和标本的办法："下诸路州县应系产药去处，并令识别人，仔细辨认根、茎、苗、叶、花、实、形色、大小，并虫鱼、鸟兽、玉石等，堪入药用者，逐件画图，并一一开说，著花结实，收采时月，所用功效；其番夷所产药，即令询问榷场市舶商客，亦依此供析，并取逐味各一二两或一二枚封角，因入京人差赍送，当所投纳，以凭照证，画成本草图；并别撰图经，所冀与今本草经并行。"

《本草图经》的贡献和作用：《证类本草》所引"图经曰"药条计

780首,其中新增草药103种。在635种药名之下,附本草图933幅。这些药图是我国现存最早的版刻本草图谱,为药物基原考订发挥了巨大的作用。从药图名称中的地名来看,这些药图分别来自150个州郡,是从当时各地所上"绘事千名"中遴选得来的。

附:《蜀本草》

该书是在五代后蜀时根据《唐本草》重广补注而成。原名《重广英公本草》或《蜀重广英公本草》,简称《蜀本草》。

"嘉祐补注总叙"云:"伪蜀孟艇亦尝命其学士韩保昇等,以《唐本》《图经》,参比为书,稍或增广,世谓之《蜀本草》。"又"补注所引书传"载:"伪蜀翰林学士韩保昇等与诸医工取《唐本草》并《图经》相参校,更加删定,稍增注释。孟昶自为序,凡二十卷,今谓之《蜀本草》。"

《蜀本草》新增的注文主要由掌禹锡收入《嘉祐本草》。掌禹锡引用该书资料涉及药物276味,并以"蜀本""蜀本注""蜀本图经"作为标题。冠以"蜀本"的有66种药,"蜀本注"35种,"蜀本图经"159种。另有15味药既引"蜀本",又引"图经"。从这些资料来看,《蜀本草》增加的内容除引唐本《图经》之外,还有药条正文和注文两类文字。

此外,该书统计和整理了前人本草中涉及的药物七情畏恶资料,韩保昇注《本经》序例曰:"凡三百六十五种,单行者七十一种,相须者十三种,相使者九十种,相畏者七十八种,相恶者六十种,相反者十八种,相杀者三十六种。凡此七情,合和视之。"后世常说的"十八反",即源于这一统计数字。

(3)北宋后期——《证类本草》:《证类本草》是《经史证类备急本草》一书的简称,其作者是北宋时蜀地名医唐慎微。《证类本草》在我国本草史上有着特殊的地位与价值,对本草学的发展起着承上启下的枢纽作用。其价值主要表现在:《证类本草》对长期以来的手抄本草资料进行了历史上最后一次大规模的整理,成为北宋以前本草渊薮。唐慎微采用的编写方式与他所处的时代及其集大成的宗旨十分贴合。在《证类本草》中,历代本草呈层层包裹状态,形成本草史上一颗灿烂的大明珠。然而代代相传的严谨体例,又使各个层次界限分明、先后有序，也正因为如此，《证类本草》成为我们今天考察古本草发展，辑佚古医方、本草书，丰富和发展中国医药学的重要文献来源。

1)《证类本草》的成书年代：长久以来众说纷纭。主要有以下观点。① 成书于大观二年：王继先在《绍兴校定经史证类备急本草》序中指出"大观中唐慎微集为证类"；李时珍《本草纲目·历代诸家本草》云："宋徽宗大观二年，蜀医唐慎微，取嘉祐补注本草及图经本草合为一书……名证类本草，上之朝廷，改名曰大观本草。"② 成书于元祐年间：《历代中药文献精华》载："钱大昕《养新录》卷十四记载，日本中尾万三进而考证成书于元祐六年至八年（1091～1093 年）。"③ 成书于绍圣四年至大观二年（1098～1108 年）：冈西为人《宋以前医籍考》考证曰"又案慎微所引，有孙尚药方、初虞方等书。今考孙尚秘宝方十卷，刊于元丰八年。初虞氏养生必用方，成于绍圣四年。然则证类之成，当在乎绍圣四年至大观二年之十一年间。"

2) 卷帙与分类：《证类本草》沿袭了《新修本草》关于药物的分类。《证类本草》全书药物分为玉石、草、木、人、兽、禽、虫鱼、果、菜、米、有名未用、本经外类共 12 类，31 卷。此是以《新修本草》药物分类为基准，将《新修本草》的兽禽分为兽和禽两类，又增人部和本经外类，在卷数上亦比《唐本草》增加 10 卷。

3) 组成与体例：《证类本草》以《嘉祐本草》为框架并入苏颂《本草图经》，后又增加唐慎微增补内容而成。全书基本由下图所标记的五部分组成。

4) 药物数量：《证类本草》卷首目录后的线框记载："《嘉祐补注本草》药品一千一百一十八种，《证类本草》新增药品六百二十八种，总一千七百四十六种。"

5)《证类本草》的流布：《证类本草》集宋以前本草之大成，其成书刊刻后，很快流传开来。不久，朝廷即校定重修，由于历史的原因，《证类本草》的流布有南北之别。南北分割，书籍不相往来，《大观》本仍刊刻于南地；金、元所辖之地，《政和》本流布于北方。至此，南《大

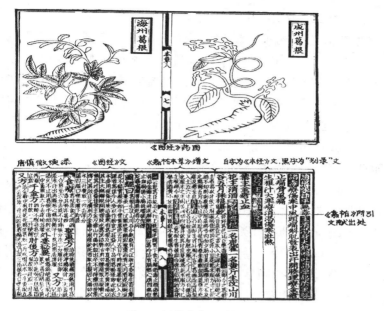

图 4　《证类本草》文献组成

观》、北《政和》，其各自累经刊刻，即形成《大观本草》的版本系统与
《政和本草》的版本系统，见下图。

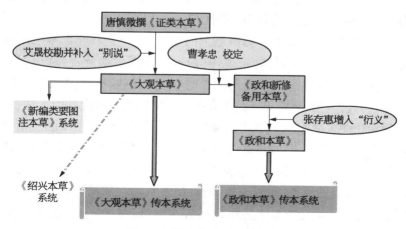

图 5　《证类本草》版本系统介绍

附：《本草衍义》

《本草衍义》的编著者寇宗奭,宋代药物学家,生卒年和生平均不详。政和(1111～1117年)间任通直郎。于本草学尤有研究,尤重视药性之研究。历十余年,采拾众善,诊疗疾苦,和合收蓄之功,率皆周尽。谓:"疾病所可凭者医也,医可据者方也,方可恃者药也。"医者必识药性之良毒,辨方宜之早晚,不可真伪相乱,新陈相错。撰《本草衍义》二十卷(1116年)。李时珍曰:"参考事实,核其情理,援引辨证,发明良多,东垣、丹溪诸公,亦尊倍之。"

《本草衍义》该书旨在推衍《嘉祐本草》《本草图经》两书未尽之义,故以"衍义"名之。全书二十卷。前三卷序例(总论),后十七卷药物,载药470种。药物分类均依《嘉祐本草》。因不收有名未用药,故各论较《嘉祐本草》少一卷。但因序例三卷(较前书多一卷),故仍作二十卷。该书取材原则是:"内有名未用,及意义已尽者,更不编入",因而内容与《嘉祐本草》并无重复。

《本草衍义》贡献:

1)医药理论方面:寇氏在序例中强调"不治已病治未病","善服药,不若善保养"。提出治病先明八要(虚、实、冷、热、邪、正、内、外),继乃望闻问切,实质上是后世四诊八纲的较早的归纳。传统的"四气"(寒热温凉),寇氏改订为"四性"。

2)该书论药,采用了类似笔记的形式,主要是补充旧本草未备之言。对于每个具体药物来说,其内容并非面面俱到,但从全书来看,讨论的范围则甚广,涉及药物产地、形态、采收、鉴别、炮制、制剂、性味、功效、主治、禁忌等。其中有关药物鉴别的见解尤其引人注目,常能纠正前人之非。书中还记录用异华法精制砒霜,用结晶法精制芒硝等。如《本草衍义》:"砒霜,疟家或用,才过剂,则吐泻兼作,须浓研绿豆汁,仍兼冷水饮……生砒谓之砒黄,其色如牛肉,或有淡白路,谓石非石,谓土非土,磨研酒饮,治癖积气有功。才见火,更有毒,不可造次服也。取砒之法:将生砒就置火上,以器覆之,令砒烟上飞,着覆器,遂凝结,累然下垂如乳。尖长者为胜,平短者次之。"

（二）南宋时期《神农本草经》的流传

南宋时期，本草与国运同衰。此时私人所撰本草增多，对北宋主要本草进行节纂、改编，简化本草以符实用，成为此时本草发展的潮流。而《神农本草经》传承系统中，南宋的代表著作当属《绍兴本草》。

王继先，南宋官吏，兼通医学。其家祖为外科疡医，有"黑虎丹"出名。王氏以医术而晋升官职，曾任昭庆军承宣使，奉宁军承宣使等职。因奸佞狡黠后遭贬谪。

王继先，绍兴年间任详定校正官，与张孝直、高绍功等校订《证类本草》，编成《绍兴校订经史证类备急本草》，今仅有日本传抄之残本。以十九卷或五卷本居多。各抄本均以药图为主，文字甚少。在药品排列、药图形式（彩色或白描）及数量等方面互有差异。其药品类别相当于《大观本草》卷三至十四、卷十六至二十七所列，即除外原序例、人部、菜部中下、本草外类及有名未用。

其他私家本草著作包括《履巉岩本草》《宝庆本草折衷》、南宋颜直之《疡医本草》、佚名《本草辨疑》、南宋王梦龙《本草备要》和《纂类本草》等。

三、宋以后《神农本草经》的传承

（一）李时珍与《神农本草经》

1. 将《神农本草经》中药物全部收入《本草纲目》之中　万历二十四年（1596 年），李时珍的儿子李建元带着厚厚的《本草纲目》和父亲临终前写下的《遗表》来到京师。当时的万历皇帝为编修国史，向全国征集图书。李建元就是这样带着凝结李家几代人心血刚刚雕版印刷的大部头图书进献国家的。

今天当我们看到任何一种版本的《本草纲目》时，首先第一个印象就是太厚重了，读起来肯定很费力气。其实不然。《本草纲目》正如其名——纲目纲目，以纲带目，纲举目张。开宗明义，《本草纲目》一开篇就说明了引用的上自《神农本草经》，下至《本草纲目》自身的主要本草著作 41 种。并且明确说明引用包括《神农本草经》在内的药物总数并加以解释。《神农本草经》347种，"除并入一十八种外，草部一百六十四种，谷部七种，菜部一十三种，果部一十一种，木部四十四种，土部二种，金石部四十一种，虫部二十九种，介部八种，鳞部七种，禽部五种，兽部一十五种，人部一种。"依据《证类本草》全文录入《神农本草经》序例，并且收录了《神农本草经》目录，在目录前李时珍写道："神农古本草凡三卷，三品共三百六十五种，首有名例数条。至陶弘景作《别录》，乃析分各部，而三品亦移改，又析出青葙、赤小豆二条，故有三百六十七种。逮乎唐、宋，屡经交易，旧制莫考。今又并入已多，故存此目，以备考古云耳。"

由于《本草纲目》完全打破了三品分类，虽然也明确保存了《神农本草经》内容，但已经支离破碎，加上李时珍引文时并不严格保存古书原貌，所以之后有人从《本草纲目》转引《神农本草经》等书时往往出现错误。

2. 收录《神农本草经》序录部分，并依次列入后代注释、补充　在《本草纲目》[1]中不仅收录《神农本草经》序录内容，而且收录《本草经集注》以下历代各家有关论述。并补充李时珍本人的简介发挥内容。

如在关于三品分类的论述下面，首列《神农本草经》原文，次列《本草经集注》阐说，然后是《嘉祐本草》内容：

　　陶弘景《本草·例》：《神农》以朱书，《别录》以墨书。《本经》药止三百六十五种，今此言倍其数，合七百三十名，是并《别录》副品而言。此一节乃《别录》之文，传写既久，错乱所致。遂令后世掊摭此类，以为非神农之书，率以此故也。

最后是李时珍个人发挥：

　　《神农本草》，药分三品。陶弘景《别录》倍增药品，始分部类。唐、宋诸家大加增补，兼或退出。虽有朱、墨之别，三品之

---

[1]　李经纬，李振吉.《本草纲目》校注（上）[M].沈阳：辽海出版社，2001：25-32.

名,而实已紊矣。或一药而分数条,或二物而同一处;或木居草部,或虫入木部;水土共居,虫鱼杂处;淄渑[1]罔辨,玉珷[2]不分;名已难寻,实何由觅。

今则通合古今诸家之药,析为十六部。当分者分,当并者并,当移者移,当增者增。不分三品,惟逐各部。物以类从,目随纲举。每药标一总名,正大纲也。大书气味、主治,正小纲也。分注释名、集解、发明,详其目也。而辨疑、正误、附录附之,备其体也。单方又附于其末,详其用也。大纲之下,明注本草及三品,所以原始也。小纲之下,明注各家之名,所以注实也。分注则各书人名,一则古今之出处不没,一则各家之是非有归,虽旧章似乎剖析,而支脉更觉分明。非敢僭越,实便讨寻尔。

发挥有两个方面的内容,一是说历代传抄,造成《神农本草经》分类已经紊乱;二是说《本草纲目》的分类原则和编纂体例。

再如已经《神农本草经》中失传的药性理论"药有阴阳配合,子母兄弟。"历代已无应用,注释皆为揣摩。《本草纲目》则选取了《蜀本草》的注释:

凡天地万物皆有阴阳,大小各有色类,并有法象。故羽毛之类,皆生于阳而属于阴;鳞介之类,皆生于阴而属于阳。所以空青法木,故色青而主肝;丹砂法火,故色赤而主心;云母法金,故色白而主肺;雌黄法土,故色黄而主脾;慈石法水,故色黑而主肾。余皆以此例推之。子母兄弟,若榆皮为母,厚朴为子之类是也。

在"根茎花实,苗皮骨肉。"下,引用了张元素的理解:

凡药根之在土中者,中半已上,气脉之上行也,以生苗者为根;中半已下,气脉之下行也,以入土者为梢。病在中焦与上焦

---

[1] 淄水和渑水的并称,皆在今山东省。相传二水味各不同,混合之则难以辨别,比喻性质截然不同的两种事物混淆在一起。

[2] 珷(wǔ 武):像玉的美石。

者用根,在下焦者用梢,根升梢降。人之身半已上,天之阳也,用头;中焦用身;身半已下,地之阴也,用梢。乃述类象形者也。

李时珍自己也进一步发挥:

> 草木有单使一件者,如羌活之根,木通之茎,款冬之花,葶苈之实,败酱之苗,大青之叶,大腹之皮,郁李之核,檗木之皮,沉香之节,苏木之肌,胡桐之泪,龙脑之膏是也。有兼用者,远志、小草;蜀漆、常山之类是也。有全用者,枸杞、甘菊之类是也。有一物两用者,当归头尾,麻黄根节,赤白茯苓,牛膝春夏用苗、秋冬用根之类是也。羽毛、鳞介、玉石、水火之属,往往皆然,不可一律论也。

《本草纲目》既全面保留了《神农本草经》的内容,又选择补充了历代医家有价值的发挥创新,还提出了自己的见解主张,起到了承先启后的作用。

(二)明清的《神农本草经》辑本[1]、不同版本的《神农本草经》

除《神农本草经》,清代对《吴普本草》《雷公炮炙论》《新修本草》都作了初步辑复工作。

《神农本草经》原书早亡,今存辑本,皆明清以来中日学者据《太平御览》及《证类本草》等有关文献辑复。

比较著名的有(按时间先后排序):明代卢复的《神农本草经》(1616年)、清代孙星衍等《神农本草经》(1799年)、日本狩谷望之志《神农本草经》(1824年)、清代顾观光《神农本草经》(1844年)、日本森立之《神农本草经》(1854年)、日本森立之《本草经考注》(1858年)、清代黄奭《神农本草经》(1865年)、清代王闿运《神农本草经》(1885年)、清代姜国伊《神农本草经》(1892年)。

进入民国,有刘复的《神农古本草经》(1942年);1949年以后,不完全统计,出现了尚志钧《神农本草经校点》(1981年)、曹元宇《本草

---

[1] 明清《神农本草经》辑本的详细资料参见:王家葵,张瑞贤.神农本草经研究[M].北京:科学技术出版社,2001:350-392.

经辑注》(1987年)、王筠默等《神农本草经校证》(1988年)、尚志钧《神农本草经》(1994年)、马继兴等《神农本草经辑注》(1995年)、尚志钧《神农本草经校注》(2008年)、尚志钧《神农本草经辑校》(2014年)。

……

下面挑选部分中国学者在明清至今辑佚《神农本草经》的成果中介绍如下。

1. 卢复辑本　卢复,明代医学家。字不远,号芷园,钱塘(今浙江杭州)人。早年习儒,二十岁始攻医学,后与当时名医缪希雍、王绍隆等过往甚密。又崇信佛教大乘禅理,著有《医种子》四集,分别为《医经种子》《医论种子》《医方种子》《医案种子》。其中《医经种子》首为《难经》,次为《神农本草经》。据其序称所辑之《神农本草经》,系经十四载之研究而最后辑成者,为现存之最早《神农本草经》辑本。其子卢子颐亦为名医,其《本草乘雅半偈》中录有卢氏不少医论之内容。

对于卢复辑本一般评价不高,日本丹波元坚曾指出:"不远本无学识,徒采之李氏《纲目》,纰缪百出,何有于古本乎?"该书采用《本草纲目》中的《目录》,药物按《证类本草》白字文字。

2. 孙星衍等辑本　孙星衍是清代注明考据学家。字伯渊,一字渊如,号季述,江苏阳湖(今武进)人。乾隆间进士,授翰林院编修,曾官山东督粮道。《清史稿》有传,称其"博极群书,勤于著述。又好聚书,闻人家藏有善本,借抄无虚日,金石文字,靡不考其原委"。主要著作有《尚书今古文注疏》《周易集解》《晏子春秋音义》《寰宇访碑录》等。

孙星衍等辑本的特点是重视隐含在经史文献中的《本草经》佚文,辑录了包括《抱朴子》《艺文类聚》《太平御览》《博物志》《文选》中有关的文字。从孙星衍《廉石居藏书记》《平津馆鉴藏记》记载,孙星衍所藏的《证类本草》就达5种之多,可见孙星衍辑佚底本资料的充实。孙星衍作为考据学家辑佚本草,有特殊的学识见解,他首次把"生山谷"等生境材料作为《神农本草经》文字收入辑文中,首次把"诸药制使篇"（被后世称为"七情表"）作为附录，收入辑本，这些都为后来的辑本提供了思路。作为辑本孙星衍最大的不足之处是误将本书的作者定为"魏·吴普等述"。

3. 顾观光辑本　顾观光是清代考据学家、医学家。字宾王，号尚之，别号武陵山人，金山县（今属上海）人。好训诂，善医道，精于天文、历法、数学、医药、史地。世以行医为业，诊病之余，系统研究了我国历代的历法和数学名著。主张"中西之法可互相证，而不可互相废"。在医学方面，除辑佚《神农本草经》外，还撰写了《伤寒论补注》《伤寒杂病论集》等。

由于顾观光相信《本草纲目》序例中的《神农本草经》目录，即古《神农本草经》的目录，故对孙星衍辑本等提出了批评，认为"三品种数显与名例相违"。因此他改弦易辙，以《本草纲目》中目录为准，重新编排辑佚《神农本草经》，据考证，除编排外，顾本文字内容的底本仍是孙星衍等辑本，只是他又与两种不同版本的《证类本草》作为校本，进行了认真的复校。在校勘水平上顾观光确有长处。

4. 黄奭辑本　黄奭在清代以辑佚古籍著名，字右原，江苏甘泉人。曾向著名学者江藩学习经学。黄奭对古书辑佚极感兴趣，有《清颂堂丛书》8 种，《汉学堂丛书》226 种，《汉学堂知足斋丛书》215 种，以及《黄氏逸书考》等。而其《神农本草经》的辑佚与孙星衍等本完全相同，被指为剽窃，仅卷后多出逸文补遗 23 条分别来自《尔雅音义》《太平御览》《尔雅疏》《续博物志》等，亦非深入研究所得，仅为掩人耳目而已。

5. 王闿运辑本　王闿运，清末经学家，字壬秋，湖南湘潭人。王氏虽然结交许多朝野名人，但还是隐居衡阳乡下，潜心学术研究，并设私塾授徒，后相继受聘为成都尊经书院主讲、长沙思贤讲舍主讲、衡州船山书院山长、江西大学堂总教习。其中尤以在衡阳船山书院的时间最长。清朝末年，官翰林院检讨加侍讲衔。民国初年，出任民国国史馆馆长兼参政之职。因晚年筑居室"湘绮楼"于长沙，故号湘绮老人。熟读经史，崇奉"春秋公羊"之说，被誉为"经学大师""湘学泰斗",为"汉魏六朝诗派"的代表作家。诗文亦称天下第一,门生弟子遍布天下。著述颇多,主要有《湘军志》《湘绮楼日记》《湘绮楼诗集》《文集》《楚辞注》等。王闿运在研读《尔雅》时,发现释草中"名类十不识八",因为草多数药品,"欲求本草正之",因此开始了《神农本草经》的辑佚工作。王闿运仍然是以《证类本草》为底本,作出辑佚的。

6. 姜国伊辑本 姜国伊,晚清医家。字尹人,岷阳(今属四川成都郫都区)人。幼习儒,曾举孝廉,《郫县志》有传。因久病不愈,遂究心医学。辑有《神农本经》,并撰《神农本经经释》。其他医学著作有《伤寒方经解》《脉经真本》《医学六种》,并收入《守中正斋丛书》中,又称《姜氏医学丛书》。姜辑本之蓝本主要是李时珍之《本草纲目》,错误地把李时珍《本草纲目》中的目录当作古本依据,而且把孙星衍等辑本当作《吴普本草》,并以《本草纲目》中的引文修改孙星衍等辑本,同时也参照了所谓"蜀局本"和"广东本"。姜氏所据"广东本"究系何本,不可得知,但"蜀局本"很有可能是王闿运所辑的尊经书院本。由于姜国伊学识有限,该书影响力不大。

对于《神农本草经》的辑佚工作,与明末清初的尊经学派有直接的关系,客观上一定程度地恢复了《神农本草经》的原貌,为《神农本草经》的流传作出了贡献。

7. 尚志钧辑本 尚志钧(1918～2009年),我国著名本草文献学家,1991年被评定为有突出贡献的专家,享受国务院特殊津贴。人事部、卫生部、国家中医药管理局确认的全国第一批500名老中医药专家学术经验继承教学工作指导老师。60余年来,专攻本草,矢志不移,先后研究、辑复、校点了《名医别录》《吴普本草》《海药本草》《本草经集注》《本草图经》《本草纲目》《本草拾遗》《大观本草》《证类本草》《食疗本草》等本草文献著作。

单是《神农本草经》,尚志钧就先后出过4个本子。尚志钧《神农本草经校点》(1981年)、尚志钧《神农本草经》(1994年)、尚志钧《神农本草经校注》(2008)、尚志钧《神农本草经辑校》(2014年)。

尚志钧辑复《神农本草经》分为两类校点，一类是以《证类本草》白字为主的《本草经》文，即历代主流本草所存陶弘景整理的《本草经》文（以下简称"陶本"）。另一类是以《太平御览》为主所引的《本草经》文，即历代类书及文、史、哲古书注文所引的《本草经》文（以下简称"陶前本"）。这一思路是与其他所有辑佚者不同的，是尚志钧的突出贡献。在具体方法上"陶本"所选的药物条文，不一定全用《证类本草》白字，而是用《证类本草》白字指示的标记。《证类本草》白字来源于《本草经集注》的朱字，但是该朱字是由陶弘景杂糅当时流行的多种《本草经》而成，并不是原始古本《本草经》的文字。书中的文字，尽量以早出的本子为底本，以后出的本子为核校本。至于三品位置的确立，依据了：① 根据《本草经集注》七情畏恶表中药物三品的位置。② 根据《唐本草》药物三品的位置。③ 根据药物条文的内容，对照《本草经》序文上、中、下三品定义来确定。药物顺序，是以敦煌出土的《本草经集注》七情畏恶药物次序，参考《唐本草》目录编排。个别药物，又按陶弘景注文和苏敬注文确定。"陶前本"所录的《本草经》文，是宋以前的古书为主，用《证类本草》白字核校，并将核校的结果写成"按"语，附在各药条之后。

8. 马继兴辑本　马继兴，回族，1924 年生于山东济南。1941 年至 1945 年在华北国医学院求学。1949 年之后工作辗转于多家单位，1954 年 10 月参加中医研究院筹备处工作。1955 年中医研究院正式成立后一直在中医研究院工作，在他的学术生涯中，兢兢业业，出版的《中医文献学》《神农本草经辑注》《敦煌古医籍考释》《敦煌医药文献辑校》《马王堆古医书考释》《武威汉代医简》等研究成果引起国内外学术界的巨大反响。

1983 年 3 月，他参加了卫生部组织的第一批重点中医古籍整理的书目，负责《神农本草经》。他首先制订了工作方案，第一件事情就是原书的辑佚工作，从已知传世的各种早期古籍中收集、分析、编排第一手佚文资料，并将原书及汉魏以前的古注加以辑复。其次将辑复后的《神农本草经》及其古注进行校注、考证和按语。在这一方案下，课题组收集了 155 种古代本草文献与非本草文献记载《神农本草经》佚文和古注的资料，经过资料研究、勘比，作出确当校注，提出的学术观点俱以翔实的文献记载作为依据。其佚文的信实程度或校注的深度，比之诸家辑本均有超越之处。在辑复的基础上马继兴又领导了第二步的工作，即所谓"研究"工作，对辑复《神农本草经》的研究思路和辑注方法等有关问题进行详尽的考证与论述，对《神农本草经》及其流传做了 23 个专题研究，内容涉及《神农本草经》辑复工作的方方面面。

由于课题的重要和本身的难度问题，所以对研究者的有着很高的学术要求。马继兴不仅领导，而且事必躬亲，一丝不苟，经过 10 年时间艰苦研究，最后终于功德圆满，课题成果集结成《神农本草经辑注》一书，1993 年由人民卫生出版社出版。课题表面上看是 10 年完成的，可其中却凝结着马继兴数十年在文献研究领域所做的积累。

《神农本草经》的传承史就是中国主流本草的传承史。

第五章　中药药性理论发展概况[1]

中药是在药性理论指导下使用的药物,药性理论是中药学的核心组成部分。在《神农本草经》在序录中就已经记述了"药有酸、咸、甘、苦、辛五味,又有寒、热、温、凉四气,及有毒、无毒。"在书中的具体药物条文中基本每一味药物都标有五味、四气和有毒、无毒。然而,书中并没有相关的四气、五味等药性理论。但《神农本草经》作为现存第一部引入药物四气、五味、毒性等药物属性来描述药物的本草专著,并将这些药物的本质属性与药物功效与作用共同描述药物,可以说间接建立了两者之间的关系,无形中促成了药性理论的发展。在长期医药临床实践与哲学的临床思维相互验证的过程中,中国历史上逐渐形成了中药五味理论,中药四气理论,中药毒性理论,中药升降沉浮理论,中药归经、引经理论,中药运气药性理论及系统性药性理论等等,本文对历史上中药药性理论的发生与发展做了一个大致的梳理,以期读者能够循着药性理论发展的脉络,看出《神农本草经》在药性理论发展中的历史地位,探讨药性理论的创新与发展的思路和方法。

一、理论奠基期——宋代之前

(一) 五味理论

春秋战国时期,味为滋味、口味之义,如《列子》:"华实皆有滋味,

---

[1] 本章内容编写大多参考张卫所著《"五味"理论溯源及明以前中药"五味"理论系统之研究》博士论文,对于其出处,下文不一一标注。见张卫."五味"理论溯源及明以前中药"五味"理论系统之研究[D]. 北京:中国中医科学院,2012.

食之皆不老。"《吕氏春秋》:"故圣人之于声色滋味也,利于性则取之,害于性则舍之,此全性之道也。"《礼记》:"薄滋味毋致和。"这种滋味或口味是通过口尝的实践活动而获得的,如《荀子·正名篇》说:"甘、苦、咸、淡、辛、酸奇味以口异(奇,异也)。"而早期人们通过实践所认识的味也不仅局限于五味,大致有"酸、辛、咸、苦、甘、淡、盐"7种。随着五行学说在西汉时期成为社会主流哲学思想,在其影响下,五味之说随之产生,《尚书·洪范》中首次提出五行理论时就将五行与五味以捆绑结构进行论述。医学著作《黄帝内经》中首度出现了五味理论,包括五味与五行、五方、气候、脏腑、五体、五色、五音、五声、五变动、五窍、五志、五果、五蔬等的配属关系理论,如五味所入:酸入肝,辛入肺,苦入心,咸入肾,甘入脾,是谓五入。五味所禁:辛走气,气病无多食辛;咸走血,血病无多食咸;苦走骨,骨病无多食苦;甘走肉,肉病无多食甘;酸走筋,筋病无多食酸。是谓五禁,无令多食。五味与阴阳的关系,如《素问·至真要大论》首载淡味的功效:"帝曰:善。五味阴阳之用何如? 岐伯曰:辛甘发散为阳,酸苦涌泄为阴,咸味涌泄为阴,淡味渗泄为阳。六者或收或散,或缓或急,或燥或润,或软或坚,以所利而行之,调其气使其平也。"五味的苦欲补泻理论如"病在肾,愈在春,春不愈,甚于长夏,长夏不死,持于秋,起于冬,禁犯焠㷉热食温炙衣。肾病者,愈在甲乙,甲乙不愈,甚于戊己,戊己不死,持于庚辛,起于壬癸。肾病者,夜半慧,四季甚,下晡静。肾欲坚,急食苦以坚之,用苦补之,咸泻之。"并总结了五味的一些功效,见表1,等等。

表1　《黄帝内经》中的五味功效表

五　味	功　　效
酸	酸收
苦	苦燥、苦泻、苦坚
甘	甘缓、甘补(阴阳俱不足)、甘令人中满
辛	辛散、辛润
咸	咸软、咸泄器津、咸胜血、咸令血凝

除此之外，唐代王冰补入的七篇大论中还记载有五味与运气的关系，如"岁太阳在泉，寒淫所胜，则凝肃惨栗。民病少腹控睾，引腰脊，上冲心痛，血见，嗌痛颔肿。寒淫于内，治以甘热，佐以苦辛，以咸泻之，以辛润之，以苦坚之"。但值得注意的是，这一时期所形成的五味理论仍主要指食物之五味，用于指导人体的养生保健，与药物关系不大。

在本草著作中，《神农本草经》的编写体例分总论与各论两部分，总论部分主要是药物理论的相关介绍，各论部分则分论各个药物。在《神农本草经》序录部分记载："药有酸、咸、甘、苦、辛五味，又有寒、热、温、凉四气及有毒无毒。阴干暴干，采造时月生熟，土地所出，真伪陈新，并各有法"，该条目明确地指出了药物的体性即五味、四气、毒性，以及影响药物体性的相关因素，诸如炮制（阴干、暴干）、采摘（采造时月生熟）、地道性（土地所出）等，其内容涵盖了基础药性理论的诸多方面。各论部分，《神农本草经》共收载了 365 种药物，绝大部分药物都表明了药物的五味、四气以及有毒无毒。其后的历代主流本草[1]著作均效仿《神农本草经》的这种编写体例，在《神农本草经》的基础上进行注释、增补或修改。自此，五味之称谓进入了本草家的眼帘。《神农本草经》直称五味，显然是对先秦时期五行理论影响下所产生的五味思想的继承。但《神农本草经》对于五味的思想的继承却只是体现在对五味这一名称的引进，而对于业已形成的"五味"理论部分竟无一言提及，这与《神农本草经》对于四气的态度截然不同。《神农本草经》在总论中明确指出了药物"四气"理论即"疗寒以热药，疗热以寒药"。显然，本草家对于"四气"理论的重视高过"五味"理

[1] 本文主流本草这一称谓来自对尚志钧、林乾良、郑金生所著《历代中药文献精华》一书中本草主流这一称谓，该书上编第三章、第四章中均有本草主流这一提法，从其内容中可以看出，所谓的本草主流其实就是包括并以《神农本草经》《本草经集注》为基础进行药物补充，并以层层加注形式进行编撰所形成的历代本草著作，如《新修本草》《开宝本草》《嘉祐本草》《证类本草》等，本文在此改称之为主流本草。

论,这种现象在《神农本草经》后本草著作如《名医别录》《本草经集注》《新修本草》等书籍中均是如此。无论在医书或是本草书籍中,药物的五味与五味理论都很少产生交集,即使有个别书籍中融合了两者,如《备急千金要方》载:"凡除热解毒无过苦酢之物,故多用苦参、青葙、艾、栀子、葶苈、苦酒、乌梅之属,是其要也。夫热盛,非苦酢之物不解也。热在身中,既不时治,治之又不用苦酢之药,此如救火不以水也,必不可得脱免也。又曰,今诸疗多用辛甘、姜、桂、人参之属,此皆贵价难得,常有比行求之,转以失时。而苦参、青葙、葶苈、艾之属,所在尽有,除热解毒最良,胜于向贵价药也。前后数参并用之。得病内热者,不必按药次也,便以青葙、苦参、艾、苦酒疗之,但稍与促其间,无不解也。"但这种融合无论在医书还是本草书籍中都是非常少见的,并未形成体系。可以说在宋代之前,中药五味只是被作为中药的特有属性在本草著作中加以标注,五味理论虽然存在,但并未被应用于药物,理论的总结与中药五味二者基本平行而驰。

(二) 四气理论

"四气"一词,有文献记载的首见于《礼记》与《鹖冠子》。《鹖冠子·天则》中载:"中参成位,四气为政,前张后极,左角右钺,九文循理以省官。"《礼记正义》中载:"后发以声音,而文以琴瑟,动以干戚,饰以羽旄,从以箫管,奋至德之光,动四气之和,以着万物之理。"两文均未指明四气者为何,至唐孔颖达对《礼记》注疏中则明确提出四气即为四时之气,"动四气之和者,谓感动四时之气,序之和平,使阴阳顺序也"。

西汉之前"四气"这一名词并未被医学引入,更谈不上成为药性理论的核心元素。但"气"却常与五味同时在文献中出现。

《国语》中载:"五味实气,五色精心,五声昭德","口内味而耳内声,声味生气"。

《大戴礼记》中载:"食为味,味为气,气为志,发志为言,发言定名。"

《春秋左传》中载:"味以行气,气以实志。"

可以看出上文中无论"五味实气""味为气""味以行气",这些与五味(味)同时出现的"气"均指人体之气。正如孔颖达疏《春秋左传》所说:"调和饮食之味以养人,所以行人气也。"

气的概念在西汉前比较复杂,与五味同时出现的气除上述指代人体之气外,还有另外一种含义。

《春秋左传》中载:"天有六气,降生五味皆由阴阳风雨而生。"

同书五十一卷也载:"则天之明,因地之性,生其六气,用其五行,气为五味,发为五色,章为五声,淫则昏乱,民失其性。"

这两段文字所记载的生成五味的气均指六气,杜预注曰:六气"阴、阳、风、雨、晦、明也"为天所有,是天之气,与此相对,五味为地所有,而五味为天之六气所生,故孔颖达疏曰:"气皆由天,故言天有六气也。五味在地,故云降生五味也。"可见,这里的气并非人体之气,而是天之气,即"阴、阳、风、雨、晦、明"也。

医学将上述人体之气与天之气均加以引入,受到五行学说的影响,把两者均改称为"五气",并将其杂糅在一起,不仔细分辨很难领会其义。本文试以《素问·六节藏象论》一段文字为例,加以浅析:

"草生五味,五味之美,不可胜极,嗜欲不同,各有所通。天食人以五气,地食人以五味。五气入鼻,藏于心肺,上使五色修明,音声能彰。五味入口,藏于肠胃,味有所藏,以养五气,气和而生,津液相成,神乃自生。"

此段文字中"天食人以五气,地食人以五味",五气为天,五味为地,相互对应,这里的五气显然指的是"天之气",后文五气入鼻,紧密承接上文,其所指亦为"天之气"。而"味有所藏,以养五气,气和而生"中所说的五气(气)是由味所生之气,显然是指"人体之气"。

然而,无论西汉之前所称的"气""四气""五气""六气",均与药物"寒、热、温、凉"四气没有任何关系。

再以《黄帝内经》中另一段载有气、味的文献记载为例:

"水为阴,火为阳,阳为气,阴为味。味归形,形归气,气归精,精归化,精食气,形食味,化生精,气生形。味伤形,气伤精,精化为气,气伤于味。"

这里的气除"阳为气，阴为味"中的气是指"天之气"，而其后文所出现的气显然均指"人体之气"。有学者认为此段文字中气、味同时出现，其中的味应理解为药物的五味，而气其应该理解为药物的四气，同时指出《黄帝内经》中"形不足者，温之以气；精不足者，补之以味"论述的是药物的使用法则，可作为其观点的佐证。这种观点是值得商榷的。这两段文字显然是《黄帝内经》对先秦时期思想的继承，当时药物的"四气""五味"理论并未形成，其中的气必定不是指药物的"四气"。诚如张景岳《类经》中注"形不足者，温之以气；精不足者，补之以味"所指出"阳气衰微，则形不足，温之以气，则形渐复也。阴髓枯竭，则精不足，补之以味，则精神旺也"，气、味概念乃相较而言，气指与人体阳气相类似的无形之气，而味指与气相对应的有形之实体，均非药物的气味。

由于"气"与"五味"往往同时见诸西汉以前文献，后世本草学家将"五味"作为描述药物特性的概念引入本草学的同时很自然地将"气"共同引入本草学，作为描述药物特性的另一基本概念。而这时作为药物特性的"气"用"六气"或受五行影响的"五气"来概括显然都不合适，于是本草学家转由气的一个概念"天之气"与本初的"四气"称谓相结合，联想到四季的寒、热、温、凉，称之为"四气"，后被用以概括药性的寒、热、温、凉。

四气理论在《黄帝内经》中有比较丰富的论述，如"气为阳""气厚者为阳，薄为阳之阴""气薄则发泄，厚则发热"等等。四气理论与五味理论不同，四气理论进入本草著作较早，《神农本草经》中就已明确地记载了"疗寒以热药，疗热以寒药"的说法，但对于具体药物功效的阐述却也很少应用这一理论作为指导。

（三）毒性理论

西汉之前的毒与今所谓之毒含义不同。《鹖冠子》曰："味之害人者谓之毒……积毒成药，工以为医。"明确指出了味、毒、药三者是层层递进的关系。"味之害人者为之毒"，那么，何为害人之味呢？

《周礼》中载："医师掌医之政令，聚毒药以共医事。"郑玄注曰："毒药，药之辛苦者。药之物恒多毒。孟子曰：若药不瞑，厥疾不瘳。"此文与上文同论毒，郑氏认为毒药乃药之辛苦者，也就是孟子所说的使人产生眩瞑感觉的药物。因此可证：害人之味即为辛、苦之味。这样味与毒的关系就比较明确了，所谓毒就是辛、苦之味。

郑氏认为西汉前毒为辛味、苦味并非凭空臆想，春秋战国时期的诸多文献都证明了这一点：

《吕氏春秋》载："甘水所多好与美人，辛水所多疽与痤人，苦水所多尪与伛人，凡食无强厚味，无以烈味重酒，是以谓之疾首。"辛味和苦味之水多引起"疽与痤""尪与伛"的疾病，辛味与苦味正和"味之害人者"之意，而与之对应的甘水则有益人的作用。

《管子》载："阴阳之分定，则甘苦之草生也。房玄龄注：阴阳之分定于吉则有甘草生，荠是也；定于凶则苦草生，葶苈是也"，草的滋味由阴阳之分的吉凶所定，吉为甘味，而凶为苦味，说明苦味为凶恶之味。

《管子》载："妇人为政，铁之重反旅金，而声好下曲，食好咸苦。"此句指出妇人不宜为政，因为妇人的喜好不雅。作为妇人喜好的咸、苦之味在当时被看作低下、不雅的滋味。

考察西汉前的文献发现，毒还有另一层含义。

《国语》载："高位是疾偾，厚味是腊毒（腊，亟也）"，可见这里所说的毒是"厚味"。何为"厚味"呢？《管子》中载："其冬厚则夏热，其阳厚则阴寒。房玄龄注：厚，谓过于寒热，冬有极寒，夏有极热，夏有极热，冬有极寒"，从其注释中可以看出，厚者极也，厚味即为具有极、过性质的味。

可见，西汉前所谓之毒并非今天所说"有害的性质或有害的东西"，其含义有二，一为具有"极、过"性质的味，一与五味有明显的关系，毒多指辛味、苦味。《素问·阴阳应象大论》中载："阴味出下窍，阳气出上窍。味厚者为阴，薄为阴之阳……气味，辛甘发散为阳，酸苦涌泄为阴。"因此可以大致认为西汉前酸、苦、辛之味为厚味，具有

"极、过"的性质,是毒。

《神农本草经》中所提到药物的有毒、无毒并非指现代语境下的毒性,而是继承了西汉的思想,泛指药性的强弱、刚柔、疾缓。大凡药性刚强、作用峻急者谓之有毒;药性柔弱、作用缓和者谓之无毒[1]。随着医药实践的进步和发展,人们逐渐发现,有些药物虽然可以治病,但也可能伤害机体,出现诸如"令人吐""令人狂乱""烂人肠",甚至"杀人"为害的作用。认识到有毒或大毒药物"皆能变乱,于人为害,亦能杀人"。这种"变乱""为害""杀人"明显不是治疗作用的结果,大多就是指的可能具有上述为害性能。

（四）升降浮沉

升降浮沉是指药物的运动趋势。这种思维理念在《黄帝内经》中已有形成。《素问·六微旨大论》中说:"出入废则神机化灭;升降息则气立孤危。故非出入,则无以生、长、壮、老、已;非升降,则无以生、长、化、收、藏。是以升降出入,无器不有。"又如《素问·阴阳应象大论》中说:"其高者,因而越之;其下者,引而竭之;中满者,泻之于内。其有邪者,渍形以为汗;其在皮者,汗而发之;其彪悍者,按而收之;其实者,散而泻之"。其中的"越之""竭之""泻之于内""泄之于外""按而收之""散而泻之"的治法已经包含了治疗的趋向性作用,只是这种趋向性作用仅仅是作为理论的存在,而未与具体的药物产生实际联系。

综上,宋代之前古人对药物功效主治的记载,大多基于他们长期的临床实践,理论论述虽然产生,但这些理论大多出于人类的一种比类联想,如从自然现象联想到药物的特性,或联想到治疗的方法等等,并未与药物发生直接联系,更未用于阐释药物的临床功效。

二、药性理论的爆发与创新——宋金元

北宋时期,儒家借鉴了佛学以及道家的思想,逐渐形成以讨论义

---

[1]　高晓山.中药药性论[M].北京:人民卫生出版社,1992.

理、性命之学为主的思想体系，被称为理学。北宋初期，理学门派林立，以程颢、程颐为代表的洛学明确指出"一物需有一理，万物皆有理。万物皆只有一个天理，天下之忧一个理。天者，理也。有理而后有象，有象然后有数。"（二程遗书）洛学后来由朱熹发扬光大，在福建创出闽学，称谓居正统之位的程朱理学。朱熹在《补〈大学〉格物致知传》中进一步发展了二程理学，提出即物穷理、格物致知的认识论："所谓致知在格物者，言欲致吾之知，在即物而穷其理也。盖人心之灵莫不有知，而天下之物莫不有理，惟于理有未穷，故其知有不尽也。"在以"理"或"天理"为核心观念进行探讨的大环境中，医学势必受其影响，也展开医药之"理"探究之路。

随着医药的融合，在理学格物致知思潮的影响下，医学中业已形成的相关理论被本草学家引用过来阐发与探讨药物的作用与功效。北宋末期寇宗奭所编著的《本草衍义》，以及南宋王继先领衔主编的官修本草《绍兴本草》、陈衍的《宝庆本草折衷》都体现了理学思想在本草学领域的巨大影响。

金元时期秉承宋代思潮，使药理体系趋于系统化。成无已撰《注解伤寒论》《伤寒明理论》将《内经》和《证类本草·序例》中涉及的药理原则，结合方药，讨论十剂、七方、四气五味、阴阳、君臣的变化，用于阐释方药。其后又有金元四大家进一步加以发挥，如刘完素《素问药注》《素问病机气宜保命集》中的《本草论》，张元素《珍珠囊》，李东垣《用药心法》《用药法象》，罗天益的《卫生宝鉴》卷 21"咬咀药类"补充了炮制药性内容，王好古的《汤液本草》，朱丹溪的《本草衍义补遗》等著作，极大程度上发展了中药药性理论。

（一）已有理论的发展

四气、五味、升降沉浮这些已有理论在宋金元时期最大的发展变化就是理论与具体药物的融合，并在这种融合的基础上进一步发展了药物的四气、五味、升降沉浮理论。

在理论与药物结合方面，如：《本草衍义》"桂"药物条记载"《素问》云：辛甘发散为阳。故汉张仲景桂枝汤，治伤寒表虚皆须此药，是专用辛甘之意也。"《黄帝内经》中仅记载了"辛甘发散为阳"的理论，而在宋代的《本草衍义》中认为《伤寒论》中的桂枝汤之所以可以治疗伤寒表虚证就是因为桂枝汤的组成既有具有辛味的桂枝，又有具有甘味的甘草，是辛味与甘味的结合，因此具有发散寒邪（阴邪）的功效，是阳药。这样就将理论与药物进行了完美的结合。

又如《素问病机气宜保命集》中的《本草论》，该论前半部分与《伤寒明理论》几近相同，后半部分发展了"气化"理论，依据《素问》："阳为气，阴为味；味归形，形归气；气归精，精归化；精食气，形食味"，由此推演五脏气味补泻；进一步发展《素问》气味薄厚阴阳说"薄则发泄，厚则发热"，附于实际药物，如"附子、干姜，味甘温大热，为纯阳之药，为气厚者也；丁香、木香，味辛温平薄，为阳之阴气不纯者也。故气所厚则发热，气所薄则发泄"。将《黄帝内经》中的理论与具体药物相结合。

对已有理论的发展方面，如，五脏苦欲补泻"五味"理论由《黄帝内经》提出，其中"五味"功效是以五脏的所苦、所欲为前提的，是针对特定的脏腑病生理特点而言。到了北宋后期以及金元两代，"五味"的功效逐渐摆脱了脏腑的限制被单独抽提出来。《素问玄机原病式》载："辛热之药，能开发胃肠郁结，使气液宣通，流湿润燥，气和而已"，辛散本为"肝欲软"所设，这里用来散胃肠郁结；《内外伤辨惑论》载："以苦味泄其胃肠"，苦泄本为"肺苦气上逆"所设，这里却用来泄胃肠；而《兰室秘藏》中所载："如少阴不得大便，以辛润之"；《本草衍义》所载："欲缓则用甘，不欲弗用"，其辛润与甘缓的功效则更为扩大。诸如此类，都是对《素问》五脏苦欲补泻"五味"理论进行抽提衍义的结果。

又如：张元素弟子李东垣进一步发展了《珍珠囊》的药类法象学说，著《用药心法》《用药法象》。如张元素认为"防风的身部去人身上半身风邪，梢去身半以下风邪；黄芩酒炒上行，主上部积血"。李东垣在《用药心法》中加以发挥，"病在中焦与上焦者，用根；在下焦者，用梢，根升而梢降。大凡药根，有上、中、下。人身半已上，天之阳也，用头；在中焦用身；在身半以下，地之阴也，用梢。述类象形者也。"用寒药治头面及手梢、皮肤疾病时，须酒炒以借酒力上腾；而病在咽下、脐之上，须酒洗之；在下生用。

再如药物薄厚升降浮沉"五味"理论是在气味阴阳薄厚升降"五味"理论基础上演变而来。因为药物是（四）气与（五）味的综合体，因此其升降浮沉不仅仅由药味所决定。金元医家在五味薄厚升降基础上融入了四气的升降，产生了药物薄厚升降浮沉理论，即：

味之薄者，为阴中之阳。味薄则通，酸苦咸平是也。

味之厚者，为阴中之阴。味厚则泄，酸苦咸寒是也。

气之厚者，为阳中之阳。气厚则发热，辛甘淡温热是也。

气之薄者，为阳中之阴。气薄则发泄，辛甘淡、平凉寒是也。

在此基础上，进一步引入法象思想，将药物分成五大类：风升生，热浮长，湿化成，燥降收，寒沉藏。药物"味之薄者，为阴中之阳。味薄则通，酸苦咸平是也"法象春季的风升生，药物"气之厚者，为阳中之阳。气厚则发热，辛甘淡温热是也"法象夏季热浮长，药物"戊，湿，其本气平，其兼气温凉寒热，在人以胃应之。己，土，其本味咸，其兼味辛甘咸苦，在人以脾应之"法象长夏的湿化成，药物"气之薄者，为阳中之阴。气薄则发泄，辛甘淡、平凉寒是也"法象秋季的燥降收，药物"味之厚者，为阴中之阴。味厚则泄，酸苦咸寒是也"法象冬季的寒沉藏。

（二）新药性理论的诞生与中药理论的系统化思想形成

理论上的融会和提高，使人们逐渐从经验用药和医方中脱离出来，正如北宋末年张锐所说："近世医者，用药治病，多出新医不用古方"，同时也诞生了很多新的药性理论。

1. 归经、引经理论　金元以前，医籍中已有近似归经的概念，如唐代孟诜的《食疗本草》中绿豆条"行十二经，此为最良"，宋代苏颂《本草图经》中载"瞿麦古今方通心经，利小肠为最要"；寇宗奭《本草衍义》载"天竺黄，凉心经"，等等，但这些记载都为散在，归经理论没有正式地作为药性理论存在。

金元时期张元素的《珍珠囊》是现存本草中第一部正式集中记载中药归经理论的，在该书所论述的 113 种药物中，有 30 余种谈到了归经或类似归经的药性。王好古的《汤液本草》也大量记载了药物的归经，这些药物的归经多以手、足三阴、三阳、十二经为依据而提出。如桂枝"入足太阳经"，桔梗"入足少阴经"，柴胡"入手少阳经"等。此外该书与徐彦纯的《本草发挥》都把归经与气味、阴阳、毒性等列在一起，作为药性提出。可见，金元时期，归经药性的认识已经比较成熟，系统的归经理论已经形成。值得一提的是，归经作为第一个药性名词正式提出，则是清代沈金鳌的《要药分剂》，该书载药 400 余种，全都有归经的记述。

引经的概念的形成也经历了一个漫长的过程。在《伤寒论》中，许多方剂都有使用引经药物的概念，如白虎汤中的粳米，十枣汤中的大枣。在《名医别录》中也有桂能"宣导百药"，酒能"主行药势"的记载。唐代陈士良说酒"引石药气入四肢"，薄荷"引诸药入营血"等。

宋代以来，由于局方的推广，引药的应用得到了很大的发展。很多医方中都列有引药，少则两三味，多则十余味。金元医家引经药性系统性形成。张元素《珍珠囊》中最早系统地记载了引经药，如手少阴心：黄连、细辛；手太阳小肠：藁本、黄柏；足少阴肾经：独活、桂、知母、细辛；足太阳膀胱：羌活，等等。《珍珠囊》的引经药是以十二经为纲建立的引经药系统。其后《汤液本草》中记载了李东垣引经药的三种说法，有针对病症部位而用的引经药，如"气刺痛用枳壳，看何部分，以引经导使之则可"，又如"如疮痛不可忍者，用苦寒药，如黄柏、黄芩，详上下，用根梢及引经药则可"；有为增强疗效而用的引经药，如"头痛需用川芎，如不愈，各加引经药"；也有作为配方中的使药引用的引经药，如"凡疟，以柴胡为君，随所发时所属经分，用引经药佐之"。可见，当时的引经药理论已经非常丰富和完备了。

明清以后，引经药物和理论更加丰富，如《本草蒙筌》的"主治引使"药，不仅有寒、热、风、湿等不同性质的引经药概括，而且各经的寒、热引经药还有气分、血分之分。《本草纲目》中牛膝"能引诸药下行"，桂枝"引诸药横行手臂"等等。

2. **系统性药性理论** 金元时期的另一重要的药性理论特色是建立了系统的药性理论模式。在以往的书籍中，对于中药药效的解释多是从某一药性进行的，如"心苦缓，急食酸以收之，芍药之酸，以收心气"，是以《黄帝内经》中的五味苦欲补泻理论来论述芍药能收心气的功效。但这种认识的缺陷在于中药"五味"理论与中药五味的吻合度很差，如"辛能散"，但并非所有辛味药都具有发散的功效，金元时期医家已经考虑到中药发挥作用是中药多方面形成因素共同发挥作用的结果。因此，金元医家试图建立系统的理论体系，从不同的药物特性出发来系统讨论药物的功效。如张元素《珍珠囊》采用"药象阴阳"模式，将时、卦、季节和用药联系起来。刘完素《素问病机气宜保命集》中的《药略》篇中列举 65 味常用药主要功效，并以示意图显示其考辨药性的原则。他以形、色、性、味、体为主干，以五行、五色、五性、五味、五体为右侧支，以真假、深浅、急缓、厚薄、润枯为左侧支与右侧支相对应。左侧支的作用是知道用药对应于人体的纵向部位，所谓"轻枯、虚薄、缓、浅、假，宜上；厚重、实润、深、真、急宜下；其中平者宜中"。右侧支重在与脏腑用药相对应，即"余形、色、性、味，皆随脏腑所宜"。

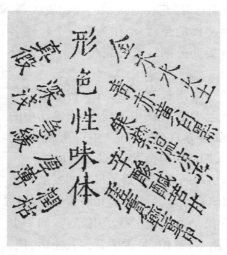

图6　药性考辨图（摘自《素问玄机原病式》）

刘完素便以药物的形、色、性、味、体五方面相结合来综合阐释药效。以传统的医学思想来理解：药物为运气所化，有些药物在所化中突出药味，其五味可成为药物功效的主要表现点，这时可以运用中药五味理论来阐释中药功效。但不可否认大多数情况下，由于运气所化之不同，仍有许多药物或重形、或重色、或重性、或重体而非以味独显，这时便不适宜用单独的"五味"理论来阐释药效，而应联合药性理论的其他方面来综合诠释。

金元时期本草书中记载的药物不过一二百味，其理论层次丰富，使得药效不仅与性味良毒有关，而且与脏腑经络、药物形色质地轻重润燥、升降浮沉补泻、四时六气、阴阳、五行相联系，把药物本身与人体、天地结合成一个整体。然而，在金元医家重视药理模式探讨的同时，却忽视了用药经验的积累，为招致清代新派的抨击留下了伏笔。

三、药性理论的回归性研究——明清

明末清初在药理探讨方式上出现了新的观点，受朴学思想的影响，本草之学为之一变。这种变更主要是加强了对《神农本草经》的研究，着力阐发《本经》药物产生疗效的机制[1]。近代医学家谢观将这些人物作为"新派"人物。谢观对此加以评述道："明清人论本草之书，可分两派。一宗宋以来洁古、海藏、东垣、丹溪诸家之说，在当时可称为旧派，一以复古为主，唾弃宋以后诸家之论，在当时可称新派。"新、旧两派之争类似于医方研究中的经方派与时方派之争。明清时期医家对《神农本草经》的回归性研究，却带动了药性理论的探讨更加灵活多样。清代徐大椿《神农本草经百种录》载："凡药之用，或取其气，或取其味，或取其色，或取其形，或取其质，或取其性情，或取其所生之时，或取其所生之地。各以其所偏胜，而即资之疗疾，故能补偏救弊，调和脏腑。深求其理，可自得之。"可以看出明清医家更加重视药物的本质属性，如药物所具有的气、味、形、色、质、生境等，回归到药物的这些本质属性上，运用系统论的观点探讨药物的功效。明末缪希雍首先开启复古遵经的风气先河，著《本草经疏》。之后又有卢之颐的《本草乘雅半偈》，张志聪、高世栻师徒二人合著的《本草

---

［1］　尚志钧，林乾良，郑金生. 历代中药文献精华［M］. 北京：科学技术出版社，1989.

崇原》,张璐《本经逢原》,姚球《本草经解要》(也作《本草经解》,曹禾《医学读书志》卷下陈念祖条谓本书为"姚球撰",后为书商易以叶桂之名),徐大椿《神农本草经百种录》,黄元御《长沙药解》《玉楸药解》,陈修园《本草经读》,仲昴庭《本草崇原集说》,黄宫绣《本草求真》,邹澍《本经疏证》,周岩《本草思辨录》,田伯良《神农本草经原文药性增解》等等,我们仅选代表性著作介绍一二。

(一)明代《神农本草经》的研究

1. 缪希雍的《神农本草经疏》 本书是明代影响仅次于《本草纲目》的一部药物学著作,简称《本草经疏》。作者医药著作甚多,《本草经疏》是他研究药物学 30 余年的总结,晚年成书,刻印未完即遭流散,幸有人集流传散稿编成《读神农本草经疏》12 卷。作者遂命颐澄先检存稿,"按部选类,汇成全帙,细复检阅,以为定本"。于天启五年(1625 年)刊行。

《本草经疏》共 30 卷:

卷一、卷二为序例,收药性理论文章和"诸病应忌药"7 门。

卷三以后编排次序悉从《证类本草》。

卷三十收补遗药物 27 种。

全书载药 490 种,除卷三十所载药物外,皆从《证类本草》选出,以《神农本草经》药物为主。文字不全来自《神农本草经》,有不少取自《名医别录》,并参以诸家主治。

缪希雍个人增加的内容有三项:"疏",阐发药性主治;"主治参互",列述配伍及所治病症,引录诸家验方;"简误",备注药物品种、适应证之易混淆者。

该书重点在于阐发药学理论,多本《黄帝内经》《神农本草经》理论引出新见,对宋金元以来药性理论日益脱离临床实践的趋向展开批判。在药物注疏上,缪希雍重视阐发《神农本草经》《名医别录》所载的功能主治,强调临床实用,多从药物的生成、性味、阴阳五行、归经、疗效等角度,结合脏腑学说进行推演,绝少空泛之论,并能结合实际提出新见,以切合临床实用而见长。

2.卢之颐的《本草乘雅半偈》　卢之颐系卢复之子,得家传而精于医。其父原有《本草纲目博议》,经他增补整理而成《本草乘雅》。因兵乱,原稿散佚,凭记忆重修,已非全璧,故名《本草乘雅半偈》。作者崇信佛教,以佛理、儒理阐释药理。全书议药 365 种,222 种取自《神农本草经》。每药引录古说,以"核""参""先人云"三项阐发个人见解,"核"下述别名、释名、产地、形态、采收、贮存、炮制、畏恶等内容;"参"为作者对该药功能、形态等有关内容的理论推演;"先人云"是引卢复的论述。该书选药严谨,辨析药物功能主治颇详。由于受佛教影响,理论阐述亦常涉玄虚,是有不当。

(二)清代《神农本草经》研究

清代出现了一些小型的研究《神农本草经》为主的本草书。这与当时风气有关,明清之际,医学著作走向由博返约的风尚,出现了许多小而精的著作。

《本草崇原》为张志聪的未完稿,经其门人高士栻继续完成。张志聪认为,由于《神农本草经》"词古义深,难于窥测。后人纂集药性,不明《本经》,但言某药治某病,某病须某药,不探其原,只言其治,是药用也,非药性也。知其性而用之,则用之有本,神变无方。袭其用而用之,则用之无本,窒碍难通。"因此他要做的工作就是"诠释《本经》,阐明药性",使"神农观天察地穷理尽性之学,庶几近之"。于是从《本草纲目》摘录中《神农本草经》药 233 味(另有附品 56 种),从药物生成、形色性味及与病因病机之间的关系入手分析药理,切于实际,通俗易晓。而该书最大的药性理论特点在于运用五运六气理论来分析药物的功效,即"本五运六气之理,辨草木金石虫鱼禽兽之性,而合人之五脏六腑十二经脉,有寒热升降补泻之治"。如黄芪条"禀火土相生之气化。土主肌肉,火主经脉,故主治肌肉之痈、经脉之疽也";又如石斛条"石斛生于石上,得水长生,是禀水石之专精而补肾";再如巨胜子条"麻乃五谷之首,禀厥阴春生之气。夫五运始于木,而递相资生。主治伤中虚羸者,气味甘平,补中土也",等等。

乾隆年间著名医家徐大椿撰《神农本草经百种录》,徐大椿发现:

"汉末张仲景《金匮要略》及《伤寒论》中诸方,大半皆三代以前遗法,其用药之义,与《本经》吻合无间。审病施方,应验如响。自唐以后,药性不明,方多自撰,如《千金方》《外台秘要》之属,执药治病,气性虽不相背,而变化已鲜。沿及宋元,药品日增,性未研极,师心自用,谬误相仍。即用《本经》诸种,其精微妙义多所遗漏。是以方不成方,药非其药,间有效用,亦偶中而非可取。"他认为:"必良由《本经》之不讲故也。"于是他试图全面进行阐述,但由于主客观原因无法做到,如果强去解说,"不免昧心诬圣"。所以"但择耳目所习见不疑,而理有可测者,共得百种,为之探本溯源,发其所以然之义,使古圣立方治病之心灼然可见。"在对药性理论发展上该书最大的特点体现在他从辨药物的生长环境、形气特点来探讨药性,研讨精深,多有新意。即徐大椿所认为"凡药之用,或取其气,或取其味,或取其色,或取其形,或取其质,或取其性情,或取其所生之时,或取其所成之地,各以其所偏胜之即资之疗疾,故能补偏救弊,调和脏腑"。如石钟乳条"此以形为治。石为土中之金,钟乳石液所凝,乃金之液也,故其功专于补肺。以其下垂,故能下气;以其中空,故能通窍";又如菖蒲条"菖蒲能于水石中横行四达,辛烈芳香,则其气之盛可知,故入于人身,亦能不为湿滞、痰涎所阻。凡物之生于天地间,气性如何,则入于人身其奏效亦如之。盖人者得天地之和气以生,其气血之性肖乎天地。故以物性之偏者投之,而亦无不应也";再如牛膝条"凡物之根皆横生,而牛膝独直下,其长细而韧,酷似人筋,所以能舒筋通脉,下血降气,为诸下达药之先导也"。可见,徐大椿对于药物的认识多来源于实际的观察,从药物多方面的本质属性特点来讨论药效,使得药性理论变得更加丰富多彩,也更加灵活生动。

清代中叶有姚球撰《本草经解》一书,选录《神农本草经》的药物117种,其他本草书中的药物57种,共174种常用药物。对原文作了必要的注解。各药之后有制方一项,介绍了一些常用的临床处方。论药着重在"药与症相应"。把药物气味功效与人体脏腑功能紧密结合,与《本草崇原》殊途同归。

　　陈修园撰写《神农本草经读》时常结合张仲景用药法，并结合自身丰富的临床经验，颇有建树。陈修园在学术观点上趋同于徐大椿，他认为"药性始于神农。用药者不读《本草经》，如士子进场作制艺，不知题目出于四子书也。渠辈亦云药性，大抵系《珍珠囊药性赋》《本草备要》及李时珍《本草纲目》之类，杂收众说，经旨反为其所掩，尚可云木草耶？"他很赞赏当世的《本草崇原》《本草经解》，"二书超出诸群书之上"，认为前书"间有精实处"，后书"间有超脱处"，于是在著述中"多附二家之注"。但是前书"专言运气，其立论多失于蹈虚"，后书"囿于时好，其立论多失于肤浅"，也被陈修园所诟病。该书最大的药性理论特点是重视药物的归经，又吸取其前代医家所长，综合运用药物的气味、运气、习性特点来阐释药物的功效，此举二例以观之。如黄连条，"黄连气寒，禀天冬寒之水气，入足少阴肾；味苦无毒，得南方之火味，入手少阴心。气水而味火，一物同具，故能除水火相乱，而为湿热之病。"又如防风条，"防风气温，禀天春木之气而入肝；味甘无毒，得地中土之味而入脾……然温属春和之气，入肝而治风；尤妙在甘以入脾，培土以和水气，其用独神"。该书的另一特点是经常结合《伤寒论》和《金匮要略》的用药方法，与《神农本草经》的药性相映证。由于《伤寒杂病论》与《神农本草经》的成书年代相仿，因此这种论证对于理解两书均有很大的帮助。由于陈氏对《神农本草经》诠注的态度是"俱遵原义，逐字疏发，经中不遗一字，经外不溢一词"，因此也导致了他为了诠释《本经》而曲为附说的弊端。

　　邹澍《本经疏证》是在《本草述》基础上加以阐释发挥而成的，全文以《神农本草经》为经，以《名医别录》《唐本》《图经》为纬，兼取《伤寒》《金匮》《千金》《外台》等古方，互相印证，逐味详释，以《神农本草经》原文分析古方的应用，以经方药物配伍理论注疏《神农本草经》的内容，其间或以自己的临床经验加以佐证，"间有不能解者，未敢点窜，宁存其真，勿失之诬"，可见作者的求实精神。《本经疏证》12卷，附《本经续疏》6卷（另册出版）、《本经序疏要》8卷（另册出版），其中《疏证》载药173种，《续疏》载药142种，共计315种。《本经序疏要》

是将《神农本草经》等书的"序例"文字，参照古方的具体应用，以注解、说明的方式编写而成。

综上各家的共同特点都是在理论上遵经崇古，但由于以上著作多出于临床经验丰富的名医之手，故有不少宝贵的用药经验体会，颇有新的见地，所以流传较广。

遵经复古，是发蒙于明末延续整个清代在本草学乃至整个医学界上的一股思潮。正如自然辩证法所提出"事物的发展是螺旋式上升的"，本草学也在创新与遵经中激荡前进。宋明儒家理学"格物致知"的思想开启了两代在医学上科学的研究态度，但随后又被明末兴起的遵经思想所驳斥。但是这种思想的碰撞与火花势必带来学术的进步与发展。就本草学而言，遵经的思想有积极的一面，也有消极的另一面。这次遵经运动为药性理论的探讨提供了新的思路，并结合医学著作如《伤寒杂病论》等，阐发了《本经》的奥义，发展了药性理论。然而，有些儒医们为自圆其说，绞尽脑汁，想出了诸如五运六气、象形比类、推名衍义、气味形色、五行生克……甚至迷信、臆测等方式对药性加以阐发，或对后世本草发展加以批判、抑制，在一定程度上也限制了本草学的前进步伐。然而，在这种时候，黄宫绣《本草求真》超然立世。黄氏指责张璐极力遵崇《神农本草经》，"而其中多有强为组合之心，仍非遵崇本意"。他反对那种附会虚玄之说，强调"本草药性，最宜就实讲明，不可一毫牵引"。因此，《本草求真》论药，"总以药之气味形质四字推勘而出"，尤重在临床疗效的检验。他不迷信《本经》，不欣赏专力注解《神农本草经》的作法，主张论药"每从实处追求，既不泥古以薄今，复不厚今以废古。惟求理与病符，药与病对"。黄宫绣的这些见解对医治遵经复古派的某些悖谬无疑是一剂良药。

第六章　本草考证的历史、意义和方法

　　《神农本草经》在其产生并流传至今的漫长历史过程中，其内容为历代主流本草著作及其他文献所转引收录而得以保存，然而其中所收载药物的基源品种却随时代变化而发生着较为复杂的传承和变迁，具体的传承和变迁形式包括：① 部分药物的基源品种保持了较为稳定的传承，未曾发生名实的变化。② 部分药物虽然保存了相同的药名，但其实际基源品种却产生了各种各样的变化，称为同名异物品种。③ 部分药物品种未变，但药名发生了变更，而成为另一种药物，称为同物异名品种。④ 部分药物的药用部位发生了变化。⑤ 部分药物的基源品种已经不为后人所知，成为有名未用之品而失传。

　　中药的基源品种在历史流传过程中发生变迁，乃至因此产生药物名实之间的混乱和舛误，这是自《神农本草经》诞生以来直至今日始终都存在的现象。早在本草之学发展到南北朝时期，药物品种混乱和名实难辨的现象就已经非常严重了，如梁代陶弘景在《本草经集注》序例中感慨道："采送之家，传习造作，真伪好恶，并皆莫测"，因此陶弘景不得不重新整理本草，在其撰著的《本草经集注》中，着重对《神农本草经》和名医所记的药物的基源品种、名实真伪和道地产出进行了系统、全面的考辨，这是首次为辨别和澄清药物基源品种所进行的研究。

　　在之后的历代主要本草，都对中药材基源品种的变迁和考证给予了充分的重视。澄清药物的基源品种，纠正药物名实混乱，成为历代本草著述和药学研究的基础性工作。在 20 世纪初，现代植物（动物、矿物）分类学传入我国之后，很快就为本草学所采用。现代植物

（动物、矿物）分类学方法逐渐成为考证中药材基源品种的重要工具，提高了品种考证的精度和深度，使得中药材基源品种的考证研究迅速繁荣，至今已成为中药学学科范畴内的一个日益重要的专门领域，即本草考证。

在现代研究《神农本草经》所记载的药物学内容时，必然要借助本草考证的工具和方法，澄清其所载药物基源品种的传承和变迁情况，才能正确如实地继承其学术内容，推动本草学术发展。

一、本草考证的概念

对中药材基源品种所进行的本草考证工作由来已久，但本草考证成为一个学术术语，标志着形成一个相对独立的本草学专业领域和研究方法，则是在近代逐渐完成的。为了阐述本草考证的历史、意义和方法，首先要厘清本草考证的概念。

古代本草学者考证药材基源品种时没有形成专用的术语，也没有形成一个相对独立的研究领域。语言文字学者对药物名称作名物学研究时，也只是以其语言文字学通用的考据概之。

1931 年本草学家赵燏黄出版《中国新本草图志》时，对每味药物列"考据"项目，在其项下"参酌古代本草诸家之说与今日科学上可以触类旁通、互相证明之处，而加以按语[1]"，通过对古代本草文献（包括药图）的记载进行分析、对比、考据，来论述药物在历史上使用的品种变迁情况。该项工作其性质就是现代意义的本草考证，沿用了清代考据学的术语"考据"，本草考证这一术语还没有产生。

1956 年，赵燏黄等通过考证历代本草及经史文献的记述讨论当归的原植物品种，使用的术语是"本草学的研究"[2]，明确了本草考证这一项研究具有区别于其他研究领域的学术特征。赵燏黄在其论

---

［1］　赵燏黄著.赵爱华点校. 中国新本草图志［M］. 福州：福建科学技术出版社，2006：13.

［2］　赵燏黄，步毓芝，王孝涛，等. 药用当归本草学及生药学的研究［J］. 药学学报，1956，4(2)：174.

文中,首次将"本草学的研究"和"生药学的研究"对待并举,将这两项研究门类进行了鲜明的对比和区分。所谓"本草学的研究",就是以对历代本草文献的研究为主要手段,通过对历代文献记载内容的分析、对比,考证药物的名称、产地、性状、气味、药性等,最终达到厘清药物正品、次品、伪品等复杂品种的用药史实。所谓"生药学的研究",是以对一个具体的生药样本进行鉴定为主要手段,研究它的生药性状、显微构造、粉末、化学反应等内容。因此,这篇论文基本上确立了本草考证这一学术研究门类独有的学术特征、研究方法和研究目标。本草考证作为一个专门的研究领域,此时已经呈现出较为清晰的面貌了。

　　1963 年本草学家谢宗万首次提出"本草考证"这一术语[1],而为广大本草学者在学术交流中所采用[2],并指出"本草考证"的目标为"对历代本草所收载的药物从品种方面加以考证,找出古人药用的正品[3]",具体方法是基于历代本草文献中关于药物原植物形态、采收季节、产地分布、生态习性、名称等资料,结合植物(动物、矿物)分类学知识,进行考证并确认药物的基源品种。1964 年肖培根等采用"本草考证"术语研究黄芪原植物品种时称:"关于古代所有正品黄芪的原植物,我们可以从历代本草所记载有关黄芪的产地、形态描述并参照附图加以推论和考证。"[4]

　　自此之后,"本草考证"逐渐形成专有化和固定化的术语,为本草学者广泛使用,指基于历代本草文献并结合植物(动物、矿物)分类学知识而进行的药物基源品种研究。

　　多位本草学者为本草考证给出了明确定义,但不同学者所下定

［1］　谢宗万.中药材复杂品种问题研究刍议[J]. 中医杂志,1963,2：35 - 37.
［2］　傅望尧. 浙江药学会举行中药质量鉴定学术会议[J]. 中国药学杂志,1963,9(8)：357.
［3］　谢宗万.中药材品种论述(上册)[M]. 上海：上海科学技术出版社,1964,6.
［4］　肖培根,冯毓秀,诚静容,等.中药黄芪原植物和生药学的研究Ⅰ.黄芪的原植物鉴定和本草学考证[J].药学学报,1964,11(2)：114 - 128.

义的内涵有广狭的不同。狭的定义将本草考证研究目标限定为考证本草文献记载的中药材的基源品种,如赵海亮认为[1],本草考证是依据以本草文献为主的历代文献研究,结合植物(动物、矿物)分类学等其他学科知识,以及市场调研和实物观察,核实文献记载的药物基源品种及其古今变迁的学术研究。广义的定义则除了考证药材基源品种之外,还包括对文献中关于药物产地、炮制方法、性味、功效等其他方面内容的梳理和考证。

从本草考证这一研究产生源头来看,其根本目的是为了澄清古代本草文献中记载的药物基源品种,直到现在这也是本草考证的核心任务。其他相关内容的考证或者是为考证药材基源品种提供佐证,或者与一般的文献研究多有重叠,因此狭义的本草考证定义是多数学者习用的。

因此,本草考证其核心是澄清药物的基源品种;其基础是历代文献典籍,特别是中医药相关典籍;其主要学术工具是植物(动物、矿物)分类学;其方法可以从名称、产地、形态、加工炮制、性味功效、时代背景等多方面寻求线索,进行考证;其目的和价值在于如实继承用药历史经验、为整个中药学的研究发展提供支持。本草考证是本草学、生药学、植物(动物、矿物)分类学和古典文献学等几个领域的交叉学科,是隶属于本草学之分支学科。

二、本草考证的历史

本草考证是由于药物品种混乱需要考订澄清的需求而产生的。药物品种混乱的现象自古有之,因而中药材基源品种的本草考证研究自有本草文献之始就产生了。从梁代陶弘景撰写《神农本草经集注》,对《神农本草经》药物进行品种考证以来,历代本草学家都在这个领域做了大量工作。

---

[1] 赵海亮. 中药材品种本草考证的学术史研究[D].北京:北京中医药大学,2016:16.

在缺少植物（动物、矿物）分类学知识的古代，人们当时对植物、动物、矿物的分类认识不够深入，动植物的鉴别不够精确，本草学者主要依靠传统的研究方法，包括名物学的考证，以及当时相对初步的植物、动物、矿物分类学知识，来考证药物基源品种相对的异同，其精确程度较低，不能将药材基源品种确定到植物、动物、矿物的具体种名。

20世纪初植物分类学引入本草学研究之后，经过早期本草学家、植物学家的共同努力，本草考证的研究方法渐趋完善，考证成果精度大幅提高，可以精确到动植物、矿物的种名。本草考证研究在20世纪的一百年间取得了辉煌的成就，无论在理论建构、方法完善、成果丰硕及推动相关领域发展等方面，都成就突出。直至现代，本草考证发展繁荣，其在整个中药学研究领域所起的作用日益重要。

根据本草考证所采用的主要方法，可以将本草考证的历史分为如下三个时期[1]：

一是古代本草考证发展阶段。自陶弘景《本草经集注》开始进行中药材基源品种的本草考证研究，至1931年赵燏黄出版《中国新本草图志》前，在这个阶段内，学者们采用传统的考证方法进行中药材基源品种的本草考证研究，只能相对地考证药物基源品种的异同，而不能确定到种名。

二是现代本草考证初期阶段。自1931年赵燏黄出版《中国新本草图志》至1964年谢宗万发表《中药材品种论述》，该阶段内，学者们采用现代植物（动物、矿物）分类学知识结合传统考证方法，将药物基源品种考证到具体的种名，现代意义的本草考证初步形成。

三是现代本草考证成熟阶段。自1964年谢宗万发表《中药材品种论述》之后至今，该阶段内，学者们在丰富的本草考证研究成果基础上，采用方法论总结和理论思维的研究方法，将本草考证研究深度

---

[1] 赵海亮. 中药材品种本草考证的学术史研究[D].北京：北京中医药大学，2016：16.

大幅提升,本草考证学术发展日益繁荣,在整个本草学研究中的地位愈加重要,现代本草考证研究发展成熟。

(一) 古代本草考证发展阶段

截至 1931 年赵燏黄出版《中国新本草图志》之前,是古代本草考证发展阶段,这一时期的特征是缺乏深入的植物(动物、矿物)分类学知识,学者采用传统的文献研究和目验观察等考证方法进行中药材基源品种的本草考证,其结果只能相对地考证和比较药物基源品种之间的异同,而不能将药物基源品种精确地定位到种。

这一阶段经历的时间非常漫长,跨越一千多年。由于我国早期的植物学隶属于本草学之内(直到 19 世纪中叶以吴其濬撰写《植物名实图考》为标志,我国植物学才从本草学分化出来,成为一项专门研究),依附于本草学的植物学更多的是为植物的药用功能服务,而未能就植物本身进行深入研究,未能发展出以植物分类学为主要内容的近代植物学,因而使得古代本草考证发展阶段非常漫长。在西方,植物分类学作为一门独立的学科大约始于 17 世纪,1753 年林奈发表《植物种志》标志着近代植物分类学达到成熟阶段。19 世纪中叶西方植物学传入我国,并在 20 世纪初植物分类学方法引入本草考证领域,才使得本草考证之学进入了一个新的发展阶段。

古代本草考证发展阶段为中药材基源品种的考证积累了丰富的素材,而且很多重要的本草考证方法也是在这个阶段发展起来的,比如文字学方法、文献研究方法、药物图谱方法、品种—产地—功效综合分析方法等等,这些方法直到现在仍然为本草考证学者所必用。因此古代本草考证发展阶段是本草考证发展历史中积累基础材料的重要时期。

1. **本草考证思想的萌芽**　本草考证思想的萌芽,可以上溯至阜阳出土的、成书于战国或更早的春秋时代的竹简著作《万物》。作为我国收载药物最早的一部本草性质的文献,虽然其对药物记载只有药名和所治疗的疾病,记述简单,但《万物》明确提出"万物之本,不可不察也"。"本",原义为植物的根部,本草考证学家谢宗万认为这个

"本"字可以理解为与现代生药学中所说的"基源"，其内涵有十分相似之处[1]。因此可以认为，在《万物》所产生的春秋战国时代已经具备了中药材基源品种本草考证思想的萌芽。

1973 年出土的成书时代与《万物》相近的医方书《五十二病方》中，已经出现了为了确定药物品种所作的考证内容。如《五十二病方》"牝痔"下第一则条文，在记述了治疗牝痔的方剂和服药方法后，又特别通过辨别药物异名、味道、形态和用法来确认药物品种，谓："青蒿者，荆名曰莪。莪者，荆名曰卢茹，其叶可亨（烹）而酸，其茎有刾（刺）[2]。"青蒿在荆楚地区叫莪，莪在荆楚地区叫卢茹，卢茹叶子有酸味，可烹饪食用，其茎有刺，这是备药时应该注意鉴别的。"牝痔"下第三则条文记载："骆阮一名叫白苦，苦浸。"这是为确认药物品种而对药物异名的说明。

成书于东汉的《神农本草经》及汉魏年间的《吴普本草》都记载大量的药物别名。《吴普本草》在"雄黄""乌喙"条下首载本草名物训诂内容，解释药物名称的由来，如雄黄："生山之阳，故曰雄，是丹之雄，所以名雄黄也。"如乌喙："形如乌头，有两岐相合，如乌头之喙，名曰乌喙也。"这些辨析异名和本草名物训诂属于早期辨析药物名实的本草考证方法。

汉代还出现了图谱本草，如《神农本草例图》[3]，为最早的本草图谱，已经亡佚，说明当是已经根据图谱来考证和鉴别药物品种了。

因此，早在春秋战国时代就产生了本草考证思想的萌芽，在汉代出现了辨析药物异名、形态、产地、解释药物名称由来、药物图谱等最初始的本草考证方法。

---

［1］ 谢宗万.关于汉简《万物》中所载药物基源的思考[J].中国中药杂志，2001，26(12)：863 - 866.

［2］ 马王堆汉墓帛书整理小组.五十二病方[M].北京：文物出版社，1979：88 - 89.

［3］ 尚志钧撰.尚元胜，尚元藕整理.中国本草要籍考[M].合肥：安徽科学技术出版社，2009：11.

2. 古代本草考证的代表性成果　《神农本草经》诞生以后，发展到南北朝时期药物品种的混乱和名实舛误现象已经非常严重，为此梁代陶弘景在其著作《本草经集注》中第一次系统地开展了对《神农本草经》药物基源品种的考证。与之前文献中散见的少数药物的品种考证不同，《本草经集注》的本草考证内容是系统、全面的本草考证研究，主要体现在：

一是覆盖面广。几乎对所收载的每味药物都详加注释，注释内容主要是对药物基源品种古今异同的考订、药物真伪优劣的辨析，其性质实际是本草考证。因此《本草经集注》不仅是《神农本草经》最早的注释本，也是最早的中药材基源品种本草考证著作。

二是发展了药物基源品种的传统考证方法。陶弘景采用的考证药物基源品种异同的方法包括：辨析药物异名，分析药物命名由来，比较药物原动植物形态、性状、产地、功效等，实物目验，研访实践等。这些方法都成为后世本草学家考证药物基源品种常用的方法。其中陶氏重视实物目验和研访实践的治学态度成为历代本草学家的优良传统，其重视药物产地的思想不但开辟了通过产地分析药物基源品种的方法，而且也开创了道地药材的思想。

陶弘景《本草经集注》全书注文旨在鉴别药材基源品种之异同及"真伪好恶"，尚志钧指出其实为开创药品鉴定之先河[1]，王育林也认为它标志着本草名物考证之学至此而初具规模[2]。因此，《本草经集注》标志着古代本草考证研究之形成。后世历代关于中药材基源品种的本草考证均是继承了陶弘景本草考证的思路和方法，在《本草经集注》的基础上进一步发展的。

唐代显庆四年(公元 659 年)官修本草《新修本草》是对本草的全面修订，标志着我国本草从过去一直由私人撰述，进入由国家组织人

［1］　尚志钧.(梁)陶弘景《本草经集注》对本草学的贡献[J].北京中医药大学学报,1999,22(3)：7-8.
［2］　王育林.本草名物训诂史概说[J].北京中医学院学报,1993,16(6)：2-5.

力修纂的时代,在药物论述上较过去本草详尽而完善,成为当时国家的药典。其内容包括本草、药图、图经三部分,本草是文字部分,药图是药物图谱,图经是解释药图的说明文字。《新修本草》药图的编撰务求立足于实物。当时曾下令全国各地选送道地药物作为实物标本,绘成彩色图谱,所谓"普颁天下,营求药物,羽毛鳞介,无远不臻,根茎花实,有名咸萃……丹青绮焕,备庶物之形容"[1],反映了编绘药图的经过及其审慎的态度。从卷数上看,药图及其说明文的篇幅远超过本草文字部分,药图成为考证和鉴别药材基源品种的重要依据。这种药图与文字描述相结合、重视药图的本草著述方式不但是本草编撰上的进步,在药材基源品种的本草考证学术史上也是一个重大进步,对宋代《本草图经》的编撰以及后世本草考证研究方法有重要影响。

唐开元年间陈藏器撰写的《本草拾遗》(公元739年),是《新修本草》颁布之后总结唐代药物学的另一部名著。除了新增药物丰富之外,《本草拾遗》在药物品种的本草考证方面也卓有贡献。全书由"序例""拾遗""解纷"三部分组成,"序例"即总论,"拾遗"收载新增药物712种,"解纷"部分主要讨论药物品种混乱以及纠正前代本草的错误,通过考证辨析药物名实异同,属于本草考证专题内容。

考证药物品种混乱的,如姜黄条下陈藏器"解纷"云:"今蒁味苦,色青;姜黄味辛,温,无毒,色黄,主破血下气,温不寒;郁金味苦,寒,色赤,主马热病。三物不同,所用各别。"[2]又如桂条,陈藏器"解纷"云:"按菌桂、牡桂、桂心,已上三色并同是一物……味既辛烈,皮又厚坚。土人所采,厚者必嫩,薄者必者。以老薄者为一色,以厚嫩者为一色。嫩既辛香,兼又筒卷。老必味淡,自然板薄,板薄者即牡桂也,以老大而名焉。筒卷者即菌桂也,以嫩而易卷。古方有筒桂,字似菌

---

［1］ (唐)苏敬等撰.尚志钧辑校.新修本草(辑复本)[M].合肥:安徽科学技术出版社,1981:13.

［2］ (唐)陈藏器撰.尚志钧辑释.《本草拾遗》辑释[M].合肥:安徽科学技术出版社,2002:359.

字,后人误而书之,习而成俗,至于书传,亦复因循。桂心,即是削除皮上甲错,取其近里,辛而有味。"[1]

《本草拾遗》列"解纷"专项,辨析和澄清药物品种混乱,考证精审,纠正了不少谬说,明代李时珍对此评价甚高:"藏器著述,博极群书,精核物类,订绳谬误,搜罗幽隐,自本草以来一人而已。"[2]同时在古代本草考证的体例上也是一个创新。

宋代本草著述非常繁荣,中药材基源品种的本草考证研究也成果丰富。北宋校正医书局的医官们对唐代"取诸般药品,绘画成图,别撰图经,辨别诸药,最为详备"的做法非常推崇。因此,宋嘉祐三年,掌禹锡、苏颂等吸取唐代编修本草的经验,提议撰写《本草图经》(公元 1058 年),作为药物真伪分辨的依据。由当时政府下令向全国各郡县药物产区进献药物标本,令识药之人仔细辨认根、茎、苗、叶、花、实,形色大小,以及虫、鱼、鸟兽、玉石等堪入药用者,诸件画图,一一注明开花结实、采收时月和功效,凡是进口药物则询问市场船舶药商,亦以此供析,并选取药物样品送到京都,由苏颂等画成药图,并且编撰图经[3]。至 1061 年编成《本草图经》20 卷,目录 1 卷。当时全国呈送药物的地方多达 150 多个州及军,是一次全国性的药物大普查,是世界药学史上的一大壮举,也是本草考证学术史上的一个贡献。

《本草图经》包括两大部分,一部分是药物图谱,一部分是药物说明文。共收集药物 814 种,其中 642 种附有药图,各药附图多寡不一,多则 10 个图,少则 1 个图,总计全书收录 933 图,是我国第一部版刻的药物图谱,对后世本草绘图有很大影响。《本草图经》药图与

[1] (唐)陈藏器撰.尚志钧辑释.《本草拾遗》辑释[M].合肥:安徽科学技术出版社,2002:373.

[2] (明)李时珍撰.刘衡如,刘山永校注. 本草纲目(上)[M].北京:华夏出版社,2008:6.

[3] (宋)苏颂撰.尚志钧辑校.本草图经[M].合肥:安徽科学技术出版社,1994:3.

说明文并重,"图以载其形色,经以释其同异",其编写目的是"辨别诸药"。说明文内容丰富,涉及范围广,对诸药的药物来源、历史文献、产地、异名、性状、鉴别、同名异物、同物异名、炮炙、主治功用、附方、用方、保管、栽培、驯养等均有论述,尤其以药物鉴别为主。因此可以说《本草图经》乃是一部系统性的药物基源品种考证专著,其对单味药物所作的文献考证很详细,所以本书对研究单味药物的发展史有很重要的参考价值[1]。

比如对药物原植物形态的记载,一般按苗、茎、叶、花、果实、根的次序描述各部位形态,使用相对稳定的术语,与植物分类学描述植物特征的原则非常接近,这是前代本草所不及的。这些描述均为各地呈送的原始描述,实用价值很大,对于考订药物基源植物的科、属、种具有很高实用价值。

本书对许多药物的不同品种进行了记载,又十分重视辨别不同品种的真伪优劣,药物基源品种辨别之详尽迥出前代本草之上,具备了较强的药物品种意识,突出反映了当时存在的一药多基源的复杂情形。

《本草图经》征引文献广博,拓宽了本草考证研究的材料范围。此前《新修本草》仅偶引《尔雅》《说文》(参见"牡杜""贝母""橘柚"等条),而《本草图经》则广引历代文献,除了本草文献之外,大量引用《尔雅》《诗经》等多种经史文献及其他文献,以广博的文献征引说明药物名实之源流,为本草考证采用广泛取材、搜集旁证等方法树立了典范,也从此使得训诂学领域之本草名物训诂成为本草学家考证药物的基本工具。

《本草图经》往往一药多图,每个药物皆注明产地,且各图不完全相似,甚至全异,反映了当时药物同名异物的现象,各地区用药品种不同,说明当时考证药物基源品种时已经认识到了地方习用品种的

---

[1] (宋)苏颂撰.尚志钧辑校.本草图经[M].合肥:安徽科学技术出版社,1994:2-4.

问题,同时也提供了道地药材产区的信息。

总之,《本草图经》以全国药物普查资料为基础,通过实物药图和文字解说相结合论述药物基源品种,征引文献广博,描述药物基源动植物形态准确、体例科学,成为一部非常出色的古代中药材基源品种本草考证专著,为后世本草学者进行本草考证时广为引用。

北宋医家唐慎微在《嘉祐本草》(公元 1060 年)与《本草图经》的基础上,将经史子集中有关药物的资料汇集其中,参以自己经验,编成《经史证类备急本草》(公元 1097～1100 年),从汉代《神农本草经》到宋代《嘉祐本草》,统统囊括在内,像包心菜式的层层包裹而成,集北宋以前本草学之大成,也是我国今日流传最早最完整的综合性本草。《证类本草》不仅是我们今天考察古代本草发展、研究药物应用历史和辑佚古方书、古本草的重要文献来源,更是对药物基源品种及用药史实进行本草考证所必须借助的重要文献。

宋代沈括《梦溪笔谈》(公元 1088 年)"药议"篇,对于药物名称、品种鉴别、产地、性状、功用、同名异物等论述颇精。沈括对植物形态观察仔细,比如已经注意到了对叶对生的特征,其对植物形态的描述与现代植物分类学的形态描述非常接近。

宋政和年间寇宗奭考证诸家之说,并亲自搜求访缉,历十余年撰成《本草衍义》(公元 1116 年)。本书与诸本草体例相异,对每味药物皆侧重于某一方面予以重点阐述,或述其产地形态,或载其采收鉴别,或言其炮制制剂,或论其性味功效,或备其主治禁忌,尤其是对药材真伪优劣的鉴别富有卓见,至今对本草考证仍有重要的参考价值。正因寇宗奭在本书中体现的考证和鉴别药材的学识,其撰写本书后就被加封为收买药材所辨验药材的职务。《本草衍义》对于具体药物的本草考证,不局限于因循诸家之说,以书证书,更主要还根据亲自观察所得的材料,加以引证修订,因而在本草考证方面做出了较大贡献。

南宋画家王介绘制的地方性本草图谱《履巉岩本草》(公元 1186 年),取临安皇城西北部慈云岭周围(今杭州凤凰山一带)的药草 206 种，进行写生绘图而成，是我国本草历史上现存最早的彩色本草图谱。《履巉岩本草》药图皆写生彩图，对原植物花、茎、叶的比例十分考究，能正确反映出原植物的特征，学术价值很大，对原植物品种考证，有很高的学术价值。现代本草考证学家赵燏黄赞美说："本图朱砂矿绿，历久如真；铁画银勾，古朴有力。宋以后之本草墨迹，以余所见，唯有明画家赵文淑所绘者可以并驾。"[1]

明孝宗敕命太医院院判刘文泰等人编修的《本草品汇精要》（公元 1532 年），是明代唯一的官修本草。该书在编写体例上进行了重大创新，对于具体药物的论述打破了《证类本草》层层加注的旧例，而且将历代论述注文拆析后分别归入 24 个项目之中，即：名、苗、地、时、收、用、质、色、味、性、气、臭、主、行、助、反、制、治、合治、禁、代、忌、解、赝。涉及药物的鉴定、炮制、配伍使用、药理等各个方面，其中多项均属于本草考证范畴。这种药物分项解说的方法使各有关内容集中在一起，方便查阅对比，乃一大进步，为本书一大特色，对于分门别类进行本草考证和文献分析非常有益。同时，《本草品汇精要》也是我国古代最大的一部彩色本草图谱，共收药图 1 358 幅。据记载其中有 366 幅药图系新增图。这些精美而且为数众多的药图为本草考证提供了丰富的资料，对本草考证具有重要的参考价值。

明代李时珍所撰《本草纲目》（公元 1578 年）是一部系统总结我国 16 世纪以前药学成就的巨著。该书参考经、史、子、集、山经、地志等 800 多家文献编纂而成，不但是一部综合性本草学巨著，而且在考证药物基源品种方面也创获殊多，具有承前启后的重要价值[2]。

《本草纲目》在考证药物基源品种方面的成就包括：

（1）规模宏大。全书载药 1 892 种，附药图 1 000 多幅，针对每味药一一考核名实，探讨名义，综括众说，补阙正误，内容和规模之庞大

［1］　尚志钧撰.尚元胜，尚元藕整理.中国本草要籍考[M].合肥：安徽科学技术出版社，2009：230.

［2］　钱超尘.本草名物训诂发展简史[A].见：全国李时珍王清任学术思想研讨会论文集[C].北京：中华中医药学会.2002，9－69.

均属空前。

（2）体例谨严。每味药分如下项目论述：正名、释名、集解、辨疑、正误、修治、气味、主治、发明、附方、附录。其中"正名"是药物主名，"释名"的内容有：① 列举药物异名，标注异名的文献出处；② 对某些异名进行训诂注释，探求名义；③ 说明名称的演化和讹舛，对于名称有误者又正其误。"集解"部分引述历代文献对该药有关历史、产地、生境、性状、形态、鉴别、采收等有关内容进行阐述，并附己见。这些集解资料对药物品种的考证与药物分类提供了重要依据，是李时珍在药物基源品种考证上研究成就之集中体现，对于后世的本草考证有重要价值。"正误"项下对前代本草有可疑或错误处予以辨析或纠正，其中也包括对药物名称、品种、性状等内容的考证辨析。书前还列有"药名同异"表，收录异物同名和比类隐名，与上述各项相为表里。全书精心结撰经纬交织的体例，以及每味药释名、集解、辨疑、正误等格式，是本草著作编写体例上的创新，其中体现了药物基源考证的重要性。

明代朱橚编撰的《救荒本草》（公元 1406 年），侧重对植物形态的描述，对每一药物的产地、植物形态的细节描写非常详尽，是明代墨线图谱之佼佼者，反映原植物形态特征非常准确，具有很高的学术价值，为我国 15 世纪一部著名的植物图谱。该书在图文结合描述植物形态特征和细节方面胜过前代本草著作，为后世采用植物分类学方法研究药物科属分类、进行本草考证提供了极大帮助。因而后世本草考证学者将此书视为重要参考资料。

明代李中立的《本草原始》（公元 1612 年）是一部基于药材学的本草考证著作，本书药图不仅绘全了药材，而且有的还绘出了药材饮片的断面，展示了维管束的样式，在历代本草中独树一帜，乃是药物图谱发展史上一大进步，其药图之旁用针对性的文字指示鉴别特点，是该书的一个创造。

清代乾隆年间吴其濬编撰的《植物名实图考》和《植物名实图考长编》是我国本草考证史和植物学史上的重要著作。

《植物名实图考长编》（公元 1848 年）可说是一部古代植物方面的类书,该书引录了大量古代文献多达 800 余种,植物品种囊括中国南方、北方,包括国外引进的新品种。该书辑录历代古籍中有关植物的资料时,重点收录各种植物的形态、产地、药性及用途等,保存了大量植物学文献,其数量超过历代任何一种本草和植物学著作,它是研究植物学的重要文献[1],因而也是本草考证的重要材料。

《植物名实图考》（公元 1848 年）对每种植物分图和文字说明两部分。其内容主要介绍植物文献出处、品名、产地、植物形态、颜色、性味、用途等。该书绘图准确精致,注释简明扼要,对于同名异物或同物异名的现象,都做了一定的考订工作。对于古代文献资料皆注明出处,对不同的记载也做了一定分析,更可贵的是吴其濬亲自"耳治目验",以实物观察为依据,然后以文字记载相互印证,考证植物品种。该书是一部专门记载植物,又集中反映其生物学特性的植物学专著,对于本草考证具有重要价值。

本书在植物分类学和本草考证方面学术价值很高。由于作者实地观察认真,图绘精美而真实,参考资料丰富,所以学术价值很高。德国人 Emil Bre Tschneider 在他所著的《中国植物文献评论》一书（公元 1870 年）中曾对此书作了很高的评价,认为书中附图刻绘极为精审,其中最精确的往往可赖以鉴定科或属。至今有许多植物工作者,依然把《图考》当作一部很重要的参考书,根据本书植物图就能辨别其植物的科属。有很多植物,在植物分类学上用的中文植物学名就是采用该书的植物名称。现在植物分类学以该书中植物名称作为科名的有大血藤科、八角枫科等 10 种,作为属名的有一支黄花属、十大功劳属等 55 种。

《植物名实图考》是采用传统方法进行中药材基源品种本草考证研究之高峰。传统本草考证方法主要包括名物训诂、文献研究、实物

---

[1] （清）吴其濬原著.张瑞贤,王家葵,张卫校注.植物名实图考校释[M].北京：中医古籍出版社,2008.

观察、生产实践等,以相对地考证药物基源品种之异同,《植物名实图考》很好地继承和实践了这些方法。分析该书引用文献的构成,引用次数最多的著作除本草著作外还包括《尔雅》《说文解字》等训诂书,《齐民要术》等农书,地理类和笔记类图书等,这说明吴其濬综合运用了名物训诂、文献研究、实物观察、生产实践等传统本草考证方法。同时,它对植物本身专题研究的深入细致,编写体例和内容与近代植物图鉴接近,为我国古代植物学文献中水平最高的一部著作。

（二）现代本草考证初期阶段

在 19 世纪中后叶现代植物学传入我国,植物学相关学者们已经开始了植物名称的翻译和中文学名的确定工作,但正如著名本草学家郑金生指出的:"在此(20 世纪)以前,中外动物、植物、矿物分类学家根据我国古本草或民间沿袭的名称来确定其分类位置。尽管在这一过程中也包含着本草考证,但前辈并没有将其考订依据记录下来。"[1]因此 19 世纪后半叶至 20 世纪初以前,现代意义的本草考证研究还处在酝酿阶段。

植物分类学的引入和发展,为药物基源品种之考证带来了新的学术工具。早期植物学家胡先骕于 1915～1916 年在《科学》杂志连续发表论文《说文植物古名今证》[2],采用植物分类学方法考证《说文解字》中记载的植物名称。这是采用植物分类学方法研究古代文献记载的植物基源品种的最早尝试,是中药材基源品种本草考证方法的重大创新。

1923 年,生药学家和本草学家赵燏黄以其研究十余年之资料,发表《本草纲目今释》一文,将《本草纲目》山草类之 31 种药物释以今名。1929 年,赵燏黄拟定的《中央研究院拟设中药研究所计划书》和《研究国产药材计划方针》中,就提出了考订本草药物的名实的研究计划。

［1］ 郑金生. 本草研究的概况与创新[J]. 上海中医药大学学报,2008,22(5): 4 - 8.

［2］ 胡先骕. 说文植物古名今证[J]. 科学,1915,(1 - 6): 666 - 711;1915,(7): 789 - 912;1916,(3): 311.

　　1931～1932 年,赵燏黄编写的《中国新本草图志》出版,这是第一部采用现代植物分类学的方式研究古代本草的专著,如本书凡例中所言本书宗旨是:"采用纯正的科学方法,整理我国旧有之本草,证以今日最新之学理及事实而编纂之。"

　　该书的编写体例是在每味药下分如下栏目:名称、考据、产地、栽培法、植物、生药、构造、成分、药理、药用。名称项下采用植物分类学方法考定药物科名及学名,一时难以确定者宁付阙如而不武断。考据项下,参酌历代本草之说及现代科学可以互相证明的内容,并加以按语。产地及栽培法项下,野生药材记载了其在原产地的分布区域及野生繁殖之状况、采制法、产量、运输地及市价等;栽培药材则记载当地栽培状况及方法等。植物项下,按照植物分类学上分科的植物而记载之,并插原植物的摄影或图画。尽量采访原产地的药材,对实物摄影,或对实物写生,或制为标本,与生药部分(即供于药用之部分,如草、根、木、皮之类)互相参证,以供永久研究鉴别。原植物不易实地采集或标本不易获得的药物,则仅列文字考证。生药项下,专记载供于药用部分形质上的研究,包括性质上的鉴定、识别、真伪和摄影图像。构造项下,记载药用部分植物内部组织的研究。成分项下,记载已知的化学成分及其提取方法。药理项下记载相关动物生理试验结果。药用项下记载其功效用法。

　　可见《中国新本草图志》是一部利用现代植物学和生药学研究本草的著作,是一部具备本草考证意义的专著,既继承了历代本草研究的传统,又吸收了现代科学的研究成果,是我国三十年代整理研究本草的代表作,标志着现代意义上本草考证之学的形成,在本草考证学史上具有里程碑意义。

　　20 世纪初的植物学家胡先骕、钟观光和生药学家、本草学家赵燏黄、黄胜白等,以植物分类学方法考证我国古籍中记载的植物名实,确定其拉丁学名,再结合采集标本的情况,注明产地、果实、采期等,为古典植物学的研究打下了坚实的基础,将植物分类学方法引入到本草考证研究中,为药物基源品种的本草考证开辟了崭新的天地,带动了现代本草考证之学的迅速发展和成熟。本草学家郑金生对老一辈学者开创本草考证的功绩给予了充分肯定:"20世纪上半叶,赵燏黄、钟观光、黄胜白等前辈学者把现代植物分类和中国本草知识相结合,对本草药物进行考证,确定其分类学地位,开创了我国药物品种本草考证之先河。"[1]

20世纪初生药学传入我国,并迅速与我国本草学相结合,为本草学的研究打开了新的局面。20世纪60年代以后的生药学著作,包括各类《中药志》《药用植物志》《全国中草药汇编》等,就是生药学与本草学结合的杰出成果,这些研究成果为本草考证的发展积累了丰富的材料,奠定了扎实的基础。

现代本草考证学家、生药学家谢宗万强调要把祖国医药学同生药学研究紧密结合起来,并开创了自己的研究途径。他面对中药品种复杂情况,认为中药质量就是中药真伪优劣问题,核心是鉴别中药材品种,这必须通过本草考证的方法结合现代植物分类学知识,确定历代文献记载的药物正品,在继承传统知识和经验的基础上运用现代科学方法进行相关研究。因此他通过实地调查采集、品种鉴定、查阅文献、本草考证,并参照现代科学研究资料,对许多中药复杂品种作了比较系统的分析、整理和正本清源工作,特别把重点放在探讨中药材品种的历史渊源方面,从而确定了中药材品种在历代本草中所处的地位,目的是为了核实古今用药品种,还它们以本来面目,古为今用。

谢宗万的本草考证工作取得了丰硕的成果,于1964年编著了第一部集中论述和考证中药复杂品种的专著——《中药材品种论述》(上册)。在该书中谢宗万介绍其研究方法是"广泛地收集了中药材中异物同名品种,运用中药文献考证,结合当前实际用药情况与植物亲缘关系,以及现代发现的新品种,作了比较系统的分析与整

---

[1] 郑金生.本草研究的概况与创新[J].上海中医药大学学报,2008,22(5):4-8.

理"[1]，即综合运用了文献考证、市场调研、植物（动物、矿物）分类学等多种方法，系统地分析整理了同名异物品种，不但考订了历代文献中正品药物的基源品种，还介绍了全国各地的地方习用品、伪品，给出了取舍的建议。因此本书是一部系统性论述中药品种本草考证的专著。

《中药材品种论述》（上册）的出版，在本草考证学术史上具有如下几个重要价值：① 它是第一部本草考证专著，重在基于文献的系统性考证，确定本草文献中记载的药物基源植物学名，并系统梳理每一药物的历代正品、伪品、地方习用品、混淆品，清晰呈现了药物的使用历史源流。② 它是第一部比较全面系统的本草考证著作。与此前零散的药物本草考证论文不同，该书相对全面和集中地对 100 味中药进行了系统的本草考证，加上 1984 年出版的《中药材品种论述》（中册），两册共计考证药物 150 种，是第一部收录药物较多、比较全面系统的本草考证专著。③ 它是最早对本草考证方法进行总结的著作。《中药材品种论述》（上册）总论中，第一次总结了中药材品种考证的方法，提出主要从以下几个方面鉴别考证中药材品种：植物形态和采收季节、产地分布、生态习性、名称、古代实物依据和用药情况的历史渊源。并且指出，普遍联系、全面看问题、重点突破，是本草考证的一条基本经验。最后还要把考证的结果回过来用之于实践和指导实践，在实践中不断加以验证[2]。

因此，《中药材品种论述》（上册）是第一部比较全面系统的本草考证专著，也是第一次对本草考证方法进行总结，该书的出版，标志着本草考证方法之完善与成果之积累均达到了相当水平，现代本草考证之学至此发展成熟。

———————————

［1］　谢宗万.中药材品种论述（上册）[M].上海：上海科学技术出版社,1964.

［2］　谢宗万.中药材品种论述（上册）[M].上海：上海科学技术出版社,1964：
　　　8 - 13.

(三) 现代本草考证成熟阶段

20 世纪 60 年代谢宗万《中药材品种论述》(上册)的出版,标志着现代本草考证进入发展成熟期。20 世纪 60 年代以后,除了具体药物基源品种本草考证成果数量的大幅繁荣之外,学者们还采用了方法论总结和理论思维的研究方法,进行本草考证的方法论研究和理论创新,大幅度提升了本草考证研究的深度,使得本草考证学术研究达到了新的高度,主要表现为:

1. 本草考证方法的总结 在谢宗万《中药材品种论述》(上册)初步总结了中药材基源品种本草考证方法后,本草考证学家日益重视对考证方法的总结。比如谢宗万、刘晓龙、尚志钧等都发表论文专题总结了本草考证的思路与方法,以及郑金生、谢宗万、郝近大等对古代本草学家研究方法的总结。

2. 本草考证成果丰富 20 世纪 80 年代后,本草考证研究迅猛发展,取得了非常丰富的成果。"六五""七五""八五""九五"期间,国家多个中药材专题科研课题对 220 多种中药材进行了系统的本草考证,澄清了药材历史应用正品。该时期出版了大量涉及本草考证内容的本草著作,如《新华本草纲要》《中华本草》《中药志》等。国家药典以法律形式对所收录的每一味中药材基源品种本草考证的成果予以规定,确定每一味中药材的法定正品,确立药材品种的国家标准。20 世纪后半叶,本草考证研究成果更多的是以论文的形式发表在学术期刊上,该时期的本草考证研究非常繁荣,发表的学术论文数量非常庞大。

3. 中药品种理论的探索 20 世纪后期,随着本草考证之学的成熟和繁荣,大量药物基源品种的考证与澄清,人们对中药材品种问题的复杂性及其规律有了更加深入的认识,在此基础上产生了对中药材品种理论的探讨。

1991 年,本草考证学家谢宗万发表了《中药品种理论研究》,乃中药品种理论之发轫。在研究中药品种发展历史的基础上,在现代应用中药的实践中,总结出规律性内容,补充和发展中药学理论,从而有益于解决有关复杂品种的问题,也使得中药材品种的研究更加有规律可循。至 2008 年谢宗万出版《中药品种理论与应用》，将中药品种理论扩充为 31 条论点，系统、全面阐述了中药材复杂品种问题的多个规律性认识。

4. 本草考证在中药学研究中的地位日益重要　随着本草考证研究的发展，品种本草考证在整个中药学的学术研究和临床实践中所占的地位日益重要，不但成为中药学学科中的一项基础性研究，而且活跃在中药学多个领域的研究前沿。

本草考证不但是继承前代学术成果的前提条件，也是现代开展中药学各领域研究的前提条件，是编撰中药学相关著作的基本内容，是制定国家药典的基础，是开发新药、药物新品种的重要源泉，也是保护和开发自然资源、发展药材种植经济的重要基础。因而，本草考证已经成为中药学领域的重要基础学科，在中药学相关领域的地位日益重要。

三、本草考证的意义

中药材基源品种的本草考证，对于整个中医药学的研究和发展具有重要的意义和价值，具体表现为：

（一）本草考证是澄清古代用药史实的手段

在中药学历史发展过程中，始终伴随着中药材品种混乱问题，通过本草考证研究，澄清药物的历史用药史实，厘清其在不同历史阶段的药用正品、伪品、劣品、混淆品等不同用药地位，可以如实地反映前代用药经验，正确地继承前代中医药学术成果，为现代确立用药正品提供依据。

（二）本草考证是继承前代学术成果的条件

中医药学是一个极具传承性的学科，历代本草文献记载的中药学知识和临床用药经验是中药学学术源泉和智慧宝藏，正确、全面地继承前代中药学知识和经验，乃是中药学发展的基础。如果药物名实混淆，张冠李戴，不能考证清楚古代文献记载的药物基源品种，一切学术继承将无从谈起。更甚者，本草考证不充分导致的药物基源品种错误,还会引起严重的临床事故或学术偏差,带来很不利的后果。通过本草考证明确药物基源品种,是正确地继承古代丰富的中医药学知识和临床实践经验的前提条件。

(三) 本草考证是现代中药学相关研究的基础

现代开展中药学相关领域各项研究,均须以正确的本草考证为基础,确定所研究药物的原动植物(矿物)基源品种,才能进而对其化学、药理、毒理、临床、采收、生产等各方面进行深入研究,否则学术研究成了无本之木,甚至产生重大的偏差。

如"七五"(1986～1990 年)、"八五"(1991～1995 年)期间,国家科委和国家中医药管理局组织国内 30 多个医药院校和科研机构,对 220 种多来源中药材进行的品种整理和治疗评价研究,内容包括本草考证和文献查考、药源调查、分类学鉴定、性状和显微鉴定、理化分析、化学成分、采收加工、药理和毒理等 10 项。其中就将本草考证列为第一项,后面 9 项研究内容都要以本草考证为基础,只有建立在正确的基源品种之上,相关的药源调查、鉴定、分析、药理、毒理等研究才能扎实可靠。

(四) 本草考证是制定国家药典的基础

国家药典作为对药物品质的法律性标准,对医药行业具有重要的权威性和强制性。其中关于中药材的规定,第一项就是药物的基源品种,这是保证药物质量和中药材行业规范化、标准化的首要条件,整个中药行业的各个环节,包括种植、加工、销售、检验、应用等,都要以此为准绳。

国家药典对中药材基源品种的规定,是依据科学、深入的本草考证研究成果而做出的,是在正确继承历史药用正品品种的基础上,根据现代用药实践和药物资源情况制定的。正确的本草考证研究,是药典对中药材基源品种规定的内容科学、有效、安全、合理的根本保证。不进行充分的本草考证或错误的考证结果,引起药典对中药材基源品种的不当规定,则导致很严重的用药安全事故或重大经济损失。

（五）本草考证是新药开发的重要源泉

中药的新药开发，包括发掘中药材新品种和研发新的中成药、中化药。中药材新品种的发现、推广并作为新药正品被认可，一般来说有以下几个途径：一是传统老药的地方习用品、伪品，因其具有与老药不同的某些功效，而被作为一种新药品种被认可，成为新药的正品而纳入国家药典。二是古代本草中记载但历史上又曾失传的药物，被重新考证发现后作为一个新药品种使用。三是根据植物亲缘学原理，在传统使用的老药同科同属相近植物品种中寻找具有同等功效的替代品，成为老药新的基源，或者作为独立的新药品种。

这些途径所必需的共同环节就是本草考证。只有依据正确的本草考证，才能深入挖掘传统药物正品、伪品、地方习用品、近缘品种等之间的关系，厘清这些品种之间的区别和联系，才能更加有效地发现药材新品种。中成药和中化药的研发也必须立足于正确的本草考证。比如对地方性药物或草药的本草考证，往往是开发新的中成药品种的途径。从中药材提取有效成分的中化药的开发，往往立足药材基源品种的本草考证才能成功，比如只有从黄花蒿中才能提取抗疟成分青蒿素。另外，还常常在本草考证基础上利用植物亲缘学的方法寻求新发现。

（六）本草考证是开发和保护自然资源、发展药材种植经济的基础

我国自然药物资源丰富，开发和保护自然药物资源也以对文献记载的药物进行本草考证为基础。古代本草文献乃至其他各种文献中记载的药用植物品种非常丰富，其中还有很大一部分药用植物不为我们现在所认识和利用，对这些古代文献记载的药物进行本草考证研究，搞清楚其基源品种，才能更好地识别、利用和保护其野生资源。

本草考证也是发展药材经济的基础。只有建立在对药材品种正确的本草考证结果基础上，才能在发展地方药材种植经济中选择正

确品种,避免经济损失。比如近年的金银花事件,由于失于考证,药材品种选用时出现问题,导致了较为严重的经济损失。

四、本草考证的方法

本草考证的目标是确定本草文献中所记载药物的基源品种,依据的素材是从本草文献和实物考察中获取的药材资料,参照的标尺是现代植(动、矿)物分类学及其命名体系。因此,立足于文献研究和实物考察,获取药物特征信息,并运用现代植(动、矿)物分类方法进行比对、分析、论证和定位,确定具体物种,辨别物种异同,是本草考证的核心思维过程。获取药物特征信息和运用动植物、矿物分类方法比对论证,是本草考证的两大基本要素。因此,本草考证的方法主要包括如下两大方面:一是药物特征信息的获取方法,二是药物基源品种的论证方法。

(一) 药物特征信息的获取方法

获取所考证药物的特征信息,是运用动植物、矿物分类学方法分析确定其科属种名的前提,是药物基源品种本草考证的第一步。掌握药物信息的全面性、准确性和特征性,往往是本草考证能否得出正确结论的关键。获取药物特征信息的途径,主要包括文献研究和实物考察两大方面。

1. 从文献研究获取材料　本草考证与药物鉴定不同,其研究目的是为文献记载的药物品种验明正身,因此文献研究是获取药物特征信息最重要的途径,必须尽可能完整地搜集、查阅、占有记载所研究药物的所有相关文献资料,并对其进行深入系统的文献研究,最大限度地提取全面、准确的药物特征信息。因此,文献研究是本草考证的基础工作,文献研究能力是本草考证学者所必备的基本功。

我国本草文献数量众多、卷帙浩繁,文献研究工作量实属巨大,因此必须掌握方法,才能提高工作效率和工作质量。从文献研究获取药物材料的方法中,较为重要的三个要点是:

(1)厘清文献记载的源流:文献研究的第一个环节,要厘清文献记载的源流,即将记载该药物的历代文献按照时间顺序整理出一条有序线索,形成该药物的文献记载谱系图,其中关键节点文献,如首载文献、主流本草文献、最详记载文献、本草图谱文献、记载变更文献、记载特殊信息的文献、综述性文献、研究前沿文献等,尤其需要重点把握,其他文献须通过横向比较予以补充。

通过厘清文献记载源流,可以清晰地呈现该药物的历史应用轨迹和变迁情况,使得对药物的本草考证研究具备较强的历史性和系统性,是提高本草考证研究深度和全面性的基础,也是历代本草学家的优良学术传统。

谢宗万指出:"经过多方面认真的由远而近、从古及今的系统查阅本草文献,则可以比较全面地了解历代药物品种的变迁,从而可以帮助分析何者药用历史最为悠久,何者为药用主流品种,何者为晚出混杂品种,如此,则可以画出该药的本草系统图。"[1]

(2)确定文献研究范围:在厘清记载药物的文献源流之后,就要确认针对该药物所需研究文献的范围,即涉及的具体文献种类和内容。

历代本草文献是记载药物学知识的主要文献类别,但本草考证工作中所须利用的文献范围并不仅限于本草文献,记载有所研究药物信息的一切文献都应该纳入本草考证所查阅的文献范围。本草考证工作中可能会涉猎到的文献资料大体上应包括如下种类:本草文献,医书方书类文献,文字学文献,经史类文献,农书文献,类书文献,谱录类文献,方志文献,植物志、动物志、矿物学文献,佛教道教类文献,文学、笔记、小说类文献等。

(3)深入提取文献内容:本草考证所需要从文献中提取的内容要素主要包括:药名、异名、药物及基源的形态特征、形色气味、生长采收季节、产地、生境和习性、加工炮制方法、功效、毒性等。这些信

---

[1] 谢宗万.中药材品种本草考证的思路与方法(二)[J].中药材科技,1984,5(19):36-38.

息都是用来确定药物基源植（动、矿）物科属品种的关键要素，必须尽可能全面、准确、细致地提取。

除了直接记载的药物信息之外，还要注意旁证材料的获取，即文献中描述其他事物时间接提到的某药物信息。旁证材料获取的难度较大，容易被人忽略，然而正因为如此，有时候却能够对辨别药物基源品种起到关键性作用。

从药物图谱获取药物信息，往往对本草考证具有重要价值。特别是古代文献对有些药物文字表达不完备时，药图则起到考证品种的关键作用。在分析研究药图时，运用植物分类学知识，掌握植物品种的形态特征，往往能够敏锐地识别出基源植物科属。

2. 从实物考察获取材料　除了文献研究之外，历代本草学家都非常重视对药材实物进行考察以获取第一手材料，这是进行本草考证研究的必经环节。实物考察的主要途径和方式包括：

（1）野外考察、采集药材实物：野外考察药材基源植物（动物、矿物）的实物，既是进行本草考证研究的基本训练，也是考证具体药物的基本方法。有了平时大量观察实物的日积月累，在阅读本草文献对药物形态的描述或者看到药图时，才能够得其要领，甚至见图识物，从错综复杂的文献记载中敏锐地捕捉到鉴别其基源品种的关键线索。

（2）栽培试验、跟踪观察：为了能够跟踪研究一个药用植物完整的生命周期，从而观察到每个环节可供用来考证鉴别品种的特征，有必要把部分药用植物通过在园内人工种植进行栽培试验，以便连续跟踪观察。这是历史上很多本草学家都采用的研究方法。

（3）利用植物、动物、矿物标本：利用植物、动物、矿物标本，可以避免物种区域性、季节性的限制，便于将不同植物的标本放在一起对比鉴别，长期的重复观察与研究。

（4）调研药材市场：药材市场能够更具时效地反映当前实际用药的品种情况，包括正品、混淆品、伪品、地方习用品等各种相关品种，都能够在药材市场掌握第一手材料。在市场调研中可以发现药物品种复杂问题非常严重,甚至达到数十个不同品种的混乱,这些复杂品种的情况如果不进行市场调研,仅依靠文献研究是很难掌握的。通过调研药材市场,能够了解民间用药的实际情形,还能够从药商、药农处研访得到许多药材品种的实践鉴别经验。

(5)访查民间用药实况:药物在应用历史过程中的品种延续和变迁,很多是体现在活生生的民间用药实践中,其中许多涉及药物品种的变化情形并不为文献所记载,往往停留在老百姓的言传口授中。在我们考证某些药物而文献证据不足的情况下,尤其是地方用药,要注意向民间访查,寻找民间用药实况的线索。

(二)药物基源品种的论证方法

有了药物信息材料,还必须经过分析和论证,才能得出本草考证的结论。这个分析论证过程也有一些方法可供遵循,包括释名方法、形态形色分析法、生态习性分析法、性效分析法、形成加工分析法、产地分析法、药图分析法、古代实物分析法、用药历史分析法、药用植物亲缘学分析法等等。这些分析论证方法中,需要充分运用现代植物、动物、矿物分类学知识,文字学知识,文献学知识,历史地理知识以及现代药理学、毒理学和临床实践的知识。